DAS VEGETATIVE NERVENSYSTEM

IN GEMEINSCHAFT MIT

Dr. DAHL-WÜRZBURG, Dr. GLASER-HAUSSTEIN
Dr. GREVING-WÜRZBURG, Dr. RENNER-AUGSBURG
UND Dr. ZIERL-REGENSBURG

DARGESTELLT VON

Prof. L. R. MÜLLER
VORSTAND DER MEDIZINISCHEN POLIKLINIK IN WÜRZBURG

MIT 168 TEILS FARBIGEN ABBILDUNGEN

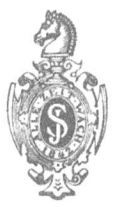

BERLIN
VERLAG VON JULIUS SPRINGER
1920

ISBN-13: 978-3-642-89098-7   e-ISBN-13: 978-3-642-90954-2
DOI: 10.1007/978-3-642-90954-2

Alle Rechte,
insbesondere das der Übersetzung in fremde Sprachen, vorbehalten.

Copyright by Julius Springer in Berlin 1920

Softcover reprint of the hardcover 1st edition 1920

Vorwort.

So groß die Zahl der Lehr- und der Handbücher über das zerebrospinale Nervensystem ist, das vegetative Nervensystem hat bisher noch keine eigene Darstellung in Buchform erfahren. Das mag seine Ursache darin haben, daß die anatomische Gliederung dieses Systemes starken Verschiedenheiten unterworfen ist. Die histologische Darstellung der Ganglienzellen des Grenzstranges, vorzüglich aber der Ganglienzellen in den Organen, war bis vor kurzer Zeit wenig befriedigend gewesen. Dem Studium der Physiologie stellten sich, da die Organnerven vielfach schlecht zugänglich sind, große Schwierigkeiten in den Weg. Vor allem aber war eine Trennung zwischen dem vegetativen und dem zerebrospinalen System, sowohl in anatomisch-histologischer als auch in physiologischer Hinsicht unmöglich, sind doch große und sehr wichtige Teile des vegetativen Systemes im Gehirn und im Rückenmark eingelagert.

Es ist also wohl zu verstehen, daß von einer einheitlichen Darstellung des Aufbaues und der Leistungen des vegetativen Nervensystems bisher abgesehen wurde.

Die letzten zwei Jahrzehnte brachten uns aber in histologischer, in physiologischer und pharmakologischer Beziehung, aber auch in klinischer Hinsicht so zahlreiche neue Tatsachen, daß nun eine Zusammenfassung all dieser Erfahrungen zu einem Buche über das vegetative Nervensystem wohl gerechtfertigt erscheint.

Manches Dunkel, wie die Beziehungen des Gehirns zum viszeralen Nervensystem, lichtet sich.

Manches von dem, was wir früher als unerforschliche Triebe aufgefaßt haben, klärt sich.

Auch über manche reflektorische Vorgänge im vegetativen Nervensystem, vor allem über diejenigen, die von sensorischen Bahnen auf solche des viszeralen Systemes überspringen, können wir uns jetzt annähernd eine Vorstellung machen.

Seit manchen Jahren schon hat mich das Studium der Gestaltung und der Tätigkeit des viszeralen Nervensystems angezogen und gefesselt. In Einzeldarstellungen versuchte ich im Verein mit Kollegen, die am Augsburger Krankenhause oder an der medizinischen Poliklinik in Würzburg mit mir tätig waren, das Nervensystem zu studieren, durch welches die Erhaltung des Individuums und der Art gesichert wird.

Von verschiedenen Seiten wurde ich nun aufgefordert, all diese Arbeiten einmal zusammenzufassen. Das ist jetzt in dem vorliegenden Buche geschehen. Freilich bin ich mir klar darüber, daß unsere jetzigen Kenntnisse noch keinen tieferen Einblick in die nervösen Vorgänge erlauben, welche das Zusammenarbeiten unserer Organe gewährleisten. Die Unzulänglichkeit des menschlichen Geistes kommt bei dem Studium dieser wunderbaren Steuerung der Funktionen recht peinlich zum Bewußtsein.

Aber das eine mag doch aus diesem Buche entnommen werden, daß für die Innervation der inneren Organe in morphologischer und physiologischer Hinsicht von der Natur ganz andere Gesetze geschrieben sind als sie für das zerebrospinale System gelten.

Bei der Darstellung der Innervationsverhältnisse der einzelnen Organe ließen sich Wiederholungen nicht vermeiden. Aber gerade diese Wiederholungen mögen ein Beweis dafür sein, daß die Gesetze für die Innervation all der verschiedenen Organe mit ihren so verschiedenen Funktionen immer dieselben sind.

Für fleißige literarische Hilfe bei der Zusammenfassung all der Arbeiten über die Innervation der inneren Organe bin ich meinem Freunde, Herrn Dr. Renner in Augsburg, zu warmem Danke verpflichtet.

Die Verlagsbuchhandlung Julius Springer hat trotz der bestehenden großen Schwierigkeiten keine Mühe und keine Kosten gescheut, um die Ausstattung dieses Buches gut zu gestalten.

Würzburg, Pfingsten 1920

L. R. Müller.

Inhaltsverzeichnis.

	Seite
Namengebung	1
Entwicklungsgeschichte	2
Anatomie und Histologie des vegetativen Nervensystems	5
Anatomie des sympathischen Grenzstranges	5
Anatomie und Histologie der Rami communicantes	6
Histologie des sympathischen Nervensystems	18
Anatomie und Histologie des parasympathischen Systems	29
a) Kranial-autonomes System	29
b) Sakral-autonomes System	43
Anatomie der vegetativen Zentren des Zwischenhirns	45
Physiologie des vegetativen Nervensystems	47
Reflexe im vegetativen Nervensystem	47
Antagonistische Innervation des vegetativen Nervensystems	49
Beeinflussung des vegetativen Nervensystems durch den körperlichen Schmerz	51
Übersichtstabelle über die antagonistische Innervation der einzelnen Organe	52
Beeinflussung des vegetativen Nervensystems durch psychische Erregungen	54
Physiologie der vegetativen Zentren im Zwischenhirn	55
Leitung der Erregungen des vegetativen Systems im verlängerten Mark und Rückenmark	57
Pharmakologie des vegetativen Nervensystems	60
Anteil des vegetativen Nervensystems an der Kopfinnervation	62
Innervation der glatten Muskulatur des Auges (Ganglion ciliare)	62
Ganglion sphenopalatinum	67
Ganglion oticum	73
Ganglion submaxillare	77
Ganglion cervicale supremum	79
Schematische Darstellung der Beteiligung des vegetativen Nervensystems an der Kopfinnervation	80
Innervation der Blutgefäße	82
Zerebrale Beeinflussung der Gefäßinnervation	82
Spinale vasomotorische Zentren	86
Vasomotorische Bahnen im Rückenmark	87
Antagonistische Innervation der Gefäße	90
Peripherischer Verlauf der Gefäßnerven	92
Sensibilität der Blutgefäße	102
Innervation des Herzens	103
Zerebrale Beeinflussung der Herztätigkeit	103
Antagonistische Innervation	103
Extrakardiale Nerven	104
Intrakardialer Nervenapparat	106
Innervation der Bronchien	112
Innervation der Schilddrüse	113
Innervation der Brustdrüse	115
Innervation der Schlundröhre	118

	Seite
Innervation des Magens	127
Innervation des Darmes	135
Innervation der Bauchspeicheldrüse	150
Innervation der Leber und der Gallenblase	150
Innervation der Niere	157
Innervation der Nebenniere	164
Innervation der Blase	170
Innervation der männlichen Geschlechtsorgane	182
Innervation der weiblichen Genitalien	201
Die vegetativen Funktionen der Haut	218
Allgemeines	218
Vegetative Hautreflexe	219
Vasomotorische Erscheinungen der Haut	223
Wirkungen mechanischer Reize auf die Gefäße der Haut (Hautschrift)	226
Innervation der Haarbalgmuskeln	234
Innervation der glatten Muskulatur des Hodensackes, des Gliedes und des Warzenhofes	241
Innervation der Schweißdrüsen	243
Trophische Störungen der Haut	248
Abhängigkeit des Pigmentgehaltes der Haut vom vegetativen Nervensystem	255
Quergestreifte Muskulatur und vegetatives Nervensystem	259
Einfluß des vegetativen Nervensystems auf das Blut	261
Empfindungen in unseren inneren Organen	264
Empfindungen im Gehirn und an der harten Hirnhaut	264
Empfindungen in den Lungen und am Rippenfell	266
Empfindungen am Herzen und Beeinflussung dieser Empfindungen durch seelische Vorgänge	267
Über das Zustandekommen der Magenschmerzen	271
Empfindungen im Darm und im Enddarm	276
Empfindungen in der Leber und in der Gallenblase	278
Empfindungen in der Milz, im Pankreas und in der Niere	279
Empfindungen in der Harnblase	281
Empfindungen in der Scheide und in der Gebärmutter	283
Über die Hungerempfindung	285
Über die Durstempfindung	291
Schlußwort	299

Namengebung.

Ehe wir in das Studium des hier in Betracht kommenden Nervensystems eintreten, müssen wir uns über die Namengebung einig werden. In dieser Beziehung herrscht unter den Autoren noch eine bedauerliche Unstimmigkeit.

Viele bezeichnen das ganze System, welches die Drüsen und die glatte Muskulatur beherrscht, kurzweg als „sympathisches".

Langley[1]) und mit ihm die englische Schule fassen es, da es bis zu einem gewissen Grade unabhängig von dem Zerebrospinalnervensystem arbeitet, unter dem Namen „autonomes System" zusammen. Dies autonome System zerfällt nun nach Langley in mehrere Untergruppen. So bilden der Grenzstrang, die Prävertebralganglien und die zugehörigen Nervenverbindungen das eigentliche sympathische System. Demgegenüber steht das parasympathische System, das die Innervation des Sphincter pupillae einerseits, andererseits das oroanale viszerale System einschließt. Letzteres wieder zerfällt in ein bulbär- und ein sakralautonomes System. Für den Auerbachschen und den Meißnerschen Plexus fordert Langley eine Sondergruppierung unter dem Namen: „Enteric System".

Von der an und für sich richtigen Anschauung ausgehend, daß die vom Grenzstrang entspringenden Innervationen in einem gewissen Gegensatz zur Innervation der viszeralen Fasern des Vagus stehen, wurde von einer kleinen Gruppe Wiener Forscher, von Eppinger und Heß, das sympathische System dem Vagusgebiet gegenübergestellt. Zum Vagus wurden aber willkürlicherweise auch die übrigen aus dem Schädel entspringenden viszeralen Bahnen, welche weder anatomisch noch physiologisch zu ihm gehören, gerechnet.

Am besten schließen wir uns wohl der Einteilung an, welche auch im pharmakologischen Lehrbuch von Gottlieb und H. H. Meyer[2]) vertreten ist, und bezeichnen nur den beiderseits neben der Wirbelsäule verlaufenden Grenzstrang und seine Ausläufer mit den Prävertebralganglien als sympathisches System. Die aus dem Schädel in der Nähe des Okulomotoriuskernes entspringenden Fasern für den Sphincter pupillae, die Zentren und die Nervenfasern für die Tränendrüsen, Nasen- und Speicheldrüsen im verlängerten Mark und die viszeralen Fasern des Vagus mit ihren Zentren möchten wir mit Hans Meyer als „kranialautonomes System" und die aus dem Sakralmark stammenden Bahnen für die Beckenorgane „sakralautonomes System" benennen. Da das kranial- und das sakralautonome System tatsächlich dem Sympathikus gegen-

---

[1]) Langley, The nomenclature of the Sympathetic and of the related systems of nerves. Zentralbl. f. Phys. 27, 149.

[2]) H. Meyer und R. Gottlieb: Die experimentelle Pharmakologie. Urban und Schwarzenberg. Berlin-Wien 1920.

sätzlichen Innervationen dient, so mag es als **parasympathisches System** zusammengefaßt werden.

Weiterhin erscheint es gerechtfertigt, die nervösen Apparate der Hohlorgane unter einem Begriff zusammenzufassen. Der Name „Enteric System" Langleys zieht den Herzmuskel nicht mit in sein Bereich. W. Heubner[1]) möchte die Bezeichnung **viszerales** System hierfür reserviert haben. Nachdem aber diese Bezeichnung häufig synonym für vegetatives Nervensystem gebraucht wird, würde es nur neue Verwirrung geben, falls man diese Benennung in dem von Heubner gewollten Sinne anwenden würde. Vielleicht ist der Ausdruck **juxta- und intramurales** System für die an und in den Wandungen der Hohlorgane befindlichen Nervenplexus und Ganglienzellen ein zweckentsprechender Name.

Die **Gesamtheit** aller Ganglienzellen und aller Nervenfasern, welche die glatte Muskulatur, das Herz und die Drüsen innervieren, bezeichnet man am besten als **vegetatives System**, da durch dieses Nervensystem der richtige Ablauf der vegetativen, d. h. zur Unterhaltung des Lebens und der Fortpflanzung notwendigen Funktionen gewährleistet wird.

Entwicklungsgeschichte.

Zum Verständnis des makroskopischen und mikroskopischen Aufbaues des vegetativen Nervensystems gehört notwendig die Bekanntschaft mit seiner embryonalen Entwicklung.

Die Frage nach der Abstammung des vegetativen Nervensystems hat Balfour[2]) in endgültiger Weise entschieden. Er sprach sich für die ektodermale Abstammung aus, und die Mehrzahl der Nachuntersucher hat ihm beigepflichtet. His sen.[3]) und jun.[4]) nahmen eine aktive Wanderung der noch indifferenzierten Zellen des Spinalganglions an, aus welchen sich die Grenzstrang- und später auch die Prävertebralganglien bilden sollten. Froriep[5]), der an Kaninchen- und Selachierembryonen arbeitete, konnte den Ursprung der Entstehung des Grenzstranges weiter zurücklegen. Er beobachtete das Austreten von Zellen mit der vorderen Wurzel, die anscheinend aus dem ventralen Teil des Medullarrohres stammten und durch die vorderen Wurzeln in die Spinalnerven vorrückten. Diese sollen nun sowohl die Grenzstrangganglien bilden als auch durch weiteres Vorschieben die prävertebralen und terminalen Ganglien des vegetativen Nervensystems. Das Vorrücken dieser Sympathikusbildungszellen erfolgt nach Froriep durch eine Kombination von Sprossung und Wanderung. Die Möglichkeit, daß außerdem noch viszeral-motorische Elemente auf dem Wege der hinteren Wurzeln das Medullarrohr verlassen, läßt dieser Autor offen.

---

[1]) Heubner: Zur Nomenklatur im vegetativen Nervensystem. Zentralbl. f. Phys. **27**, 635.

[2]) Balfour: A Monograph on the Development of Elasmobranch Fishes. 1878. S. 172.

[3]) His sen: Histogenese und Zusammenhang der Nervenelemente. Arch. f. Anat. u. Phys. Anat. Abt. 1890. Suppl. S. 107.

[4]) His jun: Die Entwicklung des Herznervensystems bei den Wirbeltieren. Abhandl. d. math.-phys. Klasse d. Sächs. Ges. d. Wiss. **18**. Nr. 1.

[5]) Froriep: Über Entwicklung und Bau des autonomen Nervensystems. Med. Naturwiss. Arch. **1**. Heft 2.

Gegen die Ansichten Frorieps haben Held[1]) und Marcus[2]) Einwendungen erhoben. Letzterer will die Beobachtung gemacht haben, daß die Zellgruppe an der ventralen Wurzel, die Froriep zur Begründung seiner Anschauung Anlaß gegeben haben, durch eine Zellkette in kontinuierlicher Verbindung mit der Ganglienzellenleiste stehe. Er nimmt deshalb an, daß die Zellen des Sympathikus aus dieser selben Quelle, von der schließlich auch die Spinalganglienzellen abstammen, ihren Ursprung nehmen. Die noch ganz undifferenzierten Zellen der Ganglienzellenleiste seien demnach auch die Mutterzellen für die sympathischen Ganglienzellen.

Um die recht divergierenden Anschauungen dieser Forscher zu klären, hat in neuerer Zeit der Amerikaner Albert Kuntz[3]) umfassende Forschungen auf diesem Gebiete unternommen. Er konnte die Widersprüche einiger Autoren dahin aufklären, daß eben die Entwicklung des vegetativen Nervensystems bei den verschiedenen Tiergattungen durchaus nicht gleichartig verläuft. Hinsichtlich der Säugetiere schließt sich Kuntz im wesentlichen der Anschauung Frorieps an. Die Differenz, die zwischen beiden Forschern bestehen bleibt, ist die, daß Kuntz eine aktive Zellwanderung im Sinne von His annimmt.

Die Bildung des Grenzstranges beim Säugetier geht nach Kuntz folgendermaßen vor sich: In der Gegend der vorderen und hinteren Wurzeln entstehen Lücken in der äußeren Hülle des Medullarrohres. Durch diese sieht man im frühen Stadium bei Embryonen von 6—11 cm Länge Zellen austreten. Die Zellen, welche durch die Dorsalwurzel auswandern, stammen zum Teil von einer auswärts der Dorsalregion gelegenen Zone, teils kommen sie dorsolateral von der Ventralregion her. Die der vorderen Wurzel zustrebenden Zellen kommen direkt auswärts von der Ventralregion, andere ventrolateral von der Region, in der später das Seitenhorn entsteht.

Alle diese Zellen stammen von den sogenannten „Keimzellen" (His) ab, lassen sich aber in zweierlei Arten, in die „indifferenten" Zellen (Schaper) und die Neuroblasten einteilen. Aus der der Kuntzeschen Arbeit entnommenen Skizze ist dieser Vorgang des Auswanderns der Zellen mit der vorderen und hinteren Wurzel deutlich zu erkennen.

Die mit den Wurzeln austretenden Zellen ziehen nach Durchtritt durch das Spinalganglion den Spinalnerven entlang. An der Stelle, an der später der Ramus communicans gebildet wird, biegen sie von ihrem Wege ab und wandern seitwärts zu den sympathischen Anlagen neben der Aorta, wo sie zu einem

---

[1]) Held: Die Entwicklung des Nervengewebes bei den Wirbeltieren. 6. Die Entstehung der sympathischen Nerven. 1909.

[2]) Marcus: Über den Sympathikus. Münch. med. Wochenschr. 1909.

[3]) Kuntz, The Development of the Sympathetic Nervous-System in Mammals. Journ. of comparative Neurology and Psychology 20. Nr. 3.
The Development of the Sympathetic Nervous System in Birds. Journ. of comp. Neurol. and Psych. 20. Nr. 4.
The Development of the Sympathetic Nervous System in certain. Fishes Journ. of comp. Neurol. and Psych. 21. Nr. 2.
The Development of the Sympathetic Nervous System in Turtles. The Amer. Journ. of Anat. 11. Nr. 3.
The Evolution of the Sympathetic Nervous System in Vertebrates. The Journ. of comp. Neurol. 21. Nr. 3.
The Development of the Sympathetic Nervous System in the Amphibia. The Journ. of comp. Neurolog. 21. Nr. 4.

Zellhaufen zusammentreten (vgl. Abb. 1). Die Wanderung geschieht also zeitlich vor der Bildung des syncytialen Zellstranges, des späteren Ramus communicans. Die Bildung von Fasern auf dem von den Zellen zurückgelegten Wege ist erst bei Embryonen von 9 mm Länge zu beobachten.

Aus den noch ungeordnet zu beiden Seiten der Aorta liegenden Zellhaufen entsteht durch allmähliche Gruppierung in einzelne Ganglien der Grenzstrang, der durch die Rami communicantes mit dem Rückenmark in Verbindung bleibt. Die Prävertebralganglien nehmen ihrerseits vom Grenzstrang aus ihren Ursprung, indem Zellen von hier aus der Aorta entlang ziehen, vor allem zu den Nebennierenanlagen. Sie stehen also in direkter genetischer Beziehung zum Grenzstrang.

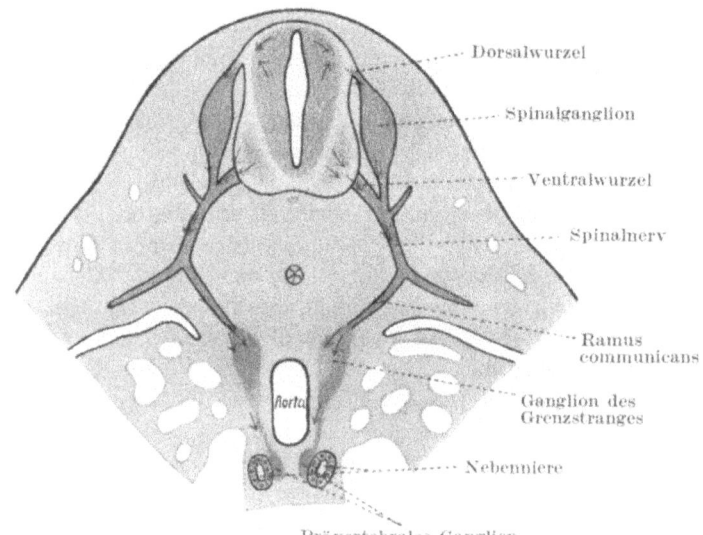

Abb. 1. Schematische Darstellung der Entwicklung des Grenzstranges und der prävertebralen Ganglien (nach Kuntz).

Eine ganz abweichende Stellung nimmt Kuntz bezüglich der Entstehung des Plexus cardiacus und myentericus ein. Bisher bestand die Annahme, daß diese sich vom Grenzstrang aus entwickelten. Kuntz glaubt die Feststellung machen zu können, daß sie vom Vagus ihren Ursprung nehmen; Zellen, die völlig den Sympathikusbildungszellen gleichen, wandern vom Vaguskern und den Wänden des Nachhirnes aus und bilden die genannten Geflechte. Und zwar soll die Entwicklung des von Kuntz direkt als „Vagalplexus" bezeichneten Plexus zeitlich der Entwicklung des Grenzstranges vorausgehen.

Endlich sei noch eine Hypothese angeführt, zu der Kuntz durch folgenden Gedankengang geführt wird: Eine Unterscheidung von sensiblen und motorischen Elementen ist durch direkte Beobachtung unmöglich. Nun sprechen aber klinische und experimentelle Erfahrungen dafür, daß der Sympathikus neben efferenten auch afferente Bahnen führt. Aus dieser Tatsache schließt Kuntz, daß die afferenten Bahnen diejenigen seien, die in der Entwicklung ihren Weg durch die hinteren Wurzeln genommen haben, während die efferenten Fasern durch die vordere Wurzel das Medullarrohr verlassen. Es sei somit auch für das vegetative Nervensystem das Bellsche Gesetz in Geltung, wonach die motorischen Bahnen durch die vorderen, die sensiblen durch die hinteren Wurzeln des Rückenmarks ziehen.

Nach den Feststellungen von Kuntz scheint die Entwicklung des vegetativen Nervensystems von zwei getrennten Vorgängen beherrscht zu sein. Nach diesem Forscher entstehen die Plexus in den inneren Organen auf dem Wege des Vagus von den Ganglien dieses Hirnnerven und von dem Nachhirn selbst aus (?). Der Grenzstrang in seiner motorischen Komponente entwickelt sich vom ventralen Teil des Medullarrohres durch die vorderen Wurzeln, in ihrem sensiblen Anteil von der hinteren Wurzel und von dem Spinalganglion aus. Die Prävertebralganglien entstehen dann durch Sprossung vom Grenzstrang. Diese Sprossen treten durch Verbindungsfäden mit dem Vagalplexus in Verbindung. Was die zeitliche Folge anbetrifft, so entstehen die Vagalplexus am frühesten. Die Grenzstrangentwicklung bildet das zweite Stadium, das dritte wird durch die Bildung der Prävertebralganglien und der Nerven dargestellt, die den Grenzstrang mit den Vagusplexus verbinden.

Anatomie und Histologie des vegetativen Nervensystemes.

Die Trennung des vegetativen Nervensystems in einen sympathischen und in einen parasympathischen Teil ist in der Hauptsache in dem physiologischen und pharmakologischen Verhalten dieser Systeme begründet. Sie läßt sich anatomisch nicht in voller Schärfe durchführen.

Anatomie des sympathischen Grenzstranges.

Der Grenzstrang, über den alle sympathischen Bahnen verlaufen, liegt zu beiden Seiten der Wirbelsäule. Dieser Nervenstrang reicht von der Schädelbasis bis zum Steißbein und stellt eine Reihe von kleinerbsengroßen Ganglienknoten dar, die durch Nervenstränge, die Rami internodiales, miteinander verbunden sind. Daneben bestehen aber auch Nervenverbindungen zwischen Grenzstrang und Rückenmark, die von den Rami communicantes gebildet werden. In dem Halsteil des sympathischen Grenzstranges sind in der Regel drei Ganglien eingelagert: das Ganglion cervicale superius, das unbeständige Ganglion cervicale medium und das große Ganglion cervicale infimum. Letzteres verschmilzt aber bei den Säugetieren ausnahmslos mit einem oder zwei Ganglien des Brustteiles, hat dann maulbeerähnliche Gestaltung und trägt den Namen Ganglion stellatum.

Das Ganglion cervicale supremum sendet stets Verbindungsäste zu dem Glossopharyngeus, zum Vagus und zum Hypoglossus. In dieses Ganglion mündet von unten der Halssympathikus, der als großer Ramus communicans albus aufzufassen ist; ferner gehen von ihm kranialwärts feine „postzelluläre" Nervenfäden ab, welche die Carotis interna umfassen und als Plexus caroticus in die Schädelhöhle treten. Von dem mittleren Halsganglion geht meist ein Ast zum Herzen, ein Ramus cardiacus medius ab. Die Verbindung dieses

Ganglions mit dem Ganglion stellatum ist häufig eine zweiteilige. Der eine Strang läuft ventral, der andere dorsal von der Arteria subclavia. Diese Schlingenbildung führt den Namen „Ansa Vieussenii". Vgl. Abb. 6 auf Seite 9.

Aus dem Ganglion stellatum nimmt auch häufig ein Herzast, der Ramus cardiacus inferior, seinen Ursprung. Das Ganglion stellatum setzt sich durch seinen Ramus internodialis in den Brustgrenzstrang fort. Dieser wird aus einer Anzahl von zwölf Ganglien gebildet, die sämtlich an den Köpfchen der Rippen gelegen sind. Lateralwärts ist der Sympathikus durch die Rami communicantes mit den Spinalnerven verbunden. An der medialen Seite entspringen die Fasern, welche die Organe und Gefäße versorgen. Zu den segmentalen Arterien gehen besondere, feinste Nervenfäserchen ab. Der Haupteingeweidenerv, der N. splanchnicus, entspringt von den Thorakalganglien bzw. von ihren Rami communicantes. Man unterscheidet einen Splanchnicus major — er nimmt seinen Ursprung vom 6.—9. Brustsegment — und den Splanchnicus minor, welcher vom 10.—12. Brustsegment entspringt. Beide Splanchnici ziehen abwärts und münden in das Ganglion solare, nachdem sie zuvor kleine Äste an das Nieren- und Nebennierengeflecht abgegeben haben.

Nach dem Durchtritt durch das Diaphragma beginnt der Bauchteil des Sympathikus. Die Zahl der Ganglien ist wechselnd. Das erste Ganglion zeichnet sich gewöhnlich durch besondere Größe aus. Es münden dahinein auch die Rami communicantes von mehreren Spinalnerven.

Der Sakralteil des Grenzstranges besteht aus drei getrennten Ganglienknoten, an die sich ein großes unpaares Ganglion, das Ganglion coccygeum, anschließt.

Von den prävertebralen Ganglien ist das Ganglion solare schon erwähnt. Es ist mitten im Plexus coeliacus gelegen und hat eine sehr wechselnde Gestalt; manchmal setzt es sich aus einer Reihe von einzelnen Ganglien, den Ganglia coeliaca, zusammen. In das Ganglion münden die Nervi splanchnici, aber auch der Vagus ist stets durch einen Ast in dem Ganglion solare vertreten. Nach unten schließt sich dann noch das Ganglion mesentericum inferius an.

Von dem sakralen und dem coccygealen Teile des Grenzstranges gehen stets feine Äste an die großen Nervengeflechte ab, die der Blase und den Genitalien und dem Mastdarm angelagert sind.

Anatomie und Histologie der Rami communicantes.

Die Beziehungen des sympathischen Nervensystems zu dem zerebrospinalen werden durch die Rami communicantes hergestellt. Schon das makroskopische Studium dieser Verbindungsäste zeigt, welche große Verschiedenheiten sie in ihrem Verlaufe bieten.

Im Brustteile der Wirbelsäule ziehen von den Ganglienknoten des sympathischen Grenzstranges zu den nahegelegenen spinalen Nerven meistens zwei Ästchen in der Länge von etwa 1 cm. Gar nicht selten sind es auch drei oder noch mehr, oder aber nur einer. Recht häufig teilt sich dann ein solcher Verbindungsast gablig in seinem Verlaufe. Auf Abb. 2 und 3, die beide nach Herausnahme des mittleren Brustmarkes mit seinen Wurzeln und Nerven und nach Lospräparierung des Grenzstranges von den Wirbelkörpern gezeichnet worden sind, ist die wechselnde Verlaufsart der Rami communicantes deutlich

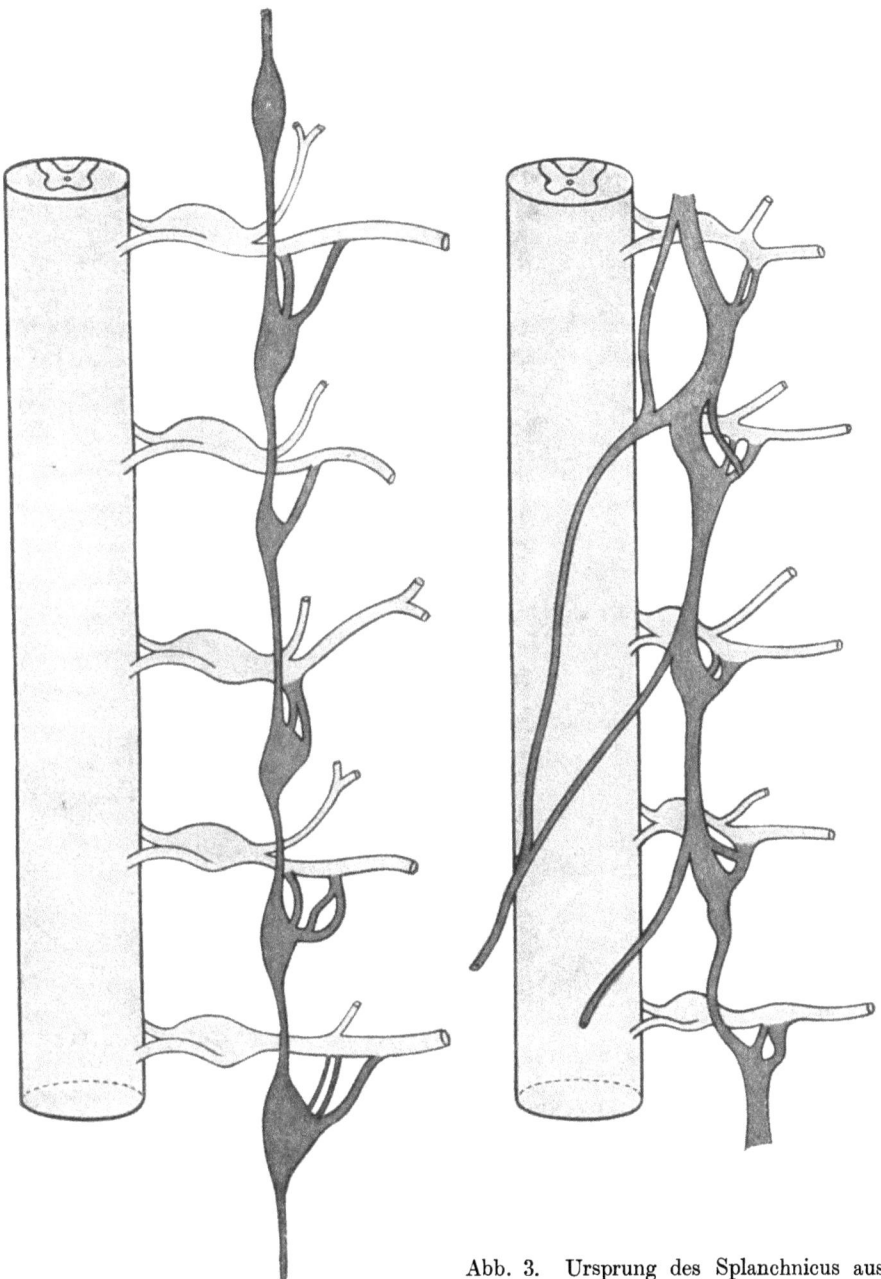

Abb. 2. Verschiedene Verlaufsart der rami communicantes des Brustsympathicus.

Abb. 3. Ursprung des Splanchnicus aus dem Grenzstrang. Wechselnder Verlauf der rami communicantes des Brustteiles des Grenzstranges.

zu studieren. Gar nicht selten ziehen von einem Ganglion des Brustgrenzstranges Äste nicht nur zu dem in gleicher Höhe gelegenen Spinalnerven, sondern auch zu dem nächst höher oder tiefer gelegenen.

8 Anatomie und Histologie des sympathischen Grenzstranges.

Die Einmündungsstelle der Rami communicantes liegt immer am Spinalnerven, also an einer Stelle, an welcher sich die vordere und hintere Wurzel schon zum peripherischen Nerven vereinigt haben.

Bekanntlich unterscheidet man einen weißen, d. h. markhaltigen, und einen grauen, d. h. marklosen Ramus communicans. Bei der makroskopischen Darstellung ist die Unterscheidung aber durchaus nicht immer mit Bestimmtheit zu machen. Freilich bietet der kräftigere, mehr

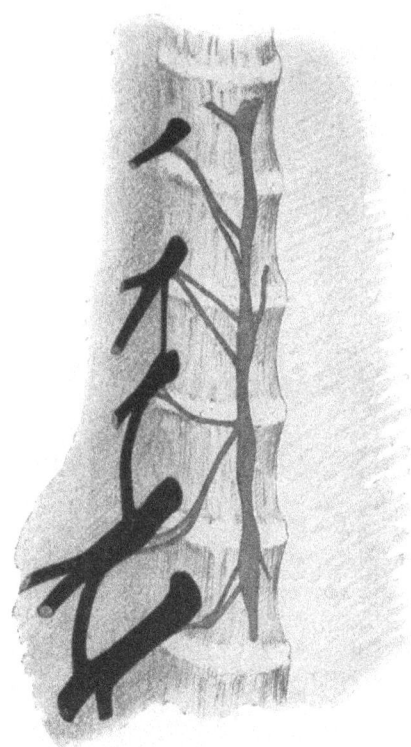
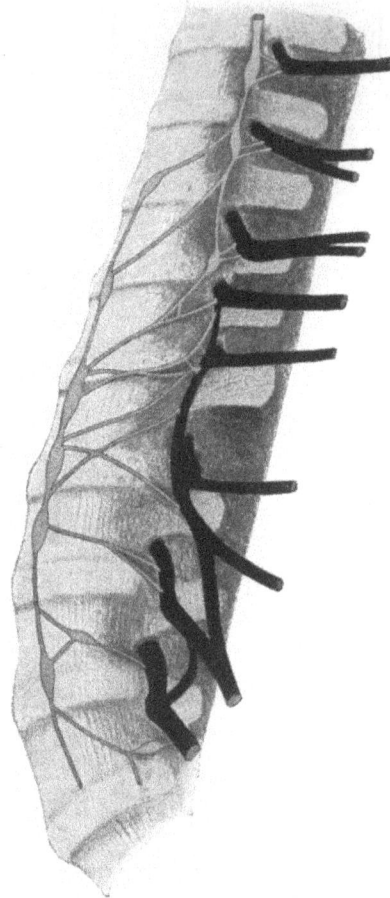

Abb. 4. Bauchstrang des Sympathikus und seine Verbindungsäste zu den Lumbalnerven.

Abb. 5. Lendenwirbelsäule und unterster Teil der Brustwirbelsäule mit dem aufliegenden Grenzstrang und seinen Verbindungsästen mit den peripherischen Nerven.

peripherisch gelegene Ast meist ein glänzenderes „weißes" Aussehen als das oder die medial gelegenen, etwas zarteren Bündel; wie wir später bei der Besprechung der mikroskopischen Verhältnisse eingehender darlegen werden, enthält aber ein Bündel sehr häufig beide Arten, d. h, markhaltige und marklose Nervenfasern; kein Wunder also, daß bei der Besichtigung mit bloßem Auge eine Differenzierung zwischen weißen und grauen Rami communicantes nicht immer mit Bestimmtheit gemacht werden kann.

Noch unregelmäßiger als an der Brustwirbelsäule ist die Verlaufsart der Rami communicantes am Lendenteile der Wirbelsäule. Dadurch, daß hier, wie auf der Abb. 4 und 5 zu erkennen ist, der Grenzstrang nicht mehr seitlich hinten an den Wirbeln, sondern weiter vorne an den Lendenwirbelkörpern verläuft, ist die Entfernung zwischen den sympathischen Ganglienknoten und der Ursprungsstelle der peripherischen Nerven sehr viel größer geworden. Die Rami communicantes verlaufen hier auch nicht direkt von einem Knoten zum nächsten peripherischen Nerven, sondern sie ziehen vielfach zum nächst höher- oder tiefergelegenen Lumbalnerven. Sie bilden dann Schleifen und überkreuzen sich und in jedem Falle, in dem man die Rami communicantes des Lumbal-

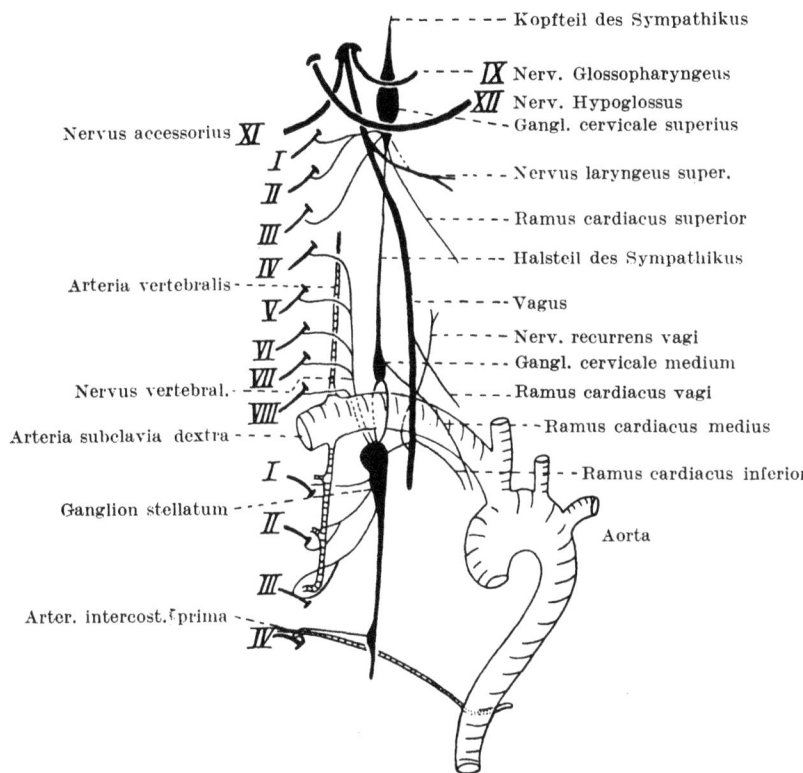

Abb. 6. Schema der Anlage vom Halssympathikus bei einem Säugetier nach v. d. Broek.

teiles vom Grenzstrange zur Darstellung bringt, ist der Verlauf dieser Bündel wieder anders gelagert. Von einer makroskopischen Unterscheidung zwischen weißen und grauen Rami communicantes kann hier keine Rede mehr sein. In den unteren Teilen der Lendenwirbelsäule und am Kreuzbein treten dann sehr häufig noch quere Verbindungen zwischen beiden Grenzsträngen auf. Die Länge der Rami communicantes, welche im Lendenteile 3—4 cm betragen kann, ist am Kreuzbein, wo die Entfernung zwischen Grenzstrang und Ursprungsort des peripherischen Nerven wieder kürzer ist, natürlich auch viel geringer.

Ganz unmöglich erscheint es bei dem ersten Versuche, den Verlauf der Rami communicantes, welche von dem Halssympathikus zu den Zervikalnerven ziehen, zu schildern und in ein System einzureihen. Die zahlreichen Schlingen der Ansa Vieussenii, die noch dazu in jedem Falle wieder anders gelagert sind, und die Varietäten der von dem Ganglion stellatum und von dem Ganglion cervicale supremum ausgehenden Rami communicantes spotten jeder Beschreibuug. Durch sehr zahlreiche Untersuchungen an verschiedenen Arten von Säugetieren (26 Tierspezies) gelang es dem Holländer A. J. P. van den Broek[1]) doch Klarheit in diese Verhältnisse zu bringen und den Grundgedanken der Anordnung der Rami communicantes, welche vom Halssympathikus zu den Zervikalnerven ziehen, darzulegen.

Auf dem „Schema des Baues vom Halssympathikus bei einem Säugetier ohne Bildung eines Vagosympathikus" (vgl. Abb. 6) läßt sich aber dann doch der dem Aufbau des Halssympathikus und seiner Rami communicantes zugrunde liegende Plan klar erkennen. In das Ganglion stellatum senken sich Rami communicantes von einer wechselnden Zahl von Halsnerven ein. Abgesehen vom Ramus communicans des 8. Halsnerven sind diese meist zu einem einzigen Strange verbunden, welcher von dem Anatomen als „Nervus vertebralis" bezeichnet wird und gemeinsam mit der Arteria vertebralis im Canalis transversarius der Halswirbelsäule verläuft. Broek faßt den Nervus vertebralis also als das Produkt der Rami communicantes der unteren Halsnerven auf. Von anderer Seite wird er als ein, die Arteria vertebralis begleitender Ast aus dem Ganglion stellatum, der als der Anfang eines sympathischen Plexus dieser Arterie zu betrachten ist, angesehen. Zugunsten der ersteren Auffassung ist anzuführen, daß die von den unteren Zervikalnerven herkommenden Zweige sich vollkommen als Rami communicantes verhalten. Es gehen von dem Nervus vertebralis keine Fasern ab, die das Gefäß umspinnen.

Beim Menschen findet man das Ganglion cervicale medium dort, wo es vorhanden ist, in Verbindung mit dem 4. und 5. Zervikalnerven. Häufig fehlen aber auch Kommunikationen zwischen Zervikalnerven und diesem Ganglion. Und zwar ist dies jedesmal der Fall, wenn die Arteria vertebralis schon in das Foramen des 6. Halswirbels eintritt, dann verlaufen die Rami communicantes aller Zervikalnerven vom 4. Halswirbel ab direkt zum Ganglion stellatum. Aus dem Ganglion cervicale medium nimmt dann meist ebenso wie vom Ganglion stellatum ein Ramus cardiacus medius et inferior seinen Ursprung.

Das oberste Halsganglion, das Ganglion cervicale superius, zeigt beim Menschen eine recht erstaunliche Größe. Nicht nur nach der spindligen Form, sondern auch nach dem Umfange ist es mit einem Dattelkerne zu vergleichen. Seine Zusammensetzung aus mehreren segmentären Zervikalganglien ist manchmal noch aus der maulbeerförmigen Oberfläche zu schließen. Die Zahl der Zervikalnerven, die ihre Rami communicantes zum Ganglion cervicale supremum senden, ist verschieden. Als untere Grenze ist nach Broek der 4. Halsnerv anzugeben (vgl. Abb. 6). Es kommen aber hier nicht nur zwischen den verschiedenen Tierspezies, sondern auch bei den Individuen ein und derselben Spezies Variationen vor.

Die Frage, ob ein Ramus communicans weiß oder grau ist, d. h. ob er markhaltige oder marklose Nervenfasern enthalte, und die Frage, wohin diese Fasern dann verlaufen, läßt sich nur durch die mikroskopische Untersuchung von Schnitten studieren, die nach einer Markscheidenfärbungsmethode tingiert wurden.

---

[1]) v. d. Broek: Untersuchungen über den Bau des vegetativen Nervensystems der Säugetiere. Morph. Jahrb. **37** u. **38**. 1907 u. 1908.

Auf Abb. 7, die einem Dorsalnerven entstammt, zu dem nur ein Bündel als Ramus communicans zieht, ist deutlich zu erkennen, wie die markhaltigen Fasern der weißen Rami communicantes im großen Bogen aus der Mitte des Nerven ausstrahlen. Hier sind sie freilich dann unter den anderen markhaltigen Nervenbündeln nicht weiter zu verfolgen und es läßt sich auf diesem Schnitte ebensowenig wie auf vielen anderen, die ich durchgemustert habe, entscheiden, ob diese Fasern aus der vorderen Wurzel oder dem Spinalganglion kommen. Zweifellos aber ziehen, wie auch bei starker Vergrößerung zu sehen

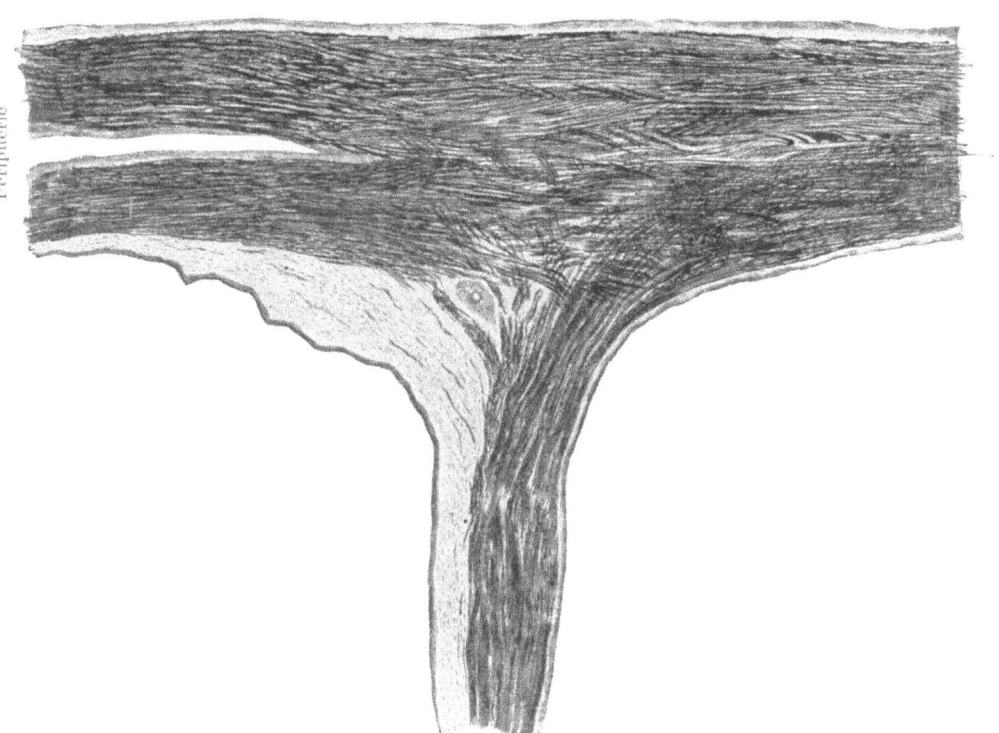

Abb. 7. Einmündungsstelle eines gemischten Ramus communicans in den 6. Interkostalnerven.

ist, die Fasern ausschließlich von der Richtung des Rückenmarkes her, sie biegen aus der Mitte des Nerven nach außen ab und setzen sich aus breiten gleichmäßig dicken Markscheiden zusammen.

Anders ist es mit den Rami communicantes grisei! Wiederholt konnten wir feststellen, daß zarte Bündel, die neben vereinzelten dünnen Markscheiden in überwiegender Mehrzahl marklose Nervenfasern enthielten, direkt in ein Spinalganglion der unteren Zervikalnerven einmündeten. Breitere Rami communicantes grisei münden dann stets weiter peripherisch in den Spinalnerven ein. Derjenige Ramus communicans griseus, welcher nahe der Ursprungsstelle an den Spinalnerven herantritt, sendet seine Fasern sowohl nach der Peripherie als nach dem Spinalganglion zu. Freilich läßt sich nicht mit Bestimmtheit entscheiden, ob diese Fasern tatsächlich in das Spinalganglion eintreten und mit den Ganglienzellen dort in Beziehung treten oder ob sie — was uns nach dem histologischen Befund wahrscheinlicher ist — sich dem Ramus dorsalis des Spinalnerven, der unmittelbar nach dem Spinalganglion nach hinten abbiegt, anschließen, um mit diesem zum Rücken zu ziehen und dort die Gefäße und die Schweißdrüsen zu versorgen.

Abb. 7 zeigt recht deutlich, daß der Ramus communicans griseus seine Fasern ausschließlich nach der Peripherie zu aussendet; von diesem grauen Verbindungsaste gehen also keine Fasern mehr zurück zum Spinalganglion! Aber nur auf eine kurze Strecke, nur solange die marklosen Fasern im Spinalnerven noch zu einem Bündel vereinigt sind, lassen sie sich verfolgen.

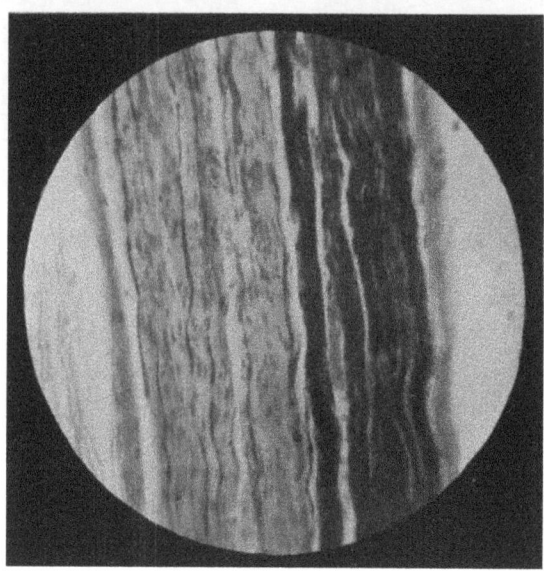

Abb. 8. Ramus communicans albus und Ramus communicans griseus zu einem Strang vereint bei starker Vergrößerung. Auf dem Mikrophotogramm ist der Unterschied zwischen den breiten, durch Weigertsche Färbung schwarzen tingierten Markscheiden des weißen Astes und den spärlichen zarten und dünnen Markscheiden des grauen Astes recht deutlich zu erkennen. Im Ramus communicans griseus vereinzelte dünne Markscheiden.

Später scheinen sich auch diese Fasern mit Markscheiden zu umhüllen, wenigstens sind im weiteren Verlaufe des Spinalnerven keine marklosen Fasern dort festzustellen.

Die Deutung der grauen Rami communicantes macht, soweit deren Bündel nach der Peripherie des Spinalnerven zieht, keinerlei Schwierigkeiten. Wir haben in ihnen die Bahnen zu suchen, durch welche die Ganglien des Grenzstranges die Tätigkeit der Gebilde der Haut wie der Blutgefäße, der Haarbalgmuskeln (Erectores pilorum) und der Schweißdrüsen regulieren. Die Funktion der marklosen Nervenfasern, die aus dem grauen Ramus communicans nach dem Rückenmark zu ziehen, ist freilich auch noch nicht annähernd zu bestimmen; wir haben einstweilen keine Möglichkeit, zu entscheiden, ob sie sich nach den vorderen Wurzeln oder nach dem Spinalganglion zu wenden und im Rückenmark endigen oder ob sie vielleicht die Blutgefäße des Wirbelkanales innervieren.

Die Rami communicantes stellen bekanntlich Verbindungsbahnen zwischen den Ursprungsstellen der Spinalnerven und den Ganglienknoten des sympathischen Grenzstranges dar.

Haben wir bisher ihre Einmündungsstelle in den Spinalnerven studiert, so müssen wir jetzt auf ihren Ursprung aus dem Ganglion des Grenzstranges zu sprechen kommen. An Präparaten, die nach der Weigertschen Markscheidenfärbung behandelt worden sind,

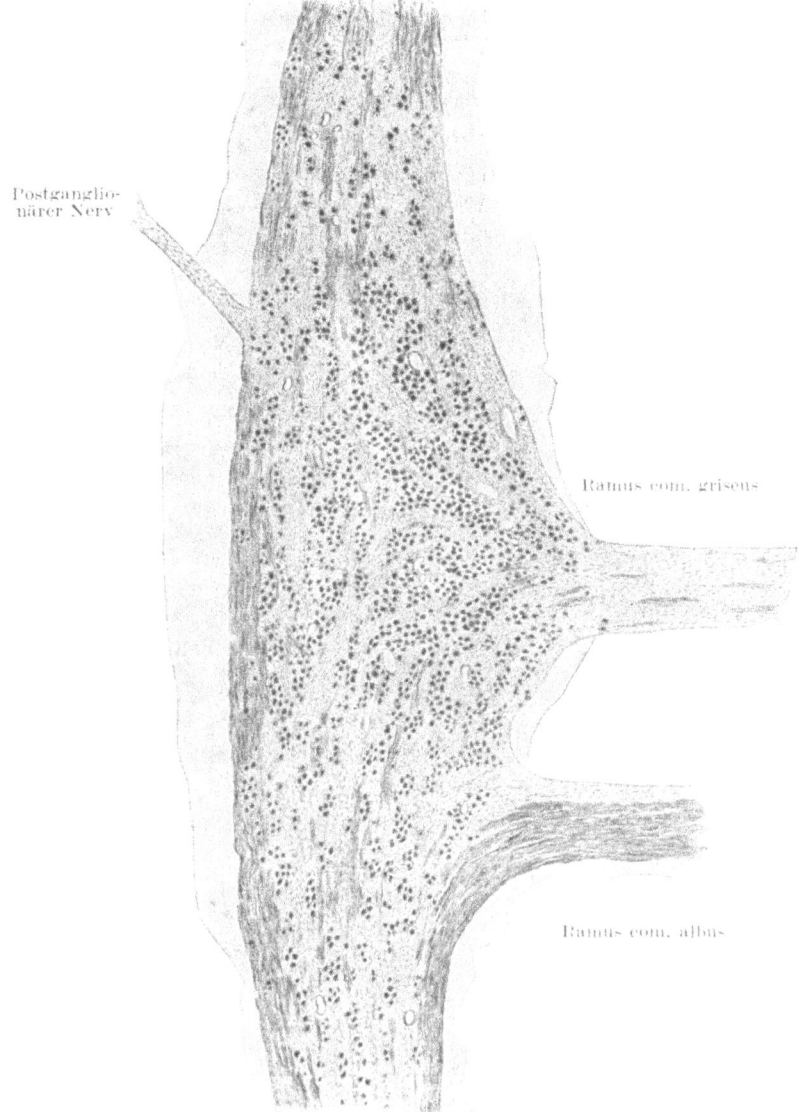

Abb. 9. Schnitt durch ein Ganglion des unteren Brustgrenzstrangs (Weigert-Hämatoxylin-Eosinfärbung) bei schwacher Vergrößerung.

ist nun festzustellen (siehe Abb. 9), daß der graue Ast jedesmal aus der Mitte des nächstgelegenen sympathischen Ganglions entspringt; ja man kann meistens recht deutlich erkennen, wie die einzelnen Faserbündel von den einzelnen Ganglienzellengruppen zu dem Ramus communicans griseus zusammenlaufen. Der weiße Verbindungsast mündet dagegen meist nicht direkt in das nächstgelegene Ganglion ein, sondern verläuft an dessen Peripherie nach dem Ramus internodialis. In dem obersten Brustteile ziehen dann die breiten markhaltigen Fasern der weißen Rami communicantes nach oben, um sich schließlich zum Strange des Halssympathikus zu vereinigen. Im mittleren und unteren Brustteile verlaufen sie dagegen nach unten, um zum Nervus splanchnicus zusammenzutreten. Ein Teil der Fasern der weißen Rami communicantes splittert sich aber auch immer in dem zugehörigen oder in dem nächsten darüber oder darunter gelegenen sympathischen vertebralen Ganglion um dort gelegene Ganglienzellen auf. Auf Abb. 9 tritt die dreieckige Form, welche so

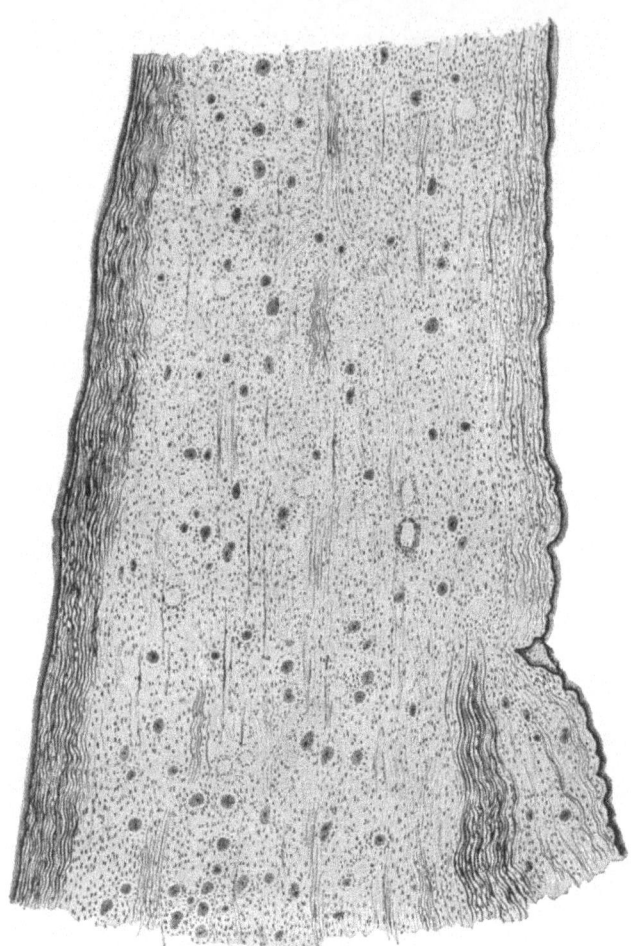

Abb. 10. Nervus sympathicus (Ramus internodialis, schwache Vergrößerung). Weigert-Hämatoxylin-Eosinfärbung.

sehr häufig die Ganglienknoten des Grenzstranges haben, nicht so deutlich zutage wie gewöhnlich. In dem grauen Ramus communicans finden sich unregelmäßig zerstreut vereinzelte, meist recht dünne Markscheidenfasern. Dem weißen Ramus communicans ist ein schmales markloses Bündel angefügt. Dieses bezieht, wie deutlich zu erkennen ist, seine Fasern direkt aus diesem Ganglienknoten. Außerdem entspringt aus der medialen Seite des hier wiedergegebenen Brustganglions noch ein feines Nervenbündel, welches ganz augenscheinlich zu den inneren Organen der Brusthöhle (wahrscheinlich zu den großen Gefäßen) zieht. Die markhaltigen Fasern stehen an der Peripherie des Ganglionknotens besonders dicht. Auch auf diesem Schnitte ist die Tatsache zu konstatieren, daß die

Gruppen von Ganglienzellen sich nicht nur auf das eigentliche Ganglion selbst beschränken, sondern auch noch in den Verbindungsästen nach dem nächst höheren und tieferen Ganglion, also in den Rami internodiales, sich reichlich vorfinden.

Kurz sei noch auf die Histologie des Ramus internodialis, des Verbindungsastes zwischen den segmentären, vertebralen Ganglienknoten, eingegangen.

Dieser Strang, der eigentliche „N. sympathicus", wird ebenso wie die Ganglienknoten, von einer bindegewebigen Hülle umgeben. Zum Unterschied von einem peripherischen Nerven des zerebrospinalen Systems bietet sein

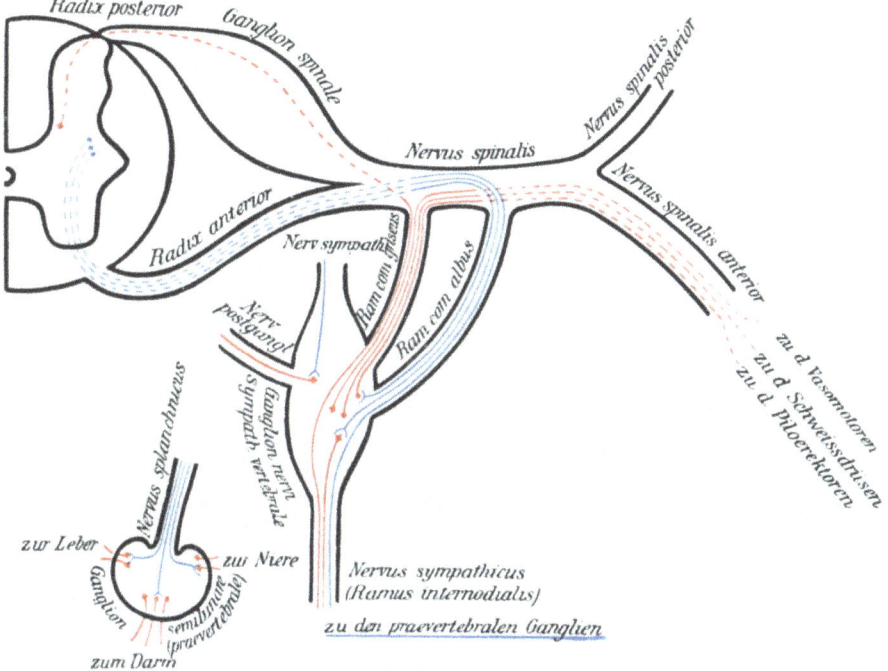

Abb. 11.

Querschnitt nicht eine rundliche oder ovale Form, sondern er ist meistens sehr breit und platt gedrückt.

Längsschnitte, die nach der Weigertschen Methode gefärbt sind, zeigen, wie auch Abb. 10 dartut, daß der Ramus internodialis Markscheidenfasern vom allerverschiedensten Kaliber beherbergt. Am Rande verlaufen meist dicke markhaltige Nervenfasern, welche von dem darüber oder darunter gelegenen weißen Ramus communicans stammen. Kleinere Bündel von markhaltigen Fasern sehen wir aber auch jedesmal in der Mitte des Ramus internodialis. Sie splittern sich dann meistens um Gruppen von Ganglienzellen auf oder verlieren sich im nächstgelegenen Ganglion des Grenzstranges. Die Dicke der Markscheiden wechselt ganz außerordentlich. Neben dem Breitendurchmesser von Markumhüllungen, wie wir sie in den peripherischen Nerven treffen, finden sich mittelstarke und ganz dünne Markscheiden. Die Mehrzahl der Fasern eines Ramus internodialis wird aber natürlich von nackten Achsenzylindern gebildet. Diese Remakschen Fasern zeichnen sich ja auf den Weigertpräparaten nicht ab, durch die Nachfärbung mit Hämatoxylin-Eosin kommen aber doch wenigstens ihre feinen Umhüllungen und deren Zellkerne zur Darstellung. Hervorzuheben ist ganz besonders, daß auch in dem Verbindungsaste zwischen

16 Anatomie und Histologie des sympathischen Grenzstranges.

den vertebralen Ganglienknoten in dem sog. „Nervus" sympathicus sich immer zahlreiche Ganglienzellen vorfinden. Diese unterscheiden sich nicht von denen der vertebralen Ganglienknoten selbst. Es sind multipolare Ganglienzellen mit Kernbläschen und Kernkörperchen, die bald vereinzelt, bald in Gruppen zwischen die dichten Nervenfasern eingebettet sind. Demnach handelt es sich beim Ramus internodialis nicht um einen eigentlichen Nerven, sondern mehr um ein langgestrecktes Ganglion.

Endlich sei in Abb. 11 noch eine **schematische Darstellung** des Faserverlaufes in den Verbindungsbahnen zwischen dem spinalen und dem sympathischen Nervensystem gebracht. Der Verlauf der Fasern ist, soweit er fest-

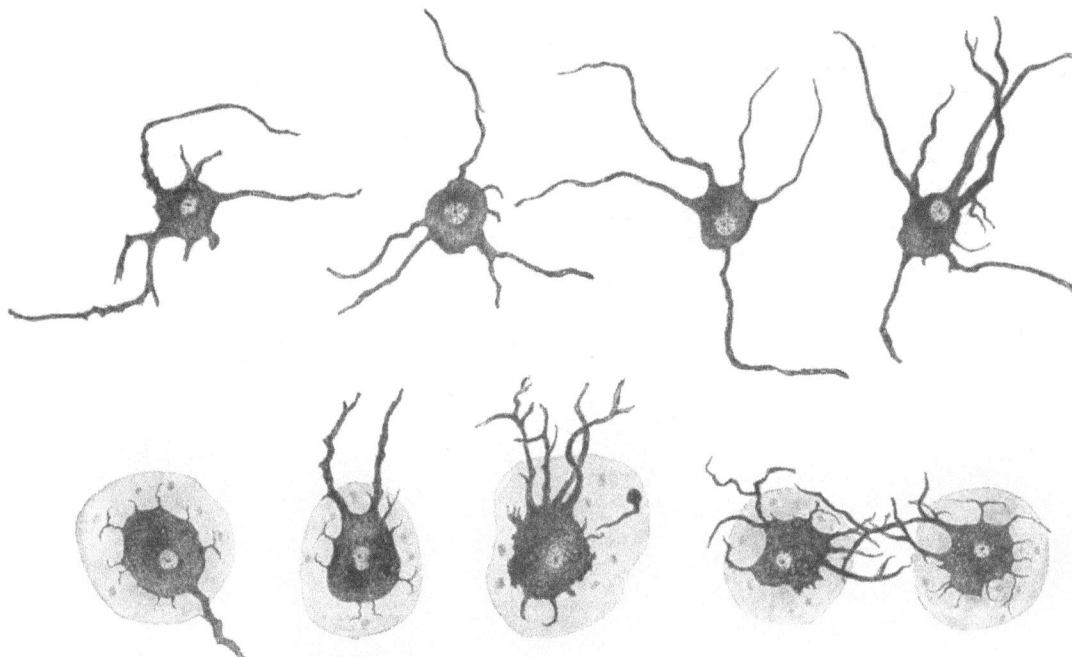

Abb. 12. Ganglienzellen aus den Ganglienknoten des Grenzstrangs. Obere Reihe: „Sternzellentypus". Links unten: „Kronenzellen". Rechts unten: „Glomerulo"-typus.

steht, mit ausgezogenen Linien, soweit er hypothetisch ist, mit punktierten Linien eingezeichnet. Die markhaltigen Fasern (hier blau gezeichnet), welche aus dem Rückenmark in das sympathische System übergehen, entspringen in dem Seitenhorn des Rückenmarkes. Von hier aus ziehen sie durch die vorderen Wurzeln in den peripherischen Nerven, um im geschwungenen Bogen in den **weiter lateralwärts** gelegenen Ramus communicans einzumünden. Da dieser Verbindungsast somit markhaltige Fasern enthält, wird er als Ramus communicans albus bezeichnet. In das nächstgelegene Ganglion des sympathischen Grenzstranges gelangt, splittert sich nur ein kleiner Teil der markhaltigen Fasern um die dort befindlichen Ganglienzellen auf. Der größere Teil zieht aber im Ramus internodialis nach aufwärts oder nach abwärts, um entweder im nächsten vertebralen Ganglion zu endigen oder mit den Bündeln von weiteren Rami communicantes albi sich zum Halssympathikus oder zum Splanchnikus zusammenzufinden.

Von den Ganglienzellen der vertebralen sympathischen Ganglien ziehen die marklosen, auf unserem Schema rot gezeichneten Fasern in dem zentral gelegenen Ramus communicans griseus zum peripherischen spinalen Nerven, um mit dessen Fasern zu den Organen der Haut, d. h. zu den Gefäßen, zu den

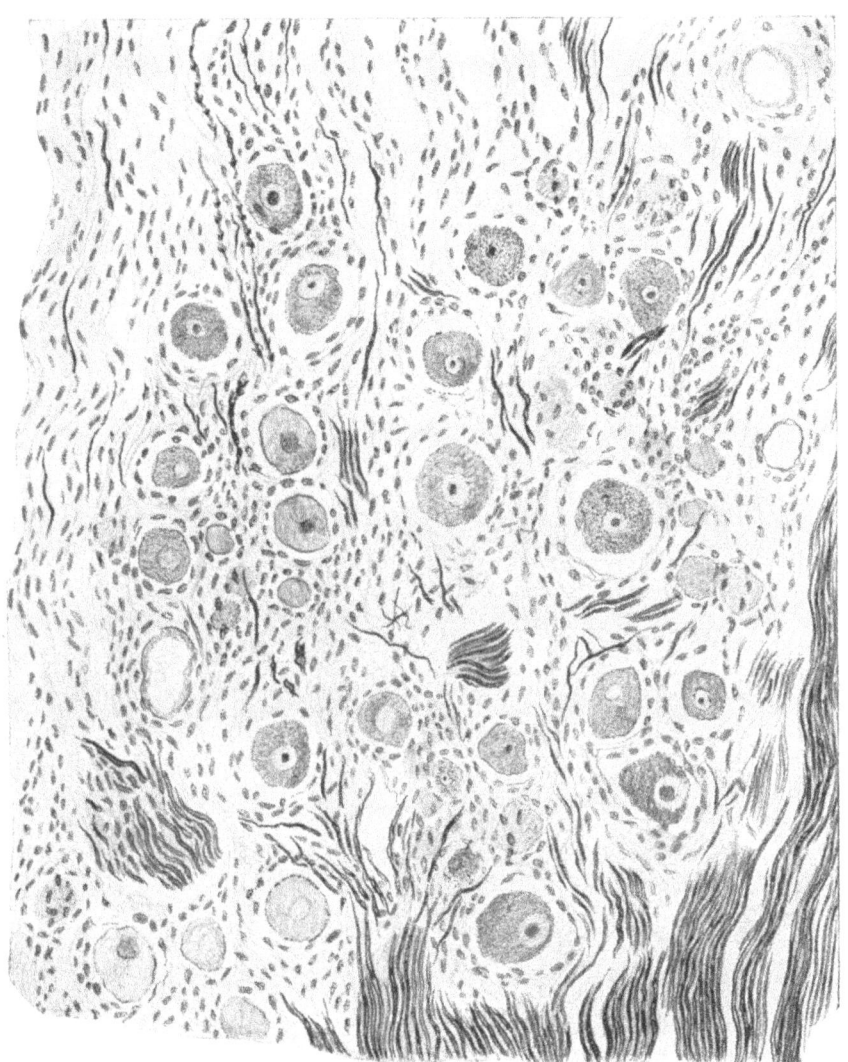

Abb. 13. Schnitt durch ein Ganglion des Grenzstrangs bei Weigert-Hämatoxylin-Eosinfärbung (starke Vergrößerung).

Schweißdrüsen und zu den Haarbalgmuskeln zu gelangen. Freilich lassen sie sich im peripherischen Nerven nicht weit isolieren oder verfolgen. Ein Teil der marklosen Fasern zieht vom Ramus communicans griseus dagegen spinalwärts. Der weitere Verlauf dieser Bündel ist noch nicht erforscht. Von den vertebralen Ganglien gehen dann ferner noch postganglionäre, marklose, feine Nervenfädchen zu den Organen der Brust- und der Bauchhöhle.

Die prävertebralen Ganglien, wie das Ganglion semilunare, unterscheiden sich nur durch die Art ihrer Lagerung, nicht aber prinzipiell von den vertebralen Ganglienknoten, d. h. auch zu ihnen ziehen präzelluläre markhaltige Fasern und auch aus ihnen entspringen postzelluläre nackte Achsenzylinder.

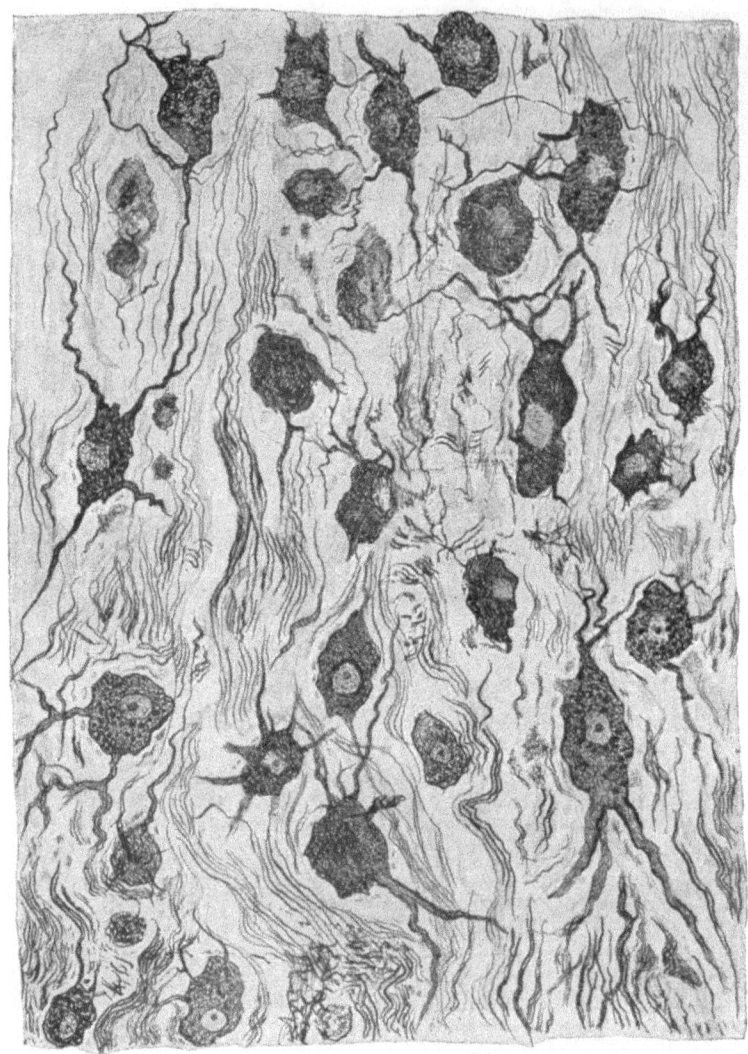

Abb. 14. Schnitt durch ein Ganglion des Brustgrenzstrangs (starke Vergrößerung). Bielschowskysche Achsenzylinderfärbung.

Die Kenntnis der

Histologie des sympathischen Nervensystems

läßt sich auf den Beginn der mikroskopischen Untersuchungen in den dreißiger Jahren des vorigen Jahrhunderts zurückführen. Sie hat aber an Bedeutung erst gewonnen mit der Einführung des Silberimprägnationsverfahrens nach

Golgi und Ramon y Cajal und mit der Vitalfärbung nach Ehrlich. Nun konnte man nicht mehr im Zweifel sein, ob die vegetativen Ganglienzellen apolar, unipolar, bi- oder multipolar seien, mit aller Sicherheit ließ sich feststellen, daß alle Zellen dieses Systemes zahlreiche Fortsätze nach allen Richtungen hin aussenden.

Unter den Forschern, die sich eingehend mit dem Studium dieser Zellen befaßt haben, ist vor allem Ramon y Cajal zu nennen. Cajal[1]) unterscheidet Zellen, welche Fortsätze wie Sternstrahlen nach allen Seiten hin aussenden, von solchen, deren Dendriten innerhalb der perizellulären Kapsel bleiben und

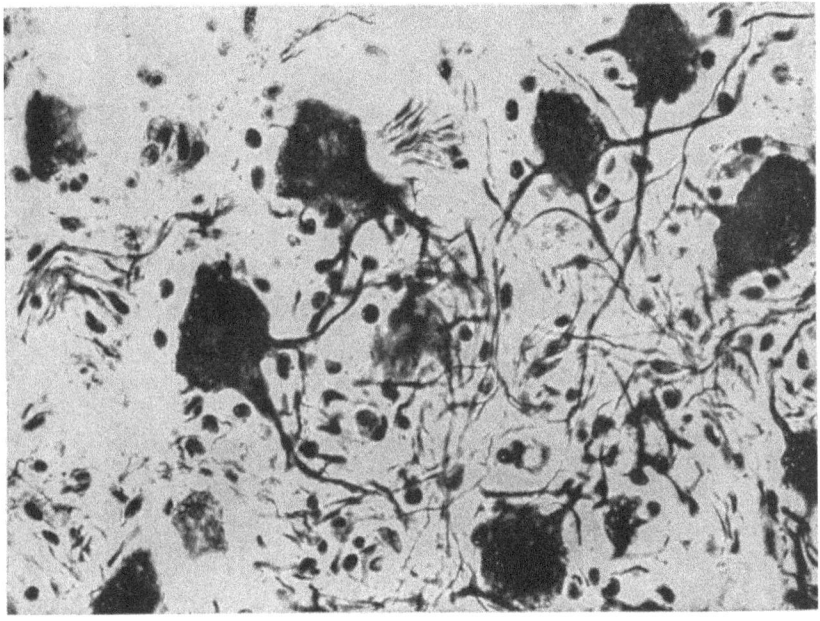

Abb. 15. Mikrophotogramm eines Schnittes aus dem Ganglion coeliacum mit Sternzellen. (Bielschowskysche Silberfärbung.)

sich dort bogen- und hakenförmig abbiegen. Als dritten Typus schildert er Zellen, deren Dendriten sich nach einer Seite hin stark verästeln und mit ähnlichen Gebilden anderer Zellen ein Geflecht, wie er sagt, ein „Glomerulo" bilden.

Diese Einteilung der vegetativen Ganglienzellen, der ich mich nur mit Vorbehalt anschließen möchte, sei durch beistehende Abbildungen illustriert.

In der Abb. 12 auf Seite 16 sind die drei verschiedenen Typen wiedergegeben. Die in der oberen Reihe befindlichen Zellen würden dem Typus I von Cajal in reiner Form entsprechen. Die links stehende Zelle der unteren Reihe stellt den zweiten Typus Cajals mit kurzen hakenförmigen Fortsätzen und einem Nervenfortsatz dar. Endlich sehen wir mit den übrigen Zellen der unteren Reihe den dritten Typus abgebildet. Abb. 13 zeigt die fortsatzlosen Ganglienzellen des Grenzstranges, wie sie sich bei der Färbung mit Hämatoxylin darstellen. Die Markscheiden wurden durch Weigertsche Methode zur Darstellung

---

[1]) Cajal: Las cellulas del gran sympathico del hombre adulto. Trabajos del Laborat. de investigaciones biol. de la Universidad de Madrid. 4.

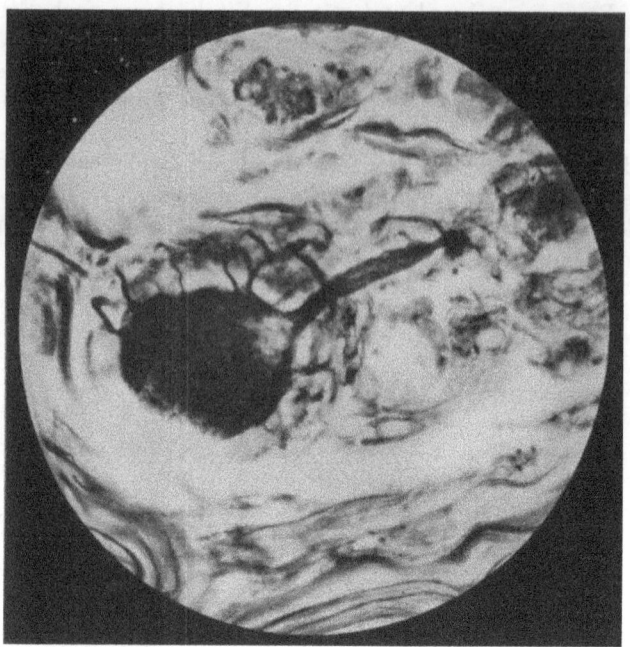

Abb. 16. Zelle aus dem Ganglion cervicale supremum mit breitem Achsenzylinder und kleinen, intrakapsulären, hakenförmigen Dendriten (Kronenzelle).

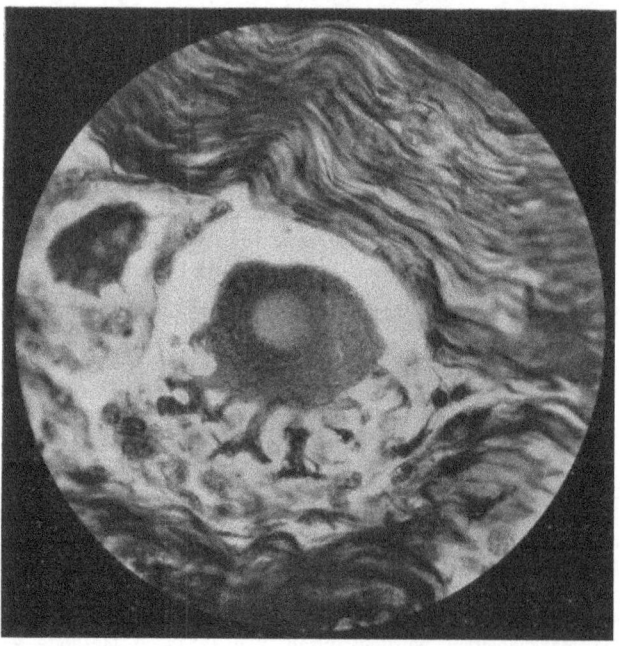

Abb. 17. Zelle aus dem Ganglion ciliare mit kurzen, plumpen, hakenartigen Fortsätzen (Kronenzelle).

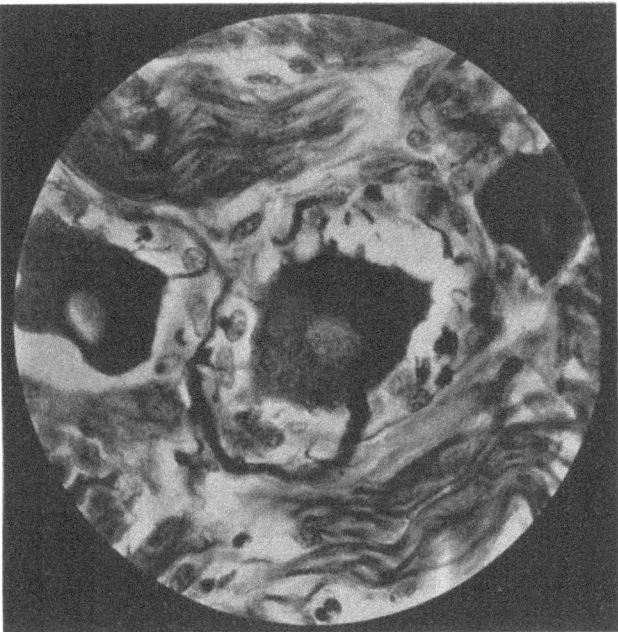

Abb. 18. Zelle aus dem Ganglion ciliare mit langem, sich um die linke Hälfte der Zelle windenden Achsenzylinder (Kronenzelle mit Achsenzylinder).

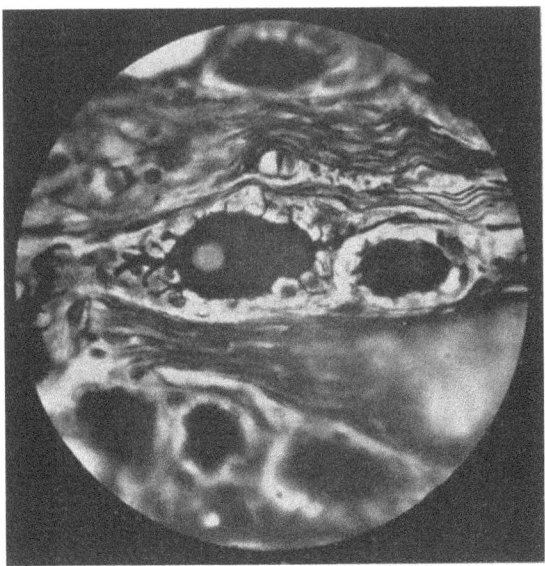

Abb. 19. Ganglienzelle aus dem Plexus zwischen Prostata und Vesica seminalis. Von dieser Zelle entspringen sehr zahlreiche kurze Dendriten, die zum Teil in kleinen Knöpfchen endigen. An dem rechts gelegenen Pol entspringt aus der Ganglienzelle ein Achsenzylinder, der sich den an der Ganglienzelle vorbeiziehenden Nervenfasern anlegt. Typus einer Kronenzelle.

gebracht. Abb. 14 ist nach einem Schnitte durch ein Ganglion des Brustgrenzstranges gezeichnet, der nach der Bielschowskyschen Methode behandelt wurde.

Besser noch und überzeugender als durch Zeichnungen ist die Verschiedenheit der Zellen, welche wir im vegetativen System vorfinden, durch Mikrophotogramme zu illustrieren (vgl. Abb. 15—19). Voraus bemerkt aber sei noch, daß man im mikroskopischen Präparat durchaus nicht immer die Typen in reiner Form vorfindet. Man ist oft geneigt, die Klassifizierung der Zellen überhaupt fallen zu lassen, sieht man doch überaus häufig Übergangszellen, die gleichzeitig die Merkmale zweier verschiedener Typen tragen.

Auf dem ersten Mikrophotogramm (vgl. Abb. 15) ist eine Gruppe von Zellen zu sehen, deren Fortsätze nach allen Seiten hin ausstrahlen und relativ weit zu verfolgen sind. Das ist der kurz mit dem Namen „Sternzellen" belegte erste Typus von Cajal. Auf den Bildern Abb. 16, 17, 18 und 19 sind Zellen des zweiten von Cajal als Kronenzellen bezeichneten Typus vertreten. Die Dendriten biegen sich hakenförmig ab und bleiben innerhalb der die Zelle umgebenden Kapsel. Nur ein Fortsatz, der sicher als Nervenfortsatz anzusprechen ist, durchbricht diese Hülle. Endlich mag den dritten Typus der sich nach einer Seite hin stark verästelnden Zelle die Abbildung 110 Seite 166 in dem Abschnitt über die Innervation der Nebenniere darstellen. Hier geht von einer Ganglienzelle ein dicker Fortsatz aus, der sich bald in ein unentwirrbares Knäuel auflöst und entschieden mit dem „Glomerulo" von Cajal identisch ist.

Da die Ganglienzellen zwar sehr zahlreiche Dendriten, aber nur einen Achsenzylinderfortsatz haben, so ist es nicht wunderzunehmen, daß dieser verhältnismäßig selten auf dem Schnitt getroffen wird. Er ist aber dann meist ohne Schwierigkeiten von den Dendriten zu unterscheiden. Am besten erkennen läßt sich der Neurit bei den sog. Kronenzellen. Hier ist er als breiter Fortsatz, der sich weithin verfolgen läßt, von den zarten kurzen Dendriten, die die Zelle rosettenförmig umgeben, deutlich zu trennen. Er schließt sich, wie auf Abb. 18 und auf Abb. 19 zu sehen ist, bald einem breiteren Zuge von Nervenfasern an.

Sind nun die einzelnen Ganglienzellenarten für das Organ, das sie innervieren und für den Ort, an dem wir sie treffen, charakteristisch? Diese Frage ist nicht scharf zu beantworten.

Sicherlich überwiegen in den Ganglienknoten des Grenzstranges und damit auch im Ganglion stellatum und in den prävertebralen Ganglien, wie im Ganglion solare und Ganglion mesentericum inferius, die Sternzellen, d. h. die Zellformen, die lange Dendriten strahlenförmig nach allen Seiten ausstrecken, also dem ersten Typus von Cajal entsprechen.

Im Plexus prostaticus und cavernosus und in anderen, den Organen unmittelbar an- oder inneliegenden Geflechten sind vorzüglich solche Zellen vertreten, deren kurze intrakapsuläre Dendriten sich hakenförmig abbiegen.

Im Ziliarganglion finden wir, wie aus den dort gebrachten Abbildungen entnommen werden mag, den Typus, dessen knorrige Fortsätze sich zwischen den Zellkernen der perizellulären Kapsel verzweigen (vgl. Abb. 17); ähnliche Zellen lassen sich auch im Sinusknoten und in der Vorhofscheidewand darstellen, nur dass hier die Dendriten entschieden zarter sind und sich nicht so stark verzweigen.

Ganz besonderer Art sind die Ganglienzellen, die wir im Auerbachschen Plexus myentericus und im Meißnerschen Plexus submucosus antreffen. Sie sind in dem Abschnitt über die Darminnervation wiedergegeben.

Im allgemeinen glauben wir annehmen zu dürfen, daß der Grundtypus aller Zellen des vegetativen Nervensystems derselbe ist, daß sich aber die Zellen bzw. ihre Dendriten unter den verschiedenen Ansprüchen, welche die Funktion des betreffenden Organes an sie stellt, verschieden gestalten.

Sehr viel wurde früher die Frage erörtert, wieviel Kerne der sympathischen Ganglienzelle zugehören.

Dieser Streit ist entschieden: Beim Kaninchen und beim Meerschweinchen scheinen die Ganglienzellen mit zwei Kernen etwas ganz Gewöhnliches zu sein.

Beim Menschen sind nur ganz selten zwei Kerne in einer Ganglienzelle des vegetativen Nervensystemes anzutreffen.

Der Kern selbst besteht, ebenso wie bei den Spinalganglienzellen und den großen motorischen Zellen der Vorderhörner, aus einem verhältnismäßig großen Kernbläschen mit einem kleinen Kernkörperchen. Neurofibrillen durchziehen die ganze Ganglienzelle, auch sieht man bei geeigneter Färbung deutlich Tigroidschollen.

Durch die Erfindung der vitalen Methylenblaufärbung hat Ehrlich es ermöglicht, die Endigungen der präzellulären markhaltigen Fasern, die die Ganglienzelle wie ein feingeflochtenes Körbchen umgeben, zur Darstellung zu bringen. Dogiel[1]) und Lenhossek[2]) haben die Endigungen der präzellulären Fasern eingehend studiert und beschrieben. Lenhossek unterscheidet beim Ganglion ciliare der Vögel drei verschiedene Typen: 1. den Typus des polaren Geflechtes, bei dem sich die Nervenfaser in verschiedene Äste aufteilt und mit ihnen den einen Pol der Ganglienzelle umgreift, 2. den Typus des polaren Büschels, bei dem dieser in Fasern aufgelöste Nervenstamm in mehr parallel bleibenden Strängen zur Ganglienzelle hinzieht, 3. schildert Lenhossek die perizellulären Geflechte, bei denen die verästelte Nervenfaser die ganze Zelle von allen Seiten gleichmäßig umfaßt.

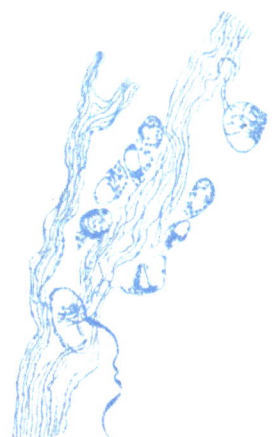

Abb. 20. Nervenfasern und Nervenknäuel von Ganglienzellen in der Blase des Frosches. Supravitale Rongalitweißfärbung (starke Vergrößerung).

Auf Abb. 20, die nach einem vital gefärbten Präparat aus der Blase des Frosches stammt, ist gut zu sehen, wie die Nervenfasern die Ganglienzelle umwickeln und umspinnen.

Besonders schön ist an einem Präparat aus dem Ganglion coeliacum das Verhalten der afferenten und efferenten Fasern zu studieren. Abb. 21 demonstriert klar den Eintritt des N. splanchnicus in das Ganglion. Die ausschließlich markhaltigen Fasern dieses präganglionären Nerven verbreiten sich pinsel- und büschelförmig zwischen den rundlichen Ganglienzellen. Kaudalwärts entspringen dann auch wieder in büschelförmiger Anordnung die efferenten Nerven, die Nervi mesenterici, mit dem Unterschiede freilich, daß sie sich überwiegend aus marklosen Achsenzylindern zusammensetzen und nur etwa zu einem Drittel dünne Markscheiden beherbergen. Fast alle Ganglienzellen des sympathischen Nervensystems sind von einer bindegewebigen Kapsel eingeschlossen. Diese perizellulären Kapseln zeichnen sich bei den einfachen Kernfärbungsmethoden deutlich ab. Um die Außenfläche der Kapsel sind häufig noch dichte Nervenfasern geschlungen.

Die Nervenfortsätze, d. h. die Achsenzylinder, gehen als postzelluläre oder postganglionäre Bahnen in die zarten Nervenbündel über, welche das Ganglion mit dem zu innervierenden Organ verbinden.

Ob die allgemein geltende Auffassung, daß von einer Ganglienzelle immer bloß ein Fortsatz zu dem Erfolgsorgan zieht, auch wirklich für alle Fälle

---

[1]) Dogiel: Zur Frage über den feineren Bau des sympathischen Nervensystemes bei den Säugetieren. Arch. f. mikrosk. Anat. **46.** 1895.

[2]) Lenhossek: Das Ganglion ciliare der Vögel. Arch. f. mikrosk. Anat. u. Entwicklungsgesch. **76.** 1911.

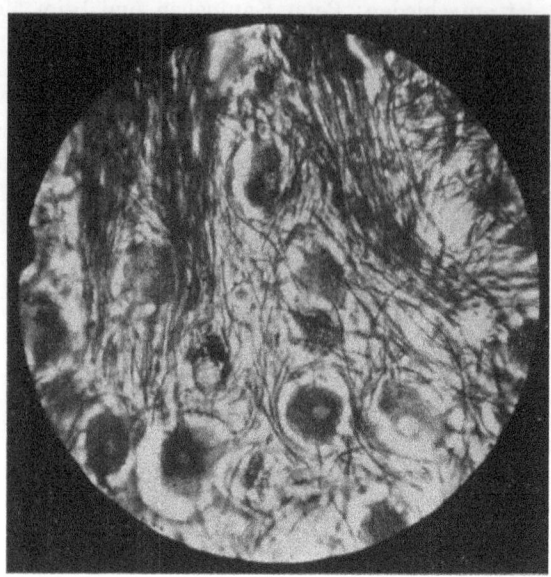

Abb. 21. Zellen des Ganglion coeliacum mit einstrahlendem Nervus splanchnicus, dessen Fasern sich korbartig um die Ganglienzellen aufsplittern. (Bielschowskysche Silberfärbung.)

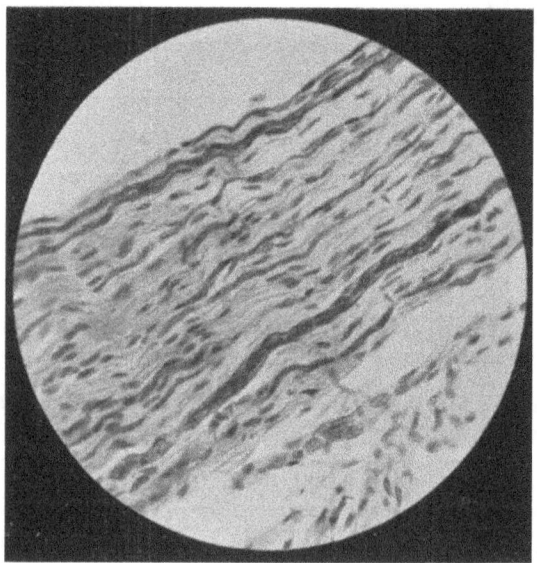

Abb. 22. Mikrophotogramm eines Mesenterialnerven mit nackten Achsenzylindern, spärlichen dünnen Markfasern und einer breiten Markscheide (Weigertsche Markscheidenfärbung).

richtig ist, wage ich nicht zu entscheiden. Tatsächlich sieht man nicht selten von einer Zelle einen Fortsatz entspringen, der viel breiter und faseriger ist

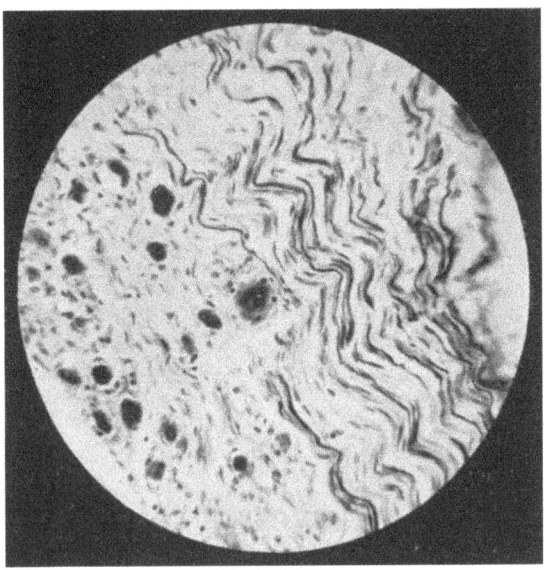

Abb. 23. Schnitt aus dem Plexus hypogastricus nach der Weigertschen Markscheidenfärbung behandelt. Der Nerv setzt sich hauptsächlich aus marklosen, hier blaß gebliebenen Achsenzylindern zusammen. Vereinzelt sind dünne, hier schwarzgefärbte Markscheidenfasern eingelagert. In der linken Hälfte des Bildes sind mehrere Ganglienzellen getroffen, aus der am weitesten rechts stehenden ist ein Kernbläschen und darin ein Kernkörperchen undeutlich zu erkennen.

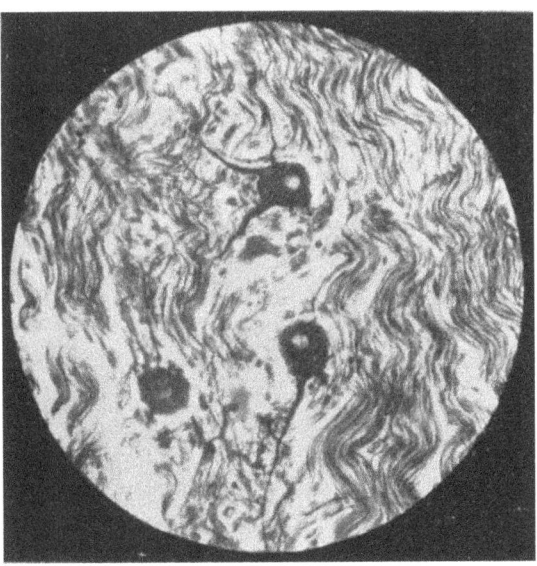

Abb. 24. Mesenterialnerv aus der Mitte des Mesenteriums mit vereinzelt eingelagerten Ganglienzellen (Bielschowskysche Silberfärbung).

als die Dendriten und der sich unter Umständen weit in das Fasergewirr hinein verfolgen läßt.

Die erwähnten Nervenbahnen, die die Verbindung zwischen Ganglion und Organ darstellen, setzen sich hauptsächlich aus marklosen Fasern zusammen, und so haben sie im Gegensatz zu den markhaltigen, fettig weißglänzenden Nerven eine mehr graue Farbe.

Zur Illustration dieser Verhältnisse habe ich ein kleines Nervenbündel gewählt, welches vom Plexus mesentericus superior im Gekröse zum Darm zieht (vgl. Abb. 22). Auf diesem Schnitte, der nach Weigertscher Markscheidenmethode vorbehandelt und mit Hämatoxylin-Eosin nachgefärbt wurde, blieben die nackten Achsenzylinder, aus welchen sich ja im wesentlichen ein solcher peripherischer Nerv des sympathischen Systems zusammensetzt, ungefärbt. Nur die feine Umhüllung der Remakschen Fasern hat sich mit Eosin als eine zarte Linie abgezeichnet. Die Kerne dieser Umhüllung treten dagegen als stäbchenförmige, den Fasern parallel gestellte Gebilde, stark hervor. Sehen wir nun mit einer starken Vergrößerung einen solchen Schnitt an, so müssen wir feststellen, daß auch die scheinbar nackten Achsenzylinder häufig doch eine außerordentlich zarte und leicht grau gefärbte Markumhüllung haben. Diese umkleidet sie aber immer nur auf ganz kurze Strecken.

Daneben heben sich vereinzelte Markscheiden, die allerdings noch recht dünn sind und leicht kolbige Anschwellungen bieten, durch intensiv schwarze Färbung ab. Und schließlich sind in solchen peripherischen postganglionären Nerven des vegetativen Systems jedesmal auch vereinzelte dicke Markscheiden zu treffen, die dann meistens Lantermannsche Segmente aufweisen.

Diese dicken Markfasern werden seit Koelliker als sensible Nervenbahnen angesprochen, welche zwar den sympathischen Nerven eingelagert sind, diesen aber im Prinzip nicht zugehören sollen.

Sehr häufig sind in die grauen Nervenbündelchen noch Ganglienzellen eingestreut, wie sich aus einem Schnitt durch den N. hypogastricus, der nach der Weigertschen Methode gefärbt wurde (vgl. Abb. 23), und aus einem weiteren Schnitt durch den N. mesentericus, der mit der Cajalschen Silberimprägnation behandelt wurde — hier haben sich auch die Fortsätze der Ganglienzellen gefärbt (vgl. Abb. 24) — entnehmen läßt.

Von den Ganglienknoten des Grenzstranges gehen direkt zu den inneren Organen nur ganz spärliche und sehr zarte postganglionäre Nervenbündelchen, und zwar ziehen diese hauptsächlich zu den Gefäßen.

Der Darm, die Niere, die Genitalien werden von vorgeschobenen Nervenknoten, von den prävertebralen Ganglien, wie von dem Ganglion coeliacum oder dem Ganglion mesentericum inferius oder dem Ganglion hypogastricum versorgt. Diese unterscheiden sich nur durch die Art ihrer Lagerung, nicht aber prinzipiell und nicht histologisch von den vertebralen Ganglienknoten, d. h. auch zu ihnen ziehen präzelluläre markhaltige Fasern und auch aus ihnen entspringen postzelluläre nackte Achsenzylinder.

Der Ursprung der präzellulären Fasern im **Rückenmark** ist schwer festzustellen.

Schon seit langer Zeit werden gewisse Zellgruppen im Rückenmark, welche an der Übergangszone vom Vorderhorn zum Hinterhorn gelegen sind, als Ursprungskerne des präganglionären sympathischen Neurons angesprochen.

Stilling beschreibt diese Zellen als Seitenhorngruppe, Clarke faßte sie als Intermediolateraltrakt zusammen.

Durch die Arbeiten von Gaskell, Sherrington Bruce, Langley und Herring scheinen die Beziehungen zwischen sympathischem Grenzstrang und diesen Zellgruppen sicher gestellt zu sein.

Jacobsohn[1]) spricht in seinem Werke über die Kerne des menschlichen Rückenmarkes direkt von Nuclei sympathici. Er unterscheidet zunächst einen Nucleus sympathicus lateralis superior. Dieser erstreckt sich, im Seitenhorn gelegen, vom 8. Zervikal- bis in das 3. Lumbalsegment herein. Von ihm entspringen alle Rami communicantes des Grenzstranges. Der Nucleus sympathicus lateralis inferior beginnt im distalen Abschnitt des 2. Sakralsegmentes und reicht bis ins Coccygealmark. Die von Jacobsohn so bezeichnete Zellgruppe liegt am seitlichen Winkel zwischen Vorder- und Hinterhorn. Endlich

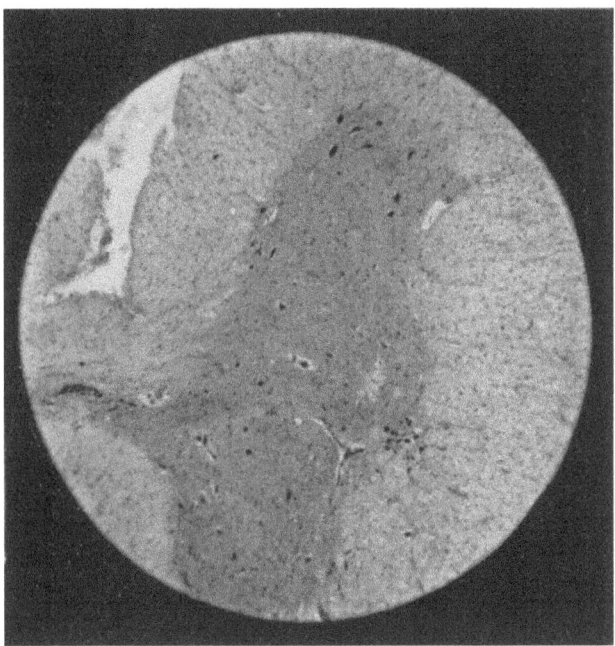

Abb. 25. Ganglienzellen des Vorderhorns (Nucleus motorius) und des Intermediolateraltraktes (Nucleus sympathicus lateralis superior an der Spitze des Seitenhornes) aus dem 7. Brustsegment.

hat dieser Forscher noch eine dritte Säule sympathischer Zellen festgestellt. Das ist der Nucleus sympathicus medialis inferior, der im 4. Lumbalsegment seinen Anfang nimmt und ebenfalls bis in das Coccygealmark zu verfolgen ist. In seinen unteren Abschnitten ist dieser Kern von dem Nucleus sympathicus lateralis inferior nicht zu trennen. Diese letzteren beiden Kerngruppen liefern keine Bahnen für den Grenzstrang, sondern lediglich solche für den Nervus pelvicus und so werden wir diese Zellgruppen bei der Histologie des parasympathischen Systems noch zu besprechen haben.

Allen diesen drei Kernen ist das gemeinsam, daß sie keine kontinuierliche Zellsäule bilden, sondern auf den verschiedenen Segmentschnitten in verschiedener Häufigkeit angetroffen werden, ja daß sie auch manchmal ganz unterbrochen erscheinen.

[1]) Jacobsohn: Über die Kerne des menschlichen Rückenmarks. Anhang z. d. Abhandl. der kgl. preuß. Akad. d. Wissenschaft. 1908.

Tatsächlich sind nun im Rückenmark in den Höhen, in denen Rami communicantes den austretenden Nerven entspringen, stets der Spitze oder dem dorsalen Rande des Seitenhornes Ganglienzellen eingelagert, die sich von den Ganglienzellen der Vorder- und Hintersäulen ganz wesentlich unterscheiden. Sie sind nur etwa halb so groß wie die motorischen Vorderhornzellen, stehen viel dichter wie diese und entbehren der multipolaren Fortsätze. Auch durch ihre kommaähnliche oder Spermatozoen gleichende Form lassen sie sich mit Sicherheit von den Vorderhornzellen trennen.

Wenn auch der Beweis, daß diese Gruppen wirklich als Ursprungszellen der Rami communicantes albi anzusprechen sind, solange nicht bindend erbracht ist, bis nach Durchschneidung der weißen Verbindungsbahnen die ent-

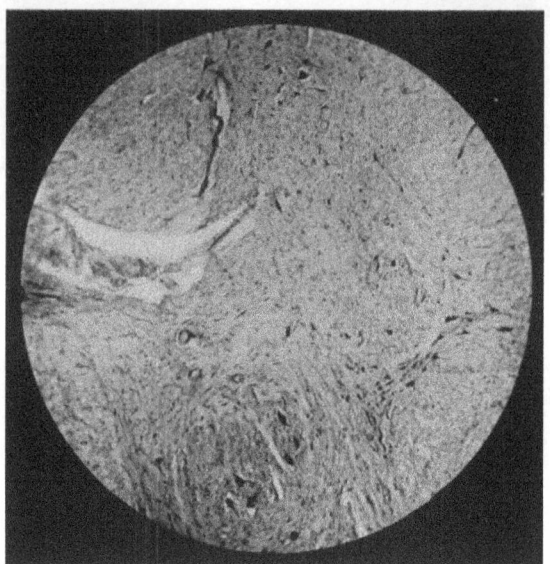

Abb. 26. Schnitt aus dem obersten Lumbalmarke nach Nissl gefärbt. Oben: Große motorische Ganglienzelle des Vorderhornes. Links: Kommissur und Zellgruppe des Zentralkanals. Unten: Große Ganglienzellen der Clarkeschen Säulen. Rechts: Von der Spitze des Seitenhornes zieht eine Gruppe kleiner Ganglienzellen am Rande der grauen Substanz nach der Basis des Hinterhornes (Nucleus sympathicus lateralis).

sprechenden Zellgruppen in Degeneration geraten, so drängt sich doch die Überzeugung auf, daß es sich hier tatsächlich um die spinalen Zentren der zu den Grenzstrangganglien oder zu den Prävertebralganglien ziehenden Verbindungsbahnen handelt.

Um den Ursprungskernen des Splanchnikus nachzugehen, habe ich vom 6. bis 12. Brustsegment Schnitte angefertigt und mit Toluodinblau und nach der Bielschowkyschen Färbung behandelt. In all diesen Präparaten ist zweifellos an der Spitze des rudimentären Seitenhornes oder am dorsalen Rande desselben eine kleine Gruppe von Ganglienzellen zu sehen. Auf Abb. 25, die dem 7. Dorsalsegment entnommen ist, hebt sich diese Gruppe deutlich ab. Die Ganglienzellen liegen hier viel enger aneinander als die viel größeren Zellen des Vorderhornes oder der Clarkeschen Säulen. Selbst bei dieser schwachen Vergrößerung läßt sich feststellen, daß die Ganglienzellen hier rundliche, eiförmige oder birnförmige Gestaltung haben. Niemals gibt eine solche Ganglienzelle mehrere lange Fortsätze nach verschiedenen Seiten ab, wie dies die großen Ganglienzellen des Vorderhornes tun. Wohl aber trifft man manchmal eine Zelle, von welcher ein kurzer Fortsatz dorsolateralwärts nach der weißen Substanz ausstrahlt. Da die Zelle sich zu diesem Fortsatz auszieht, kann sie zutreffenderweise mit einer Birne und deren Stiel verglichen werden. Ähnlich wie die Zellen des Vorderhornes und der Clarkeschen Säulen beherbergen auch sie ein Kernbläschen und Kernkörperchen, nur daß sich diese nicht so scharf wie dort vom Zelleib abheben. Wie schon von Bruce betont wurde, beschränken sich die Ganglienzellen nicht auf die Spitze und die dorsale Partie des Seitenhornes. Vielfach erstrecken sie sich von dem angedeuteten Seitenhorn an dem äußeren Rand der grauen Substanz etwas nach hinten, und gar nicht selten sah ich eine oder mehrere Zellen schon in der angrenzenden weißen Substanz liegen, die hier neben dickeren Markscheiden stets sehr zahlreiche dünne Fasern aufweist.

Auch im oberen Lumbalmark, dort, wohin wir das Zentrum für die Ejakulation und das für die Retention des Harnes in der Blase verlegen müssen, zieht eine Reihe von solchen Zellen von der Spitze des Seitenhornes nach dem Winkel, der dieses vom Hinterhorn abgrenzt (siehe Abb. 26). Bei stärkerer Vergrößerung sehen wir recht deutlich, daß sich diese Zellen nicht nur durch ihre Kleinheit, sondern auch durch ihre Form sehr wesentlich von den großen Zellen des Vorderhornes und der Clarkeschen Säulen unterscheiden.

Besonders deutlich heben sich die Ganglienzellengruppen des Intermediolateraltraktes im unteren Sakralmark ab, dort wo die großen multipolaren Ganglienzellen bis auf wenige Zellen aus den Vorderhörnern geschwunden sind. Diese sollen aber als zum sakralen autonomen System gehörig im nächsten Kapitel über das parasympathische System besprochen werden.

Zweifellos stehen diese Zellgruppen den Funktionen der Blase, des Mastdarmes und der Genitalien vor.

Schließlich sei noch kurz erwähnt, daß die Ganglienzellen des vegetativen Nervensystems, hauptsächlich dann, wenn es sich um ältere Individuen handelt, ganz auffällig viel Pigment, gelblich bräunliches Lipochrom enthalten. Bei der Durchmusterung von ungefärbten Zupfpräparaten sieht man diese feinsten Pigmentschollen haufenweise in den Ganglienzellen zusammen liegen.

Anatomie und Histologie des parasympathischen Systemes.

Das parasympathische System setzt sich aus dem kranial-autonomen und dem sakral-autonomen Systeme zusammen. Außerdem gehen über die hinteren Wurzeln des ganzen Brust- und des obersten Lendenmarkes Bahnen, welche der Vasodilatation und der Schweißhemmung im Bereiche des Rumpfes und der Extremitäten dienen und die somit auch zum parasympathischen System zu rechnen sind.

Das kranial-autonome System

liefert einmal Fasern, die aus dem Mittelhirn kommen und über den Nervus oculomotorius zum Ganglion ciliare ziehen, um von dort aus den Sphincter iridis und den Ziliarmuskel zur Kontraktion anzuregen. Außerdem entspringen im Schädel aus dem verlängerten Marke noch die sekretorischen Fasern für die Tränendrüsen, für die Speicheldrüsen und für die Vasodilatation im Gesicht und in der Mundhöhle. Der Hauptvertreter des kranial- bzw. des bulbär-autonomen Systemes ist aber der Vagus, nach dem ja das kranial-autonome System auch vielfach benannt wird.

Die Ganglienzellen, welche die glatte Muskulatur des inneren Auges zur Kontraktion anregen, liegen im Mittelhirn unter den vorderen Vierhügeln medial von den **großzelligen** Kernen des Okulomotorius. Aus Abb. 27, die nach Bernheimer[1]) gezeichnet wurde, ist zu ersehen, daß der Medialkern viel kleinere Ganglienzellen beherbergt. Diese sind auch nicht so sternförmig und so multipolar geformt wie die größeren lateral davon gelegenen motorischen Ganglienzellen der quergestreiften Muskeln des äußeren Auges, die ja den Vorderhornganglienzellen des Rückenmarkes entsprechen. Die Fasern, welche aus dem medialen kleinzelligen Okulomotoriuskern entspringen, schließen sich als präganglionäre Bahnen den motorischen Fasern des Okulomotorius an,

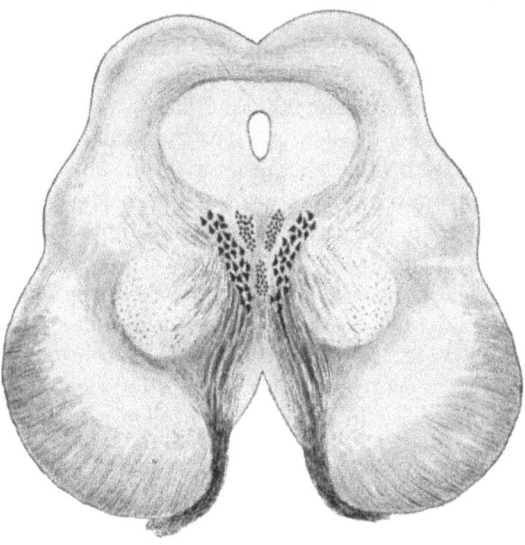

Abb. 27. Schnitt durch das Okulomotoriuszentrum eines vierwöchigen Kindes (nach Bernheimer). Die großen lateral gelegenen multipolaren Ganglienzellen dienen der Innervation der quer gestreiften Muskulatur des äußeren Auges, die kleinen medial gelegenen Ganglienzellen der glatten Muskulatur des inneren Auges.

um im Ganglion ciliare zu enden und um von dort aus den Sphincter pupillae und den Musculus ciliaris zu versorgen.

Die Ganglienzellengruppen, welche die **Tränensekretion** auslösen, sind meines Wissens noch nicht mit Bestimmtheit im Gehirnstamm lokalisiert worden. Wir müssen sie aber wohl in die Nähe der großen multipolaren Ganglienzellen des VII. Gehirnnerven, des Fazialis, verlegen; wissen wir doch, daß die sekretorischen Fasern für die Tränendrüsen mit den Wurzeln des Fazialis aus der Medulla oblongata entspringen, um freilich im Felsenbein am Knie des Fazialis von diesem Nerven abzuzweigen und im Nervus petrosus superficialis major zum Ganglion sphenopalatinum zu ziehen. Vgl. den Abschnitt über das Ganglion sphenopalatinum Seite 71—73. Dem **bulbären** Kerngebiet für die Tränensekretion ist dasjenige für die Schleimdrüsen des Nasenrachenraumes

---

[1]) Aus Bernheimer-Graefe-Sämisch, Handbuch d. ges. Augenheilkunde. 2. Aufl.

sicherlich benachbart. Beide Drüsen funktionieren ja auch, wie schon der Ausdruck „Rotz- und Wasserheulen" sagt, ziemlich gleichsinnig.

Auch die Ganglienzellen für die Vasodilatation des Gesichtes sind wohl in der Nähe des motorischen Kernes des Nerven für die Gesichtsmuskulatur zu suchen. Im Rückenmark wenigstens sind die Zentren für die Vasodilatation immer im selben Segment gelegen wie die motorischen Ganglienzellen des betreffenden Dermatomyomes.

In die Nähe des Fazialiskernes lokalisiert Kohnstamm[1]) auch den Nucleus salivatorius superior. Er will sogar festgestellt haben, daß nach der Durchschneidung der Chorda tympani eine Ganglienzellengruppe dorsal vom Fazialis der Tigrolyse verfallen wäre! Jedenfalls entspringen von dort auch die gefäßerweiternden Fasern, welche in der Chorda tympani verlaufen.

Die Kerngruppe, welche der Sekretion der Ohrspeicheldrüse vorsteht, wurde von Kohnstamm[2]) in die Umgebung des frontalen Teiles vom Nucleus ambiguus zwischen diesem und der Oliva inferior verlegt und als Nucleus salivatorius inferior beschrieben.

Der Hauptvertreter des kranial-autonomen Systems ist aber der Vagus.

Vagus.

Der 10. Gehirnnerv unterscheidet sich von allen Gehirnnerven, ja von sämtlichen übrigen Nerven des zerebrospinalen Systems dadurch, daß er große innere Organe versorgt; werden doch von ihm außer dem Schlund- und dem Kehlkopf das Herz, die Lungen, der Magen und der obere Teil des Darmes innerviert. Der Vagus hat also außer seinen motorischen und sensiblen Funktionen auch noch vegetativen Aufgaben gerecht zu werden. Wenn auch der Vagus die Schlundröhre, die Bronchien, den Magen und den oberen Teil des Darmes scheinbar ohne größere zwischengeschaltete Ganglien versorgt, so muß doch daran erinnert werden, daß den Wandungen all dieser genannten Organe Ganglienzellen eingelagert sind.

Makroskopische Anatomie des Vagus[3]).

Der Vagus entspringt mit 12 bis 18 feinen Wurzelfäserchen in einer Furche hinter der Olive unterhalb der Fasern des Glossopharyngeus aus dem verlängerten Mark. Die zarten Bündel vereinigen sich zu einem lockeren Strang und bilden noch innerhalb der Schädelhöhle eine knopfförmige, kaum erbsengroße Verdickung, das Ganglion jugulare. Nachdem der Nerv durch das Foramen jugulare aus der Schädelhöhle ausgetreten ist und den

---

[1]) Vom Zentrum der Speichelsekretion. Verhandl. d. Kongr. f. inn. Med. Wiesbaden, Bergmann 1902.

[2]) Kohnstamm und Wolfstein, Journ. f. Psych. u. Neurol. 8. 1907.

[3]) Nach einer im Deutsch. Arch. f. klin. Med. 101 erschienenen Arbeit: Beiträge zur Anatomie, Histologie und Physiologie des Nervus vagus, zugleich ein Beitrag zur Neurologie des Herzens, der Bronchien und des Magens. Eine ausführliche Schilderung der Histologie des Vagus und seiner Kerne findet sich bei

Molhant: Le nerf vague, Etude anatomique et experimentale. Louvain 1914.

Der Vaguskern ist u. a. auch von

Bunzl-Federn, Der zentrale Ursprung des Vagus. Monatsschr. f. Psych. u. Neur. 5. und von

Shima, Zur vergleichenden Anatomie des dorsalen Vaguskernes. Arbeiten aus dem neur. Inst. an der Univ. Wien 17 studiert worden.

Ramus meningeus posterior und den Ramus auricularis abgegeben hat, durchsetzt er ein zweites Ganglion, das Ganglion nodosum; dieses ist länger gezogen und gewinnt dadurch

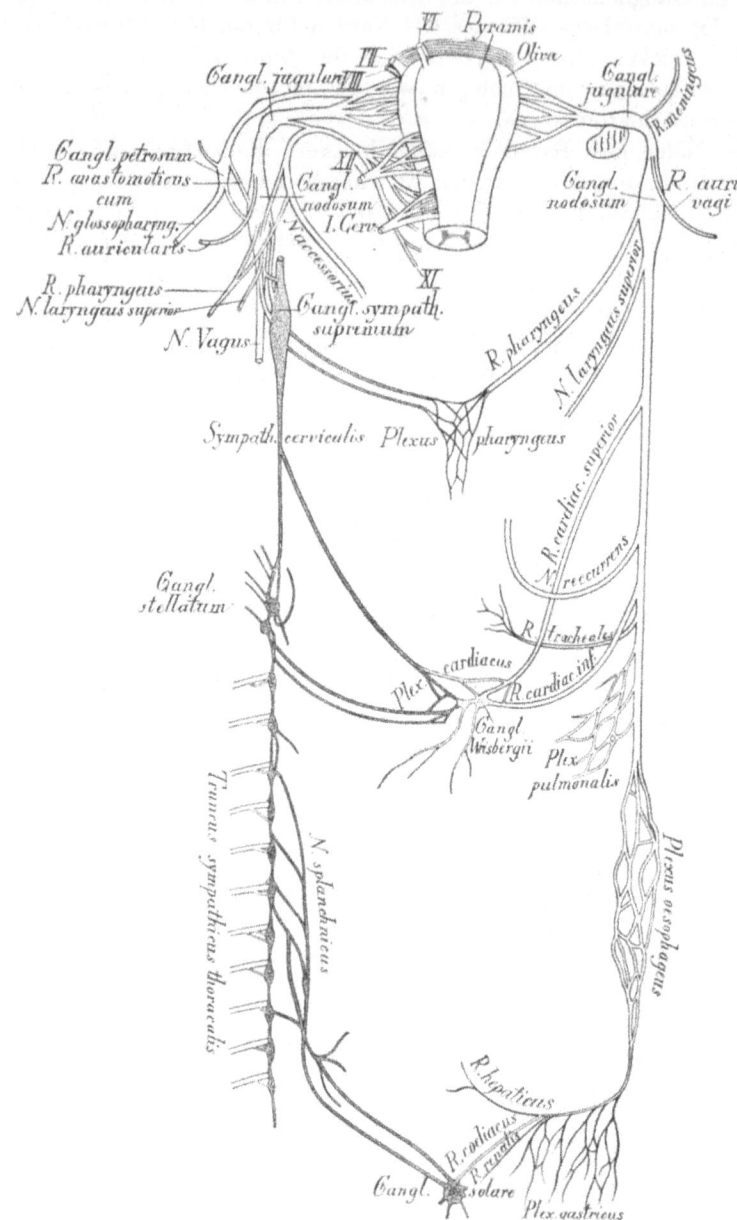

Abb. 28. Schematische Darstellung des Nervus vagus und seiner Äste und deren Beziehungen zum Grenzstrange des Sympathikus.

spindelige Gestalt. Wie der Glossopharyngeus bildet also der Vagus im Gegensatz zu den übrigen Gehirnnerven zwei Ganglien. Worauf das zurückzuführen ist, ist noch ungeklärt; vermutlich ist dafür phylogenetisch die Zusammenlegung zweier Nerven in einen verantwortlich zu machen. Wie auf der schematischen Darstellung Abb. 28 zu sehen ist, bestehen zwischen dem Vagus und dem anliegenden Glossopharyngeus und dem N. acces-

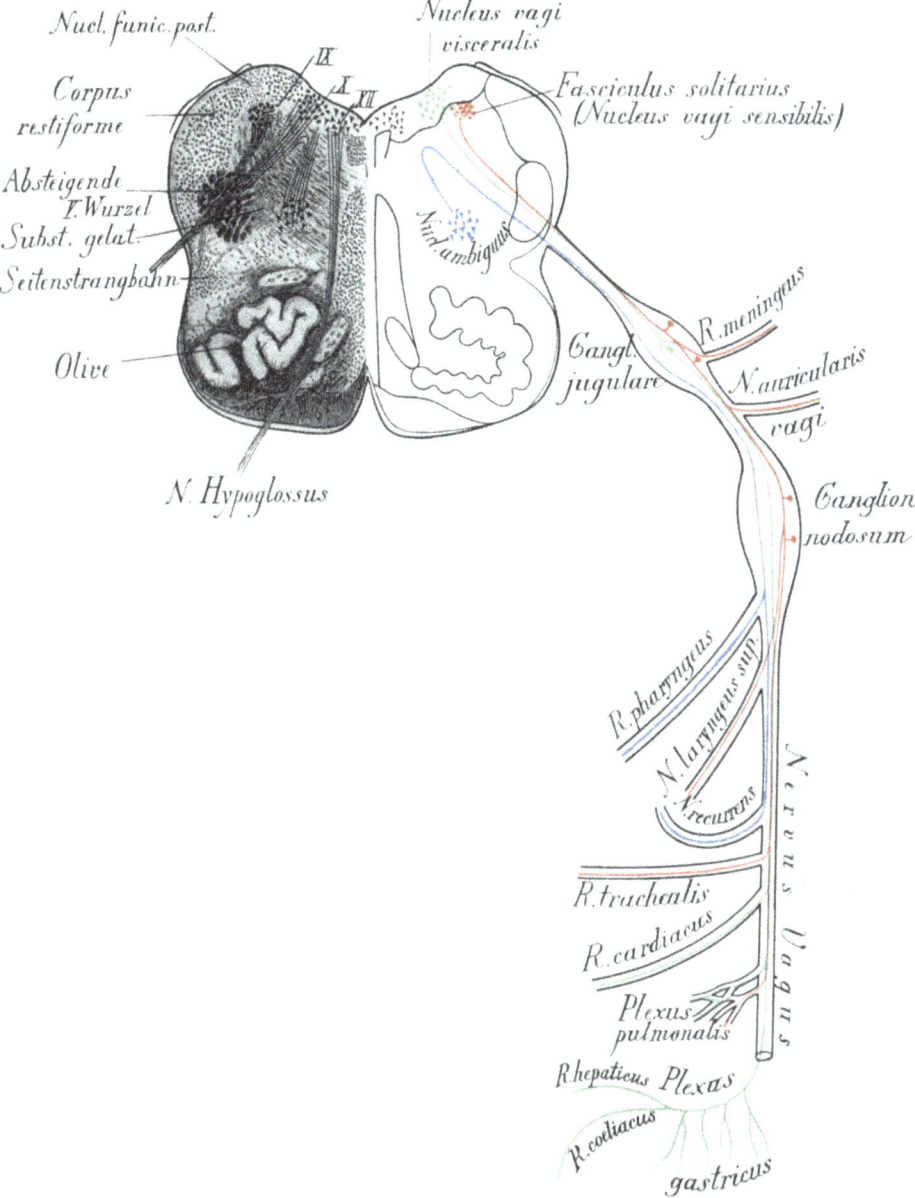

Abb. 29. Durchschnitt durch die Ursprungskerne des Vagus im verlängerten Marke (motorische Bahnen blau, viszerale Bahnen grün, sensible Bahnen rot).

sorius, ja auch zwischen dem Vagus und dem Ganglion cervicale supremum nervi sympathici zahlreiche Anastomosen. Vom Ganglion nodosum ab hat der N. vagus einen langgestreckten Verlauf bis zum Magen herab. Entlang der unteren Hälfte der Speiseröhre verästelt er sich häufig zu einem Plexus.

34   Anatomie und Histologie des parasympathischen Systems.

Vom Recurrens nervi vagi zweigen häufig Äste zum Plexus cardiacus (Ramus cardiacus) und ein solcher zur Aorta (N. depressor) ab. Demnach beherbergt der Rekurrens neben überwiegend motorischen Bahnen auch viszerale und sensible zentripetal leitende Fasern. Am N. recurrens findet sich dort, wo er sich in den Kehlkopf einsenkt, manchmal ein stecknadelkopfgroßes Ganglion, welches sich ausschließlich aus großen multipolaren, also sympathischen Ganglienzellen zusammensetzt. Diese Ganglienzellen und die zugehörigen Nervenfasern können meines Erachtens nur für die Innervierung der Gefäße des Kehlkopfes oder der Schilddrüse in Betracht kommen.

Über die der Schlundröhre, der Lunge, der Leber und dem Herzen zugehörigen Nervenplexus, sowie über die Vagusfasern, welche an der Innervation der Baucheingeweide beteiligt sind, wird in besonderen Kapiteln berichtet werden.

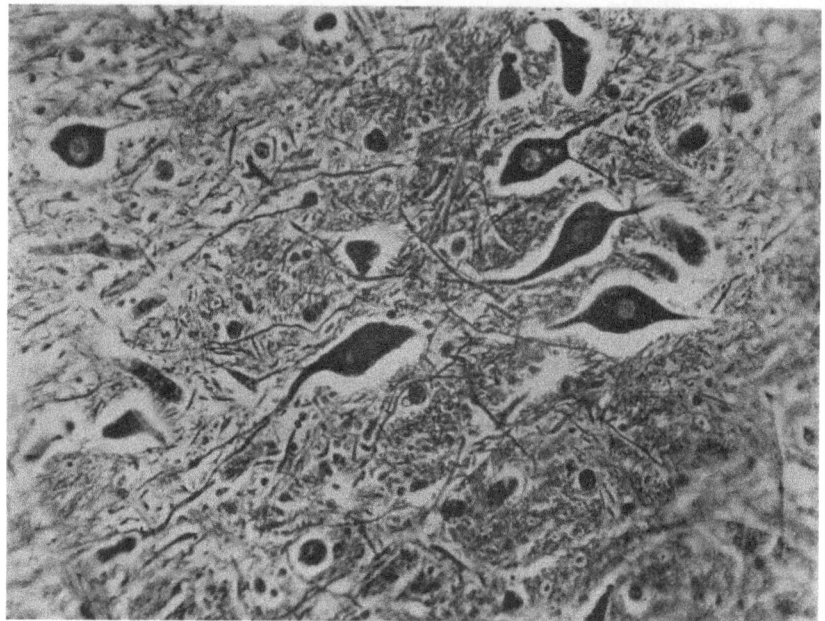

Abb. 30. Mikrophotogramm der Ganglienzellen des Nucleus ambignus vagi.
(Bielschowskysche Silberfärbung.)

Histologie des Vagus.

Ursprungskerne des Vagus im verlängerten Mark.

Den drei verschiedenen Funktionen, welchen der Vagus gerecht werden muß, der Innervation der quergestreiften Muskulatur des Schlundkopfes und des Kehlkopfes, der Leitung der Empfindung von dort und schließlich der Beeinflussung des Herzens, der glatten Bronchialmuskulatur, der Schlundröhre, des Magens, des Darmes und der großen Drüsen der Leibeshöhle, entsprechen auch drei verschiedene Kerne im verlängerten Marke (vgl. Abb. 29).

Als motorischer Kern für die quergestreifte Muskulatur des Schlund- und Kehlkopfes ist zweifellos die großzellige Ganglienzellengruppe des Nucleus ambiguus anzusprechen. Dieser Kern enthält große multipolare Ganglienzellen von ausgesprochenem Vorderhorntypus, entspricht er doch auch der Fortsetzung der Vordersäule in der Medulla oblongata. Auf Abb. 30 ist ein Mikrophotogramm einer Zellgruppe aus dem Nucleus ambiguus wiedergegeben. Dort ist die bedeutende Größe der Ganglienzellen aus einem Vergleich mit den dazwischenliegenden quer- und längsgetroffenen Nervenfasern gut zu ermessen. Zufälligerweise erscheinen auf diesem Bilde drei größere Zellen als bipolare Ganglienzellen, tatsächlich handelt es sich aber um multipolare Zellen, die ihre langen

Fortsätze nach allen Seiten hin aussenden. Nach Durchtrennung des N. recurrens findet man, wie Kohnstamm¹) u. a. nachgewiesen haben, eine ausgesprochene Degeneration im gleichseitigen Nucleus ambiguus.

Von dem Nucleus ambiguus, der ventral von den übrigen Vaguskernen und dorsal von der Olive zwischen der Olivenzwischenschicht und der Substantia gelatinosa gelegen ist, strahlen die Nervenfasern dorsalwärts und leicht medialwärts nach dem dorsalen Vaguskern, um, bevor sie diesen erreichen, in scharfer hakenförmiger Biegung sich dessen Fasern anzuschließen. Mit diesen durchbrechen sie gemeinschaftlich das spinale Trigeminusfeld und treten in einer Furche hinter der Olive aus dem verlängerten Mark aus (vgl. Abb. 28).

Nach Durchschneidung des Vagus verfällt nun aber nicht nur der Nucleus ambiguus, sondern, wie Bunzl-Federn und van Gehuchten nachgewiesen haben, auch eine große

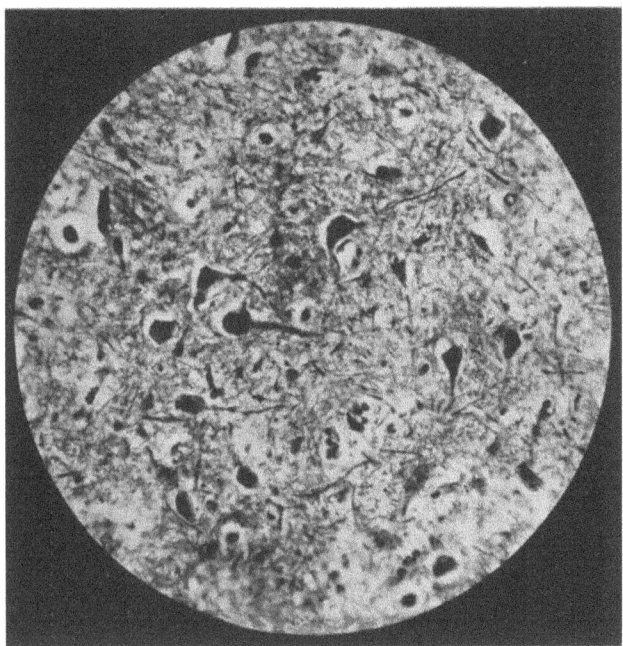

Abb. 31. Mikrophotogramm des Nucleus dorsalis seu visceralis vagi.
(Bielschowskysche Silberfärbung.)

Ganglienzellengruppe am Boden des 4. Ventrikels lateral vom Hypoglossuskern der Tigrolyse. Es ist damit erwiesen, daß auch diese Ganglienzellengruppe, der sog. dorsale Vaguskern, zentrifugale Fasern aussendet. Da bei Rekurrensdurchtrennung keine einzige Zelle des dorsalen Vaguskernes degeneriert, diese aber nach Durchschneidung des Vagusstammes tiefer unten am Halse, also nach Abgang des N. recurrens, in Entartung geraten, so bleibt, wie Kohnstamm und Wolfstein überzeugend darlegen, für den dorsalen Vaguskern keine andere Funktion übrig als die motorische Innervation von viszeralen Organen, eine Annahme, welcher auch Molhant in neuester Zeit auf Grund seiner experimentellen Erfahrungen beipflichtet.

Die Ganglienzellen dieses dorsalen oder viszeralen Vaguskernes unterscheiden sich nun ganz wesentlich von denen des Nucleus ambiguus; vor allem in der Größe. Der Vergleich des Mikrophotogrammes der Ganglienzellen des Nucleus ambiguus (Abb. 30) mit dem der Zellen vom dorsalen Vaguskern (Abb. 31) demonstriert

---

¹) Kohnstamm und Wolfstein: Versuch einer physiologischen Anatomie der Vagusursprünge und des Kopfsympathikus. Journ. f. Phys. u. Neurol. 8.

den Größenunterschied aufs deutlichste. Beide Bilder sind bei der gleichen mikroskopischen Vergrößerung aufgenommen. Aber auch die Form der Ganglienzellen dieser beiden Vaguskerne ist sehr verschieden. Die Zellen des Nucleus ambiguus sind multipolar, sie haben zahlreiche, lange, weithin zu verfolgende, schlanke Fortsätze. Der umfangreiche Zelleib weist jedesmal ein großes Kernbläschen mit Kernkörperchen auf. Die kleinen Ganglienzellen des Nucleus visceralis vagi dagegen sind meistens rundlich oder birnförmig zu einer Spitze ausgezogen. Multipolare Elemente wurden nur ganz vereinzelt angetroffen. Die eiförmigen Zellen weisen manchmal gar keine Fortsätze auf, manchmal setzt an ihnen ein breiter Nervenfortsatz an und es entstehen dann keulenähnliche Gebilde (siehe Abb. 31). Auch von den birnförmigen Zellen läßt sich häufig, dem Stiel entsprechend, ein Fortsatz weiter verfolgen. Hin und wieder finden sich auch bipolare Zellen, die manche Ähnlichkeit mit Trypanosomenfiguren haben. Zellkerne wiesen die Ganglienzellen des viszeralen Vaguskernes bei der Silberbehandlung nach Bielschowsky nicht auf, sie färbten sich vielmehr gleichmäßig braun. Dagegen kam das lockere, feinfaserige Nervenzwischengewebe sehr gut zur Darstellung. Die Nervenfasern sind hier viel zarter und schmäler als auf dem übrigen Querschnitt des verlängerten Markes (vgl. Abb. 30). Um die Ganglienzellen herum läßt das lockere Zwischengewebe stets einen kleinen Lymphraum frei.

Eine scharfe Abgrenzung des viszeralen Vaguskernes ist nicht möglich. Medialwärts hebt sich freilich die Gruppe der großzelligen multipolaren Zellen des Hypoglossuskernes auf das deutlichste von den kleinen rundlichen Formen des Vaguskernes ab; lateralwärts und ventralwärts stoßen aber auch Gebiete mit kleineren Ganglienzellen an, so daß eine Unterscheidung der Zellgruppe des Glossopharyngeus von dem viszeralen Vaguskern recht schwierig ist.

Die rezeptorischen, die sensiblen Bahnen des Vagus, welche die Empfindung vom Schlund und Kehlkopf, von der Trachea und den Bronchien nach dem Gehirn leiten, haben ihr trophisches Zentrum in den beiden Ganglien, die der Vagus durchsetzen muß (Ganglion jugulare und Ganglion nodosum). Von hier ziehen die sensiblen Fasern als dorsale Wurzeln dorsal von den motorischen und von den viszeralen Fasern gelegen und gelangen zu den Solitärbündeln (Fasciculus solitarius).

Hier endigen die Fasern aber nicht sofort in Ganglienzellen, sondern sie verlaufen ähnlich wie die Bahnen des Trigeminus und des Glossopharyngeus im Solitärbündel noch nach abwärts, d. h. kaudalwärts, um weiter unten erst in den Ganglienzellen des Solitärbündelkernes (Nucleus fasciculi solitarii, medial und dorsal von der Trigeminuswurzel gelegen) zu endigen.

Von hier gehen dann, ebenso wie von den spinalen Trigeminuskernen, Bogenfasern zur medialen Schleife und damit zum Gehirn. Theoretisch ist eine Verbindung des sensiblen Vaguskernes, des Nucleus fasciculi solitarii, mit dem motorischen Vaguskern, dem Nucleus ambiguus, zu fordern; denn nur hier können die Bahnen sein, welche den sensiblen Schenkel des Schluckreflexes mit dem motorischen verbinden. Auch nur einseitige Zerstörung dieses Teiles des verlängerten Markes, wie sie manchmal infolge einer Embolie oder einer Thrombose der Arteria cerebellaris posterior inferior zustande kommt, hebt den Schluckakt völlig auf.

Außerdem müssen vom Nucleus solitarius Fasern zu den Kernen der Atemmuskulatur ziehen, um bei Reizung der Kehlkopf- oder Trachealschleimhaut zuerst Hemmung der Inspiration und dann zwangsmäßig kräftige Exspiration bei geschlossener Glottis, Husten, auszulösen.

Ganglion jugulare.

Unmittelbar, nachdem die Wurzeln des Vagus zu einem lockeren Bündel zusammengetreten sind, verdickt sich dieses zu der Größe eines kleinen Weichselkernes zu dem Ganglion jugulare (siehe Abb. 28). Die Mehrzahl der Faserbündel durchsetzt das Ganglion, ohne sich darin aufzulösen; sie ziehen dann mitten durch das Ganglion oder sie verlaufen in oder außerhalb der fibrösen Kapsel, welche das Ganglion umhüllt. Auf Längsschnitten durch das Ganglion kann man feststellen, daß die Faserbündel des Vagus tatsächlich zum größeren Teil nicht mit den Zellgruppen des Jugularknotens in Beziehung treten, zum kleineren Teil strahlen sie aber pinselartig zwischen die Ganglienzellen ein, um dort sich bald zu verlieren.

Die Ganglienzellen sind im Jugularknoten zu einzelnen Gruppen von 15, 20 und mehr Zellen zusammengefaßt. Auf Präparaten, die mit Alaunkarmin, mit Hämatoxylin oder nach Nißl gefärbt sind, stellen sich die Ganglienzellen ausnahmslos als runde, fortsatzlose Scheiben dar, die ein Kernbläschen und in diesem ein Kernkörperchen beherbergen. Sie sind stets von einer kernhaltigen Kapsel umgeben. Färbt man solche Schnitte nach der Methode von Cajal oder von Bielschowsky so läßt sich konstatieren, daß die überwiegende Mehrzahl der Zellen dem Typus von Ganglienzellen entspricht, wie er in den Spinalganglien gefunden wird. Die Zellen sind gut und intensiv gefärbt, die Begrenzung ist scharf, ihre Form ist rundlich, oval oder birnförmig. An den meisten Zellen findet man entweder keine oder nur einen ganz kurzen, stummelförmig abgebrochenen Achsenzylinder, wie solche unter E und der darüber liegenden Zelle auf Abb. 32, in welcher nur Zellen aus dem Ganglion jugulare zusammengestellt sind, genau nach dem Original gezeichnet wurden.

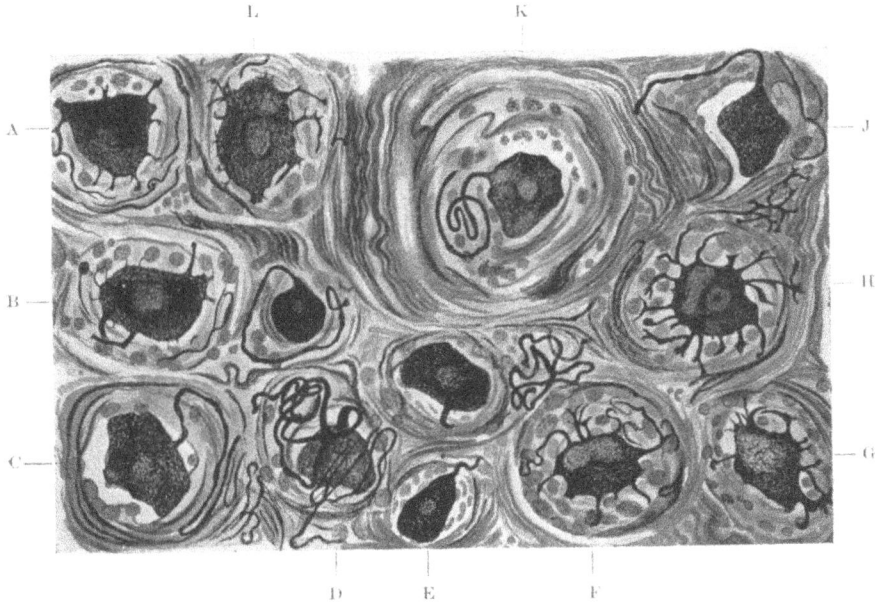

Abb. 32. Die verschiedenen Zelltypen des Ganglion jugulare bei starker Vergrößerung gezeichnet.

Nicht selten ist der von einer Spinalganglienzelle breit entspringende bandartige Fortsatz weithin zu verfolgen; er schlingt sich bisweilen um die Zelle herum (siehe Zelle D). Manchmal kommt es zu ganz unwahrscheinlichen Schleifenbildungen. Eine Zelle, an welcher diese eigenartigen Windungen des Achsenzylinders besonders klar beobachtet werden können, ist unter K auf Abb. 32 und auf dem Mikrophotogramm Abb. 33 wiedergegeben. Manchmal sind dann, wie zwischen Zelle F und K zu sehen ist, solche Schleifenbildungen ohne die zugehörige Zelle getroffen.

Neben diesen unipolaren Ganglienzellen, welche die überwiegende Mehrheit bilden, sind nun im Ganglion jugulare auch ganz vereinzelte Zellen zu treffen, die kleine Fortsätze nach allen Seiten aussenden (vgl. auf Abb. 32 Zelle bei A, B, F, G, H und L.). Auch diese Ganglienzellen sind immer von einer faserigen Kapsel umgeben, welche zahlreiche bläschenförmige Kerne aufweist. Die kurzen Fortsätze der multipolaren Ganglienzellen bleiben stets intrakapsulär, d. h. sie durchbrechen die Kapseln nie, aber gerade dort, wohin sie ihre Dendriten senden, finden sich immer besonders zahlreiche Zellkerne (vgl. Mikrophotogramm Abb. 34). Die Dendriten sind zart, vielfach etwas hakenförmig gebogen; sie teilen sich manchmal am Ende noch gablig (siehe die Zelle H und das Mikrophotogramm 34). Hin und wieder endigen die Dendriten auch in knopfartigen Anschwellungen. Immer handelt es sich aber um den Typus von Ganglienzellen, den R. y Cajal als „Kronenzelle" bezeichnet hat.

Auch das Protoplasma der multipolaren Zellen ist deutlich von dem der unipolaren zu unterscheiden. Es tingiert sich bei der Silberfärbung weniger intensiv und läßt die netzartige, feinfibrilläre Struktur der Spinalganglienzellen vermissen. Im Leibe der multipolaren Zellen sieht man meist hellere Stellen (vgl. die Zellen F, G und H mit ihren Lichtungen.)

Zweifellos sind also im Ganglion jugulare zweierlei Zelltypen zu unterscheiden: solche mit einem breiten, langen, sich vielfach schleifenartig windenden Fortsatz und vereinzelte Zellen mit zahlreichen kleinen, intrakapsulären Dendriten.

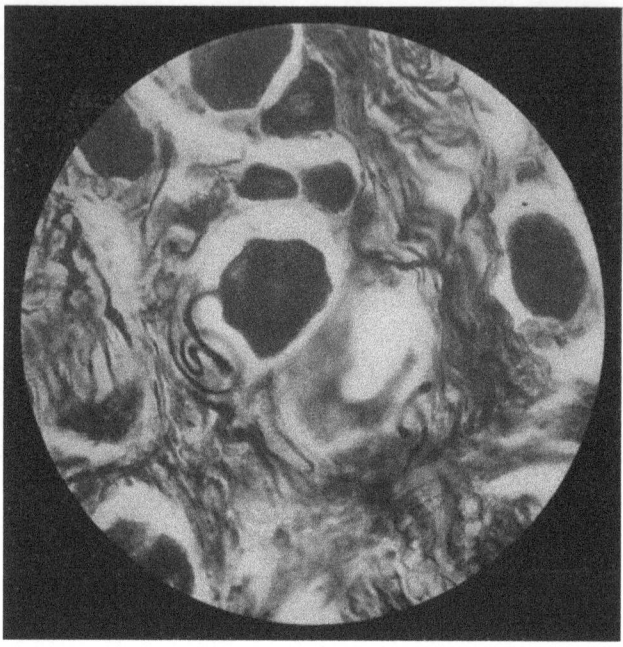

Abb. 33. Mikrophotogramm einer Spinalganglienzelle aus dem Ganglion jugulare mit schlingenartig gewundenem Achsenzylinder. (Bielschowskysche Silberfärbung.)

Die ersteren entsprechen dem Spinalganglienzellentypus, die letzteren sind wohl als Ganglienzellen des vegetativen Systems anzusprechen. Sie gleichen durchaus den Zellen, wie man sie in den Ganglien des kranial-autonomen Systems am Schädel, im Ganglion ciliare, sphenopalatinum, oticum und submaxillare findet. **Demnach ist der Jugularknoten als eine Mischung von spinalen und vegetativen Ganglienzellen anzusehen, eine Tatsache von großer theoretischer Bedeutung.**

Nach Feststellung der multipolaren Ganglienzellen im Ganglion jugulare tritt die Frage an uns heran, welchen Funktionen diese Zellen vorstehen. Da der Vagus Fasern für die Bronchien, das Herz und den Magen mit sich führt, so wäre es wohl möglich, daß die multipolaren Ganglienzellen des Jugularknotens mit der Innervation dieser Organe in Beziehung stehen. Die Einlagerung von sehr zahlreichen marklosen Fasern im Lungen-, Herz- und Magenvagus würde mit dieser Annahme wohl übereinstimmen. Es wären dann die multipolaren Zellen im Ganglion jugulare auch psysiologisch den Zellen des Ganglion ciliare oder der übrigen sympathischen Kopfganglien gleichzustellen und von ihnen aus würde das marklose postganglionäre Neuron für die großen inneren Organe entspringen. Freilich ist es aber auch möglich, daß sie lediglich vasomotorischen Innervationen für den N. meningeus posterior dienen.

Die Spinalganglienzellen des Ganglion jugulare sind natürlich Teile der sensiblen Komponente des N. vagus. Wir sind auch durch die sehr sorgfältigen Durchschneidungsversuche Molhants unterrichtet, welche Nervenzweige des

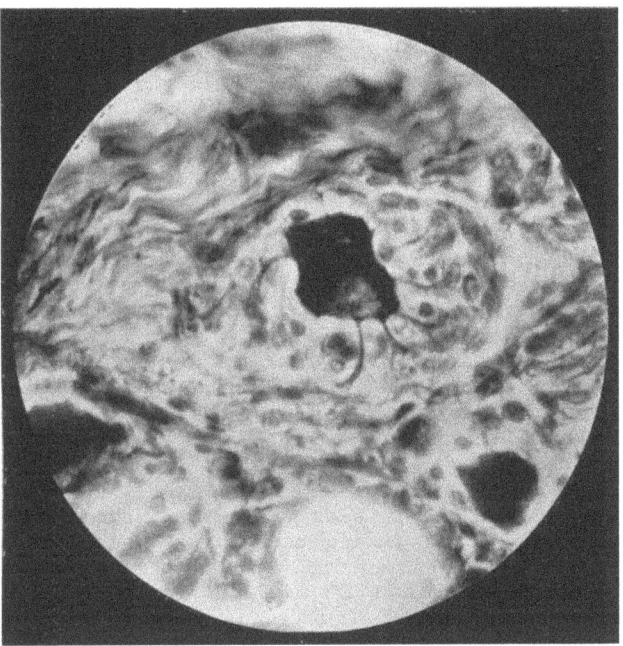

Abb. 34. Mikrophotogramm einer multipolaren Zelle aus dem Ganglion jugulare. (Bielschowskysche Silberfärbung.)

Vagus mit den Ganglienzellen des Ganglion jugulare in Beziehung stehen. Es sind das die sensiblen Äste des Ramus pharyngeus, des N. laryngeus medius und des Rekurrens.

Histologie des Ganglion nodosum.

Nachdem der Vagus durch das Foramen jugulare aus der Schädelhöhle ausgetreten ist, schwillt er unmittelbar unter der Basis cranii neuerlich an und bildet das langgezogene Ganglion nodosum. Im Gegensatz zum Ganglion jugulare, welches eine kurze knopfartige Anschwellung darstellt, ist die Form des Ganglion nodosum ausgesprochen spindelig. Seine Länge kann bis zu 2 ja 2,5 cm betragen. Aus dem Verlaufe des Ganglion entspringen drei Nerven: der Ramus auricularis vagi, der Ramus pharyngeus, und zwar meist in mehreren Ästen, und der N. laryngeus superior.

Die Anordnung der Ganglienzellen im Ganglion nodosum ist eine ganz andere wie die im Ganglion jugulare. Waren sie hier in kleinen runden Gruppen vereinigt, so bilden die Zellen im Ganglion nodosum zeilenartige Reihen zwischen den parallelen Nervenfaserbündeln. Das Bild, welches so entsteht, ist ein ähnliches, wie wir es auf Längsschnitten durch die Spinalganglien sehen. Mustert man nun Präparate, die nach der Methode von Bielschowsky tingiert worden sind, mit stärkeren Vergrößerungen durch, so kann man feststellen, daß die Zellen sämtlich gleichmäßig intensiv gefärbt und scharf begrenzt sind. Sie sind ausnahmslos unipolar. Mollgard freilich will auch multipolare Zellen im Ganglion nodosum der Katze gesehen haben.

Histologie des Nervus vagus.

Von den Wurzelfäserchen, die aus der Medulla oblongata entspringen, um dann zum Nervus vagus zusammenzutreten, wurden Längs- und Querschnitte angefertigt und nach der Weigertschen Methode gefärbt. Da zeigte sich nun, daß die überwiegende Mehrzahl dieser Wurzelbündel sich hauptsächlich aus ganz dünnen Markscheiden zusammensetzt, zwischen denen große, dicke, segmentierte Markscheiden eingelagert sind.

Der Querschnitt der dicken Markscheiden erscheint 8—10mal so groß als der der zarten. Diese dicken Faserbündel treten weder in das Ganglion jugulare noch in das Ganglion nodosum ein, sie sind mit diesem höchstens durch lockere Bindegewebsbündel verbunden. Da die Bündel dicker Markscheiden zweifellos den Bahnen des motorischen N. laryngeus inferior entsprechen, so kann ihr Verlauf sehr wohl mit dem einer motorischen Wurzel, die an dem Spinalganglion des betreffenden Segmentes vorbeizieht, verglichen werden. Die übrigen Nervenstränge scheinen alle das Ganglion nodosum zu durchsetzen. Wieweit sie freilich mit den Ganglienzellen in Beziehung treten, entzieht sich der Beurteilung. Jedenfalls sind in dem Ganglion nodosum dünne und dicke Markscheiden festzustellen, die ersteren überwiegen an Zahl bei weitem, ihre Markhülle ist so dünn, daß sie eben an der Grenze der Sichtbarkeit steht. Die dicken Markscheiden des Ganglions zeigen auf Längsschnitten jedesmal Lantermannsche Segmentierung. Die viszeralen Fasern des Vagus — und als solche dürfen wir wohl die zarten Markscheiden ansprechen — scheinen demnach die beiden Ganglien zu durchsetzen.

Auf Querschnitten durch den Halsvagus lassen sich also stets verschiedene Arten von Nervenfasern feststellen, solche, die von einem großen breiten Markmantel umhüllt sind und schmale Fasern mit ganz zarter, dünner Markscheide. Auf Abb. 35 ist zu sehen, daß diese beiden Arten von Nervenfasern regellos durcheinander gemischt sind. Die zarten Nerven überwiegen auch hier an Zahl ganz wesentlich. Daneben finden sich hier schon vereinzelte marklose, also nackte Achsenzylinder. Der Vagus stellt sich niemals als ein kompakter Nervenstrang dar, sondern setzt sich stets aus zahlreichen Bündeln, die nur durch lockeres Bindegewebe verbunden sind, zusammen. Die Faserbündel, die ausschließlich oder vorzüglich dicke Markscheiden enthalten, bleiben abseits und zweigen sich als Nervi laryngei ab. Besonders der N. laryngeus inferior, der Rekurrens, setzt sich, nachdem er den Ramus cardiacus abgegeben hat, fast ausschließlich aus breiten Markscheiden zusammen. Auf Abb. 36 ist ein Teil des Querschnittes des Rekurrens wiedergegeben. Hier sind nur große plumpe, vielfach unregelmäßig gebildete Markscheidenringe zu sehen, an anderen Stellen des Querschnittes sind auch im Rekurrens daneben noch zarte Nervenfasern eingelagert und diese sind es wohl, welche die Gefäße des Kehlkopfes und namentlich der Thyreoidea versorgen.

Verfolgt man den Vagus vom Ganglion nodosum ab weiter abwärts, so kann man sehen, wie sich die dicken Markfasern zum größeren Teil nach der Peripherie wenden, um mit den Ästen am Halse abzuzweigen. Die Fasern, welche zum Herzen ziehen, enthalten neben vereinzelten dicken zahlreiche zarte Markscheiden und schon sehr viele nackte Achsenzylinder.

Unterhalb des Abganges vom Plexus pulmonalis bietet der Vagus ein ganz anderes Bild. Hier sind die marklosen Fasern in der Mehrzahl. In den einzelnen Feldern sind die nackten Achsenzylinder daran zu erkennen, daß sie keinen Farbstoff aufgenommen haben und deshalb hell und glasig erscheinen. Außerdem beherbergt der Vagus in seinem unteren Drittel aber noch reichlich feine, markumhüllte Fasern und ganz vereinzelte, grobe, dicke Markscheiden (siehe Abb. 37).

Der lange Verlauf des viszeralen Teiles des Vagus ist damit zu erklären, daß die Medulla oblongata bei den früheren Tieren unserer Stammesreihe, insbesondere bei den Fischen, weiter kaudalwärts reicht, und daß das Herz, die Lungen und der Magen bei den Tieren, aus denen wir uns entwickelt haben, näher dem Kopfe liegen. Nur so ist es zu verstehen, daß diese so abgelegenen Organe von einem Gehirnnerven versorgt werden.

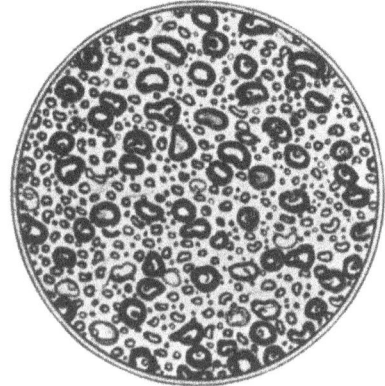
Abb. 35. Querschnitt durch den Halsvagus.

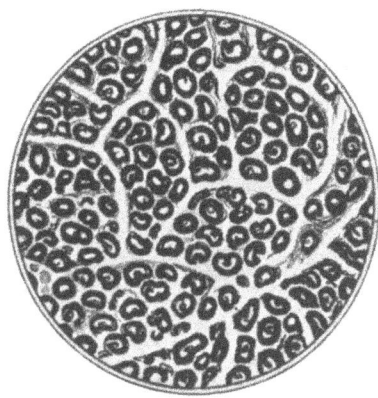
Abb. 36. Querschnitt durch den Rekurrens.

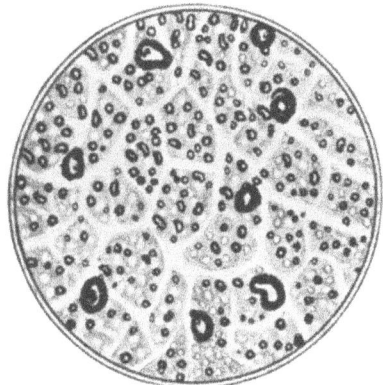
Abb. 37. Querschnitt durch den Vagus oberhalb der Kardia (Weigertsche Markscheidenfärbung).

Ein Vergleich der Anlage der drei verschiedenen Kerngruppen des Vagus im verlängerten Marke mit den motorischen, den viszeralen und den sensiblen Kernen in der grauen Substanz des Rückenmarks zeigt, daß die Anlage der Vaguskerne durchaus derjenigen der spinalen Kerngruppen entspricht. Nur muß man in Betracht ziehen, daß sich der Zentralkanal zum 4. Ventrikel geöffnet hat, und daß die Hinterstränge und die Hinterhörner dadurch seitlich verdrängt werden. Den motorischen Zellen der Vordersäulen sind die ventral gelegenen großen multipolaren Ganglienzellen des Nucleus ambiguus gleichzusetzen, welche die quergestreifte Muskulatur des Kehlkopfes innervieren. Der sensible Vaguskern, der Nucleus solitarius mit der ihm anhaftenden Substantia gelatinosa ist als Rest des Hinterhornes anzusprechen, und der große dorsale Vaguskern am Boden des 4. Ventrikels entspricht ganz zweifellos dem Nucleus paracentralis des Rückenmarks. Gehen von letzterem die Bahnen für den Splanchnikus und für die Organe der Haut aus, so entspringen vom Nucleus visceralis vagi die Fasern für die Schlundröhre, für die Bronchien, für das Herz und für den Magen.

Zerebraler Verlauf der Vagusbahnen.

Soweit die Innervation von quergestreiften, der Willkür unterstehenden Muskeln des Pharynx und des Larynx und die Leitung von sensiblen Ein-

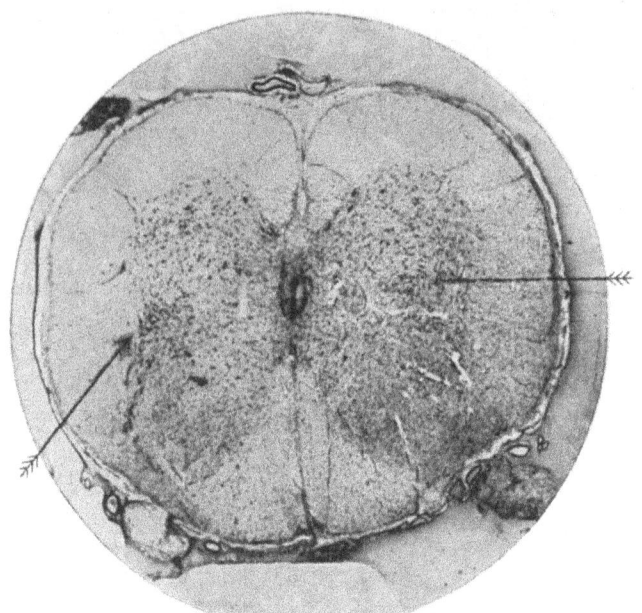

Abb. 38. Unteres Sakralmark mit Zellgruppen in der Intermediolateralsubstanz. (Nißl-Färbung).

drücken von der Luftröhre, dem Kehlkopf und dem Schlundkopf in Betracht kommen, sind die Wege der Leitungsbahnen im Gehirn wohl bekannt. Die viszeralen Bahnen des Vagus können wir zentripetalwärts jedoch nur bis zu seinem viszeralen Kern am Boden des 4. Ventrikels verfolgen. Wir haben keinerlei Anhaltspunkte dafür, daß im Großhirn Zentren für die Tätigkeit der hier in Betracht kommenden inneren Organe bestehen. Wahrscheinlich ist es, daß vom Zwischenhirn aus, von der Gegend, die nachweislich die im sympathischen Grenzstrang laufenden Innervationen auszulösen imstande ist, auch die im parasympathischen System erfolgenden Erregungen verursacht werden. Wir dürfen dann also in die Regio subthalamica nicht ein „sympathisches Zentrum" lokalisieren, sondern müssen annehmen, daß von dort aus das gesamte vegetative Nervensystem beherrscht wird. In welcher Weise und auf welchen Bahnen dies geschieht, davon können wir uns freilich noch keine Vorstellungen machen.

Das sakral-autonome System

setzt im 2. Sakralsegmente mit Kerngruppen in der Übergangszone zwischen dem Vorderhorn und dem bauchig gewordenen Hinterhorn ein. Jacobsohn bezeichnet in seinem Werke „Über die Kerne des menschlichen Rückenmarkes"[1]) diesen Kern als „Nucleus sympathicus lateralis inferior sacralis". Im 3. Sakralsegment werden diese Kerngruppen der Intermediolateralsubstanz, wie Abb. 38 zeigt, recht umfangreich. In diesem Segment sind die großen motorischen Ganglienzellen der plumpen, kurzen Vorderhörner sehr viel spärlicher; sie sind, wie aus Abb. 38 zu entnehmen ist, auf die vorderen medialen Partien der Vordersäulen beschränkt. Die Ganglienzellen der intermediären Zone sind aber nicht nur sehr viel zahlreicher und sehr viel kleiner als die der Vordersäulen, sie haben auch andere Gestaltung. Sie sind nicht so ausgesprochen sternförmig und multipolar, sie erscheinen vielfach nur bipolar oder unipolar und sind oft einander parallel

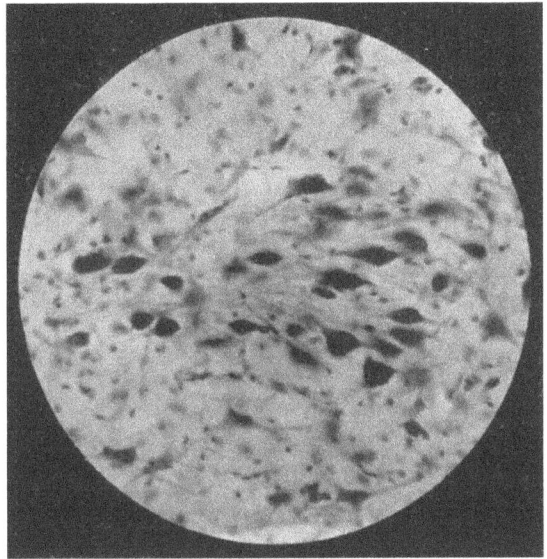

Abb. 39. Ganglienzellengruppe der intermediären Substanz des unter Abb. 38 reproduzierten Schnittes bei stärkerer Vergrößerung.

gestellt (vgl. Mikrophotogramm 39). Die Richtung ihres Zuges geht nach der Außenseite der grauen Substanz. Dem äußeren Rande der Hinterhörner parallel verlaufend finden sich dann vereinzelt größere Zellen, die bis zur Spitze des Hinterhornes, bis zum Eintritt der hinteren Wurzeln dorsalwärts reichen. Die Ganglienzellengruppen der Intermediolateralsubstanz reichen noch bis ins 4. ja bis in das 5. Sakralsegment hinab. Abb. 40 zeigt, daß vom 3. Sakralsegment ab aus den Hintersträngen ein mediales Bündel von dicken Markscheiden nach vorne, also ventralwärts büschelförmig ausstrahlt. Es biegt dann dorsal vom Zentralkanal seitlich beiderseits nach der Intermediolateralsubstanz um. Da liegt es nahe, in ihm Bahnen zu suchen, die von den Hintersträngen aus mit den dort gelegenen Ganglienzellen in Beziehung treten. Diese Ganglienzellengruppen der Intermediolateralsubstanz des Sakralmarkes stehen sicherlich den vegetativen Funktionen der Genitalien, der Blase und des Mastdarmes vor. Freilich ist es nicht möglich, die einzelnen Zellgruppen nach ihren Funktionen abzugrenzen. Vom unteren Sakralmark verlaufen die zentrifugalen viszeralen Bahnen des sakral-autonomen Systems in Bündeln der Cauda equina durch den Lumbal- und Sakralkanal, um mit dem Plexus pudendus in das kleine Becken zu gelangen. Aus diesem Plexus zweigen sie sich als feine Bündel ab und ziehen

---

[1]) Berlin 1918. Verlag der Akademie der Wissenschaften.

nun als Nervi pelvici zu den großen Nervengeflechten, die den inneren Genitalien und der Blase von hinten her, dem Rektum von vorne anliegen. Die Fasern der Nervi pelvici sind ausnahmslos von sehr zarten Markscheiden umhüllt. Nur in den Nervi ciliares finden wir ähnlich schmale Markscheiden. Die Nervi pelvici wurden von Eckhard, da sie die vasodilatatorischen Fasern für die Corpora cavernosa penis bzw. clitoridis enthalten, als Nervi erigentes bezeichnet.

Zum parasympathischen System müssen wir aus theoretischen Gründen auch die vasodilatatorischen Fasern und die schweißhemmenden Bahnen für den Rumpf und für die Extremitäten rechnen. Aus dem Brust- und aus dem oberen Lendenteile des Rückenmarkes entspringen also nicht nur sympathische

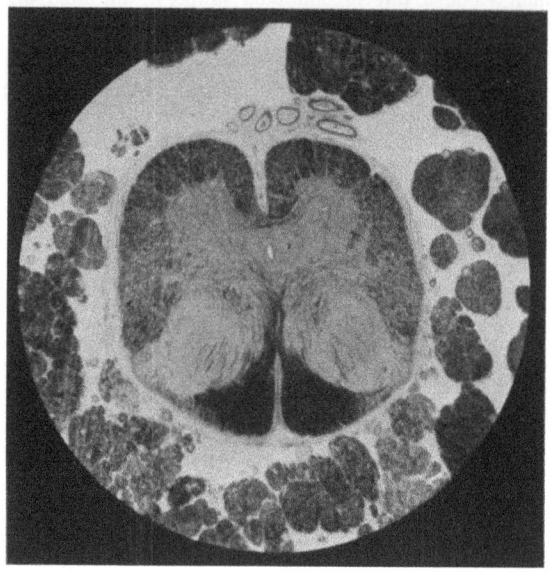

Abb. 40. Schnitt aus den unteren Partien des 3. Sakralsegmentes. Aus der Mitte der dicht markhaltigen Hinterstränge strahlen Fasern büschelförmig nach vorne (ventralwärts) aus, um sich in der Intermediolateralsubstanz zu verlieren. Ein Teil der Fasern der hinteren Wurzeln zieht direkt durch die bauchigen Hinterhörner nach vorne. (Weigertsche Markscheidenfärbung).

Fasern für die Vasokonstriktion, für die Schweißsekretion und für die Pilomotoren, aus dem Dorsal- und Lumbalmark gehen auch deren Antagonisten hervor. Nur scheinen die Bahnen des parasympathischen Systems nicht über die vorderen, sondern über die hinteren Wurzeln und über das Spinalganglion zu verlaufen. Eine solche Vermutung wird nicht nur durch klinische und experimentelle Beobachtungen gestützt. Auch der Umstand, daß im kranialautonomen System die vasodilatatorischen Bahnen des Gesichtes durch das Ganglion Gasseri und über den Trigeminus verlaufen, und daß im sakral-autonomen System die Ganglienzellen der viszeralen Zellgruppen der Intermediolateralsubstanz nach den hinteren Wurzeln ihre Fasern abzugeben scheinen, spricht für den Verlauf der Vasodilatation des Rumpfes und der Extremitäten über die hinteren Wurzeln. Freilich können solche Vermutungen einstweilen noch nicht durch morphologische Feststellungen bekräftigt werden. Wir können noch keinen histologischen Beweis dafür beibringen, daß tatsächlich über die hinteren Wurzeln und durch die Spinalganglien des Brustmarkes und des obersten Lendenmarkes zentrifugale viszerale Bahnen ziehen, und wir wissen auch nicht anzugeben, wo die Ursprungszellen solcher Bahnen in der grauen Substanz des Rückenmarkes zu suchen sind.

Anatomie der vegetativen Zentren im Zwischenhirn.

Nachdem es feststeht, daß vom Zwischenhirn ein beherrschender Einfluß auf das vegetative Nervensystem ausgeübt wird, so ist es wohl angezeigt, hier in dem Buche über das vegetative Nervensystem auch die Anatomie dieses Teils des Zentralnervensystems zu besprechen.

Das Zwischenhirn oder Dienzephalon grenzt nach hinten an das Mittelhirn (Mesenzephalon), nach vorne an das Vorderhirn (Telenzephalon).

Das Zwischengehirn gehört stammesgeschichtlich zu den ältesten Teilen des Gehirns. Schon bei niederen Wirbeltieren ist es ausgebildet. Erst in den späteren Stadien der Entwicklung wird es von dem Pallium, den Hemisphären, die sich beiderseits aus dem Vorderhirn entwickeln, überdeckt.

Die Ganglien des Zwischenhirns entstehen beiderseits aus dem Höhlengrau, welches schon bei tiefstehenden Tieren das Zwischenhirnbläschen auskleidet.

Die ursprünglichen Ganglien des Zwischenhirns setzen sich aus dem Kern des zentralen Höhlengraus, aus den Ganglien des Tuber cinereum, aus dem Nucleus interpeduncularis und aus dem Mamillarganglion zusammen.

Mit der weiteren Entwicklung des Vorderhirns und seiner Hemisphären treten zu den alten Teilen des Zwischenhirns (Archithalamus) neuere Ganglienmassen (Neothalamus), die durch den Stabkranz des Thalamus mit den verschiedenen Rindengebieten des Neenzephalon Verbindungen eingehen.

Für die vegetativen Funktionen scheinen nur die entwicklungsgeschichtlich alten Teile des Zwischenhirns in Betracht zu kommen. Bei den tiefstehenden Wirbeltieren stellt der Archithalamus anatomisch und funktionell den höchsten Hirnteil dar, der alle Regulationen beherrscht (Edinger).

Die Ganglien des Zwischenhirns ordnen sich um seine Höhlung, den III. Ventrikel an (vgl. Abb. 41). Die Seitenwände dieses Ventrikels werden durch den medialen Kern des Thalamus opticus gebildet. Die beiden inneren Thalamusflächen treten ungefähr in der Mitte durch die Massa intermedia miteinander in Verbindung. Durch den Sulcus hypothalamicus sind die inneren oberen Thalamusflächen von den medialen unteren Flächen des Hypothalamus getrennt.

Der Boden des III. Ventrikels wölbt sich nach unten vor und bildet so die Ausbuchtung des Tuber cinereum und den Trichter des Infundibulum, welches bis zur Hypophyse nach unten reicht. Nach vorne unten bildet der III. Ventrikel vor dem Chiasma optici eine kleine Ausbuchtung, den Recessus opticus. Nach hinten geht der Boden des III. Ventrikels in die Corpora mamillaria und in die zwischen den Hirnschenkeln gelegene Fossa interpeduncularis mit der Substantia perforata posterior über, dort ist auch das Ganglion interpedunculare gelegen. Die Corpora mamillaria sind schon bei den niedrigsten Wirbeltieren entwickelt. In jedem Corpus mamillare finden sich zwei Kerne, ein größerer runder, Nucleus medialis, und ein kleinerer, beim Menschen nur schwach entwickelter lateraler Kern. Von den Mamillarkörpern ziehen Faserzüge zum verlängerten Mark, Stilus mamillaris. Ein weiterer Faserzug verläuft von den Corpora mamillaria zu der Haube (Tractus mamillo-tegmentalis), zum Nucleus anterior thalami zieht der Tractus mamillo-thalamicus und schließlich endet ein Teil der Fasern des Fornixschenkels in dem medialen Ganglion des Mamillarkörpers (Edinger).

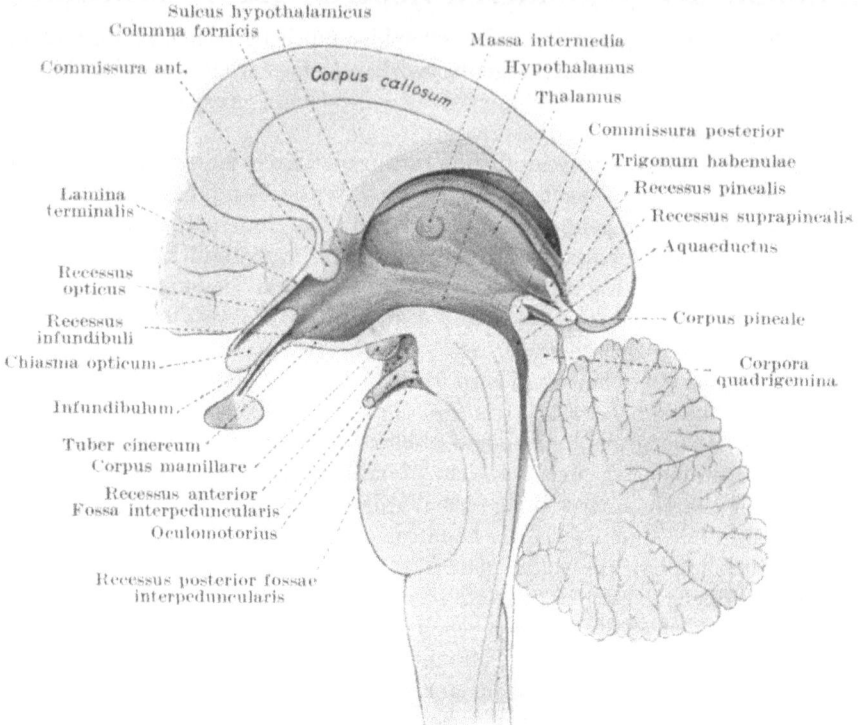

Abb. 41. Anatomie des Zwischenhirns.

In das Interpedunkulardreieck gelangt ein Nervenbündel aus dem Ganglion habenulae, es ist das der von Maynert zuerst beschriebene Fasciculus retroflexus sive habenulopeduncularis.

Die Regio subthalamica geht ohne scharfe Trennung aus dem Haubengrau des Mittelhirns hervor. In ihr ist der Nucleus hypothalamicus, der Luyssche Körper, enthalten. Der obere Teil des Thalamus, der Epithalamus, bildet das Trigonum habenulae, das Corpus pineale und die Commissura posterior.

In den Metathalamus, und zwar in die Corpora geniculata lateralia, münden von außen beiderseits die Arme des Tractus opticus ein.

Medialwärts, also nach dem III. Ventrikel zu, ist der Thalamus vom **zentralen Höhlengrau** bedeckt, das auch die mediale Fläche des Hypothalamus überzieht und die Massa intermedia bildet. Das zentrale Höhlengrau erstreckt sich schließlich auch auf den Boden des dritten Ventrikels, auf das Tuber cinereum. In diesem zentralen Höhlengrau finden sich zahlreiche Ganglienzellengruppen, die in ein dichtes Netzwerk von Fasern eingeflochten sind. Die Nuclei tuberis cinerei kommen nach Kölliker mehr in den medialen Gegenden vor; sie besitzen kleine Nervenzellen und scheinen durch das basale Längsbündel des Tuber zum Corpus mamillare Beziehungen zu haben (Kölliker). Nißl wies auf die Ähnlichkeit hin, welche die Ganglienzellen des Höhlengraus mit den Ganglienzellen des viszeralen Vaguskerns und mit den sympathischen Ganglienzellen der Seitenhörner im Rückenmark haben (private Mitteilung von Nißl).

Über die Bahnen freilich, durch welche diese Ganglienzellen mit dem Seh- und Streifenhügel und mit dem Großhirn verbunden sind, vor allem aber auch über die Bahnen, durch welche sie mit dem Mittelhirn und mit dem verlängerten Marke in Verbindung stehen, sind wir nicht unterrichtet. Nur ein weißes Längsbündel kennen wir, das im Grau des dritten Ventrikels beginnt und sich, immer dicht unter dem Ventrikelependym liegend, bis an das verlängerte Mark zu den Vaguskernen hin verfolgen läßt. Dieses Bündel kommt wohl für die Weiterleitung der Innervationsvorgänge, die vom Zwischenhirn ausgelöst werden, nach dem Körper in Betracht.

Physiologie des vegetativen Nervensystems.
Reflexe im vegetativen Nervensystem.

Die Aufgabe des vegetativen Nervensystems besteht darin, die vegetativen Funktionen des Körpers zu regeln und zu beherrschen. Dazu sind zunächst nur efferente Bahnen notwendig. Unter welchen Umständen werden nun diese Bahnen zur Tätigkeit angeregt?

Zweifellos können Eindrücke, welche über **zentripetale sensorische Bahnen** ins Gehirn oder in das Rückenmark gelangen, dort zentrale Erregungen auslösen, die durch die **zentrifugalen vegetativen Bahnen** zu den inneren Organen geleitet werden. Es handelt sich dabei um regelrechte **Reflexe, um Erregungen, die vom zerebrospinalen System auf das vegetative überspringen,** um nervöse Vorgänge, die unserem Willen entzogen sind.

So wird bei dem diagnostisch so wichtigen **Pupillarreflex** die durch Licht bedingte Erregung der Netzhaut über den Optikus nach dem Mittelhirn geleitet. Dort springt der Reiz auf die dem parasympathischen System angehörigen kleinen Zellgruppen des Okulomotorius über. Der zentrifugale Schenkel dieses Reflexes geht über den Okulomotorius, das Ganglion ciliare, die Nervi ciliares zum Musculus sphincter iridis.

Eine Erregung der sensiblen Fasern der Konjunktiva wirkt über den Trigeminus auf die Zentren der Tränendrüsen im verlängerten Mark und gelangt von hier über den Stamm des Fazialis und den N. petrosus superficialis major zum Ganglion sphenopalatinum und von hier zur Tränendrüse.

Die Erwärmung der Haut wirkt über die sensiblen Bahnen auf die Zentren der Vasomotoren und der Schweißdrüsen im Rückenmark, von hier setzt sich die Erregung über die Rami communicantes albi zu den Ganglien des Grenzstranges und über die grauen Rami communicantes zu den Spinalnerven fort, um eine Erweiterung der Gefäße und eine Absonderung der Schweißdrüsen auszulösen.

Gerade so liegen die Verhältnisse bei den **Genitalreflexen.**

Sensible Erregung der Glans penis führt nicht nur zu einer ins Gehirn gelangenden wollüstigen Empfindung. Im Sakralmark springt die Erregung auf Zentren über, welche der **Erektion** vorstehen; summieren sich die sensiblen Reize, so lösen sie über das im oberen Lumbalmark gelegene spinale Zentrum und über die im Plexus prostaticus und Plexus vesicae seminalis gelegenen peripherischen Ganglienzellenanhäufungen Kontraktion der Vesiculae seminales und der Prostata und damit **Ejakulation** aus.

Neben diesen Reflexen, welche von sensiblen spinalen Bahnen auf das vegetative System überspringen, gibt es aber noch andere Arten von **Reflexen, welche im Gehirn oder im Rückenmarke durch Reize des Blutes ausgelöst werden.** So verursacht eine Übererwärmung des Blutes durch heiße Getränke oder körperliche Bewegung Erregung eines dominierenden Zentrums im Zwischenhirn und bedingt von dort aus Erweiterung der Hautgefäße und Absonderung von Schweiß. Auf diese Weise wird ein Steigen der Körperwärme vermieden. Ein erhöhter Gehalt des Blutes an kristalloiden Stoffen, eine Erhöhung des osmotischen Druckes des Blutes löst auch vom Zwischenhirn Kontraktionen des Ösophagus aus und weist über die Durstempfindung auf die Notwendigkeit einer Flüssigkeitsaufnahme hin.

Aber auch die vegetativen Zentren im **Rückenmark** können durch Blutreize, wie durch Überladung des Blutes mit Kohlensäure und durch Gifte, die im Blute kreisen, erregt werden.

Schließlich hätten wir noch **Reflexe** zu besprechen, **die ausschließlich** im peripheren Teil des vegetativen Systems, im **muralen Nervensystem der inneren Organe,** ablaufen.

Das Herz schlägt auch nach Abtrennung aller zu ihm ziehenden Nerven noch weiter. Wir haben somit alle Ursache, anzunehmen, daß die Reflexe, welche diesen Bewegungen zugrunde liegen, im Herzen selbst auf **automatische** Weise zustande kommen, und wir dürfen nicht daran zweifeln, daß die Ganglienzellen im Sinusgebiet und in der Vorhofscheidenwand diesen Reflexen vorstehen.

Etwas klarer liegen die Innervationsverhältnisse am Darm. Bringt man in das Lumen eines Darmes, der vom Körper losgelöst in Ringerscher Flüssigkeit sich befindet, einen Gummiball, so löst dieser peristaltische Bewegungen aus.

Diese unterbleiben, wenn der Auerbachsche Plexus abgezogen wird.

Exner hat festgestellt, daß es bei Berührung der Darmschleimhaut mit einem spitzen Gegenstand zur Kontraktion der Muscularis submucosae kommt.

Alle diese Vorgänge sind zweifellos als Reflexe aufzufassen.

Freilich müssen wir gestehen, daß uns der genauere Weg des Ablaufes dieser Reflexe nicht bekannt ist.

Wir kennen zwar jetzt die Form der Ganglienzellen der Submukosa und des Auerbachschen Plexus, wir wissen aber nicht, ob wir diese in sensible und in motorische einteilen dürfen und wir wissen nicht wie weit die sensiblen zentripetal leitenden Nerven in die Darmschleimhaut vordringen.

Einen Versuch, diese noch ganz dunklen Innervationsverhältnisse zu klären, stellt die Langleysche Hypothese von den Axonenreflexen dar. Der englische Physiologe nimmt an, daß sich die Fortsätze dieser viszeralen Ganglienzellen gabelig teilen und daß dann die Erregung von einem Fortsatz auf den anderen überspringen könne, ohne über den Zellkörper zu gehen. Eine Vermutung, die allerdings bisher weder durch histologische noch durch physiologische Tatsachen begründet werden kann.

Die von außen an das Herz und an den Darm tretenden Nerven, wie der Vagus, die Nn. accelerantes, der Splanchnikus und der Pelvikus sind augenscheinlich nicht imstande, eine Bewegung als solche auszulösen.

Sie können lediglich auf den Ablauf der intramural entstehenden Reflexe einen beschleunigenden oder hemmenden Einfluß ausüben.

Antagonistische Innervation des vegetativen Nervensystemes.

Ein grundsätzlicher Unterschied zwischen der somatisch efferenten und der vegetativ efferenten Innervation besteht darin, daß die inneren Organe von zwei verschiedenen Stellen des zentralen Nervensystems ihre Impulse beziehen.

Diese Innervation ist nicht nur **doppelt,** sondern auch **antagonistisch.**

Das Herz erhält durch den Vagus hemmende Einflüsse und durch die Nervi accelerantes vom Grenzstrang her die Schlagfolge beschleunigende Anregung.

Umgekehrt vermittelt der im verlängerten Mark entspringende Vagus für den Darm anregende und der sympathische Splanchnikus dagegen hemmende Einflüsse.

Für den Enddarm tritt an Stelle des Vagus der Nervus pelvicus, der seinen Ursprung im sakralen autonomen System hat.

Auch von den Genitalien wissen wir, daß sie vom oberen Lumbalmark aus durch die Rami communicantes lumbales und die Plexus hypogastrici vasokonstriktorische und andererseits vom unteren Sakralmark durch die Nervi pelvici oder erigentes vasodilatatorische Innervationen beziehen. Die Blase wird durch die Nervi pelvici zur Ausstoßung ihres Inhaltes, durch die Erregung der N. hypogastrici zur Retention des Harnes veranlaßt.

Ebenso liegen die Verhältnisse bei den am Schädel gelegenen Organen. Längst ist es ja bekannt, daß die Pupillen einerseits von einer Ganglienzellengruppe aus verengt werden, die nahe dem Okulomotoriuskern gelegen ist, und daß andererseits über den Halssympathikus pupillenerweiternde Fasern nach dem Auge ziehen.

Die doppelte und antagonistische Innervation der Unterkieferspeicheldrüsen durch die Chorda tympani und die postzellulären Fasern des Halssympathikus ist von den Physiologen von jeher besonders eingehend studiert worden.

Es handelt sich hier immer um einen Gegensatz zwischen den Innervationsimpulsen, die einerseits durch die Bahnen des Grenzstranges und andererseits durch die Fasern des kranialen oder des sakralen autonomen Systems geleitet werden.

Unwillkürlich drängt sich da die Vermutung auf, daß die Innervationen, die in wechselnder Art aus dem einen oder dem anderen System kommen, sich ähnlich wie die beiden Schalen einer Wage das Gleichgewicht halten.

Steigt der Tonus im sympathischen System und kommt es zu einer Pupillenerweiterung, so scheint er im Gebiete des kranialen autonomen Systems, wo die Zentren für den Sphincter pupillae liegen, zu fallen.

Es handelt sich eben im vegetativen System nicht wie im zerebrospinalen um den Wechsel von Ruhezuständen und plötzlicher Innervation, sondern um **Tonusschwankungen**.

So kommt es im vegetativen Nervensystem mit einer Tonuserhöhung im sympathischen Teile stets zu einem Tonusnachlaß im parasympathischen. Von Eppinger und Heß wurden Krankheitsbilder beschrieben, bei denen **dauernd** der Tonus in einem der beiden Systeme erhöht sein soll. So sprechen diese Wiener Kliniker von **Sympathikotonikern** oder von **Vagotonikern**. Tatsächlich läßt sich aber wohl niemals feststellen, daß sich die Tonuserhöhung und damit die Erregung **dauernd auf ein System** beschränkt. Gar nicht selten aber kommt es bei neuropathisch veranlagten Individuen und bei solchen mit labilem Nervensystem zu **starken Schwankungen** im Tonus der beiden Systeme. Blässe des Gesichtes wechselt mit lebhafter Rötung, die Frequenz der Herztätigkeit ist starken Schwankungen unterworfen und die Weite der Pupille ändert sich bei solchen Individuen rasch und ausgiebig.

Die Nerven des sympathischen und des parasympathischen Systems setzen bei den Gefäßen, bei den glatten Muskeln der Haut und bei den Schweißdrüsen wohl direkt an den Organen an. Freilich wird von manchen Forschern aus theoretischen Gründen angenommen, daß zwischen Nervenendapparat und Muskel noch eine Zwischensubstanz eingelagert ist. Beim Herzen, beim Magen und beim Darm und auch an der Blase endigen die Nerven des sympathischen und des parasympathischen Systems aber wohl am muralen bzw. am juxtamuralen Nervensystem der betreffenden Organe. Für die Hohlmuskeln, wie für den Darm und für die Blase, gilt augenscheinlich das von Basch aufgestellte Gesetz der **gekreuzten Innervation**, nach welchem die **Erregung eines bestimmten Systems von Muskeln zugleich zur Hemmung der Antagonisten** führt. So verursacht z. B. die Erregung des Nervus pelvicus nicht nur Kontraktion des Detrusor vesicae, sondern zugleich Erschlaffung des Sphinkters der Blase und umgekehrt bedingt ein vom Hypogastrikus ausgehender Reiz nicht nur starke Zusammenziehung des Sphinkters, sondern auch Erschlaffung des Detrusor und damit Harnretention. Auch bei Reizung des Splanchnikus kann es nur dadurch zur Erschlaffung der Magenwände kommen, daß gleichzeitig der Tonus im Vagus nachläßt. Ähnlich wie dies Paul Hoffmann-Würzburg für die Muskulatur der Arthropoden nachgewiesen hat [1]), so scheinen auch zur glatten Muskulatur des Menschen stets fördernde und hemmende Fasern zu ziehen. Die auf Faradisation der Chorda tympani erfolgende Gefäßerweiterung und die auf Erregung des Nervus pelvicus erfolgende Erweiterung des Sphincters vesicae ist ein Beweis dafür, daß eine **Erregung in den hemmenden Nerven zu einem Tonusnachlaß der Muskulatur** führen kann. Jüngst erst hat R. Hesse [2]) die Vermutung ausgesprochen, daß die Erweiterung der Pupille bei Reizung des Halssympathikus nicht auf die

---

[1]) Über die doppelte Innervation der Krebsmuskeln zugleich ein Beitrag zur Kenntnis nervöser Hemmungen. Zeitschr. f. Biol. 63.

[2]) Beitrag zur Mechanik der Irisbewegung. Klin. Monatshefte f. Augenheilkunde. 58. Jahrg. 1917.

Kontraktion des hypothetischen Dilatators pupillae, der — beim Menschen wenigstens — anatomisch kaum nachzuweisen ist, sondern auf einen Tonusnachlaß des Sphincters pupillae zurückzuführen sei.

Nun enthält ein und derselbe Nerv durchaus nicht immer nur hemmende oder nur fördernde Bahnen, sondern er kann beide Arten von Fasern in sich beherbergen. So führt der Vagus für die Bronchialmuskulatur anregende, für die Herzmuskulatur hemmende und für die Magen-Darmtätigkeit wiederum anregende Fasern. Der Halssympathikus hingegen liefert für den Sphincter iridis hemmende, für die Müllersche Orbitalmuskulatur und für die Konstriktoren der Gefäße des Gesichtes anregende Bahnen. Der Brustsympathikus übermittelt für die Bronchialmuskulatur hemmende und für die Herztätigkeit durch die Nervi accelerantes fördernde Impulse.

Eine tabellarische Zusammenstellung (s. Seite 52 u. 53) mag die Übersicht über die recht wechselnden Innervationsverhältnisse im sympathischen und im parasympathischen System erleichtern.

Zu einer Änderung in der Innervation der vegetativen Bahnen kommt es jedesmal bei einem lebhaften

körperlichen Schmerze.

Beim Schmerz kommt es zur Sekretion der Tränendrüsen und auch der Speicheldrüsen, beim Schmerze erweitern sich die Pupillen, es kommt zu Veränderungen der Herzfrequenz und der Innervation der Gesichtsgefäße. Durch Pawlow ist nun nachgewiesen worden, daß beim Schmerz die Magenbewegung und die Magensekretion sofort sistieren. Schmerzhafte Eingriffe, wo solche am Körper ausgelöst werden, führen zur Hemmung der Darmbewegungen. Diese Hemmung erfolgt über die Nervi splanchnici, denn nach deren Durchschneidung haben sensible Erregungen der peripherischen Nerven keinen Einfluß mehr auf die Darmperistaltik. Auch die Uterusbewegungen werden durch sensible Reize beeinflußt. Für den Effekt ist es gleichgültig, ob die sensiblen Erregungen an der Brustwarze oder im Innern der Nase, am Medianus oder am Ischiadikus oder sonstwo ausgelöst werden. Da alle schmerzleitenden Fasern über den Thalamus opticus gehen und dort durch Ganglienzellen unterbrochen werden, so ist es wohl verständlich, daß von dort nach dem nahe gelegenen Höhlengrau des dritten Ventrikels die Schmerzreize irradiieren und so zur Beeinflussung der vegetativen Funktionen, wie zur Thränensekretion, zum Speichelfluß, zu vasomotorischen Störungen und zu Änderung der Pupillenweite führen. Es braucht dabei — das ist von großer theoretischer Bedeutung — gar nicht zu einer bewußten Schmerzempfindung zu kommen. Durch Meltzer und Auer ist es für den Darm, durch E. Kehrer ist es für den Uterus festgestellt worden, daß die Beeinflussung der Bewegung dieser Organe durch sensible Hautreize auch bei hoher Durchtrennung des Rückenmarkes oder bei Ausschaltung des Großhirnes zustande kommt!

In neueren Untersuchungen konnten Karplus und Kreidl[1]) feststellen, daß nach Durchschneidung des Mittelhirnes Schmerzreize noch Einfluß auf die Nickhautbewegungen haben und daß auch nach völliger Durchschneidung des Mittelhirnes „eine Art Schmerzäußerung bei Ischiadikusreizung auf-

---

[1]) Gehirn und Sympathikus. Pflügers IV. Mitteilung. Pflügers Archiv. **171**. 1918.

Tabelle I.
Antagonistische Innervation des vegetativen Nervensystems.

Sympathisches System.	Einwirkung auf das Organ.	Parasympathisches System.
Halssympathikus.	− Hemmung + Anregung	*Kranial-autonomes System*
Hemmung (Erschlaffung des Sphinkters)	− Irismuskulatur. +	Anregung (Kontraktion über den *Okulomotorius*)
Erschlaffung (?)	− Musculus ciliaris +	Anregung (Kontraktion über den *Okulomotorius*)
Anregung (Exophthalmus)	+ Müllerscher Orbitalmuskel −	Erschlaffung? (Enophthalmus)
Hemmung (?)	− Tränendrüse +	Anregung (über den *N. petrosus sup. major*)
Hemmung (?)	− Speicheldrüsen +	Anregung (über die *Chorda tympani*)
Anregung	+ Schweißdrüsen des Gesichtes −	Hemmung
Vasokonstriktion (Blässe)	+ Gefäße des Gesichtes −	Vasodilatation (Erröten)
Erregung	+ Piloerektores des Capillitium −	Nachlaß der Kontraktion (?)
Brustsympathikus		*Vagus*
Hemmung (Erschlaffung)	− Bronchialmuskeln +	Anregung (Kontraktion)
Anregung (Beschleunigung)	+ Herztätigkeit −	Hemmung (Verlangsamung)
Hemmung (Erweiterung)	− Ösophagus +	Anregung (Kontraktion)
Splanchnicus superior		*Vagus*
Hemmung der Peristaltik (Vasokonstriktion)	− Magen (Muskulatur und Drüsen) +	Anregung der Peristaltik (Vasodilatation)
Hemmung (?)	− Bauchspeicheldrüse +	Anregung der Sekretion
Hemmung (Vasokonstriktion)	− Dünndarm +	Anregung (Vasodilatation?)

Fortsetzung von Tabelle I.

Sympathisches System.	Einwirkung auf das Organ.	Parasympathisches System.
Hemmung der Harnsekretion (Vasokonstriktion)	− Niere +	Anregung der Harnsekretion
Anregung der Adrenalinsekretion (Vasodilatation)	+ Nebenniere −	Hemmung der Adrenalinausscheidung (?)
Splanchnicus inferior		*Sakral-autonomes System Nervus pelvicus*
Hemmung (Vasokonstriktion)	Absteigender Dickdarm S-förmige Krümmung − Mastdarm +	Anregung (Kontraktion und Peristaltik-Vasodilatation über den *N. pelvicus*)
Plexus hypogastricus		*Nervus pelvicus*
Hemmung des Detrusor, Erregung des Sphinkter (Retentio urinae)	∓ Blase ±	Anregung des Detrusor (über den *N. pelvicus*), Erschlaffung des Sphinkter
Vasokonstriktion	+ Männliche Genitalien −	Vasodilatation des Penis (über den *N. pelvicus* seu erigens) (Errektion)
Vasokonstriktion. Anregender Einfluß auf die Kontraktion der Gebärmutter	+ Weibliche Genitalien −	Vasodilatation der Klitoris (über den *N. pelvicus*). Hemmend auf die Bewegung des Uterus
Über die vorderen Wurzel des Brust- und Lumbalmarkes.		*Über die hinteren Wurzeln des Brust- und Lumbalmarks*
Vasokonstriktion	+ Gefäße des Rumpfes und der Extremitäten −	Vasodilatation
Erregung	+ Schweißdrüsen des Rumpfes und der Extremitäten −	Hemmung
Erregung	+ Haarbalgmuskeln −	Hemmung
Erregung	+ Glatte Muskulatur des Hodensackes −	Hemmung

tritt, das Tier (Katze) schlägt längere Zeit mit dem Schweif herum und pfaucht". Schalteten die Wiener Forscher das oberste Halsmark durch Abkühlung mit Chloräthylspray aus, so waren die Reflexe der Pupille, des Lides und der Nickhaut erloschen, während die Schmerzreflexbewegungen an den oberen

Extremitäten und die Krümmung des Rückens auf Ischiadikusreizung bestehen blieben. Auch nach vollkommener Durchtrennung des Mittelhirnes sahen Karplus und Kreidl auf Ischiadikusreizung noch allgemeine Blutdruckerhöhung. **Die hier besprochenen Schmerzreflexe müssen also im Rückenmark geschlossen werden, denn sie kommen auch nach Abtrennung des Rückenmarkes vom Gehirn zustande.** Da wohl kaum anzunehmen ist, daß alle sensiblen Nerven des Körpers durch intraspinale Fasern mit allen vegetativen Bahnen verbunden sind, so möchte ich vermuten, daß durch lebhafte sensible Reize eine **allgemeine Veränderung der Bioelektrizität des Rückenmarkes** erfolgt, die ihrerseits dann über die Rami communicantes einen Einfluß auf die viszeralen Nerven ausübt.

Schließlich erfolgt auch vom **Großhirn** aus eine Beeinflussung unserer inneren Organe.

Die von Bechterew[1]) und anderen aufgestellten Behauptungen, daß da und dort in der Hirnrinde kortikale Zentren für vegetative Funktionen, wie für die Erektion oder für die Schweißdrüsen oder für die Darmbewegungen, lokalisiert seien, fanden bisher keine Bestätigung. Es ist auch unwahrscheinlich, daß der Cortex cerebri, der für die Gnosis und die Praxis, für die bewußte Empfindung und für das bewußte Handeln reserviert ist, solche Zentren beherbergt.

Der Wille hat ja auch keinen Einfluß auf den Ablauf der vegetativen Funktionen.

Dagegen ist es eine unbestreitbare Tatsache, daß die doch schließlich im Gehirn auf Grund von Assoziationen zustande kommenden **Stimmungen** und **Gemütsbewegungen** sehr wohl imstande sind, die Tätigkeit der inneren Organe anzuregen oder zu hemmen.

So rötet die Freude das Antlitz, bei ihr schlägt das Herz lebhafter, bei der Scham kommt es zu mehr fleckiger Rötung des Gesichtes, und die umschriebenen Vasodilatationen erstrecken sich auch noch auf die oberen und vorderen Partien der Brust (Erythema pudoris). Der Kummer und die Sorge schreiben sich durch Blässe auf das Gesicht. Der seelische Schmerz führt zur Sekretion der Tränendrüsen, zum Weinen. Beim Zorn kann es zur Konstriktion der Bronchialmuskeln kommen, so daß die Atmung keuchend wird. Bei der Furcht treten die Erectores pilorum in Tätigkeit. Zu der Angst gesellt sich häufig Schweißausbruch. Sie kann aber auch zu Erbrechen oder zum Durchfall führen. In der Erwartung oder in dem Gefühl der Spannung stellt sich bei manchen Leuten häufiger Harndrang, Pollakurie, ein. Bei anderen wieder äußert sich die Aufregung in Speichelfluß. Beim Schreck kommt es zur Erweiterung der Pupille. Kurz, es gibt wohl kein vom vegetativen Nervensystem versorgtes Organ, das nicht durch diese oder jene Stimmungsart in seiner Funktion beeinflußt würde.

Aber nicht nur starke Stimmungsschwankungen und heftige Gemütsbewegungen sind es, welche die inneren Organe beeinflussen. Die ständigen Änderungen in der Pupillenweite, die wir mit dem Pupillenmikroskop beobachten können, die durch geringfügige seelische Vorgänge gesetzten Veränderungen der psychogalvanischen Erregbarkeit, die Veraguth fest-

---

[1]) Untersuchung der Funktion der Gehirnrinde auf Grund der assoziativen Reflexe und die Bedeutung dieser Methode auf die Erforschung der kortikalen Zentren der inneren Organe und Sekretionen. Folia neurobiol. 1908. 2.

gestellt hat, und die nach seiner Meinung auf die wechselnde Innervation der Schweißdrüsen zurückzuführen sind, können als Beweis dafür gelten, daß die Innervation der inneren Organe stets und immer von den im zerebrospinalen System zustande kommenden Vorgängen beeinflußt wird.

Von Pawlow wird auf das Vorkommen von **bedingten Reflexen** hingewiesen. Ein solcher „bedingter Reflex" liegt vor, wenn wir z. B. auf gewisse psychische Eindrücke, wie auf Gerüche, zur Speichel- oder zur Magensaftsekretion kommt. Wird bei der Fütterung von Hunden jedesmal ein bestimmter Ton angestimmt, so kommt es schließlich auch beim Erklingen dieses Tones zur Magensaftsekretion, auch wenn keine Nahrung verabreicht wird. Die Vermutung von Pawlow, es möchten bei der Einübung bedingter Reflexe neue Reflexbogen gebahnt werden, kann ich nicht teilen, vielmehr glaube ich, daß die betreffenden psychischen Eindrücke auf dem Umweg über Assoziationen, Erinnerungen und Stimmungen ihren Einfluß auf den entsprechenden Teil des vegetativen Nervensystems ausüben.

Physiologie der vegetativen Zentren im Gehirn.

Aronson und Sachs[1]) konnten durch Stichreize, die sie im Corpus striatum setzten, Hyperthermie erzeugen. Nachdem nun aber Krehl und Isenschmid[2]), Citron und Leschke[3]) feststellten, daß die für die Wärmeregulation wichtigen Teile in den mittleren Partien des Zwischenhirns gelegen sind, ist es wohl wahrscheinlich, daß die im Corpus striatum gesetzten Reize auf das nahegelegene Zwischenhirn gewirkt haben. C. Jakoby und Roemer[4]) erzeugten durch Einbringen von Karbolsäure oder von Quecksilber in das Infundibulum eine sehr starke, lang anhaltende Hyperthermie. Und das gelang ihnen auch nach Entfernung der im Corpus striatum angenommenen thermogenetischen Hirnteile. So dürfen wir uns wohl Isenschmid anschließen, wenn er schreibt: „Im Vergleich zum Tuber cinereum ist die Bedeutung aller anderen Teile des Zentralnervensystems für die Wärmeregulation eine geringe und untergeordnete, denn ein Tier ohne Vorderhirn, ohne Streifenkörper und ohne Großhirnhemisphären reguliert seine Körpertemperatur. Tiere, welchen das Höhlengrau des dritten Ventrikels zerstört ist, sind nicht mehr imstande, ihre Körpertemperatur immer auf der gleichen normalen Höhe zu halten". Auf Kälteeinwirkung kommt es bei solchen Tieren nicht mehr zum Zittern und die so operierten Tiere verlieren die Fähigkeit, auf Infektion oder chemische temperatursteigernde Mittel mit Steigerung der Körperwärme zu reagieren.

H. G. Barbour[5]) sah nach Einführung eines Stichröhrchens in die mittlere Gehirngegend, durch das er Wasser mit verschiedener Temperatur leitete, bei lokaler Erwärmung des Temperaturzentrums Sinken, nach lokaler Abkühlung Steigen der Körpertemperatur und vermutet, daß die Blutwärme den entsprechenden Reiz für dieses Zentrum bedinge.

---

[1]) Arch. f. exp. Path. u. Pharm. 70.
[2]) Arch. f. exp. Path. u. Pharm. 70.
[3]) Zeitschr. f. exp. Path. u. Ther. 14 und Verhandl. d. Kongr. f. inn. Med. 1913.
[4]) Arch. f. exp. Path. u. Pharm. 70.
[5]) Arch. f. exp. Path. u. Pharm. 70.

H. H. Meyer[1]) nimmt nicht ein Temperaturzentrum, sondern ein Wärmezentrum und ein davon getrenntes Kühlzentrum an und möchte glauben, daß „das Wärmezentrum dem sympathischen Systeme angehöre", und daß das Kühlzentrum parasympathischer Natur wäre. „Es paßt dazu auffallend, so schreibt H. H. Meyer, daß gewisse Gifte, welche die autonomen Zentren, z. B. den Okulomotorius, den Vagus, die Chorda tympani, den Pelvikus erregen, nämlich Pikrotoxin, Santonin, Akonitin, Veratrin, Digitalin auch einen typischen Temperaturabfall bewirken, und zwar offensichtlich nicht durch Narkose des Wärmezentrums, wie die eigentlichen Antipyretika und Narkotika, sondern durch Erregung der Kühlzentren." Und wenn Sympathikusgifte, wie das Adrenalin oder das Tetrahydro-β-Naphthylamin Fieber erzeugen, so sollen sie es durch Einwirkung auf die Wärmezentren tun.

In jüngster Zeit hat E. Frank[2]) die Annahme vertreten, daß im Linsenkerne ein parasympathisches Zentrum zu suchen sei, von dem aus der Tonus der quergestreiften Muskulatur reguliert werde und daß eben durch die Muskelkontraktionen und über das Kältezittern einen Einfluß auf Erhaltung der Körpertemperatur in der normalen Höhe ausübe. Zweifellos bedarf der Vorgang der Wärmeregulation nicht nur der Hilfe der Vasomotoren und der Schweißsekretion, sondern auch der Kontraktionen der quergestreiften Muskulatur.

Grundlegende Arbeiten über den Einfluß des Gehirns auf das vegetative Nervensystem verdanken wir den Wiener Physiologen Karplus und Kreidl[3]). Durch elektrische Reizung des Infundibulums erzielten sie bei Katzen Erweiterung der Pupillen, der Lidspalten, Speichelsekretion und starke Schweißsekretion an allen vier Pfoten, also vor allem Erregungszustände im sympathischen Nervensystem.

Aschner[4]) konnte durch Einstechen ins Tuber cinereum, also in den dritten Ventrikel, ebenso Glykosurie und Polyurie auslösen wie Claude Bernard durch den Zuckerstich in den vierten Ventrikel das getan hat.

Leschke[5]) erzielte sowohl durch Einstechen in das Zwischenhirn von oben her durch eine Trepanöffnung in der Pfeilnaht als auch bei Reizung der Zwischenhirnbasis von unten, von der Mundhöhle aus bei Kaninchen starke Harnflut. „Die Vermehrung der Wasserausscheidung ging jedesmal mit einer Verminderung der molaren Harnkonzentration einher." Von anderen Teilen des Zwischenhirns konnte Leschke eine solche Beeinflussung der Diurese nicht erzielen.

Lichtenstein[6]), Wien, schließlich erzeugte durch Reizung des Hypothalamus Blasenkontraktionen.

Während andere Teile des Gehirns gegen Betupfen mit einer schwachen Adrenalinlösung ziemlich unempfindlich sind, genügt nach Leschke die leiseste Berührung der Zwischenhirnbasis mit einer schwachen Suprareninlösung, um den augenblicklichen Tod des Tieres herbeizuführen.

---

[1]) Verh. d. 30. Kongr. f. inn. Med. Wiesbaden 1913.
[2]) Berl. klin. Wochenschr. Nr. 45 u. 46.
[3]) Pflügers Arch. 129. 135. 144.
[4]) Berl. klin. Wochenschr. 1916. Nr. 28.
[5]) Beitr. z. klin. Path. d. Zwischenhirns. Zeitschr. f. klin. Med. 87.
[6]) Wien. klin. Wochenschr. 1912. S. 1248.

Daran also, daß vom Zwischenhirn aus und namentlich vom zentralen Höhlengrau des dritten Ventrikels ein Einfluß auf die vegetativen Funktionen des Körpers ausgeübt wird, kann nach all diesen Forschungen kein Zweifel mehr sein. Es scheint sich hier um Zentralorgane zu handeln, die nicht lediglich das sympathische System beeinflussen, sondern um solche, die sowohl dem sympathischen als auch dem parasympathischen übergeordnet sind.

Ganz ungelöst ist noch die Frage, ob den einzelnen inneren Organen im Zwischenhirn eigene Zentra zur Verfügung stehen. Auch über die

Leitungsbahnen der vegetativen Funktionen in der Medulla oblongata und im Rückenmark

sind wir noch völlig im Unklaren. Vom Höhlengrau des dritten Ventrikels zieht, wie in den anatomischen Darlegungen über das Zwischenhirn erwähnt wurde, ein Längsbündel unter dem Ventrikelependym zum verlängerten Mark. Von den Corpora mamillaria verläuft der Stilus corporis mamillaris dorsalwärts nach der Medulla oblongata zu. Isenschmid und Schnitzler[1]) schreiben: „Die Fasern, welche die Impulse des Tuber cinereum fortleiten, liegen im kaudalen Teil des Zwischenhirns weit zerstreut über den ventralen und medianen Teil des Querschnitts. Auch im vorderen Teil des Mittelhirns sind sie nicht zu kompakten Bündeln vereinigt."

Wenn bei Stichen in den vierten Ventrikel Zucker ausgeschieden wird und wenn es, wie dies Jungmann und Erich Meyer[2]) festgestellt haben, bei solchen in den Funiculus teres zur Polyurie kommt, so handelt es sich dabei vielleicht nicht um die Reizung von Zentren, sondern um die von Leitungsbahnen. Auch die vasomotorischen Störungen bei Läsion der Medulla oblongata sind sicherlich — zum Teil wenigstens — auf Unterbrechung der Leitungsbahnen zurückzuführen. Freilich wissen wir nicht, wo wir diese auf dem Querschnitt durch das verlängerte Mark zu suchen haben.

Daß das Rückenmark vasomotorische Bahnen beherbergt, die nach dem Rumpfe und nach den Extremitäten ziehen, steht fest. Durchschneidet man das Rückenmark in seinem Brustteil, so entsteht eine ausgedehnte Lähmung der Vasomotoren in der gelähmten unteren Körperhälfte. Die Hautgefäße sind stark erweitert, das Tier gibt soviel Wärme ab, daß bei niederen Außentemperaturen auch die Körperwärme des Tieres sinkt und nur durch vermehrte Wärmeproduktion in den großen Drüsen des Leibes kann es seine Körperwärme auf normaler Höhe erhalten.

Durchschneidet man das Rückenmark oberhalb des ersten Brustsegments, durchtrennt man also den Halsteil des Rückenmarks, so verliert das Zwischenhirn jede Herrschaft über die Körperwärme. Nun sind zuviel spinale Vasomotorenzentren von den dominierenden Vasomotorenzentren im Zwischenhirn abgetrennt und die Körpertemperatur der betroffenen Tiere fällt und steigt, wie das bei den sog. kaltblütigen, d. h. poikilothermen Tieren der Fall ist mit dem Fallen und Steigen der Außentemperatur. Ganz ähnlich liegen die Ver-

---

[1]) Beitrag zur Lokalisation des der Wärmeregulation vorstehenden Zentralapparats im Zwischenhirn. Arch. f. exp. Path. u. Pharm. **76**.
[2]) Experimentelle Untersuchungen über die Abhängigkeit der Nierenfunktion vom Nervensystem. Arch. f. exp. Path. **73**. 1914 und Jungmann: Über die Beziehungen des Zuckerstiches zum sogenannten Salzstich. Arch. f. exp. Path. u, Pharm. Bd. **77**.

hältnisse, wenn man Tieren, deren Brustmark durchschnitten ist, auch noch den Vagus beiderseits durchschneidet. Diese Beobachtung mag als Beweis dafür gelten, daß vom Gehirn aus auch über den Vagus Innervationen erfolgen, die der Regulierung und Gleichhaltung der Körperwärme dienen. Die Wärmeregulation über den Vagus scheint nicht nur über die Vasomotoren der großen Drüsen, sondern, wie dies Freund und Strasmann [1]) und Freund und Grafe [2]) nachgewiesen haben, auch auf chemischem Wege durch Beeinflussung der Verbrennungsvorgänge in diesen Organen zu erfolgen.

Bei Halbseitendurchschneidung des Rückenmarks von Katzen in der Höhe des ersten Zervikalnerven sahen Karplus und Kreidl regelmäßig Gefäßparese an den Extremitäten der betroffenen Seite. Diese Parese war nach 24 Stunden geringer, aber noch nachweisbar. Sie schließen daraus, daß bei der Katze und auch beim Affen jede Rückenmarkshälfte vorwiegend, aber nicht ausschließlich, vasomotorischen Einfluß auf die Extremitäten ihrer Seite hat.

Schon lange ist bekannt, daß bei halbseitigen Affektionen der Medulla oblongata und bei halbseitigen Erkrankungen des Halsmarkes die Lidspalte und die Pupille der betreffenden Seite enger werden als auf der gesunden.

Dieser Hornersche Symptomenkomplex wurde von Trendelenburg und Bumke durch Halbseitendurchschneidung des Halsmarkes auch experimentell erzeugt. Nach vorausgegangener Resektion des Halssympathikus und nach Exstirpation des obersten Zervikalganglions bleibt die Pupillendifferenz nach Halbseitendurchtrennung des Halsmarkes aus.

Nach einseitiger Entfernung des Großhirnmantels tritt eine geringe Verengerung der gleichseitigen Pupille ein, die aber geringer ist wie bei halbseitiger Markdurchschneidung. Nach Entfernung beider Großhirnhemisphären verursacht nachfolgende halbseitige Markdurchschneidung in Atlashöhe wiederum beträchtliche Pupillendifferenz, die bei der Katze mehrere Wochen hindurch beobachtet werden kann (Bumke und Trendelenburg). Also nicht nur das Großhirn, auch das Zwischenhirn jeder Seite gibt Erregungen ab, die über das gleichseitige Halsmark in den Halssympathikus gelangen und die Pupillenweite tonisch beeinflussen.

Karplus und Kreidl konnten experimentell feststellen, daß jede Halsmarkhälfte — wenigstens bei der Katze — Impulse für beide Halssympathici und jede Halsmarkhälfte Schweißimpulse zu allen vier Extremitäten leitet. Karplus ist auch der Meinung, „daß es sich hier nicht um eine mehr kompakte Bahn, um einen Schweißstrang handelt, sondern vorwiegend oder ausschließlich um eine Leitung durch kurze Bahnen unter Mitwirkung der grauen Substanz — aber doch um präformierte Leitungsbahnen".

Es ist schwer, sich vorzustellen, daß all die vom vegetativen Nervensystem versorgten Organe, wie die Tränendrüsen, die Speicheldrüsen, die Bronchialmuskulatur, das Herz, der Magendarmkanal, die Nieren, die Genitalien, die

---

[1]) Zur Kenntnis des nervösen Mechanismus der chemischen Wärmeregulation der Säugetiere. Pflügers Arch. **130**. — Zur Kenntnis des nervösen Mechanismus der Wärmeregulation. Arch. f. exp. Path. u. Pharm. **69**.

[2]) Untersuchungen über den nervösen Mechanismus der Wärmeregulation. Arch. f. exp. Path. u. Pharm. **70**. 1912 und Freund, Die Bedeutung der Vagi für die Wärmeregulation. Arch. f. exp. Path. u. Pharm. **72**. 1913.

Schweißdrüsen und die Pilomotoren je ein eigenes Zentrum im Gehirn haben, und daß all diesen Organen gesonderte lange Bahnen im Rückenmark zur Verfügung stehen sollten.

Jedenfalls kennen wir auf dem Rückenmarksquerschnitt kein Feld, welches für lange vegetative Bahnen reserviert wäre, wie uns solche Bahnen für die Innervation der quergestreiften Muskulatur bekannt sind.

Bei dem völligen Mangel an positiven Anhaltspunkten für zerebrale Organzentren und für lange Leitungsbahnen zu den spinalen Zentren der inneren Organe ist die Möglichkeit zu erörtern, daß die den einzelnen Stimmungen entsprechende Änderung der allgemeinen Erregungsfähigkeit (Biotonus) sich vom Gehirn auch auf das verlängerte Mark und die graue Substanz des Rückenmarkes erstreckt und so direkt auf die segmentalen Zentren der betreffenden Organe einwirkt.

So würden durch die Wehmut besonders die Ganglienzellengruppen derjenigen Fasern, welche durch den N. petrosus superficialis major zum Ganglion sphenopalatinum und von dort zu den Tränendrüsen ziehen, angesprochen werden, bei der Verlegenheit würden die intraspinalen Ganglienzellen der Schweißbahnen betroffen werden. Fast jede Stimmungsqualität würde auf vasomotorische Zentren einen Einfluß haben, allerdings jede in verschiedener Art, indem der Kummer vasokonstriktorisch, die Freude vasodilatatorisch, die Scham nur fleckweise gefäßerweiternd wirkt. Hier bestehen augenscheinlich auch große individuelle Verschiedenheiten, nachdem beim einen sich der Schrecken „auf den Darm schlägt", d. h. sich in einer Anregung der Peristaltik äußert, beim anderen die Ganglienzellen, welche der Harnausstoßung vorstehen, angeregt werden. Daß durch die verschiedenen Stimmungen der ganze Biotonus und die Leitungsfähigkeit geändert wird, dafür liefert uns ja auch das psychomotorische Nervensystem Beweise. Man vergleiche nur den raschen Gedankenablauf und die frischen Bewegungen eines Freudigen mit der langsamen Sprache, dem hängenden Gesichtsausdruck und dem schleppenden Gange eines Schwerbetrübten. Infolge von Angst kann es zum Muskelzittern, ja zu vorübergehender „Lähmung", zum „Versagen der Glieder" kommen. Ebenso wie beim Lachen die Ganglienzellen einer Anzahl von Muskelgruppen, wie die des Zwerchfelles, der Stimmbänder, der Gesichtsmuskulatur zur Tätigkeit angeregt werden, ohne daß es ein Lachzentrum gibt, so stelle ich mir vor, daß die verschiedenen Stimmungen auch verschiedene Gruppen von viszeralen Ganglienzellen im Zwischenhirne, im verlängerten Mark oder im Rückenmark zum Anklingen bringen.

Mit dem

Alter

lassen die Projektionen der psychischen Vorgänge auf das vegetative System an Intensität nach. Die ältere Frau errötet nicht mehr so leicht wie ein junges Mädchen. Die durch psychische Vorgänge bedingte Unregelmäßigkeit der Herzaktion ist eine Eigentümlichkeit der Jugend. Das Kind weint schon bei nichtigen Gelegenheiten, beim Manne kommt es selten und nur auf ungewöhnlich schwere Schicksalsschläge hin zur psychischen Anregung der Tränendrüsen. Es ist nun schwer zu entscheiden, inwieweit für die Abnahme der emotionellen Beeinflußbarkeit eine Verminderung der Lebhaftigkeit der seelischen Stimmungen und inwieweit ein Nachlaß der Reaktionsfähigkeit des vegetativen Systems selbst verantwortlich zu machen ist. Zweifellos sind die Empfindungen der Freude und des Schmerzes im Alter nicht mehr so lebhaft wie in jungen Jahren, es kommt auch weniger leicht zum Gefühl der Verlegenheit und der Scham. Andererseits hat sicherlich die Reaktionsfähigkeit der Ganglienzellen der sympathischen und der kranial- und sakral-autonomen Nerven auch gelitten. So ist der Dermographismus — ein Reflex, der, soweit die fleckige Rötung neben dem Strich in Betracht kommt, über die sympathischen Ganglien geht — in den ersten Jahrzehnten viel lebhafter als jenseits der fünfziger Jahre; auf heiße Einwirkungen, z. B. auf den Thermophor, kommt es bei alten Leuten viel schwerer zum Schweißausbruch als bei jugendlichen Individuen, und schließlich ist die Pupille im Senium nicht nur viel enger, sondern sie reagiert auch entschieden weniger ausgiebig auf Lichteinfall und auf Schmerzeindrücke.

Aber auch schon bei

Ermüdung

leidet das vegetative Nervensystem, wenn auch natürlich nur vorübergehend. Derjenige, welcher die Nacht durchgewacht hat und noch am anderen Tage wach bleiben muß, bietet häufig ein fahles, fleckig livides Aussehen, während er nach ausreichendem erquickenden Schlafe frische Gesichtsfarbe hat. Die wissenschaftlich betriebene Hydrotherapie hat uns die alte Erfahrung, daß kalte Wasseranwendungen abends nicht so gut vertragen werden wie des Morgens, durch die Ermüdung, die Erschöpfung der Vasomotoren erklärt. Jeder Praktiker weiß Fälle anzuführen, bei denen dauernde Übermüdung zur hartnäckigen Darmträgheit geführt hat. So kann es als festgestellt gelten, daß das vegetative Nervensystem ebenso wie das zerebrospinale der Ruhe und des Schlafes notwendig bedarf.

Pharmakologie des vegetativen Nervensystems [1].

Die pharmakologische Wissenschaft hat das Verständnis für die Funktionen des vegetativen Nervensystems wesentlich gefördert. Insbesondere konnte die Toxikologie manche wertvolle Aufschlüsse darüber geben, in welcher Weise die viszeralen Nerven auf die einzelnen Organe einwirken.

Die Gifte, die auf das vegetative Nervensystem eine Wirkung ausüben können, lassen sich in verschiedene Gruppen einteilen. Wir kennen Mittel, welche auf das gesamte vegetative Nervensystem einheitlich einwirken und solche, deren Wirkung sich lediglich auf den sympathischen oder ausschließlich auf den parasympathischen Anteil beschränkt. Zu den ersteren gehört das Nikotin, das Langley zu seinen grundlegenden Versuchen benützt hat. Die Wirkung des Nikotins ist eine lähmende auf alle Nerven des gesamten vegetativen Nervensystems, mögen sie nun sympathischen oder autonomen Ursprunges sein. Der Angriffspunkt des Nikotins liegt an einer bestimmten Stelle, an der Synapse, an der Schaltstelle zwischen präganglionärer

---

[1] Bearbeitet nach H. H. Meyer und Gottlieb: Die experimentelle Pharmakologie als Grundlage der Arzneibehandlung. Urban u. Schwarzenberg. Berlin-Wien 1920.

und postganglionärer Faser. Bestreicht man irgend ein Ganglion des vegetativen Nervensystems, wie das Langley bei seinen Versuchen getan hat, mit verdünnter Nikotinlösung, so bleibt jede Reizung, die zentral an der präganglionären Faser ansetzt, erfolglos. Wohl aber ist es möglich, durch Reizung der postganglionären Fasern eine Wirkung auszuüben. Auch nach Einspritzen von Nikotin in den Kreislauf bleibt die Reizung aller präganglionären Fasern ohne Erfolg, während durch Erregung der postganglionären Fasern ein Einfluß auf die Organe erzielt werden kann.

Neben den Giften, die auf das gesamte vegetative Nervensystem wirken, kennen wir solche, welche ausschließlich auf das sympathische oder ausschließlich auf das parasympathische System in ganz charakteristischer Weise ihren Einfluß ausüben. Durch diese pharmakologische Methode läßt sich das parasympathische System als solches von dem sympathischen System unterscheiden; eine Unterscheidung, die bekanntlich durch rein anatomische und histologische Forschungen nicht immer möglich ist.

So üben die Gifte der Cholingruppe einen Einfluß auf die Endapparate der Nerven aus dem parasympathischen System im erregenden Sinne aus. Die Atropingruppe lähmt diese Endapparate. Zur ersten Gruppe gehören das Muskarin, das Pilokarpin[1]) und das Physostigmin. Die Gifte der lähmenden Gruppe, deren Hauptvertreter das Atropin ist, wirken genau entgegengesetzt; da, wo Pilokarpin einen sekretionsbefördernden und krampferregenden Einfluß ausübt und so z. B. am Auge Tränensekretion und Miosis bedingt, hemmt Atropin die Sekretion und löst den Krampf und verursacht am Auge Sistieren der Tränenabsonderung und Mydriasis. Auf dieser Wirkung ist ja auch die therapeutische Anwendung dieser Mittel begründet.

Wir versuchen beim Asthma den Bronchialmuskelkrampf durch Atropininjektion zu lösen in der Annahme, daß die im Vagus verlaufenden bronchokonstriktorischen Fasern dadurch in ihren Endapparaten gelähmt werden. Ein spastischer Ileus kann durch das gleiche Alkaloid bekämpft werden, nachdem der Vagus erregende Fasern für die Darmmuskulatur führt. Eine in klinischer Hinsicht geringere Bedeutung besitzt die Anwendungsmöglichkeit der Mittel der Cholin- und Muskaringruppe. Durch das Pilokarpin wird über die Endigungen der Chorda tympani die Speichelsekretion angeregt. Das Pikrotoxin bedingt eine Erregung der parasympathischen Bahnen von deren zentralen Ausgangspunkten aus.

Schließlich hätten wir die Mittel zu besprechen, die ausschließlich auf das sympathische Nervensystem eine Wirkung ausüben. Hier ist in erster Linie das Adrenalin zu nennen. Alle Endigungen sympathischer Nerven werden durch das Nebennierensekret oder dessen synthetischen Ersatz erregt. Allbekannt ist diese Wirkung auf die Nervenendapparate in den Blutgefäßen. Als konstringierendes, blutstillendes Mittel besitzt ja das Adrenalin große therapeutische Bedeutung. Klinisch wertvoll und interessant ist auch der Einfluß des Adrenalins auf die Bronchialmuskulatur. Sie beruht auf einer Erregung der Bronchodilatatoren und kommt in der Endwirkung einer

---

[1]) Das Muskarin und das Pilokarpin rufen aber nicht nur Sekretion aller vom parasympathischen System innervierten Drüsen hervor, sie regen auch die vom Sympathikus versorgten Hautdrüsen zur Tätigkeit an.

Atropinwirkung gleich. Bei Asthma bronchiale macht man erfolgreich vom Adrenalin Gebrauch. Aber auch auf die Piloerektoren wirkt das Adrenalin erregend. Durch Reizung der Nervi accelerantes bedingt das Adrenalin **Herzbeschleunigung**, durch Reizung der Endigungen des Halssympathikus **Pupillenerweiterung**.

Wenn gewisse Stoffe nur auf die Endigungen der sympathischen Bahnen und andere nur auf die der parasympathischen Fasern wirken, so muß eine gewisse chemische Affinität zwischen den Giften und den betroffenen Endapparaten angenommen werden. Solange uns die histologische Forschung nicht über die morphologischen Unterschiede zwischen diesen beiden gegensätzlichen Systemen aufklärt, sind wir beim Studium der antagonistischen Innervationsbedingungen im vegetativen Nervensystem auf die Forschung der Pharmakologie angewiesen.

Zur besseren Übersicht über die hier geschilderten Verhältnisse seien diese kurz tabellarisch dargestellt.

Pharmakologisches Verhalten des

Sympathischen Systems und des	*Parasympathischen Systems.*
Adrenalin erregt die Nervenendigungen des sympathischen Systemes, bedingt also Pupillenerweiterung, Vasokonstriktion, Piloerektion, Beschleunigung des Herzschlages, Erweiterung der Bronchien, Hemmung der Magen-Darmmuskulatur.	*Muskarin, Pilokarpin* und *Physostigmin erregen* die Endigungen des parasympathischen Systemes, bedingen also Pupillenverengerung, Kontraktion der Bronchialmuskeln, Verlangsamung des Herzschlages, Kontraktion der Magen - Darmmuskulatur und Sekretion der Tränen- und der Speicheldrüsen.
Ergotoxin lähmt die Endigungen des sympathischen Systems, führt also zur Vasodilatation, Herzverlangsamung durch Lähmung der Vasokonstriktoren und Lähmung der Akzelerantes.	*Atropin lähmt* die Endapparate des parasympathischen Systems, führt also zur Pupillenerweiterung, zur Hemmung der Tränen- und Speicheldrüsensekretion, zur Herzbeschleunigung, zur Lähmung der Bronchial- und der Magen-Darmmuskulatur.

Nikotin lähmt im **sympathischen** wie im *parasympathischen* System die Übergangsstelle der präganglionären Fasern zu den postganglionären Fasern.

Der Anteil des vegetativen Nervensystems an der Kopfinnervation[1]).

Die Innervation der glatten Muskulatur des Auges.

Im

Ganglion ciliare

finden sich ausschließlich multipolare Ganglienzellen. Die von verschiedenen Seiten aufgestellte Behauptung, es handle sich beim Ciliarganglion um ein

---

[1]) Nach einer im Jahre 1910 mit Dahl gemeinsam abgefaßten Arbeit „Die Beteiligung des sympathischen Nervensystems an der Kopfinnervation". Deutsch. Arch. f. klin. Med. **99**. Dort ist auch ein Schriftenverzeichnis über all die hier einschlägigen Arbeiten angelegt.

Ganglion mit spinalen und sympathischen Ganglienzellen, ist nach den Ergebnissen unserer histologischen Untersuchungen für den Menschen wenigstens nicht zutreffend.

Wie die beistehenden Abbildungen (siehe Abb. 42 und 43) illustrieren, besitzen die Zellen eine große Anzahl von Fortsätzen — es sind bis zu 26 Dendriten zu zählen — die nach allen Seiten hin ausstrahlen und sich öfter noch verzweigen, bisweilen auch in knopf- oder plattenartige Anschwellungen enden, aber selten die Zellkapsel durchbrechen. Man sieht hier im Ganglion ciliare auch Zellen mit Fortsätzen, die dem von Cajal als „Glomerulo" bezeichneten Typus entsprechen (vgl. Abb. 43).

Die perizellulären Kapseln scheinen bei diesem Ganglion ganz besonders deutlich und stark ausgebildet zu sein.

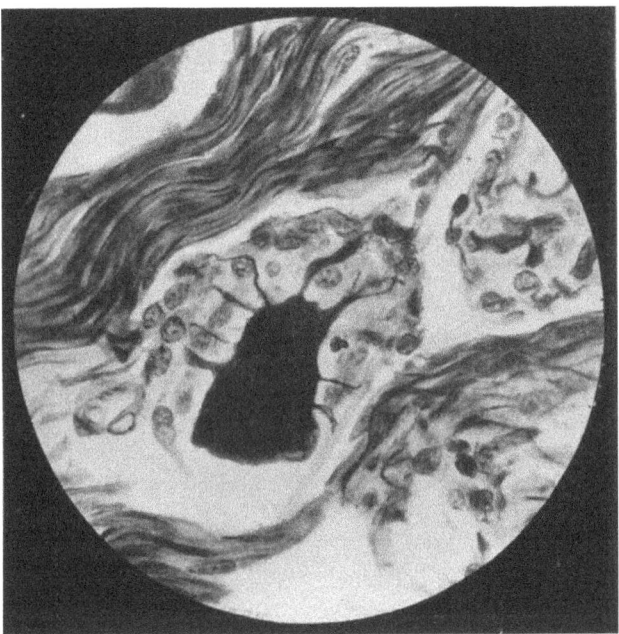

Abb. 42. Zelle aus dem Ganglion ciliare, die nach 3 Seiten hin unverzweigte dünne Fortsätze abgibt.

In dem Ganglion ciliare fehlen die Ganglienzellen mit den langen, die Kapsel durchbrechenden, oft hirschgeweihartig sich verästelnden Fortsätzen fast völlig. Der histologische Charakter des Ganglions ist jedenfalls dadurch ein ganz anderer als jener der Ganglien des Grenzstranges und der prävertebralen Ganglien in der Bauchhöhle, in welchen die Zellen mit den langen, weit sich verzweigenden Dendriten dominieren. Ob freilich aus dieser Verschiedenheit der Zellen auch auf eine Verschiedenheit der Funktion geschlossen werden darf, das kann zur Zeit wohl noch nicht entschieden werden.

Als präganglionäre Fasern sind die Wurzeln „Radices breves" des Ganglion ciliaris, die vom Okulomotorius zum Ganglion ziehen, anzusprechen. Wie die Rami communicantes albi des Grenzstranges der vorderen motorischen Wurzel des Rückenmarkes entstammen, so entspringen auch diese Fasern dem rein motorischen dritten Gehirnnerven. Der Sitz der Zentren der präzellulären

Fasern des Ganglion ciliare und damit des Ziliarmuskels und des Sphincter iridis scheint in die nächste Nähe des großzelligen Okulomotoriuskernes zu verlegen zu sein, dort finden sich kleinzellige Mediankerne, die von Bernheimer [1]) und anderen als Innervationszentren für die Binnenmuskulatur des Auges angesprochen wurden (vgl. Abb. 27 auf Seite 30 im Abschnitt: Anatomie und Histologie des parasympathischen Systems). Freilich muß darauf hingewiesen werden, daß bei der Degeneration der Okulomotoriuskerne, wie sie bei der progressiven Muskelatrophie und bei der Neuritis vorkommt, das Sphinkterzentrum der Iris so gut wie niemals ergriffen wird. Bei den postdiphtheri-

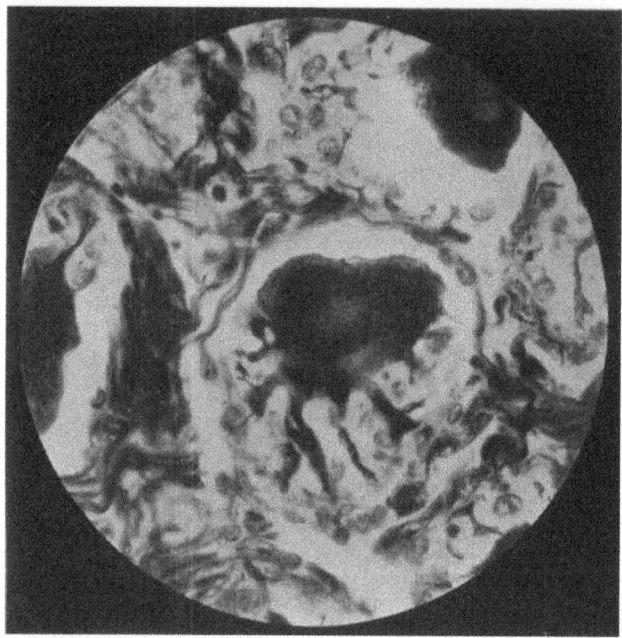

Abb. 43. Zelle aus dem Ganglion ciliare mit breiten, sich verzweigenden Fortsätzen.

schen Lähmungen kann es andererseits zu Lähmungen der Akkommodation kommen, ohne daß die quergestreiften Muskeln des Auges beteiligt sind. Diese Differenz in dem Verhalten der äußeren und der inneren Augenmuskeln drängt den Schluß auf, daß deren Kerne im Zentralnervensystem räumlich getrennt sind, und daß sie verschiedener Art sind.

Die Bahnen für den Sphincter iridis und für den Ziliarmuskel verlaufen also von den medialen kleinen Kerngruppen des Okulomotorius durch den dritten Gehirnnerven zu den Zellen des Ziliarganglions, von wo die postganglionären sympathischen Fasern in den kurzen Ziliarnerven weiter in das Augeninnere und zur glatten Muskulatur des inneren Auges gelangen.

Zum Ganglion ciliare sendet aber nicht nur der N. oculomotorius Fasern. Durch die makroskopische Präparation ist erwiesen, daß auch vom N. nasociliaris, einem Zweige des Ramus ophthalmicus des I. Trigeminusastes, eine feine Wurzel, die „Radix longa",

---

[1]) Experimentelle Studien zur Kenntnis der inneren und äußeren, vom Okulomotorius versorgten Muskeln des Auges. Graefes Arch. 44, 52 u. 70.

zu diesem Ganglion zieht (siehe Abb. 55). Der Verlauf dieser Fasern im Ganglion selbst ist freilich noch gar nicht geklärt, ja es gibt Autoren, welche annehmen, daß die zum Ganglion tretenden sensiblen Trigeminusfasern nicht darin endigen, sondern dieses nur passieren.

Schließlich ziehen auch noch vom sympathischen Plexus ophthalmicus, der bekanntlich die Arteria ophthalmica umspinnt und aus dem Plexus caroticus hervorgeht, kleine Faserbündel, die Radices sympathicae zum Ganglion ciliare. Auf diesem Wege gelangen wohl die Bahnen, welche vom Halssympathikus stammen und über das Ganglion cervicale supremum und über den Plexus caroticus verlaufen, zum Dilatator pupillae. Die sympathischen Fasern treten im Ganglion ciliare mit denen aus dem kranial-autonomen System stammenden Okulomotoriuskernen in Beziehung, um die Koordination der Pupillarbewegungen zu gewährleisten.

Die von dem Ganglion ciliare nach dem Auge zu ausstrahlenden Nervi ciliares breves unterscheiden sich dadurch von den anderen postganglionären Fasern des vegetativen Nervensystems, daß sie alle stets als markhaltig befunden werden. Niemals kann man aber in einem peripherischen Nerven des zerebrospinalen Systems Fasern mit so dünnen Markscheiden finden, wie eben in den kurzen Ziliarnerven.

Nachdem die Nervi ciliares breves mit den Nervi ciliares longi Anastomosen eingegangen haben, durchbohren sie mit etwa 20 Ästen die Sklera und verlaufen zwischen dieser und der Chorioidea nach vorn. Beim Eintritt in den Ziliarmuskel teilen sich die feinen Nervenstämmchen; hier fand H. Müller schöne Ganglienzellen. Er schildert sie als „rundliche polygonale Zellen mit 2 und 3 Fortsätzen". Nach Bildung dieses anscheinend sympathischen „Plexus ganglionis ciliaris" ziehen feine Fasern zum M. ciliaris. Die Iris selbst wird von Fasern versorgt, die sich aus dem an der Außenseite des Ziliarmuskels gelegenen Nervenplexus entwickeln.

Die Nervi ciliares longi ziehen direkt von ihrem Ursprungsnerv zum Bulbus, münden also nicht in das Ganglion ciliare ein. In der Hauptsache sind zwei Bündel zu unterscheiden: eines, welches vom N. nasociliaris entspringt und wohl in erster Linie als Leitung für die sensiblen Eindrücke am Auge in Betracht kommt, und dann dünne Fasern, welche vom Plexus ophthalmicus und damit vom Plexus caroticus und vom Ganglion cervicale supremum abstammen und den Dilatator pupillae innervieren.

Bekanntlich war Budge der erste, welcher feststellte, daß der Ursprung der pupillenerweiternden Fasern in der Höhe des 1.—3. Brustsegmentes in dem von ihm so genannten Centrum ciliospinale liege, und daß von hier aus die Bahnen durch die Rami communicantes zum Halssympathikus und mit diesem zum Ganglion cervicale supremum ziehen. Dort endigen die präzellulären Bahnen, die nicht nur den Dilatator pupillae und die Gefäße des Auges, sondern auch außerhalb des Auges den „Müller"schen Muskel (vgl. Abb. 55) versorgen, der bei seiner Kontraktion den Bulbus nach vorwärts drängt. Strittig ist noch die Frage, ob die sympathischen Fasern, welche die glatten Muskelfasern in der Orbita innervieren, durch das Ganglion ciliare ziehen; doch scheint dies nicht der Fall zu sein, denn nach der Exstirpation des Ganglion ciliare wurde weder beim Menschen noch beim Tiere ein Enophthalmus beobachtet.

Die Innervation der innerhalb und außerhalb des Auges gelegenen glatten Muskulatur erfolgt also von zwei verschiedenen, räumlich verhältnismäßig weit voneinander entfernten Zentren und damit von zwei ganz differenten Stellen des zerebrospinalen Systems, von der Gegend der Vierhügel und von dem Übergang des Hals- zum Brustmark. Die Gegensätzlichkeit der Innervation aus dem parasympathischen, kranial-autonomen System und aus dem sympathischen System läßt sich besonders deutlich an der Pupille studieren. Die Erregung des Okulomotorius wirkt pupillenverengernd, während das Zentrum ciliospinale und der Halssympathikus erweiternden Einfluß ausüben. Dieser Antagonismus erstreckt sich aber auch auf die pharmakologische

Beeinflußbarkeit dieser Systeme. So lähmt das Atropin nur die postzellulären Fasern des kranial autonomen Systems und führt dadurch zur Akkommodationslähmung und zur Erweiterung der Pupille; es hat keinen Einfluß auf die zum Auge ziehenden Fasern des Halssympathikus. Andererseits reizt das Kokain (wenigstens in mittleren Dosen) lediglich die sympathischen Nervenfasern des Dilatator pupillae, nicht aber die Endigungen der Bahnen aus dem Okulomotorius. Beide Zentren, sowohl die in der Tiefe des Vierhügels liegende kranialautonome Kerngruppe für den Sphincter pupillae als auch die im obersten Brustmark liegende Gruppe für die Pupillenerweiterung unterstehen aber der alle vegetativen Funktionen beherrschenden Regio subthalamica. Von dort fließen dem einen System Erregungen zu, wenn das andere gehemmt wird.

Bei dem Lichtreflex der Pupille geht die Anregung zur Verengerung der Pupille zunächst von der Netzhaut aus. Nach Halbkreuzung im Chiasma verlaufen die Bahnen vom äußeren Kniehöcker zu den Vierhügeln, um hier gegen

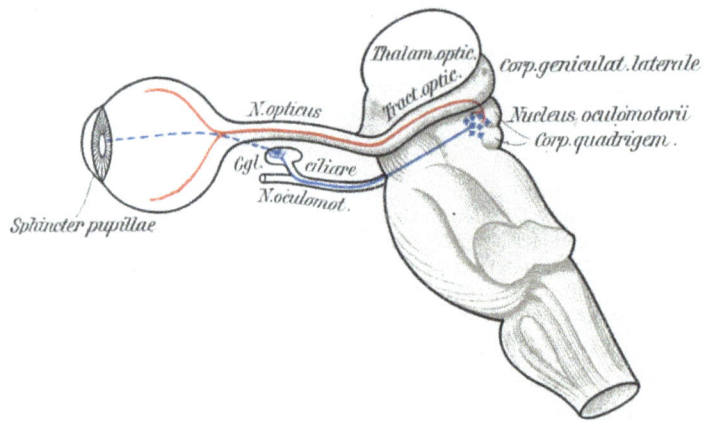

Abb. 44. Bahn des Pupillenreflexes auf Lichteinfall.
Rot: sensorische Bahn, blau: visceremotorische, kranial-autonome Bahn.

die Zellhaufen unter dem Aquädukt zum Sphinkterkern zu ziehen (siehe Abb. 44). Von dem Sphinkterkern gelangen dann die zentrifugalen Bahnen durch den N. oculomotorius, durch dessen kurze motorische Wurzeln zum Ganglion ciliare, um sich dort um die sympathischen Zellen aufzusplittern. Die Achsenzylinder dieser Ganglienzellen verlaufen dann schließlich als Nervi ciliares breves zum Sphincter pupillae.

Ob im Ganglion ciliare schon die Schließung eines kurzen Reflexbogens zustande kommt, wie dies manche Forscher annehmen, scheint recht zweifelhaft zu sein. Jedenfalls sind keine Beweise für eine solche Vermutung beizubringen. Viel plausibler erscheint es, daß der Pupillarreflex immer den oben beschriebenen Verlauf nimmt, da die Pupillarmuskulatur nicht quergestreift ist, kann der Okulomotorius eben nur über ein sympathisches Ganglion eine Einwirkung auf die Iris ausüben.

Die Pupillenbewegungen entsprechen nun nicht nur dem Wechsel der Augenbelichtung, der Akkommodation der Linse und der Konvergenz der Bulbi, sie sind vielmehr, und zwar in hohem Grade, von nervösen und psychischen Einflüssen abhängig. Jeder Schmerzeindruck und jeder Schrecken, ja jeder lebhaftere geistige Vorgang und jede psychische Anstrengung führt zu einer rasch vorübergehenden Erweiterung der Iris. Und zwar fehlen diese Psychoreaktionen der Pupille bei keinem Gesunden, wohl aber schwinden sie bei Tabikern und bei Paralytikern gleichzeitig mit dem Lichtreflex.

Die Pupillenerweiterung ist bei psychischen Vorgängen nun nicht so sehr auf eine Erregung des pupillenerweiternden Zentrums im unteren Hals- und oberen Brustmark, des Budgeschen Zentrum ciliospinale, als vielmehr auf eine von der Hirnrinde ausgehende Hemmung des Okulomotoriuszentrums zurückzuführen.

Auch nach Ausschaltung des Halssympathikus kann die Pupille durch sensible und durch psychische Reize noch erweitert werden, dagegen fehlt die

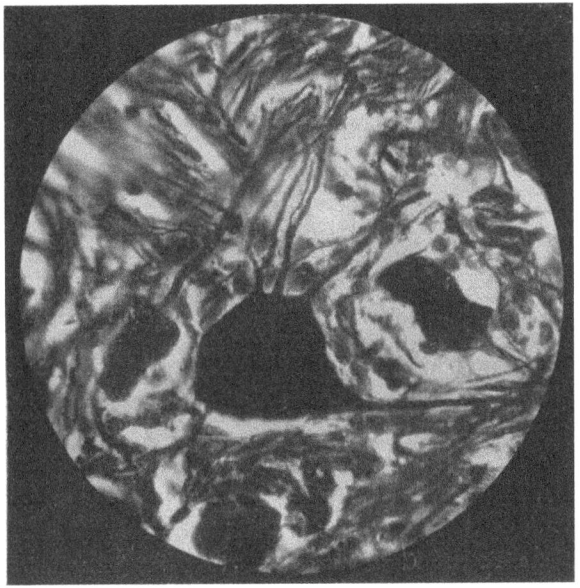

Abb. 45. Zellen aus dem Ganglion sphenopalatinum des Pferdes.
(Bielschowskysche Silberfärbung.)

Psychoreaktion der Pupillen regelmäßig bei der Okulomotoriuslähmung; somit scheint erwiesen zu sein, daß alle diese Irisbewegungen vorzüglich durch eine Änderung im Tonus des Okulomotorius zu erklären sind.

Das
Ganglion sphenopalatinum
bietet für die makroskopische Darstellung ungleich größere Schwierigkeiten als das Ganglion ciliare. Der Grund liegt nicht nur darin, daß dieses Ganglion so sehr klein ist und manchmal auch in verschiedene Teile zerfällt, die dann unter der Grenze der Sichtbarkeit liegen. Seine Zellen können auch in einem Plexus von Nervenfasern zerstreut sein. Durch histologische Untersuchungen läßt sich feststellen, daß sich das Ganglion sphenopalatinum ausschließlich aus multipolaren Ganglienzellen zusammensetzt (vgl. Abb. 45 und 51).

Ist das Ganglion sphenopalatinum wirklich sympathischer Art — und daran kann nicht mehr gezweifelt werden —, so muß es mit dem zerebrospinalen

Nervensystem durch einen Ramus communicans albus in Beziehung stehen. Für diese Verbindungsbahn zwischen der Medulla oblongata und dem Ganglion kommt wohl einzig und allein der N. petrosus superficialis major in Betracht.

Dieser dünne Nervenfaden entspringt bekanntlich aus dem Stamm des Facialis-Intermedius an der Stelle, wo dieser Doppelnerv das Knie im Felsenbein bildet, und zieht von dort zuerst oberflächlich und dann im Canalis Vidianus zum Ganglion.

Die Schwierigkeit, diesen feinen Nerven wirklich als Ramus communicans albus des Ganglions anzusprechen, besteht nun darin, daß er nicht einfach aus den motorischen Nerven entspringt, sondern daß er, wie aus den Abb. 46 und 50 zu ersehen ist, dort aus diesem hervorgeht, wo jener ein Ganglion, das „Ganglion geniculi" bildet.

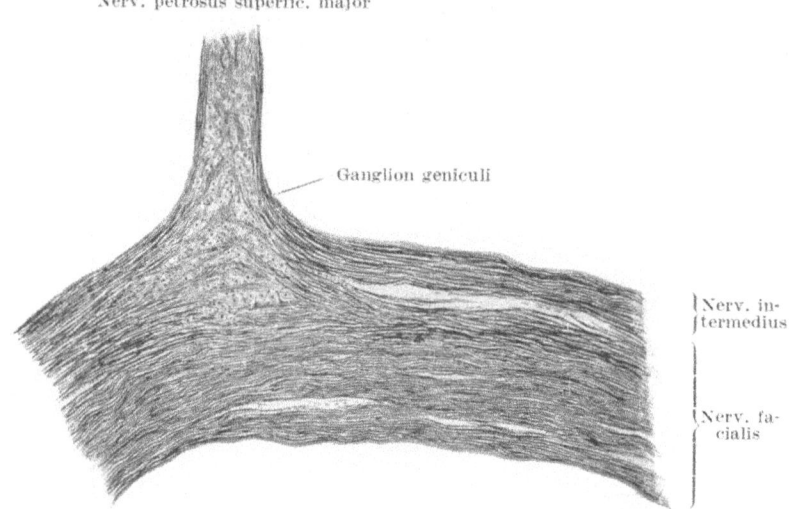

Abb. 46. Nervus facialis mit Ganglion geniculi (Weigertsche Markscheidenfärbung).

Durch Retzius und später auch durch v. Lenhossek ist nachgewiesen worden, daß die Zellen dieses Ganglions stets nur einen Fortsatz haben, d. h. daß sie der Dendriten entbehren. Auch wir haben in diesem Ganglion bei wiederholten Untersuchungen mit der Bielschowskyschen Silbermethode stets rundliche, scharf begrenzte Zellen gesehen, die vollständig denen glichen, die sich in den spinalen Ganglien und im Ganglion Gasseri vorfinden (vgl. Abb. 47).

Aus den Ganglienzellen entspringt hier nur ein ziemlich breiter Fortsatz, der Achsenzylinder, und dieser windet sich häufig, wie auch auf dem Mikrophotogramm deutlich zu sehen ist, halb um die Zellen herum oder bietet korkzieherartigen Verlauf (vgl. die Zelle links unten auf Abb. 47).

Niemals aber sind Dendriten an diesen Ganglienzellen festzustellen. Das Ganglion geniculi sitzt dem Nerv. facialis gerade an dessen Knie auf; der Nerv. petrosus superficialis major scheint diesem Ganglion zu entspringen. Durch v. Lenhossek ist aber festgestellt worden, daß die Ganglienzellen ihre Fortsätze nicht nach dem Nerv. petrosus superficialis major, sondern nach dem Knie des Fazialis und nach diesem Nerven zu aussenden und daß sie sich dort T- oder Y-förmig teilen. Der eine Schenkel geht dann mit dem N. intermedius zentripetalwärts nach dem verlängerten Mark, der andere senkt sich mit dem Fazialis tiefer in das Felsenbein. Diese Fasern sind, da sie ja von einer Spinalganglienzelle abstammen, zweifellos sensibler Natur. Die Annahme, daß sie den Bahnen entsprechen, durch welche sensorische Reize der Zunge durch die Chorda tympani, den N. facialis, über das Ganglion geniculi und den N. intermedius nach der Medulla oblongata geleitet werden, hat viel für sich.

Nach v. Lenhossek treten die Fasern des N. petrosus superficialis major mit den Zellen des Ganglion nicht in Beziehung! Sie durchsetzen das Ganglion nur, um sich zentripetalwärts umzuwenden und im Anschluß an den N. facialis hirnwärts zu ziehen.

Der Nervus petrosus superficialis major ist also, da er von einem zerebrospinalen Nerven (Fazialis) zu einem sympathischen Ganglion zieht, als Ramus communicans albus anzusprechen. Daß dies wirklich so ist, dafür sprechen auch klinische Beobachtungen. Bei hoch zu lokalisierender Fazialislähmung versagt die Tränensekretion auf der betroffenen Seite und es ist wohl kein

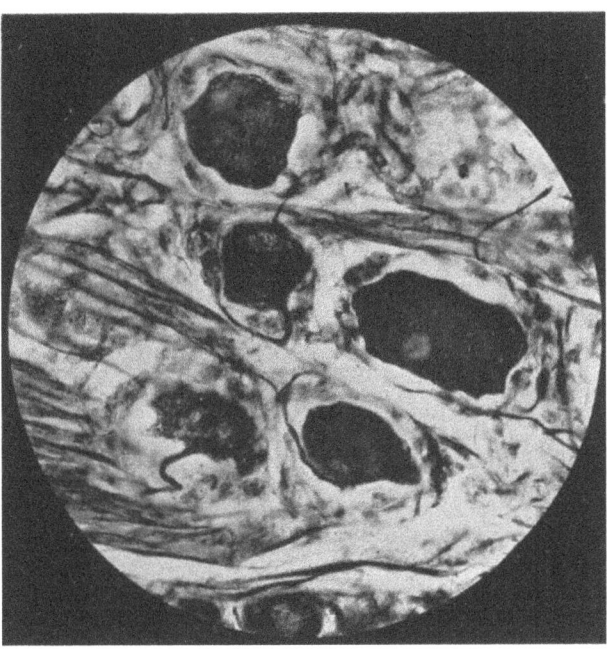

Abb. 47. Spinalganglienzellen (Ganglion geniculi).
(Bielschowskysche Silberfärbung.)

Zweifel darüber mehr möglich, daß die hier in Betracht kommenden Innervationen aus dem Fazialis über den Nervus petrosus superficialis major zum Ganglion sphenopalatinum und von hier durch dessen postganglionäre Fasern zur Tränendrüse verlaufen.

Der Nervus petrosus superficialis major enthält nur markhaltige, und zwar ziemlich breite Fasern. Auf seinem Wege durch den Canalis Vidianus schließt sich ihm ein markloser Nerv, der Nervus petrosus profundus, an. Dieser zieht vom Plexus caroticus internus zum Ganglion sphenopalatinum.

Abb. 48 stellt einen Schnitt aus dem Nervus Vidianus dar; dieser gleicht sehr den Bildern, welche man findet, wenn die beiden Verbindungsäste von den Ganglien des Grenzstranges zu den Spinalnerven, d. h. wenn der des Ramus communicans albus und der Ramus communicans griseus ein gemeinschaftliches Nervenbündelchen bilden. Auch im Nervus Vidianus wird die eine Hälfte,

70   Vegetatives Nervensystem des Kopfes.

und zwar die, welche dem Nervus petrosus superficialis major entspricht, von markhaltigen Fasern ausgefüllt; diese sind sehr verschiedenen Kalibers: ganz dünne Markscheiden mit kleinen spindeligen Anschwellungen sind von breiteren, die dann meistens Lantermannsche Segmentationen aufweisen, zu unterscheiden. In dem marklosen Anteil des Nervus Vidianus, der dem Nervus petrosus profundus entspricht, finden sich dann jedesmal vereinzelte Ganglienzellen (siehe Abb. 48). Der Nervus petrosus profundus muß, da marklos, als postzellulärer Nerv angesprochen werden. Er scheint die Verbindung zwischen dem Ganglion cervicale supremum über den Plexus caroticus mit dem Ganglion

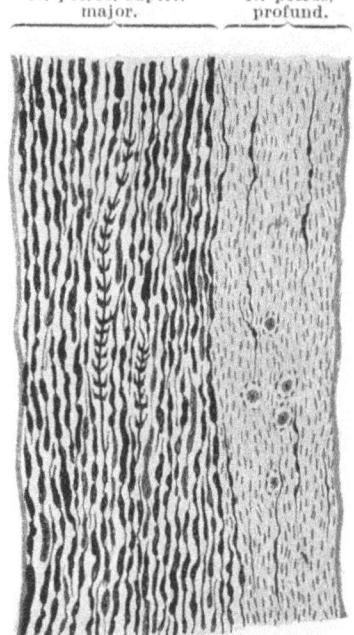

Abb. 48. Längsschnitt aus dem N. Vidianus. Weigertsche Markscheidenfärbung bei schwacher Vergrößerung.

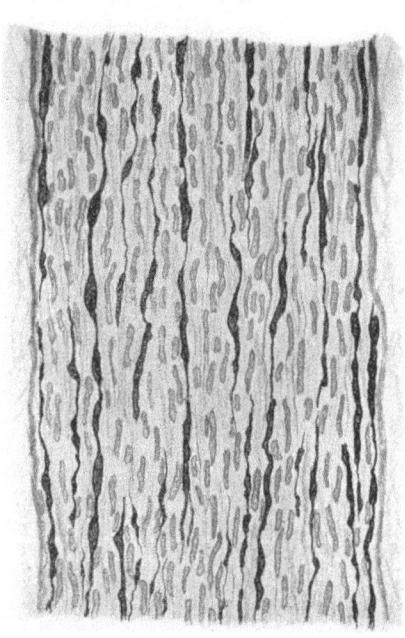

Abb. 49. Nervus palatinus. Weigertsche Markscheidenfärbung. Nachfärbung mit Alaunkarmin, starke Vergrößerung.

sphenopalatinum darzustellen. Die Funktion und Bedeutung dieses Nervenbündels ist uns ja noch gar nicht klar, doch mag darauf hingewiesen werden, daß auch zum Ganglion ciliare Fasern aus dem nahegelegenen Plexus ophthalmicus ziehen. Die Ganglien der Organe des Schädels treten ebenso wie die des Ösophagus, der Bronchien und des Herzens sowohl mit den Nervenfasern des kranial-autonomen Systems wie mit denen des sympathischen Grenzstranges in Beziehung. Wie auf Abb. 55 zu sehen ist, entspringen aus dem Ganglion sphenopalatinum die Rami orbitales, die Nervi nasales posteriores und die Nervi palatini.

Diese Fädchen setzen sich, wie Abb. 49 zeigt, als echte postganglionäre Nerven zum überwiegenden Teil aus marklosen Fasern zusammen. Die Kerne der Schwannschen Scheiden haben sich mit Alaunkarmin gut nachgefärbt, die Achsenzylinder sind, da sie ganz blaß geblieben sind, nur angedeutet zu erkennen; sehr deutlich treten aber auf diesen nach der Weigertschen Methode behandelten Schnitten die vereinzelten dünnen Markscheiden zutage.

Die Physiologie des Ganglion sphenopalatinum.

Durch die histologischen Untersuchungen ist einwandfrei und unumstößlich erwiesen, daß dieses Ganglion sich ausschließlich aus Zellen zusammensetzt, die viele Dendriten aufweisen, daß es also sympathischer Natur ist. Diese Feststellung schließt es aus, daß von dem Ganglion sphenopalatinum selbst

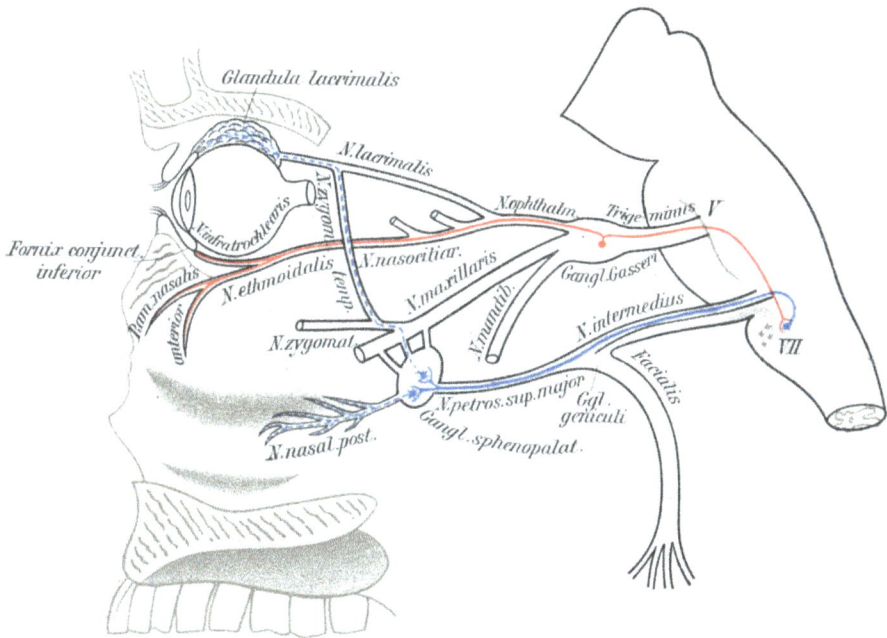

Abb. 50. Schema des Tränenreflexes.
Rot: sensible Fasern, blau: kranial-autonome Bahnen.

sensible oder motorische Fasern für quergestreifte Muskulatur entspringen. Solche Bahnen können höchstens am Ganglion vorbeiziehen und sich dann mit seinen postganglionären Bündeln mischen. Das Ganglion sphenopalatinum wird also wie ein anderes Ganglion des vegetativen Systemes nur Funktionen dienen, auf die unser Wille keinen Einfluß hat, es können also nur Drüsen oder glatte Muskeln von ihm innerviert werden.

Augenscheinlich fällt nun dem Ganglion sphenopalatinum die Versorgung der Tränendrüse und der Schleimhautdrüsen im Nasenrachenraum zu. Früher war man ja allgemein geneigt gewesen, den Trigeminus als tränensekretorischen Nerven anzusprechen. Und tatsächlich wirkt der Nervus lacrimalis, welcher bekanntlich aus dem 5. Gehirnnerven entspringt, auslösend auf die Tränenproduktion. Bei der Annahme, daß die Sekretionsfasern auch aus dem Trigeminus und seinem Kerngebiet entspringen, wurde aber die Forderung ganz außer acht gelassen, daß eine Sekretionsanregung nur über ein sympathisches Ganglion und nur durch postganglionäre sympathische Nerven erfolgen könne. Es wurde nun experimentell nachgewiesen, daß auch dann, wenn der Trigeminus an der Wurzel durchschnitten ist, starke sensible Reize, die irgendwo im Körper gesetzt werden, Tränenabsonderung zur Folge haben. Dies wäre unmöglich, wenn die sekretorischen Fasern mit dem Trigeminus aus der Medulla oblongata austreten würden. Solche Versuche sprechen vielmehr dafür, daß die vegetativen Bahnen, welche die reflektorische Tränenabsonderung auslösen, sich erst näher der Peripherie an den Lakrimalis anschließen. Nun wurde aber auch von klinischer Seite darauf aufmerksam gemacht, daß bei einer Fazialislähmung, deren Ursache oberhalb des Ganglion geniculi liegt, die Tränensekretion auf der gelähmten Seite gestört ist. Die Bahnen, welche die Tränensekretion auslösen, müssen also in der Gegend des Knieganglions den Fazialis verlassen und da kann für deren Weg nur der Nervus petrosus superficialis major in Betracht kommen. Mit diesen ziehen sie zum Ganglion sphenopalatinum, um von hier durch die kurzen Nervi sphenopalatini, den Nervus zygomaticus und schließlich durch dessen Verbindungsast mit dem Nervus lacrimalis, den Ramus zygomatico-temporalis zum Tränennerven und zur Tränendrüse zu gelangen (vgl. Abb. 50).

Der hier geschilderte und abgebildete Verlauf der Tränendrüseninnervation aus einer motorischen Wurzel: dem Fazialis, über den Ramus communicans albus: Nervus petrosus superficialis major, zum vegetativen Ganglion: Ganglion sphenopalatinum und von da über die postganglionären Fasern: Nervi sphenopalatini zum sensiblen, peripherischen Nerven: Nervus lacrimalis, kann, so kompliziert er auch ist, als gesichert gelten, und ohne Schwierigkeiten läßt sich dieser Verlauf der Tränendrüseninnervation mit dem freilich viel einfacheren Schema des Verlaufes der sympathischen Bahnen am Rumpfe in Einklang bringen.

Keine Einigkeit besteht aber noch über das zerebrale bzw. über das bulbäre Zentrum der Tränensekretion. Da nun aber die Ganglienzellen für die glatten Muskeln des Auges in der nächsten Nähe der großen Ganglienzellen für die quergestreiften Muskeln dieses Nerven liegen und da auch die sympathischen Zentren der Spinalnerven im Seitenhorn nahe den Vorderhornganglienzellen lokalisiert sind, so haben wir wohl auch die Berechtigung, das Zentrum für die Sekretion der Tränendrüsen in die nächste Nähe der großen multipolaren Ganglienzellen des 7. Gehirnnerven zu verlegen, mit dem die Sekretionsfasern das verlängerte Mark verlassen.

Auf Abb. 50 wurde versucht, den Weg, welchen der Tränenreflex einschlägt, schematisch darzustellen. Bekanntlich führt sowohl Reizung der Konjunktiva als auch der Nasenschleimhaut zur Tränenabsonderung. Von der Oberfläche des Auges, d. h. von dessen Bindehaut, leiten der N. lacrimalis, von der Nasenschleimhaut der N. ethmoidalis, alles Äste des Ramus ophthalmicus nervi trigemini, die Empfindungseindrücke nach dem Ganglion Gasseri, wo die trophischen Zellen für die sensiblen Bahnen dieses Nerven liegen. Von hier ziehen diese Fasern als Radix descendens nach dem sensiblen Kern des 5. Gehirnnerven, der sich durch die ganze Medulla oblongata bis ins oberste Halsmark erstreckt. Ob die Fasern gleich direkt zum Zentrum der Tränensekretion, das, wie oben dargetan, zweifellos in der Nähe des Fazialiskernes oder Intermediuskernes zu lokalisieren ist, gelangen, das wird wohl kaum noch entschieden werden können. Der zentrifugale Teil des Reflexbogens: Fazialis, N. petrosus superficialis major, seine Unterbrechung im Ganglion sphenopalatinum, seine Fortsetzung im N. maxillaris und zygomaticus temporalis und im N. lacrimalis, wurde ja oben schon wiederholt besprochen.

Die Innervation der Tränendrüse erfolgt aber nicht allein vom bulbärautonomen System, an ihr ist zweifellos auch der Halssympathikus und das Ganglion cervicale supremum mitbeteiligt.

Ob der Halssympathikus bzw. die postzellulären Ausläufer des Ganglion cervicale supremum nur vasomotorische Einflüsse auf die Tränendrüse ausüben und damit auf deren Sekretion wirken, oder ob sie, was wahrscheinlicher ist, direkt sekretorische, vielleicht sekretionshemmende Fasern führen, ist noch nicht endgültig entschieden. Ebensowenig ist sichergestellt, welchen Weg die Fasern vom Ganglion cervicale supremum zur Drüse einschlagen. Zweifellos ziehen sie im Plexus caroticus internus nach oben, in Frage steht aber, ob sie von hier über den Plexus, welcher die Arteria ophthalmica umspinnt, zur Tränendrüse gelangen, oder ob sie vom Plexus cavernosus nach dem 1. Trigeminusast sich wenden und mit diesem zum Nervus lacrimalis und zur Drüse ziehen.

Außer der Tränendrüse versorgt das Ganglion sphenopalatinum auch noch die Schleimdrüsen des Nasenrachenraumes. Dafür spricht einmal, daß von diesem Ganglion Äste, die Nervi nasales posteriores und die Nervi palatini, nach der Schleimhaut der Nase und des Gaumens ausstrahlen; außerdem wurde nachgewiesen, daß durch Reizung des Fazialis Sekretion der Gaumendrüsen auszulösen ist, was nur durch eine Erregung der in diesen Nerven verlaufenden präganglionären Fasern des Ganglion sphenopalatinum zu erklären ist.

Ob das Ganglion sphenopalatinum auch als Zentrum für die Vasomotoren der Nasenschleimhaut angesprochen werden muß, oder ob für diese nur das Ganglion cervicale supremum in Betracht kommt, ist noch nicht entschieden; manches spricht dafür, daß die Verhältnisse ähnlich liegen wie für die Speicheldrüsen, d. h. daß die Vasodilatatoren vom Kopfganglion und damit von der Medulla oblongata und die Vasokonstriktoren vom obersten Halsganglion und vom Halsmark aus innerviert werden.

Bei der Besprechung der Pupillarbewegungen wurde dargelegt, daß diese nicht nur von sensorischen Eindrücken, vom Lichteinfall, sondern auch vom körperlichen Schmerz und von psychischen Vorgängen beeinflußt werden. Auch die vom Ganglion sphenopalatinum innervierten Organe reagieren nicht nur auf die direkten reflektorischen Erregungen, ihre Tätigkeit wird vielmehr auch durch Schwankungen in der Stimmung angeregt. **Haben wir doch kein anderes Zeichen, welches uns so deutlich den körperlichen und den seelischen Schmerz zum Ausdruck bringt, wie die Sekretion der Tränendrüsen.**

Beim Weinen beteiligen sich aber, wie uns die Beobachtung jedes weinenden Kindes beweist und wie auch der volkstümliche Ausdruck „Rotz und Wasser heulen" sagt, neben der Tränendrüse auch die Drüsen des Nasenrachenraumes.

Die Beeinflussung der Schleimdrüsen und der Gefäße des Nasenraumes durch Stimmungen wird auch dadurch dokumentiert, daß manche Menschen bei Verlegenheit oder bei der Scham plötzlich unter Stockschnupfen oder unter starker Nasensekretion zu leiden haben, und daß die Schwellkörper im Nasenrachenraum zweifellos mit der Geschlechtsbetätigung in Beziehung stehen.

Das

Ganglion oticum

liegt bekanntlich dicht unter dem Foramen ovale an der Innenseite des 3. Trigeminusastes. Es ist meist abgeplattet, repräsentiert sich also nicht als ein Knötchen, sondern vielmehr als eine bräunlich-gelblich häutige Auflage an der Stelle, an welcher sich der Nervus mandibularis in den Nervus lingualis und den Nervus alveolaris inferior teilt. Das Ganglion oticum unterscheidet sich wenig von seiner Umgebung, so daß es leicht als Bindegewebe angesehen und abpräpariert wird. Nur durch die mikroskopische Untersuchung kann der sichere Beweis erbracht werden, daß man wirklich das Ganglion oticum vor sich hat.

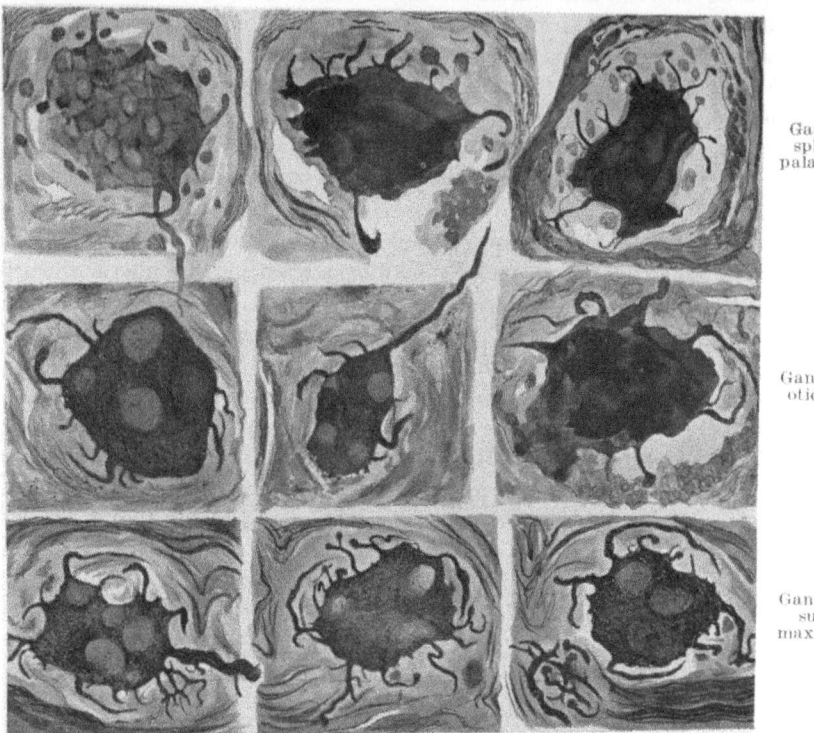

Abb. 51. Ganglienzellen aus dem Ganglion sphenopalatinum, aus dem Ganglion oticum und aus dem Ganglion submaxillare.

Bei den Ganglienzellen des Ganglion oticum handelt es sich jedesmal um multipolare Zellen, und zwar um den Typus, welcher von Cajal als Kronenzelle bezeichnet wurde. sie weisen ringsum an der Peripherie kleine hakenförmig gekrümmte Dendriten auf und senden einen langen Fortsatz als Achsenzylinderfortsatz zum Nerven (siehe die mittlere Ganglienzellenreihe auf Abb. 51).

Auch nach den neueren histologischen Forschungen von Riquier[1]) kann kein Zweifel mehr darüber bestehen, daß das Ganglion oticum den Ganglien des vegetativen Systems zuzurechnen ist.

Wenn wir nun versuchen, die Funktionen des Ganglion oticum zu erörtern, so müssen wir einerseits dessen Verbindungsäste mit dem zerebrospinalen

---

[1]) Sulla fine struttura del ganglio otico. Rivista di Patol. nervosa e mentale. 18 fasc. 10. 1913.

System und andererseits diejenigen mit den zu innervierenden Organen besprechen.

Als Ramus communicans albus kommen die Nervenfasern, welche das Ganglion oticum mit dem N. glossopharyngeus verbinden, in Betracht. Der 9. Gehirnnerv ist bekanntlich gemischter Natur. Die motorischen Fasern nehmen ihren Ursprung aus zwei Kernen, die nahe am Hypoglossuskern und am Nucleus ambiguus liegen. Wie aus der Abb. 52

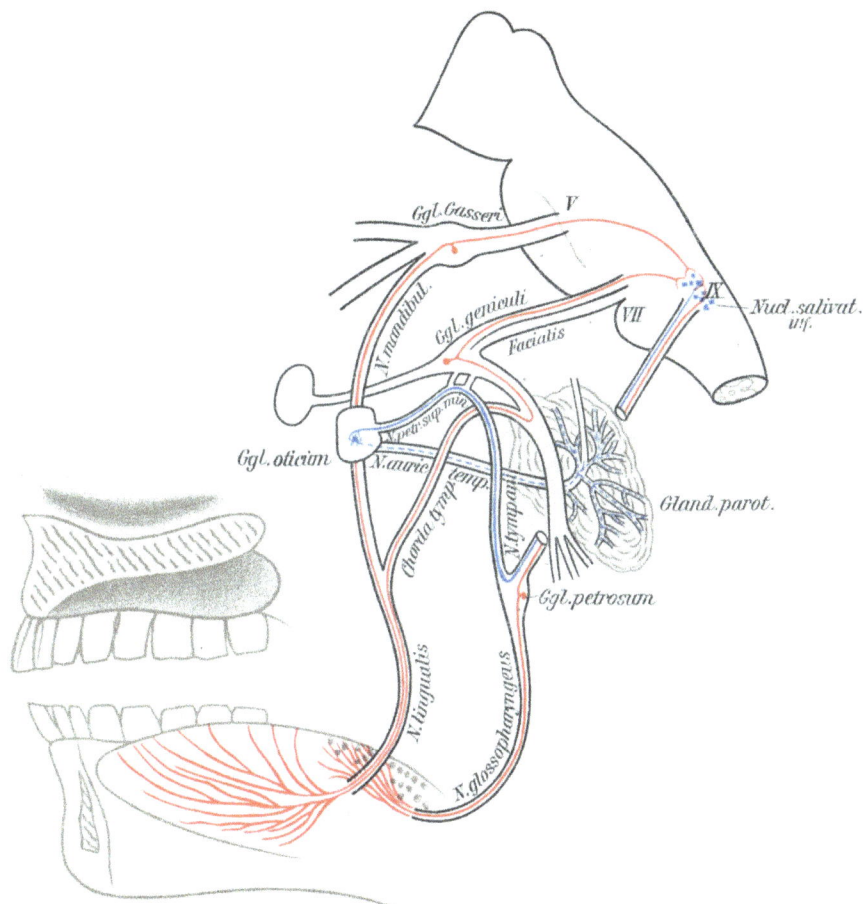

Abb. 52. Schema der reflektorischen Erregung der Ohrspeicheldrüse.
Rot: sensible Bahnen, blau: kranial-autonome Bahnen.

zu ersehen ist, gehen von dort aus die Fasern mit dem Glossopharyngeus nach dem Ganglion petrosum. Vor diesem biegen sie aber ab, um mit dem N. tympanicus, dem Plexus tympanicus (Jacobsoni) und dem N. petrosus superficialis minor nach dem Ganglion oticum zu ziehen. Dies ist der Verlauf der präzellulären Fasern. Die postzellulären Bahnen des Ganglion oticum wenden sich nach dem sensiblen N. auriculo-temporalis, einem Aste des N. mandibularis, und gelangen mit dessen Rami parotidei zur Ohrspeicheldrüse. Es kann kein Zweifel darüber bestehen, daß die hauptsächliche Funktion des Ganglion oticum die Innervation dieser großen Speicheldrüse ist. Kohnstamm[1]) glaubt den Beweis

---

[1]) Vom Zentrum der Speichelsekretion, dem N. intermedius und der gekreuzten Fazialiswurzel. Verhandl. d. Kongr. f. inn. Med. 1902.

erbracht zu haben, daß in der Umgebung des frontalen Teiles vom Nucleus ambiguus, zwischen diesem und der Oliva inferior, eine Kerngruppe liegt, in welcher die Ursprungszellen für die Sekretion der Parotis zu suchen sind (Nucleus salivatorius inferior). Daß der Glossopharyngeus tatsächlich die präzellulären Fasern für die Innervation der Ohrspeicheldrüse enthält, ist auch daraus zu schließen, daß die Parotissekretion nach Durchschneidung des 9. Gehirnnerven oder nach Durchtrennung seines Ramus tympanicus erlischt. Auch durch otiatrische Beobachtungen wurde erwiesen, daß bei Läsion der Jacobsonschen Anastomose innerhalb der Paukenhöhle die Parotisfunktion auf der betreffenden Seite ausfällt. Ob das Ganglion oticum außer der Versorgung der Ohrspeicheldrüse noch andere Funktionen hat, ist zur Zeit nicht zu entscheiden. Immerhin muß darauf hingewiesen werden, daß von diesem Nervenknoten Verbindungsfasern zum N. mandibularis und zur Chorda tympani ziehen.

Die Innervationsverhältnisse des Ganglion oticum sind also ganz ähnliche wie die der Ganglien des Grenzstranges, des Ganglion ciliare oder des Ganglion sphenopalatinum. Von einer vorderen Wurzel, hier vom motorischen Teil des Glossopharyngeus stammt der Ramus communicans albus, der Nervus tympanicus und Nervus petrosus superficialis minor. Mit sensiblen Nerven, hier mit dem N. auriculo-temporalis, ziehen die postganglionären Fasern zu den zu innervierenden Organen und ebenso wie das Ganglion ciliare Wurzeln vom Plexus ophthalmicus und das Ganglion sphenopalatinum solche vom Plexus caroticus bezieht, so erhält das Ganglion oticum und damit auch die Ohrspeicheldrüse ihre Innervation nicht nur aus dem bulbär-autonomen System; mit der Arteria temporalis ziehen auch Fasern vom Halssympathikus und damit vom Ganglion supremum cervicale zu dieser Drüse (vgl. Abb. 55). Die Physiologie lehrt, daß bei Reizung dieser Nerven die Qualität des Sekretes der Ohrspeicheldrüse eine andere ist als bei Reizung des Ganglion oticum oder des Nervus auriculo-temporalis. Ob freilich dem Halssympathikus direkt sekretionserregende oder sekretionshemmende Fasern für die Parotis zugeschrieben werden dürfen oder ob nur durch die Änderung der vasomotorischen Innervation die Sekretion der Ohrspeicheldrüse ausgelöst wird, darüber herrscht noch keine Übereinstimmung der Autoren.

Der Reflex, der zur Sekretion der Ohrspeicheldrüse führt, kann, wie auf Abb. 52 dargestellt ist, einmal durch die sensiblen Fasern, die im Lingualis und im Mandibularis über den Trigeminusstamm zur Medulla oblongata ziehen, ausgelöst werden, dann kommen zweifellos auch die sensorischen Fasern der Chorda tympani, welche ihr trophisches Zentrum im Ganglion geniculi haben und von hier im Nervus intermedius zum verlängerten Mark gelangen, in Betracht. Schließlich kann die Sekretion der Speicheldrüse auch noch durch die Geschmacksfasern, welche im Nervus glossopharyngeus zum Kern des 9. Gehirnnerven ziehen, ausgelöst werden. Die spinalen Ganglienzellen für die letzteren Bahnen sind im Ganglion petrosum zu suchen.

Der zentrifugale Schenkel des Reflexes, der zur Sekretion der Ohrspeicheldrüse führt, ist oben wiederholt schon besprochen worden: vom Nucleus salivatorius inferior ziehen die Fasern in der motorischen Portion des Glossopharyngeus über den Nervus tympanicus, den Nervus petrosus superficialis minor zum Ganglion oticum, um dort mit Körbchen um die Ganglienzellen zu endigen. Die postzellulären Fasern schließen sich dem Nervus auriculo-temporalis an (vgl. Abb. 52). Ein Verständnis für den so komplizierten Verlauf des zentrifugalen Teiles dieses Reflexbogens wird uns erst dann ermöglicht werden, wenn das Problem der Entwicklung des Schädels aus einzelnen Wirbeln gelöst ist. Und dies wird nur mit Hilfe der Entwicklungsgeschichte und der vergleichenden Anatomie geschehen können.

Auf die Erregung der Speicheldrüsen durch Schmerzen, die irgendwo im Körper gesetzt werden oder durch seelische Emotionen soll weiter unten bei Besprechung der Unterkieferspeicheldrüsen eingegangen werden.

Ganglion submaxillare.

Von den beiden Ganglien der Unterkieferspeicheldrüsen soll nur das Ganglion submaxillare besprochen werden. Die Verhältnisse des Ganglion sublinguale sind ja ganz ähnliche, so daß von einer Beschreibung dieses Ganglions abgesehen werden kann.

Die makroskopische Darstellung des Ganglion submaxillare bietet dort, wo es überhaupt ausgebildet ist, keine größeren Schwierigkeiten. Man hat nur den N. lingualis weiter nach unten zu verfolgen, dann stößt man bald auf feine Ästchen, die „Rami communicantes cum N. linguali", welche zu dem spindelförmigen Ganglion submaxillare ziehen.

Manchmal ist aber das Ganglion submaxillare gar nicht aufzufinden. Die vom Stamme des N. lingualis sich abzweigenden Ästchen bilden ein Geflecht, in dem makroskopisch kaum sichtbare, kleinste Knötchenanhäufungen von Ganglienzellen sich darstellen lassen. Untersucht man nun Schnitte aus dem Ganglion submaxillare mit der Silbertinktionsmethode, so zeigt sich, daß es sich ausnahmslos um multipolare Ganglienzellen handelt.

Auf Abb. 51 sind in der untersten Reihe drei Zellen aus dem Ganglion submaxillare wiedergegeben. Es läßt sich dort deutlich sehen, daß die Dendriten zahlreich aus der ganzen Peripherie der Zelle entspringen und besonders unregelmäßig verlaufen. Bisweilen endigen die Dendriten mit kleinen kolbigen Anschwellungen. Recht häufig biegen die Dendriten rasch nach ihrem Ursprung hakenförmig um und verlaufen dann parallel dem äußeren Zellrand. Da die Dendriten stets intrakapsulär bleiben, handelt es sich vorzüglich um den Typus der Kronenzellen Cajals. Biondi[1]) fand daneben auch noch Ganglienzellen mit langen Fortsätzen, welche weit über die perizelluläre Kapsel sich erstreckten.

Die Äste, welche vom N. lingualis zum Ganglion ziehen, erwiesen sich als markhaltig (Rami communicantes albi), anders verhielten sich die feinen Fäserchen, die vom Ganglion in die Unterkieferspeicheldrüse eindringen. Diese postzellulären Nerven setzen sich ausschließlich aus marklosen, nackten Achsenzylindern zusammen.

Über den weiteren Verlauf dieser marklosen Zellfasern in der Speicheldrüse selbst habe ich keine Untersuchungen angestellt. Retzius[2]) beschreibt, daß die marklosen Achsenzylinder mit feinen varikösen Endästen die Drüsenacini umflechten. Die Frage, ob diese Nervenfasern zwischen die Zellen eindringen, läßt Retzius offen. Dogiel hält es für erwiesen, daß die Nerven in sehr enge Beziehung mit den Drüsenzellen treten, ja daß sie nicht nur zwischen die Zellen eindringen, sondern diese umflechten.

Der Verlauf der präganglionären Fasern des Ganglion submaxillare ist wohl ziemlich klar gestellt. Diese entspringen, wie auf Abb. 53 dargestellt ist, dem Fazialis als Chorda tympani und schließen sich dem N. lingualis an. Ihr Zentrum im verlängerten Mark liegt aber nach den Untersuchungen von Kohnstamm nicht im Fazialiskern, sondern in einer Gruppe, die dorsal davon gelegen ist und welche Kohnstamm als „Nucleus salivatorius superior" bezeichnet. Nach Durchschneidung der Chorda tympani, zentral vom Ganglion submaxillare, fand Kohnstamm angeblich an der erwähnten Stelle unterhalb des Ventrikelbodens eine kleine Anzahl von voluminösen Zellen des Vorderwurzeltypus in Tigrolyse. Dieser Forscher vermutet, daß von dort aus die präzellulären Speichelfasern durch den motorisch-sensiblen, dem Fazialis angelagerten N. intermedius der Chorda tympani zugeleitet werden.

---

[1]) Sulla fine struttura dei gangli annessi al simpatico craniano nell nomo, Ricerche fatte nel Labor. d. Anat. della Universita di Roma. 16 u. 17. 1912 u. 1913.

[2]) Zur Kenntnis der Drüsennerven. Biol. Untersuch. 3. Neue Folge. 1892.

Vegetatives Nervensystem des Kopfes.

Die in der Chorda tympani verlaufenden Fasern haben einmal einen sekretionsauslösenden Einfluß auf die Unterkieferspeicheldrüsen, außerdem wirken sie — das kann jetzt als sicher hingestellt werden — erweiternd auf die Gefäße in diesen Drüsen. Diese beiden Funktionen sind aber nicht zwangsmäßig aneinander gebunden.

Die Speicheldrüse wird nun bekanntlich nicht nur von der Medulla oblongata über die Chorda tympani und den Nervus lingualis, sondern auch vom Rückenmark aus über den Halssympathikus und das Ganglion cervicale supremum

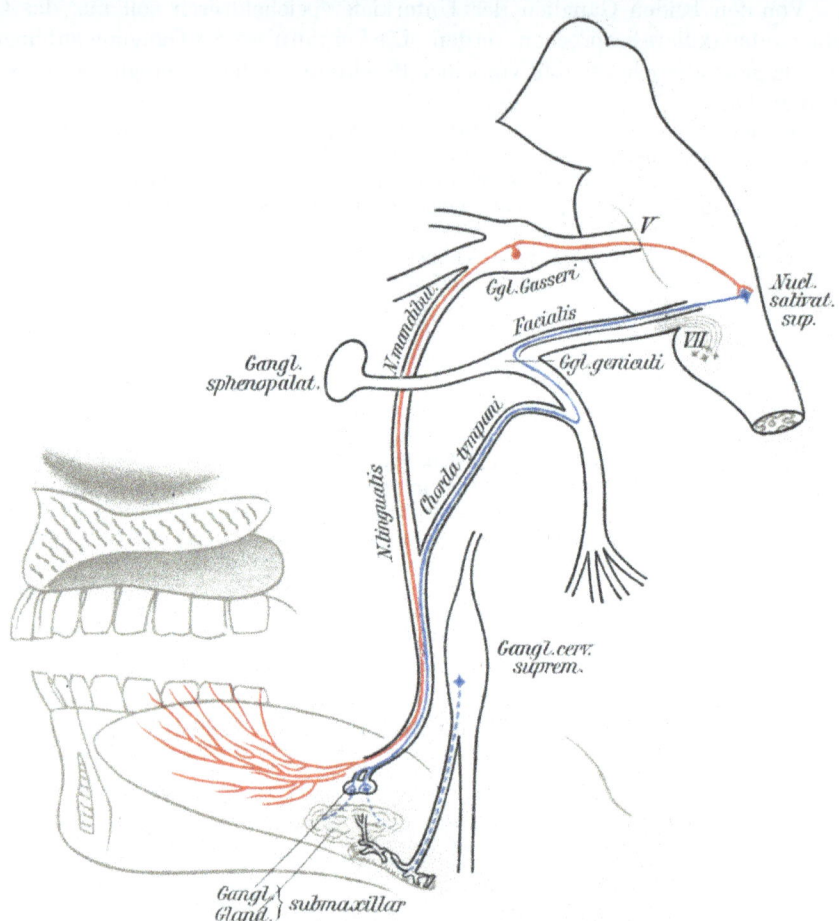

Abb. 53. Schema der reflektorischen Erregung der Submaxillardrüse.
Rot: sensible Bahnen, blau: vegetative Bahnen.

innerviert. Die verschiedenartige Einwirkung dieser beiden Systeme auf die Tätigkeit der Speicheldrüse ist seit Ludwig Gegenstand zahlreicher Untersuchungen gewesen.

Bei Reizung der Chorda tympani entleert sich aus der Speicheldrüse ein reichliches dünnflüssiges Sekret. Die Erregung des Halssympathikus veranlaßt die Drüse zur Ausscheidung eines spärlichen, zähflüssigen, trüben Speichels. Da der Halssympathikus zugleich eine Vasokonstriktion in der Drüse bedingt, so kann die sekretorische Arbeit nicht als Ergebnisse verstärkter Blutzirkulation betrachtet werden. Vielmehr ist der Halssympathikus als echter Sekretionsnerv der Speicheldrüse anzusprechen. Von großer theoretischer Bedeutung ist der Umstand, daß Atropin nur die Sekretionsfasern der Chorda tympani, nicht aber die des Halssympathikus lähmt. Diese Tatsache entspricht dem gegensätzlichen pharmakologischen Verhalten der aus dem Mittelhirn stammenden Fasern des Sphincter pupillae und der aus dem Ganglion cervicale supremum entspringenden Fasern des Dilatator pupillae.

Die zentripetalen Bahnen des die Speichelsekretion auslösenden Reflexes gehen durch die Äste des Nervus lingualis zum verlängerten Mark (vgl. Abb. 53). Alle im Munde gesetzten Reize üben einen erregenden Einfluß auf die Speichelsekretion aus. Der Reflexbogen geht über die Medulla oblongata. Neben diesen, im verlängerten Mark geschlossenen Reflexbögen kommen aber noch andere Momente für die Auslösung der Speichelsekretion in Betracht. So ruft die schmerzhafte Erregung des Nervus ulnaris, cruralis, ischiadicus, ja jedes zentripetalen sensiblen Nerven Speichelsekretion hervor. Schmerzreize bedingen aber nur bei erhaltener Chorda tympani Speichelfluß, also nicht auch durch Vermittlung des Halssympathikus. Auch in dieser Beziehung liegen die Verhältnisse ähnlich wie bei der Innervation der Iris, haben wir doch davon berichtet, daß die Erweiterung der Pupille auf Schmerzreize und auf psychische Vorgänge lediglich über den Okulomotorius und nicht über den Halssympathikus geleitet wird. Aus den Versuchen Pawlows wissen wir, daß Tiere, denen eine Nahrung gezeigt wird, mit Speichelsekretion reagieren. Dieser Reflex kann aber gehemmt werden, sobald das Versuchstier in starke seelische Erregung kommt. Im Gegensatz zu Bechterew und Misslaswky glaubt Pawlow, daß kein beschränkter Bezirk der Hemisphärenoberfläche als Speichelzentrum angesprochen werden dürfte; er nimmt vielmehr an, daß die Speichelzentren im verlängerten Mark von vielen verschiedenen Gegenden des Gehirnes aus beeinflußt werden können und spricht diese Art der Speichelsekretion als einen „bedingten Reflex" an.

Bisher wurde besprochen, daß die Speichelsekretion ausgelöst werden kann, einmal durch sensible Reize in der Mundhöhle, dann durch schmerzhafte Reize, die irgendwo am Körper gesetzt worden sind, und drittens durch Vorstellungen, die durch Gesichts- und Gehörseindrücke verursacht sind; dem ist noch hinzuzufügen, daß auch emotionelle Vorgänge in unserem Gehirn die Speichelsekretion anregen. Daß dies so ist, zeigt uns die Beobachtung eines heftig weinenden Kindes, das nicht nur Tränen vergießt und Schleim aus der Nase befördert, sondern zweifellos auch vermehrten Speichelfluß hat. Hin und wieder ist auch bei starker seelischer Erregung isolierte Speichelsekretion (Ptyalismus) zu beobachten.

Ganglion cervicale supremum.

Bei einer Darlegung der vegetativen Innervation des Kopfes muß auch das oberste Halsganglion mit in den Kreis der Erörterungen gezogen werden; beteiligen sich doch seine Äste an der Innervierung der meisten Organe des Kopfes.

Die makroskopische Darstellung dieses Ganglions ist mühelos. Man hat nur den Halssympathikus nach oben zu verfolgen; kurz unterhalb der Schädelbasis findet sich das große, etwa 2 cm lange und 5—8 mm breite, spindelförmige Ganglion. Seine Fortsetzung nach oben, der N. caroticus internus, der sich bald in den Plexus caroticus internus auflöst, ist verhältnismäßig recht kräftig.

Die Histologie des Ganglion cervicale supremum wurde ja schon bei der Besprechung der Histologie der Grenzstrangganglien erörtert.

Auf Abb. 54 sind Ganglienzellen wiedergegeben, die alle genau nach solchen, wie sie sich in den Schnitten aus dem Ganglion cervicale supremum vorfinden, gezeichnet wurden. Mit dem ersten Blick ist zu ersehen, daß die Zellen hier ganz verschiedenen Typen entsprechen. Es sind zunächst Zellen zu verzeichnen, welche kurze, hakenförmige, intrakapsuläre Dendriten ringsum von der Peripherie des Körpers aussenden. Vgl. die Zellen B, C, D und F. Manchmal ist an solchen Zellen auch ein längerer Fortsatz der Achsenzylinder weiter zu verfolgen (siehe Zelle B, E und F).

Dieser zeichnet sich bisweilen durch einen erstaunlich großen Umfang aus. Die überwiegende Mehrzahl der Ganglienzellen des obersten Halsknotens setzt sich aber nicht aus

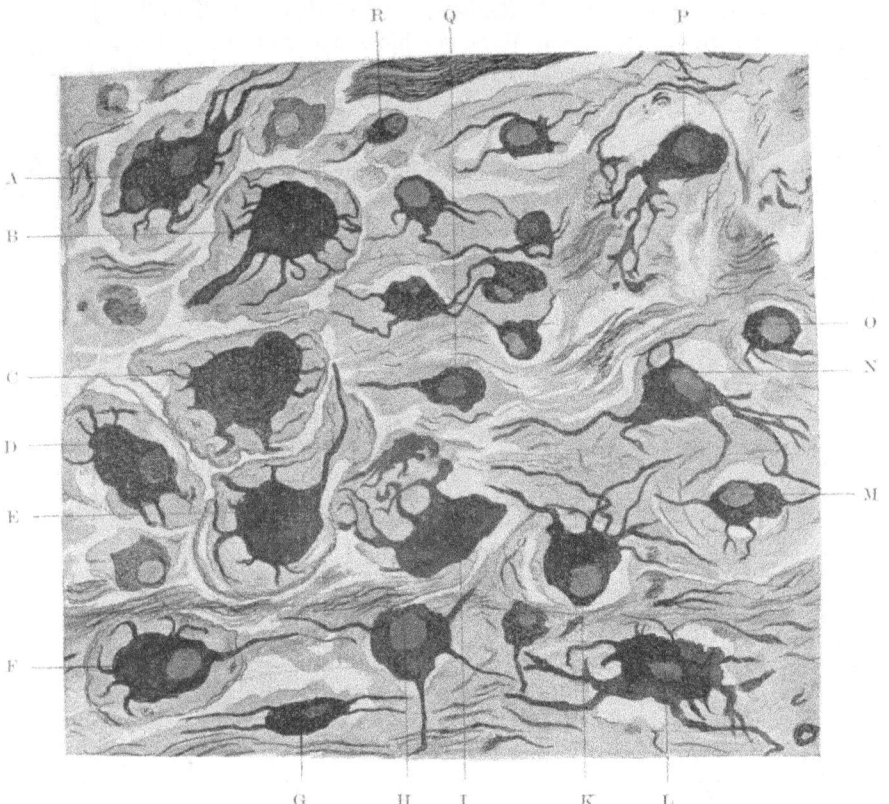

Abb. 54. Ganglienzellen aus dem Ganglion cervicale supremum.
Zeichnung nach Bielschowskyscher Silberfärbung.

„Kronenzellen" zusammen, sondern sie stellt Gebilde dar, dessen Fortsätze sich viel weiter erstrecken und vielfach sich gabelförmig teilen. Die Zelle I entspricht einem Typus, dem wir noch öfter begegnen werden; hier gehen von dem Protoplasmaleib nur von der einen Längsseite aus breite, kurz verzweigte, knorrige Äste aus. Schließlich sind in dem obersten Halsganglion stets eine Anzahl kleiner Zellen zu finden gewesen. Diese waren häufig zu Gruppen vereint und dann gewöhnlich an der Peripherie des Ganglion gelagert. Vielfach boten sie birnförmige Gestalt (vgl. Zelle Q und R).

Von den Ausläufern des Ganglion cervicale supremum wurden feine Bündel des Plexus caroticus untersucht und als marklose Nerven befunden. Nur vereinzelte dünne Markscheiden zogen zwischen den nackten Achsenzylindern hindurch; die Frage, ob zum obersten Halsknoten auch Rami communicantes albi aus dem obersten Zervikalnerven ziehen, oder ob dieses Ganglion seine afferenten Fasern nur durch den Hals-

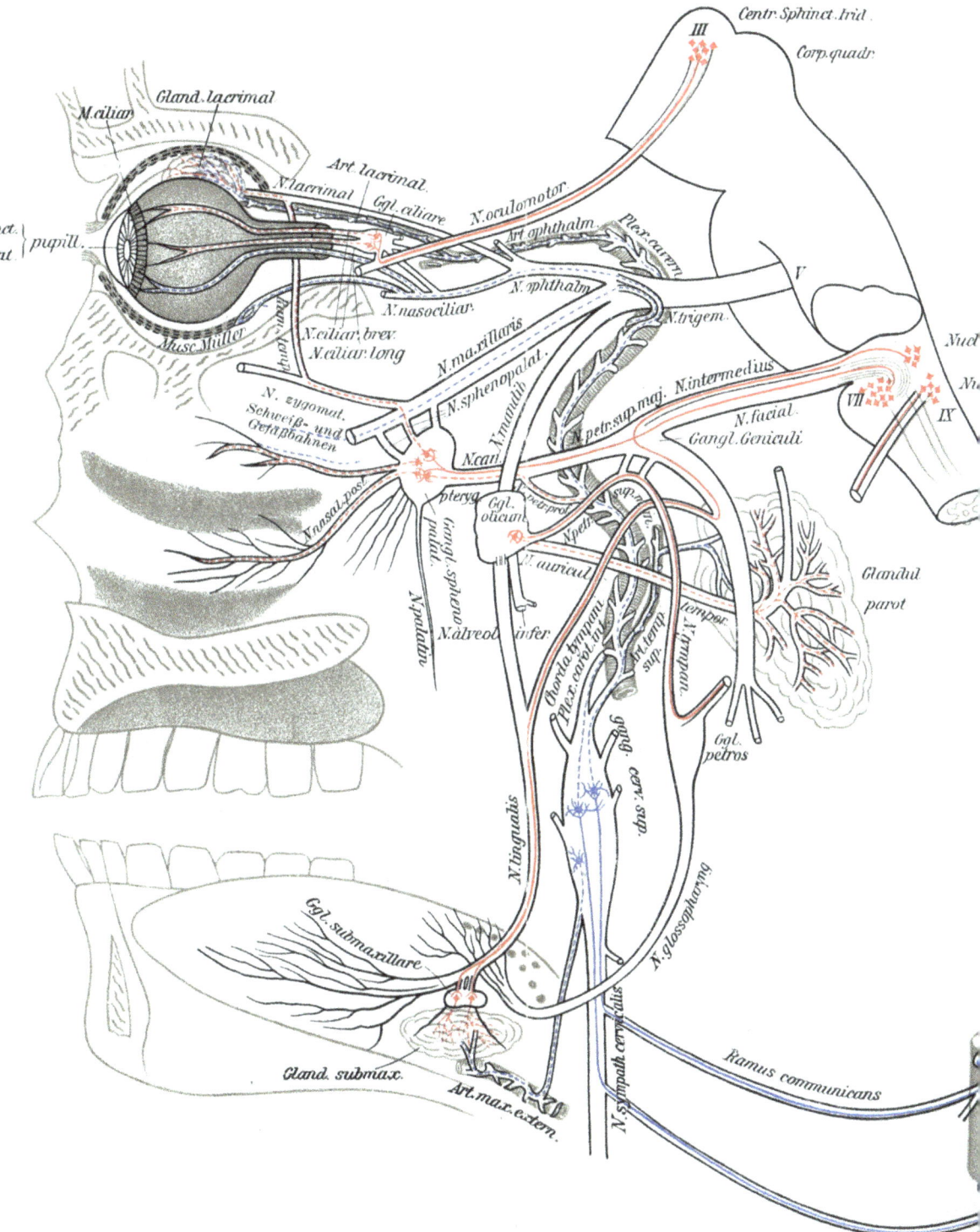

sympathikus bekommt, ist noch nicht entschieden. Dagegen ist sichergestellt, daß das oberste Halsganglion Rami communicantes grisei zu den oberen peripherischen Halsnerven abgibt.

Die Physiologie des Ganglion cervicale supremum ist ja vielfach im vorhergehenden erörtert worden. So wurde besprochen, daß am Auge der glatte Müllersche Muskel (siehe Abb. 55), der dieses nach vorne drängt und damit zur Erweiterung der Lidspalte führt, vom Halsganglion aus innerviert wird, und daß ferner der M. dilatator pupillae von dort aus versorgt wird.

Ferner ist eine Einwirkung des obersten Halsganglions auf die Tränendrüse, auf die Ohrspeicheldrüse und die Unterkieferspeicheldrüsen erwiesen; die Art dieser Einwirkung ist oben ausführlicher behandelt worden. Es handelt sich wohl um eine Hemmung der Sekretion. Die Fasern, durch welche das oberste Halsganglion seinen Einfluß auf diese Drüsen ausübt, ziehen mit dem die Gefäße umspinnenden Nervenplexus dorthin. Außerdem werden vom obersten Halsganglion auch noch die Hautgefäße und die Schweißdrüsen des Gesichtes und der Stirn innerviert. Diese Bahnen verlaufen, wie auf Abb. 55 dargestellt ist, vom Ganglion cervicale supremum über den Plexus caroticus internus zum Ganglion Gasseri und von hier aus durch die drei Äste des Trigeminus zum Gesicht. Wie überall im Körper, so schließen sich auch am Kopf die Vasomotoren und die schweißtreibenden Fasern den sensiblen Hautbahnen an. Wenn wir auch der festen Überzeugung sind, daß im peripherischen Teil des Fazialis keine Schweißfasern zu suchen sind, so müssen wir doch die Möglichkeit zugeben, daß im zentralen Teil dieses Nerven solche verlaufen; diese würden dann mit dem Nervus petrosus superficialis major zum Ganglion sphenopalatinum ziehen und von hier mit den Fasern des Trigeminus zur Haut des Gesichtes gelangen. Wenn dies so ist — und klinische Beobachtungen sprechen dafür —, so würden die Schweißdrüsen ebenso wie die Tränendrüsen und die Speicheldrüsen doppelt, d. h. vom Halssympathikus und vom bulbären autonomen System, innerviert werden.

Die Vasomotorenbahnen, welche vom Halssympathikus ausgehen, dienen augenscheinlich ausschließlich der Vasokonstriktion, bei ihrer Erregung kommt es also zur Blässe des Gesichts.

Schließlich sollen vom obersten Halsganglion auch pilomotorische Wirkungen ausgeübt werden. Nach Langley und Sherrington werden bei Katzen auf Reizung des Halssympathikus in einem Bezirk zwischen Auge, Ohr und in der Okzipitalgegend, beim Affen an der Kopfhaut, die Haare gestellt. Ähnliche Beobachtungen sind wohl auch beim Menschen gemacht worden, da das Sprichwort „es stehen ihm die Haare zu Berge" sicherlich nicht auf freier Erfindung beruht.

Die Zellen des Ganglion cervicale supremum befinden sich beständig in einem Zustande der leichten Erregung, denn sie halten die von ihnen innervierten Organe immer in einem Tonus. Daß dies so ist, muß daraus geschlossen werden, daß es nach Durchschneidung des Halssympathikus zur Verengerung der Pupille, zum Zurücksinken des Augapfels und zur Erweiterung der Drüsenund Hautgefäße kommt.

Wie oben mehrfach besprochen, wird die Innervierung der Pupille, der Tränendrüse, der Drüsen des Nasenrachenraumes und der Speicheldrüsen durch psychische Vorgänge im wesentlichen von den autonomen Zentren im Mittelhirn und im verlängerten Mark vollzogen; das Ganglion cervicale supremum hat bei der emotionell veranlaßten Tätigkeit dieser Organe verhältnismäßig wenig Einfluß. Daß das Halsganglion aber auch auf Stimmungen reagiert, mag aus der wechselnden vasomotorischen Innervation des Gesichtes bei der Freude und bei der Scham, beim Zorn und beim Schrecken und aus dem Schweißausbruch bei der Verlegenheit und bei der Angst geschlossen werden.

Die Innervation der Blutgefäße[1].

Von

W. Glaser-Hausstein,

früher Sekundärarzt der inneren Abteilung des städt. Krankenhauses zu Augsburg.

Unsere Kenntnisse von der Innervierung der Blutgefäße stehen immer noch in argem Mißverhältnis zu der großen Bedeutung, die der Gefäßinnervation für die richtige Blutverteilung im Organismus, für die Aufrechterhaltung des gehörigen Blutdruckes, wie überhaupt für den gesamten Blutkreislauf zukommt.

Zerebrale Beeinflussung der Gefäßinnervation.

Schon die alltägliche Erfahrung lehrt, daß die Innervierung der Blutgefäße durch psychische Vorgänge, also vom Gehirn aus, beeinflußt wird. Beim Schrecken blaßt das Gesicht ab, Freude führt zu lebhafter Färbung der Wangen, erotische Vorstellungen können Innervationsänderungen an den Blutgefäßen der Genitalorgane veranlassen. Somit bedarf es keiner besonderen Erörterung darüber, ob überhaupt vom Gehirn aus Einwirkungen auf die Gefäßinnervierung stattfinden, sondern nur darüber, ob umschriebene vasomotorische Zentren in der Hirnrinde oder an anderer Stelle des Großhirns vorhanden sind. Diese Frage wurde früher häufig bejaht. Zahlreiche Autoren wollen bei Reizung bestimmter Hirnstellen allerlei Änderungen der Gefäßinnervation bald auf der gleichnamigen, bald auf der gekreuzten Seite gesehen haben.

Es soll nun nicht geleugnet werden, daß elektrische und thermische Reizung der Hirnrinde durch die Erregung sensibler oder motorischer Gehirnpartien oder durch die Erregung sensibler Nerven der Pia mater Änderungen des Blutdruckes verursachen kann, doch ist durch solche Versuchsergebnisse der einwandfreie Nachweis vasomotorischer Rindenzentren keinesfalls erbracht. Auch die vasomotorischen Störungen, die im Gefolge mancher Hirnerkrankungen, wie Hämorrhagien und Tumoren, vorkommen, sind ebenso wie die vasomotorischen Erscheinungen bei Hirnverletzten, über die gelegentlich berichtet wird, doch zu wenig charakteristisch und zu ungleichartig, als daß daraus bindende Schlüsse auf die Lokalisierung von Gefäßzentren im Rindengebiet des Gehirns gezogen werden dürften. Ein seines Großhirns beraubter Hund bietet sogar

---

[1] Nach Arbeiten von L. R. Müller und W. Glaser, Über die Innervation der Gefäße. Deutsche Zeitschr. f. Nervenheilk. Bd. 46. 1913. — W. Glaser, Die Nerven in den Blutgefäßen des Menschen. Arch. f. Anat. u. Phys., Anat. Abt. 1914. — W. Glaser, Über die Nerven innerhalb der Gefäßwand. Deutsche Zeitschr. f. Nervenheilk. Bd. 50. 1914. In diesen Arbeiten ist auch die Literatur ausführlich berücksichtigt.

überhaupt keine nachweisbaren vasomotorischen Ausfallserscheinungen (Rothmann).

Andererseits liegen aber wieder manche Beobachtungen vor, die anscheinend eine Deutung im entgegengesetzten Sinne erheischen. E. Weber will auf plethysmographischem Wege nachgewiesen haben, daß bei hypnotisierten Personen, denen eine bestimmte Bewegungsvorstellung suggeriert wurde, eine aktive Gefäßdilatation in dem betreffenden Körperbezirk auftritt. Diese soll bei Suggestion einseitiger Bewegungsvorstellungen streng einseitig bleiben. Demnach würden für die Gefäße, ebenso wie für die quergestreifte Muskulatur, streng lokalisierte Innervationsimpulse vom Gehirn ausgehen. Ja es wird behauptet, daß es in Hypnose sogar möglich sei, durch entsprechende Suggestion Schleimhautblutungen, Rötung bestimmter Hautstellen, mitunter auch Quaddel- und Blasenbildung, ja in seltenen Fällen selbst das Auftreten umschriebener Hautblutungen hervorzurufen (?). So interessant und beachtenswert solche Feststellungen auch sind, so ist doch für ihre Verwertung als Beweis für die Existenz von Vasomotorenzentren in bestimmten Hirnpartien große Vorsicht geboten. Dafür dürfte der Mechanismus der hypnotischen Suggestion noch zu wenig klar liegen.

Sichere Beweise dafür, daß besondere Bezirke der Hirnrinde als vasomotorische Zentren dienen, liegen also nicht vor. Nun finden sich aber vielleicht in anderen Gegenden des Gehirns Stellen, von denen ein Einfluß auf die Vasomotoren ausgeübt werden könnte.

Physiologische Versuche verschiedener Forscher lehren, daß von einem ziemlich kleinen Hirngebiet aus tatsächlich die Beeinflussung vegetativer Funktionen möglich ist. Besonders bieten die Studien über die Hyperthermie hierfür Anhaltspunkte, denn diese kommt ja doch im wesentlichen über vasomotorische Innervationen zustande. Wie schon in dem Abschnitt über die „Physiologie der vegetativen Zentren im Gehirn" besprochen, führt geeignete Reizung des Corpus striatum zu Temperatursteigerung (Wärmestich). Von anderer Seite wurde behauptet, daß Reizung der Wandungen des dritten Ventrikels für die Erzeugung der Hyperthermie maßgebend sei. Durch Einbringen von Karbolsäure oder von Quecksilber in die Ventrikel, vor allem in das Infundibulum, konnte auch stets lang andauernde hochgradige Hyperthermie hervorgerufen werden. Diese experimentellen Beobachtungen werden durch klinische Befunde gestützt[1]). Isenschmid und Krehl[2]) stellen weiterhin fest, daß mit Abtragung von Vorder- und Zwischenhirn bei Kaninchen die Fähigkeit der Wärmeregulierung schwindet, was indessen bei Ausschaltung des Vorderhirnes allein nicht der Fall ist. Nun hängt allerdings der Temperaturanstieg nach Wärmestich und sonstigen Reizmethoden nicht nur von vasomotorischen Vorgängen, sondern auch von der Schweißsekretion und von Einflüssen auf den Stoffwechsel ab.

---

[1]) Vgl. W. Glaser, Beitrag zur Kenntnis des zerebralen Fiebers. Zeitschr. f. d. ges. Neurol. u. Psych. Original-Bd. 27. Heft 4. Dort konnte ich einen Fall beschreiben, bei dem es im Anschluß an einen umschriebenen hochgradigen Hydrozephalus des dritten Ventrikels zu langdauerndem hohem Fieber und schließlich zum Tode gekommen war, ohne daß sonst eine pathologisch-anatomische Veränderung für das solange dauernde Fieber und für die Kachexie hätte verantwortlich gemacht werden können. Die Erweiterung des dritten Ventrikels hatte sich im Anschlusse an eine Meningitis epidemica ausgebildet.

[2]) Arch. f. exp. Path. u. Pharm. Bd. 70.

Aus den Feststellungen von Karplus und Kreidl[1]) geht mit Sicherheit hervor, daß vom Zwischenhirn und insbesondere vom Höhlengrau des dritten Ventrikels vegetative Innervationen ausgehen. Da liegt nun die Vermutung nahe, daß auch die zerebrale vasomotorische Innervation in diese Gegend zu lokalisieren sei. Tatsächlich beobachteten auch Karplus und Kreidl bei Versuchen an der Katze, daß „bei Reizung des Sympathikuszentrums im Hypothalamus" neben anderen Wirkungen auf vegetative Funktionen vasokonstriktorische Erscheinungen auftraten.

Durch die Arbeiten verschiedener Forscher, besonders von E. Weber und H. Bickel, wissen wir, daß alle Arten geistiger Tätigkeit in Volumschwankungen der Blutgefäße zum Ausdruck kommen.

Intellektuelle Leistungen, wie etwa das Lösen einer Rechenaufgabe, haben bei Gesunden Vasokonstriktion der peripherischen Blutgefäße bei gleichzeitiger Erweiterung der abdominalen Gefäße und der Hirngefäße zur Folge.

Von allen psychischen Vorgängen äußern sich die Gemütsbewegungen und Affekte durch besonders lebhafte vasomotorische Reaktionen. Schon durch geringfügige Stimmungsschwankungen kommt es, wie plethysmographische und andersartige Untersuchungen dartun, zu Blutverschiebung zwischen den einzelnen großen Innervationsgebieten. Die vasomotorische Wirkung der Affekte, wie Angst, Kummer, Zorn, Freude, Scham tritt ja durch das Erbleichen bzw. Erröten der Haut, namentlich des Gesichtes, augenfällig in Erscheinung.

Die sensorischen Reize und die verschiedenen Stimmungen haben nicht nur einen Einfluß auf die Blutverteilung in der Haut und auf die Blutverteilung in den Organen der Brust- und Bauchhöhle, sondern sie führen stets auch zu einer Änderung der Durchblutung des Gehirns selbst.

Vom Halssympathikus bzw. von dessen oberstem Ganglion (Ganglion cervicale supremum) ziehen beiderseits zarte Nervenfasern an die Carotis interna, um diese zu umspinnen und mit ihr in das Schädelinnere einzutreten. Auch mit den Vertebralarterien gelangen vom Ganglion stellatum aus Gefäßnerven in die Schädelhöhle. Im Circulus arteriosus Willisii treten die beiden Plexus carotici miteinander in Beziehung, so daß auch bei einseitiger Halssympathikusreizung die Innervation der Gefäße beider Gehirnhälften meist im gleichen Sinne erfolgt. Daß dies aber nicht immer der Fall sein muß, beweist die Migräne, welche wohl mit Recht auf einseitige angiospastische Erregungen von Gehirnarterien zurückgeführt wird.

Die Blutgefäßsysteme der einzelnen Organe reagieren also auf Stimmungen oder auf äußere Reize durchaus nicht gleichartig. Die früher geltende Auffassung, daß bei Zusammenziehung der Hautgefäße passiv durch den erhöhten Blutdruck eine Erweiterung der Bauchgefäße und der Gehirngefäße erfolgen müsse, ist nicht zutreffend. Das Verhältnis des Blutgehaltes der genannten Organe ist bei den verschiedenen Stimmungen auch stets ein wechselndes und ein verschiedenes. So steigt beim Schreck der Blutgehalt des Gehirns und der Bauchorgane, während der Blutgehalt der Glieder und der äußeren Kopfteile abnimmt. Bei Lustgefühlen geht aber die vermehrte Blutfülle des Gehirnes mit der äußeren Bedeckung parallel in die Höhe, während der Blutgehalt der Bauchorgane sogar sinkt. Bei geistiger Arbeit wiederum vermindert sich der Blutgehalt der Gliedmaßen, während der Blutgehalt des Gehirns und der Bauchorgane sich vermehrt. So tritt auch mit jeder Art der Stimmung, mit

---

[1]) Pflügers Arch. Bd. **129**, **135**, **143**.

dem Zorn, der Freude, der Scham, der Spannung, der Enttäuschung und der Geschlechtslust eine verschiedene Art der Blutverteilung ein.

Die Frage, wo die Affekte auf den vasomotorischen Apparat einwirken, können wir noch nicht beantworten. Die Affekte sind beim denkenden Menschen ja stets an einen afferenten Eindruck und an einen assoziativen Vorgang geknüpft und so mit den Funktionen der Großhirnrinde verbunden. Doch geriet der Hund Rothmanns, dessen Großhirn abgetragen war und der somit nur noch im Besitze der großen Stammganglien, also des Zwischenhirnes geblieben war, bei Schmerzreizen in „Wut". In diesen Wutanfällen bot er Injektion der Conjunctiva bulbi, also ein vasomotorisches Phänomen.

Beim Neugeborenen, bei dem doch das Großhirn noch kaum funktioniert, verursachen unangenehme Empfindungen, wie z. B. der Schmerz, schon Affekte, die sich durch Schreien und durch vorübergehende Rötung des Gesichts dokumentieren. Ferner führt, wie experimentell erwiesen wurde, Reizung sensibler Nerven auch nach Exstirpation des Großhirns zu allgemeiner Vasokonstriktion und damit zur Blutdrucksteigerung. Alle diese Beobachtungen und Tatsachen drängen zu der Annahme, daß das Zwischenhirn, der Thalamus opticus und das Höhlengrau des dritten Ventrikels als diejenige Stelle des Zentralnervensystems anzusprechen ist, wo lebhafte sensible Reize und wo die durch Stimmungen bedingte Veränderung der allgemeinen Erregbarkeit auf vasomotorische Bahnen überspringen.

Ob allerdings dort in den Wandungen des dritten Ventrikels ein umschriebenes Zentrum für die Gefäßinnervierung besteht, erscheint fraglich. Wahrscheinlicher ist es wohl, daß von dort aus der Tonus der vegetativen Innervation im allgemeinen und damit auch der Tonus und die Reaktionsweise der Blutgefäße bestimmt wird. Diese im Palaeencephalon zustandekommenden Tonusschwankungen können ebenso durch sensible Reize, die durch das Rückenmark oder durch die Gehirnnerven zentripetalwärts geleitet werden, wie durch Vorgänge im Neencephalon, also im Großhirn durch Stimmungsänderungen als auch drittens durch direkte Erregung der Ganglienzellen im Zwischenhirn infolge von Blutreizen ausgelöst werden.

Vasomotorisches Zentrum im verlängerten Marke.

Seit den Untersuchungen von Ludwig und seiner Schule gilt es als ausgemacht, daß im oberen Teile der Medulla oblongata ein dominierendes Gefäßnervenzentrum gelegen ist. Tatsächlich kommt es nach Durchschneidung der Medulla oblongata oder des Halsmarkes zur Erweiterung aller Gefäße des Rumpfes und der Extremitäten und damit zu einer starken Senkung des Blutdrucks. Eine solche Lähmung der Vasomotoren des Körpers soll nun nach Arbeiten aus dem Ludwigschen Laboratorium ausbleiben, wenn die Medulla oblongata hoch oben unmittelbar hinter den Vierhügeln durchschnitten wird, wenn also das Rückenmark mit dem fraglichen Vasomotorenzentrum noch in Verbindung bleibt.

Weitere physiologische Arbeiten, welche die Behauptung Ludwigs und seiner Schüler von einem dominierenden vasomotorischen Zentrum gerade in dem obersten Teile der Medulla oblongata bestätigen würden, liegen nicht vor. Auch klinische Beobachtungen können zur Stütze dieser Annahme nicht ins

Feld geführt werden. Bei den mancherlei Erkrankungen, welche die verschiedenen Partien des verlängerten Marks betreffen und die bald zu Reizung des viszeralen Vaguskerns und damit zur Verlangsamung der Herztätigkeit und zum Erbrechen, bald zu Schluckstörungen oder, wie die Ponserkrankungen, zu gekreuzten Lähmungen führen, müßte doch schließlich auch einmal das vasomotorische Zentrum ergriffen werden. Unzweideutige vasomotorische Reiz- oder Lähmungserscheinungen sind nirgends in der Symptomatologie der Ponserkrankungen angeführt. Und zu diesen müßte es bei Erkrankungen in der Brückengegend doch kommen, wenn wirklich, wie das von physiologischer Seite angenommen wird, das die Gefäße des ganzen Körpers beherrschende Zentrum in der Höhe des Fazialiskerns gelegen wäre. Schließlich könnte ein Zentrum, das alle Gefäße des Körpers inneviert, räumlich doch nicht sehr klein sein und müßte schließlich doch auch auf histologischem Wege nachgewiesen werden können.

Wenn wir auch die Existenz eines dominierenden Gefäßzentrums in der Medulla oblongata anzweifeln, so müssen wir doch darauf hinweisen, daß die vom Zwischenhirn ausgehenden vasomotorischen Innervationen durch das verlängerte Mark ziehen. Sicherlich sind aber lokale vasomotorische Zentren, wie solche für die Innervation der Gehirngefäße oder solche für die Speicheldrüsendurchblutung oder für die Vasodilatatoren, welche mit dem Trigeminus zur Gesichtshaut ziehen, im verlängerten Marke zu suchen.

Spinale vasomotorische Zentren.

So fragwürdig die Existenz eines übergeordneten Vasomotorenzentrums im verlängerten Mark erscheint, so sicher muß angenommen werden, daß im Rückenmark segmentäre Zentren für die Gefäßinnervation liegen. Goltz erbrachte dafür den ersten Beweis. Beim Frosch wie beim Warmblüter hebt sich nämlich der nach Halsmarkdurchtrennung gesunkene Gefäßtonus in den gelähmten Körperpartien allmählich wieder, um nach Exstirpation des Brustmarks oder der Lendenanschwellung in den entsprechenden Körperteilen neuerdings zu sinken. Daraus ergibt sich der Schluß, daß das Rückenmark über tonisch wirksame Gefäßzentren verfügt.

Diese Annahme wird aber auch durch klinische Beobachtungen bekräftigt. So besteht selbst bei völliger Querschnittsläsion des Rückenmarkes noch die Möglichkeit, von der anästhetischen unteren Körperhälfte aus vasomotorische Effekte zu erzielen. Man vermißt bei solchen Kranken mit einer Durchtrennung des Rückenmarks die auf geeigneten mechanischen Hautreiz hin auftretende reflektorische Vasomotorenreaktion der Haut nur in dem Dermatom, welches dem betroffenen und geschädigten Rückenmarkssegmente entspricht. Die Hautgefäße solcher Kranker antworten auf lebhafte mechanische Reize, wie Nadelstiche, auch in den anästhetischen Partien stets mit fleckiger (reflektorischer) Rötung im entsprechenden Gebiet, wenn nur die Nervenbahnen und das zugehörige Rückenmarksegment unversehrt sind. Ein Patient, der infolge Quetschung des 11. Dorsalsegments völlig paraplegisch war, reagierte auf die vor dem Katheterismus nötigen Waschungen des Penis, also auf einen mechanischen Reiz, jedesmal mit Erektion, d. i. mit einem vasodilatatorischen Vorgang. Dies ist dagegen bei Kranken mit Zerstörung des Sakralmarkes nicht der Fall.

Jedoch nicht allein durch Reizungen, welche die Körperoberfläche treffen, sondern auch durch Reize, die mit dem Blut zugeführt werden, lassen sich die spinalen Gefäßzentren in Erregung versetzen. Bei der Asphyxie kommt es auch nach Rückenmarksdurchtrennung zu lebhafter Vasokonstriktion in den gelähmten Körperteilen, während eine solche nach Zerstörung des Rückenmarks ausbleibt. Strychnin wirkt ebenso wie Koffein, Kampfer und Pikrotoxin auch nach der Halsmarkdurchschneidung tonisierend auf die spinalen Vasokonstriktorenzentren und damit blutdrucksteigernd. Bei Steigerung der Blutwärme tritt auch in dem paraplegischen Körperteil ausgleichende Hyperämie ein.

Die Frage, welche Ganglienzellgruppen im Rückenmark den dortigen Gefäßzentren entsprechen, läßt sich zwar noch nicht mit völliger Bestimmtheit beantworten, doch werden die Gruppen von mittelgroßen birn- oder kommaförmigen Ganglienzellen ,,im Seitenhorn bzw. in der intermediären Zone zwischen Vorder- und Hinterhorn" als Ursprungszellen für vegetative Funktionen angesprochen. Das Halsmark ist bis auf seinen untersten Teil frei von solchen Zellen; vom achten Halssegment bis zum dritten Lumbalsegment erstreckt sich der Nucleus sympathicus lateralis superior. Aus diesem kommen die Vasokonstriktoren für das Gesicht, die oberen Extremitäten, den Rumpf und die unteren Extremitäten. Aus dem Nucleus sympathicus lateralis et medialis inferior, der vom untersten Lumbalmark bis ins Sakralmark reicht, gehen die Gefäßnerven für die unteren Partien des Darms und für die inneren und äußeren Genitalien hervor. Die Ganglienzellen des Intermediolateraltraktes sind im mittleren und unteren Sakralmark zu großen Gruppen angehäuft, welche die Übergangszone vom Vorderhorn zum Hinterhorn vollständig ausfüllen. Und da nun gerade aus diesen Segmenten der vasomotorische Nerv für die Genitalien, der Nervus erigens seu pelvicus entspringt, so darf man wohl diese Zellgruppen mit der Gefäßinnervierung der Sexualorgane in Zusammenhang bringen.

Freilich sind wir noch nicht in der Lage, zu bestimmen, welche Ganglienzellengruppen des Intermediolateraltraktes gerade der Gefäßinnervation vorstehen und welche die glatte Muskulatur der Piloerektoren oder die Schweißdrüsen innervieren. Jedenfalls liegen die Zellgruppen für diese Organe beisammen, reagieren sie doch auch auf Wärme- oder Kältereize vielfach in ähnlichem Sinne.

Die Mitteilungen über Degeneration der Zellen des Intermediolateraltraktes nach Durchschneidung des Halssympathikus oder eines peripherischen Nerven, der vasomotorische Bahnen führt, blieben allerdings nicht unwidersprochen. Dagegen sind bei Erkrankungen der grauen Substanz, wie bei der Syringomyelie oder bei der Poliomyelitis vasomotorische Störungen, so Gefäßlähmung (Livido) und mangelhafte Reaktion auf sensible Reize sichergestellt.

Vasomotorische Bahnen im Rückenmark.

An dem Bestehen segmentärer Vasomotorenzentren im Rückenmark können wir nach den vorhergehenden Auseinandersetzungen nicht zweifeln, ebensowenig an der tonischen Beeinflussung dieser spinalen Zentren durch eine übergeordnete Stelle, die wir im Zwischenhirn suchen. Nun fragt es sich, auf welchen Bahnen im Rückenmark dieser tonische Einfluß vom Hirnzentrum zu den spinalen vasomotorischen Zentren gelangt. Da die zentrifugalen Impulse für die willkürliche Muskulatur durch bestimmte Rückenmarksbahnen geleitet werden, so liegt die Annahme nahe, daß auch für die Leitung der Erregungen vegetativer Funktionen besondere spinale Bahnen zur Verfügung stehen. Freilich fehlen Beweise hierfür noch völlig. Reizung des distalen Rückenmarkstumpfes soll Vasokonstriktion hervorrufen. Es erscheint aber doch unsicher, ob diese Beobachtungen die Existenz isolierter vegetativer Bahnen im Rückenmark beweisen. Bei Faradisation des Querschnittstumpfes, der bei Versuchstieren recht klein ist, wird wohl stets der gesamte Querschnitt erregt, womit eine Störung der elektrischen Verhältnisse dort im ganzen einhergeht.

Karplus und Kreidl weisen in einer dritten Mitteilung „Sympathikusleitung im Gehirn und Rückenmark"[1]) darauf hin, daß die Reize von dem zentralen Mechanismus für den Halssympathikus im Zwischenhirn durch jede Hälfte des Halsmarks zu beiden Halssympathici gelangen. Bei der Katze wenigstens wird durch halbseitige Durchschneidung des unteren Halsmarks die Doppelseitigkeit des Effekts der Zwischenhirnreizung nicht aufgehoben.

Aus klinischen Beobachtungen und aus experimentell gewonnenen Erfahrungen darf wohl der Schluß gezogen werden, daß durch jede Hälfte [des Rückenmarks vasomotorische Innervationen zu beiden Körperseiten gelangen. So wird es auch verständlich, warum bei Brown-Séquardscher Halbseitenlähmung die vasomotorischen Ausfallserscheinungen so gering sind und warum es erst mit völliger Querschnittsunterbrechung zu schweren vasomotorischen Lähmungserscheinungen kommt.

Ein umfangreiches, geschlossenes Querschnittsfeld kann für die vegetative Innervation und damit für die Vasomotoren kaum in Betracht kommen; denn ein solches wäre der experimentellen Forschung und der pathologischen Beobachtung bisher nicht verborgen geblieben. Für die aufgestellte Vermutung, daß die vasomotorischen Bahnen im Seitenstrang verlaufen, fehlt eine befriedigende Begründung. Übrigens erscheint es als fraglich, ob das kraniale Vasomotorenzentrum im Zwischenhirn überhaupt isolierte Innervationsimpulse in die einzelnen Körperregionen sendet, zu deren Leitung es bestimmter Bahnen bedarf. Wenn dies der Fall wäre, so müßte das Vasomotorenzentrum selbst wohl auch nach den einzelnen Körperteilen und Organen gegliedert sein, wofür wir jedoch keine Anhaltspunkte haben. Das dominierende Vasomotorenzentrum im Hirnstamm scheint vielmehr nur der Aufrechterhaltung und der Regulierung des allgemeinen Gefäßtonus zu dienen. Freilich kommt es bei den verschiedenen Stimmungen, bei angenehmen oder unangenehmen Eindrücken zu verschiedener Art der Gefäßinnervation. Es wäre aber möglich, daß die verschiedenen Stimmungsformen auch einen qualitativ verschiedenen Einfluß auf das kraniale Vasomotorenzentrum ausüben und daß auf die von hier ausgehenden Tonusschwankungen die spinalen Vasomotorenzentren in verschiedener Weise reagieren. Wir wissen ja gar nicht sicher, ob der vom Zwischenhirn ausgehende Tonus überhaupt an Nervenfasern gebunden ist, ob er nicht vielleicht in der grauen Substanz oder nur in der Substantia gelatinosa besteht und weitergeleitet wird; bedarf ja die Elektrizität auch nicht stets besonderer Leitungsbahnen und kann trotzdem in Qualität und Quantität stark wechseln. Darüber kann kein Zweifel sein: mit den Stimmungsschwankungen geht eine Veränderung

---

[1]) Pflügers Archiv. Bd. 143.

des „Biotonus", der allgemeinen Nervenerregbarkeit, einher. Beim Deprimierten ist der Ablauf der nervösen Vorgänge ein langsamerer als beim vergnügten heiteren Menschen. Diese Veränderung des „Biotonus" erstreckt sich auch auf das Rückenmark. So wächst bei Schrecken und Aufregung die Lebhaftigkeit der Sehnenreflexe. Nach plötzlicher Unterbrechung des vom Gehirn ausgehenden Tonus durch Querschnittsläsion kommt es mit der Vasomotorenlähmung auch zur Aufhebung der Sehnenreflexe. Später stellt sich dann der Tonus der Gefäße wieder her und auch die Sehnenreflexe können wieder ausgelöst werden.

Dieser das Rückenmark beherrschende Tonus wird nicht allein durch Stimmungen, sondern auch durch lebhafte sensible Reize beeinflußt. Noch nach Abtrennung des Großhirns vom Hirnstamm werden durch periphere sensible Reize Uteruskontraktionen erzielt. Kitzelreize führen beim Menschen zu Zusammenziehung der Tunica dartos (Ohl)[1]), Pupillenerweiterung und Darmstillstand kommen als Folge heftiger Schmerzempfindung zustande. Da nun unmöglich alle sensiblen Bahnen mit allen vegetativen Zentren im Rückenmark oder in der Medulla oblongata und im Mittelhirn durch Nervenfasern in direkter Kontaktverbindung stehen können, so muß man wohl annehmen, daß durch Schmerzreize oder Kitzelreize die allgemeinen Erregbarkeitsverhältnisse der grauen Substanz des Rückenmarks beeinflusst werden und dass diese Veränderungen des Tonus im Rückenmark wieder auf die Tätigkeit der spinalen vegetativen Zentren, in unserem Falle auf die spinalen vasomotorischen Zellgruppen einwirken.

Der die spinalen Vasomotorenzentren beherrschende Tonus stellt sich, wie oben erwähnt, einige Zeit nach Durchtrennung des Rückenmarks auch in dessen distalen Teilen wieder her. Dieser Tonus schwankt je nach den sensiblen Eindrücken, die in den abgetrennten Teil des Rückenmarks gelangen. Nach totaler Markdurchschneidung kann man durch Ischiadikusreizung noch Blutdrucksteigerung erzielen. Ein die Füße treffender Kältereiz übt beim Paraplegischen seine gefäßverengernde Wirkung nur auf die Gefäße der unteren Körperhälfte aus. Diese letztere Konstatierung spricht doch sehr dafür, daß der die spinalen Vasomotorenzentren beherrschende Tonus nicht durch lange isolierte Bahnen geleitet wird, daß er vielmehr die ganze graue Substanz beherrscht und daß er durch mancherlei sensible Einflüsse, hauptsächlich aber durch Schmerz oder durch Temperaturempfindungen, verändert wird. Diese Empfindungen brauchen, wie eben die Untersuchungen am Paraplegischen zeigen, gar nicht zum Bewußtsein zu kommen und gar nicht bis zum kranialen Vasomotorenzentrum aufzusteigen. Augenscheinlich wird die graue Substanz in ihrer ganzen Länge und in ihrem ganzen Querschnitt von dem Tonus beherrscht, denn bei Kältewirkung kommt es nicht nur zur Vasokonstriktion, sondern gleichzeitig zur Piloerektion, zur Schrumpfung des Skrotums und der Haut des Penis und zu zitternden Kontraktionen der quergestreiften Muskulatur. Dagegen verursacht lebhafte Wärmeempfindung neben allgemeiner Erweiterung der Gefäße Schweißproduktion und Relaxation des Skrotums.

Die Wichtigkeit, die trotzdem das dominierende Gefäßzentrum an der Hirnbasis und der von ihm ausgehende Tonus besitzen, erhellt aus Arbeiten

---

[1]) Vgl. Kapitel über die Tunica dartos.

von Graf Schoenborn[1], Freund und Strasmann[2] über die Wärmeregulation. Diese ist um so mehr gestört, je höher die Stelle der Rückenmarksdurchtrennung liegt, d. h. je mehr spinale Zentren dem Einfluß des kranialen Vasomotorenzentrums entzogen werden. Schon längst wissen wir, daß nach Brustmarkdurchschneidung die Wärmeabgabe durch Vasomotorenlähmung im kaudalen Körperabschnitt sehr erhöht ist und daß solche Tiere nur bei hoher Außenwärme am Leben erhalten bleiben können. Nach Durchtrennung des Halsmarks ist jede Wärmeregulation unmöglich, die Tiere verhalten sich dann poikilotherm (Freund, Strasmann). Ebenso ist es, wenn eine Brustmarkdurchtrennung mit Exstirpation der Ganglia stellata kombiniert wird.

Über das Halsmark wird also auf die spinalen Zellgruppen für die Vasomotoren ein dauernder, seiner Intensität nach wechselnder Tonus ausgeübt. Über die Art der Leitung dieser tonischen Einflüsse im Rückenmark ist eine sichere Entscheidung vorläufig noch nicht möglich.

Antagonistische Innervation der Gefäße.

Die Tatsache, daß die Innervation anderer viszeromotorischer Funktionen gemeinsam vom Grenzstrang des Sympathikus und vom parasympathischen autonomen System aus erfolgt, legt schon die Vermutung nahe, daß auch die Regulierung der Gefäßweite von beiden Systemen vermittels getrennter Nerven erfolgen möchte. Diese Annahme findet, einstweilen wenigstens, für verschiedene Gefäßgebiete ihre volle Bestätigung. So läßt sich durch Reizung des Plexus hypogastricus, dessen Rami communicantes aus dem Lendenmark entspringen, Vasokonstriktion an den inneren und äußeren Genitalien erzielen. Der aus dem unteren Sakralmark entspringende Nervus erigens[3] vermittelt aber, wie sein Name sagt, die Erektion, d. h. die Vasodilatation in den Corpora cavernosa. Auch von den Gefäßen des Gesichts und der Schleimhäute der Nase und des Mundes läßt sich nachweisen, daß sie doppelt und antagonistisch innerviert werden. Sie erhalten durch den Halssympathikus vasokonstriktorische Erregungen, während vom kranial-autonomen System über den Trigeminus Vasodilatation dort ausgelöst wird.

Präpariert man sorgfältig den Plexus caroticus, der ja zur Hauptsache vom Halssympathikus seine Fasern bezieht, so kann man stets verbindende feine Nervenfäden feststellen, die zum Ganglion Gasseri ziehen. Sie bestehen aus markhaltigen und marklosen Fasern. In letztere sind häufig Ganglienzellen eingelagert. Nach Durchschneidung beider Halssympathici veranlaßt die Reizung sensibler Nerven Vasodilatation der Hirngefäße. Dies ist ein Beweis dafür, daß die aktive Erweiterung der Gehirngefäße nicht über den Halssympathikus, sondern auf dem Wege über Gehirnnerven erfolgt. Besonders gut sind die Verhältnisse an den Gefäßen der Speicheldrüsen studiert. Durch die Chorda tympani werden dem Ramus lingualis gefäßerweiternde Fasern für die Speichel-

---

[1] Zeitschr. f. Biol. 56. 1911.
[2] Arch. f. exper. Path. u. Pharm. 69.
[3] Der Nervus erigens entspringt aus dem 3.—4. Sakralsegment, also in einer Höhe des Conus medullaris, aus der fast nur noch hintere Wurzeln und Fasern, die direkt aus der Intermediolateralsubstanz kommen, austreten. Vgl. das Kapitel über die Innervation der Geschlechtsorgane.

drüsen am Mundboden zugeführt. Dagegen verursacht Reizung des Halssympathikus Kontraktion ihrer Gefäße.

Viel schwieriger ist die Beurteilung der Innervationsverhältnisse der Gefäße für den Rumpf und für die Extremitäten. Die Rami communicantes, die aus den vorderen Wurzeln stammen, scheinen nur vasokonstriktorische Fasern zu führen. Wohl aber sprechen klinische Tatsachen für die Möglichkeit, daß vasodilatatorische Einflüsse von den Hinterhörnern durch die hinteren Wurzeln und durch die Spinalganglien in die Peripherie gelangen. So führt, wie schon an anderer Stelle hervorgehoben wurde, stärkere Reizung sensibler Nerven zu aktiver Hyperämie in dem gereizten Hautgebiet. Dabei handelt es sich um einen reflektorischen Vorgang (irritatives Reflexerythem); denn nach Durchschneidung der Nerven, also bei Unterbrechung des Reflexbogens, bleibt die Hyperämie aus.

Der Leitung der vasodilatatorischen Impulse scheinen eigene Fasern zur Verfügung zu stehen, die das Rückenmark durch die hinteren Wurzeln verlassen und die mit den sensiblen Fasern durch die Spinalganglien zur Peripherie ziehen.

Ob auch die Vasodilatatoren mit Ganglien des Grenzstranges in Verbindung treten, ist fraglich. Bayliß konnte ja angeblich auch nach Entfernung des Bauchsympathikus noch Gefäßerweiterung in den hinteren Extremitäten durch Reizung hinterer Wurzeln erzielen.

So ist man wohl zur Annahme berechtigt, daß auch die Gefäße des Rumpfes und der Extremitäten einer antagonistischen Doppelinnervation durch konstriktorische und dilatatorische Bahnen unterworfen sind. Dafür spricht auch die Tatsache, daß elektrische Reizung des peripherischen Ischiadikusstumpfes einige Zeit nach der Durchschneidung nur vasodilatorischen Erfolg hat, während die Faradisation unmittelbar nach der Durchtrennung zu Vasokonstriktion führt. Daraus glaubt man schließen zu dürfen, daß die Fasern, welche die Gefäßerweiterung innervieren, länger leitend bleiben als die gefäßverengernden Bahnen.

Durchaus ungeklärt ist noch die Frage, ob den peripherischen vasodilatatorischen Nervenfasern ein eigenes Zentrum im Gehirn und eigene lange Bahnen im Rückenmark zur Verfügung stehen. Wenn durch Amylnitrit vom Gehirn aus eine gefäßerweiternde Wirkung ausgelöst wird und wenn es bei der Scham oder bei der Freude zur plötzlichen Rötung des Gesichtes kommt, so braucht das noch nicht durch eine Reizung des hypothetischen zerebralen Vasodilatationszentrum verursacht zu werden. Eine solche Rötung kann auch durch eine Lähmung eines Vasokonstriktionszentrums zustande kommen. Ganz ähnlich kann bei Halsmarkläsionen die Erektion des Penis und die Gefäßerweiterung in der ganzen unteren Körperhälfte nicht durch Reizung von langen spinalen Vasodilatationsfasern ausgelöst werden, sie kann auch durch Unterbrechung der Vasokonstriktionsbahnen und durch Nachlaß des von dort ausgehenden Tonus bedingt sein. Die Hemierektion des Membrums bei Halsmarkläsionen macht nicht so den Eindruck der aktiven Hyperämie wie die Erektion bei sinnlichen Erregungen.

Wenn also auch im peripherischen Nerven vasokonstriktorische Fasern von vasodilatatorischen zu unterscheiden sind, so braucht deshalb noch nicht jedem von diesen ein eigenes Zentrum im Gehirn zu Verfügung zu stehen. Es ist sehr wohl möglich, daß von einem allgemeinen Vasomotorenzentrum anregende Einflüsse nach dem einen und zugleich hemmende nach dem anderen vasomotorischen System gelangen.

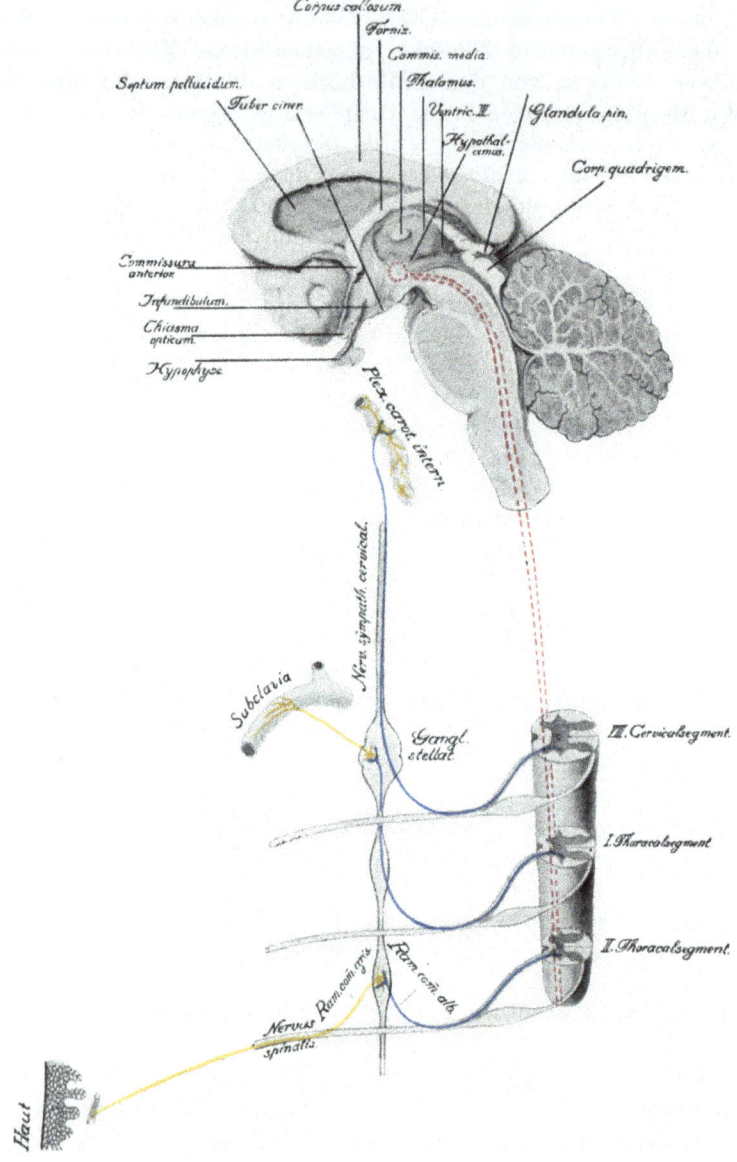

Abb. 56. Schematische Darstellung der Gefäßinnervation.
Rot: bulbäre und spinale Bahnen, blau: präganglionäre Fasern, gelb: postganglionäre Fasern.

Peripherischer Verlauf der Gefäßnerven.

Die vasokonstriktorischen Bahnen werden, wie alle Nerven des vegetativen Systems, außerhalb des Rückenmarks durch Ganglien unterbrochen; sie verlassen das Rückenmark mit den vorderen Wurzeln.

Nach Vereinigung der vorderen Wurzel mit dem Nervenbündel, welches aus dem Spinalganglion entspringt, verlassen die Fasern, welche den vegetativen Funktionen und damit auch der Innervation der Gefäße vorstehen, den Spinalnerv durch den Ramus communicans albus (vgl. die schematische Darstellung der Gefäßinnervation). Mit diesem Nervenbündel, das sich ausschließlich aus dicken Markfasern zusammensetzt, ziehen sie zu dem Grenzstrang des Sympathikus, um hier mit den Zellen eines Ganglions durch Endkörbchen in Beziehung zu treten. Von den multipolaren Ganglienzellen dort entspringen die „postganglionären" oder postzellulären Nerven.

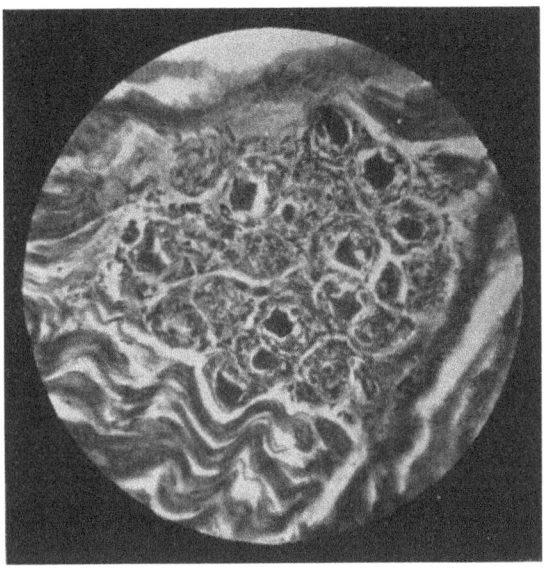

Abb. 57. Schnitt durch ein Knötchen des Plexus aorticus, das an der Grenze der Sichtbarkeit stand. Die Ganglienzellen sind alle von einer kernhaltigen Kapsel umgeben. Die Ganglienzellen senden nach allen Seiten zarte Fortsätze aus. Die welligen Linien an der unteren Grenze des Mikrophotogrammes entsprechen Fasern eines marklosen Nervenbündels.
(Bielschowskysche Silberfärbung.)

Diese postganglionären Fasern scheinen ihren Weg durch die Rami communicantes grisei zu nehmen[1]). Sie schließen sich in ihrem Verlauf den Spinalnerven, und zwar den sensiblen Bahnen, an. Mit jenen gelangen sie zur Subkutis und zu den Gefäßen dort.

Der hier geschilderte Weg der vasomotorischen Bahnen gilt nur für die Gefäßinnervation der Extremitäten und der Haut des Rumpfes (vgl. die schematische Abb. 56).

Die postganglionären vasomotorischen Fasern für die Gefäße der Brust- und Bauchhöhle, sowie der Schädelhöhle schließen sich nicht wieder dem Spinalnerven an. Sie gehen vom Ganglion aus direkt zu den Gefäßen (vgl. Abb. 56. Dort sind die Fasern, die zur Subklavia und zur Carotis interna ziehen, dargestellt).

---

[1]) Vgl. die Ausführungen im Abschnitt: Anatomie u. Histologie der Rami communicantes.

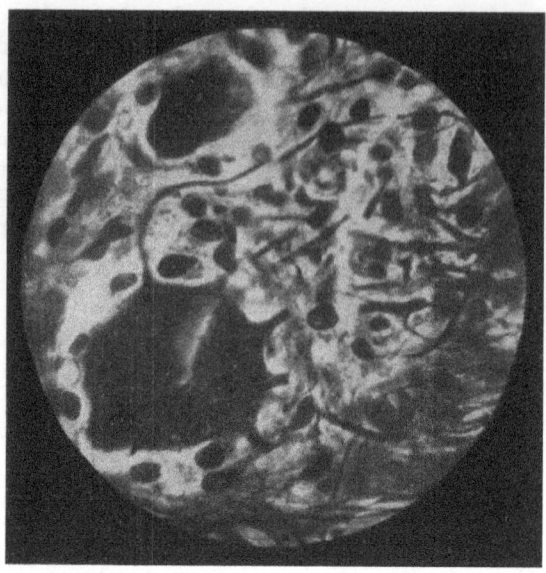

Abb. 58. Ganglienzelle aus einem kleinen Knötchen des Plexus caroticus internus. Von der Ganglienzelle gehen fünf Dendriten aus, die nach rechts ziehen, aber z. T. bald nach ihrem Ursprung abgebrochen sind. Nach oben ist ein Fortsatz in seinem bogenförmigen Verlaufe weiter zu verfolgen. Rund um die Ganglienzelle finden sich kleine ovale und eiförmige Zellkerne, welche der perizellulären Kapsel entsprechen (Bielschowskysche Silberfärbung, sehr starke Vergrößerung).

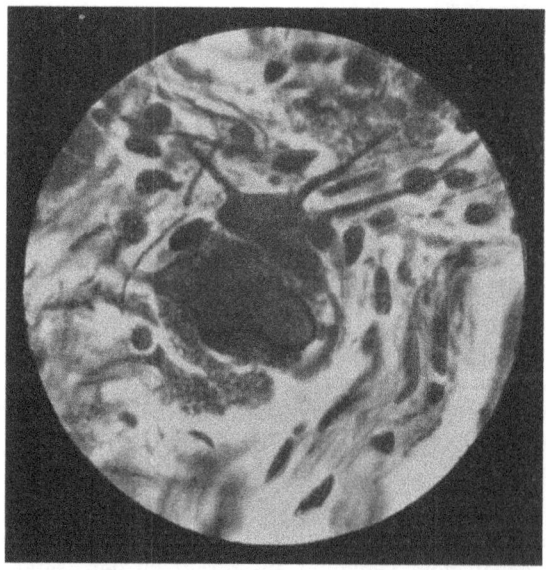

Abb. 59. Ganglienzelle des Plexus caroticus bei starker Vergrößerung. Ihr Kernbläschen und das Kernkörperchen heben sich undeutlich ab. Die Ganglienzelle sendet vier Dendriten aus, welche die enganliegende Kapsel (hier sind nur deren Zellkerne zu sehen) durchsetzen (Bielschowskysche Silberfärbung, sehr starke Vergrößerung).

Bei der histologischen Untersuchung dieser zarten Nervenfasern läßt sich feststellen, daß sie fast alle marklos sind und daß sie direkt in die Gefäßmuskulatur sich einsenken.

Vom Grenzstrang und seinen Ganglien gehen aber nicht nur marklose Fasern zu den Gefäßen, sondern vielfach sind Ganglienzellen bis zu den Gefäßen selbst vorgeschoben. In dem Nervengeflecht, das die Carotis interna bei ihrem Eintritt in die Schädelkapsel umspinnt und in den Nervengeflechten, welche die Aorta umgeben, sind Ganglienzellen einzeln und zu kleinen Gruppen vereinigt eingelagert. Eine Gruppe solcher Ganglienzellen, die aus dem Plexus aorticus stammt, ist auf dem Mikrophotogramm Abb. 57 wiedergegeben. Histologisch gleichen diese Zellen vollkommen den Ganglienzellen im Sinusknoten und in der Vorhofscheidewand des Herzens. Die einzelnen Ganglienzellen sind von einer faserigen Kapsel umgeben, von der bei Silberfärbung meist nur die perlen-

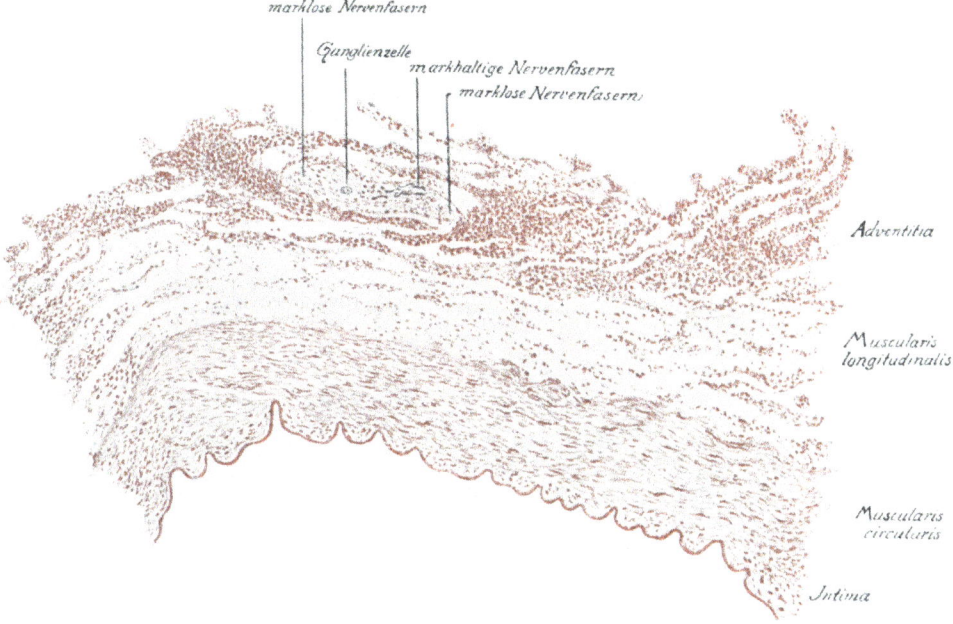

Abb. 60. Carotis interna mit kleinem Nervenbündel und einer Ganglienzelle in der Adventitia.

kranzartig um die Ganglienzelle angeordneten Kerne deutlich hervortreten. Dagegen kommen durch diese Tinktionsweise die Fortsätze der multipolaren Ganglienzellen zur Anschauung. Sie durchdringen die Zellkapsel, wie auf Abb. 57 bei schwacher Vergrößerung, besser noch auf Abb. 58 und 59 bei starker Vergrößerung zu sehen ist. Von den Ganglienzellen des sympathischen Grenzstrangs unterscheiden sich diejenigen der Gefäße nicht unwesentlich dadurch, daß erstere breiter und kräftiger, manchmal weithin verfolgbare Fortsätze besitzen.

Die kleinen Ganglienzellgruppen und auch die vereinzelten Ganglienzellen, die man hier und da in kleinen Nervenbündeln auffindet, sind immer in das lockere Bindegewebe der Adventitia eingebettet (s. Abb. 60).

Bedeutungsvoll erscheint es, daß Ganglienzellen nur in der Adventitia solcher Gefäße angetroffen werden, die in den großen Körperhöhlen oder in der Schädelhöhle verlaufen (Carotis interna, Aorta, Art. renalis usw.). An den Gefäßen der Extremitäten, wie an der Art. brachialis, der Art. poplitea u. a. konnte ich trotz fleißigen Suchens niemals Ganglienzellen feststellen.

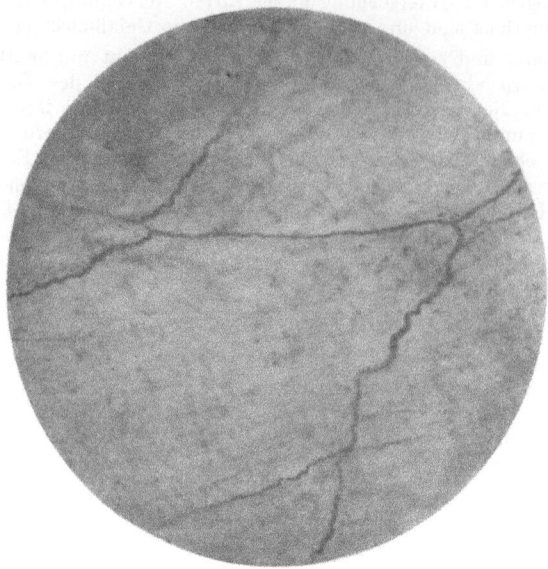

Abb. 61. Vena cava inferior eines Kindes. Nerven aus der Adventitia. (Quetschpräparat.) Zeiß. Oc. II. Obj. D (Vitale Rongalitweißfärbung).

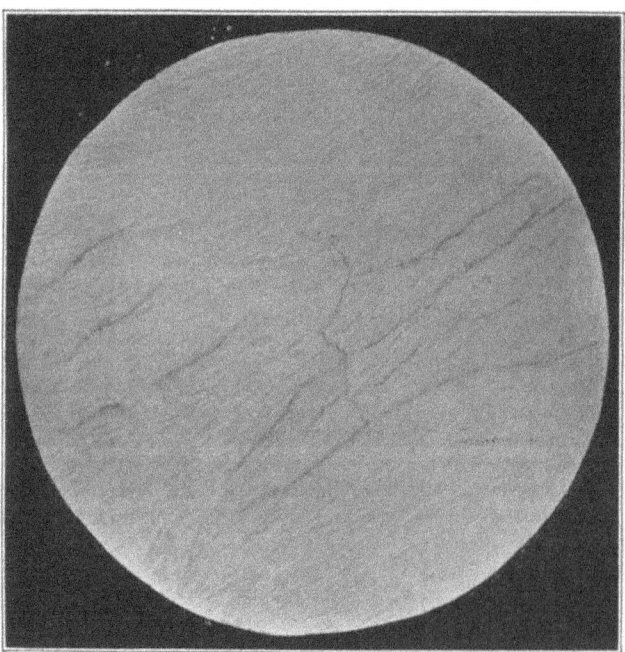

Abb. 62. Mikrophotogramm eines Schnittpräparates. Nervennetz innerhalb der Media der Aorta (Kaninchen). Da die Maschen in verschiedenen Ebenen liegen, erscheinen sie auf dem Bild teilweise unvollständig (Vitale Rongalitweißfärbung).

Auf Grund physiologischer Beobachtungen und auf Grund von Beobachtungen an entzündetem Gewebe wurde nun vermutet, es lägen in unmittelbarer Nähe der Gefäße oder in der Gefäßwand selbst **periphere vasomotorische Zentren**, die eines selbständigen Tonus fähig wären. Gegenüber

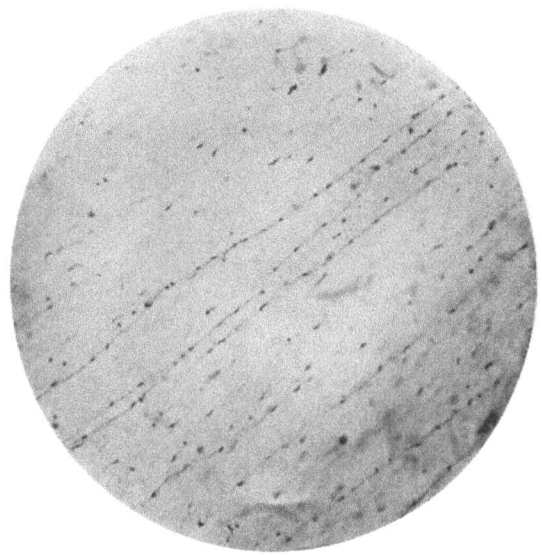

Abb. 63. Vena cava superior. Nervennetz der Media aufliegend. (Quetschpräparat.) Zeiß. Pr.-Oc. IV. Obj. A. (Vitale Färbung mit Rongalitweiß.)

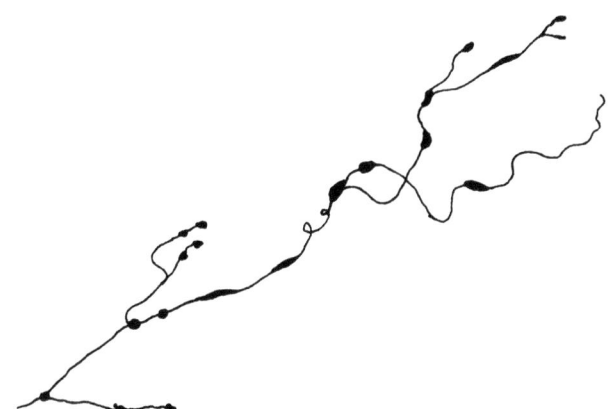

Abb. 64. Art. femoralis. (Quetschpräparat der Media.) Leitz: Ölimmersion 1.32. Oc. 3. (Vitale Färbung mit Rongalitweiß.)

den zerebralen und spinalen Zentren werden diese als vasomotorische Zentren III. Ordnung bezeichnet. Durch Vermittlung dieser peripherischen Vasomotorenzentren sollen die Gefäßveränderungen ausgelöst werden, die bei Anwendung direkter Reize sich einstellen.

Tatsächlich gelingt es, durch geeignete Färbungen nervöse Elemente in der Blutgefäßwand zur Darstellung zu bringen.

Durchmustert man Quetschpräparate der Adventitia oder entsprechende Flachschnitte nach vitaler oder supravitaler Färbung mit Rongalitweiß, so lassen sich zusammenhängende Nervennetze feststellen. Abb. 61 zeigt eine Masche dieses Nervennetzes in der Adventitia einer kindlichen Vene. Gleichartige Maschenwerke sind in die Außenschicht aller größeren Blutgefäße eingelagert.

In den tieferen Schichten der Gefäßwand trifft man auf ein weiteres zwischen Adventitia und Media eingebettetes Nervennetz. Wie auf Abb. 63 zu sehen ist, besteht es aus schmäleren, schlankeren Maschen, die sich aus wesentlich dünneren Nerven als die vorher betrachteten zusammensetzen. Sie sind (bei etwa 140facher Vergrößerung

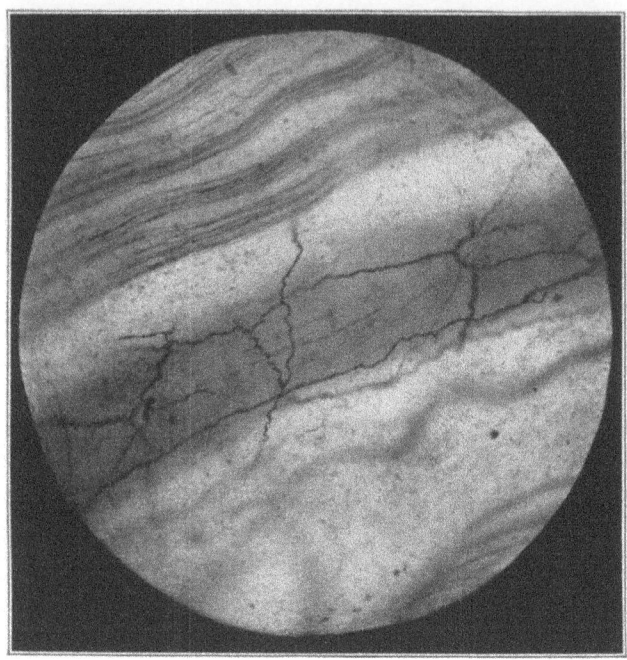

Abb. 65. Kleines Gefäß. (Quetschpräparat aus der Haut des Kaninchenohres.) Ein Netzwerk dickerer Nerven breitet sich auf der Oberfläche des Gefäßes aus, ein feineres Geflecht, das hier nur andeutungsweise zu sehen ist, innerhalb der Gefäßwand. Die Konturen des Gefäßes erscheinen, da auf das oberflächliche Nervennetz eingestellt wurde, verschwommen.

gesehen) durch zahlreiche knopfförmige Anschwellungen ausgezeichnet. Bei etwas stärkerer Vergrößerung (300—400fach) läßt sich noch eine gewisse Struktur an diesen Nerven erkennen.

Legt man nun weitere Flachschnitte von der Wand einer Arterie oder Vene an und durchsucht die Media, so findet man zwischen den Muskelbündeln ein weiteres feinmaschiges und reich verzweigtes Netzwerk, das von sehr dünnen, mit Knöpfchen versehenen Nervenfäden gebildet wird. Abb. 62 zeigt die Fasern eines solchen Nervennetzes in der Kaninchenaorta. In der Muskularis beobachtet man nun einzelne Fasern des Nervennetzes, die sich nicht weiter an der Maschenbildung beteiligen, sondern in eigentümlich gestaltete Endigungen auslaufen (Abb. 64). Diese zeigen mit ihren feinen Verästelungen die Form von Bäumchen, deren Zweigspitzen eine kleine Anschwellung tragen, oder sie stellen langgestreckte gabelige Verzweigungen dar, die an ihren Enden ebenfalls knötchenförmige oder mehr blattähnliche Verdickungen besitzen. Sie sind als Nervenendigungen zu betrachten und entsprechen den von Lapinsky beschriebenen Endapparaten.

Einzelne Nervenfasern durchsetzen die gesamte Media und dringen in die Intima ein. Die zarten Nervenfasern, denen man hier begegnet, sind nicht sehr zahlreich. Netzbildung kommt in der inneren Gefäßhaut nicht zustande. Die Nervenfäden zeigen manchmal einfache Verzweigungen, deren Enden kleine Knöpfchen tragen. Diese Endigungen reichen stellenweise nahe an das Endothel heran.

Die bisherige Schilderung der Nervenverteilung innerhalb der Gefäßwand gilt für alle größeren Arterien und Venen. Kleine Blutgefäße besitzen offenbar in Anpassung an den abweichenden Aufbau ihrer Wandung gewöhnlich nur zwei Nervennetze. Sehr gut lassen sich diese Verhältnisse ebenso wie die Innervation der Kapillaren an Quetschpräparaten mannigfacher Gewebe (Peritoneum, Netz, Blase des Meerschweinchens) verfolgen. Der

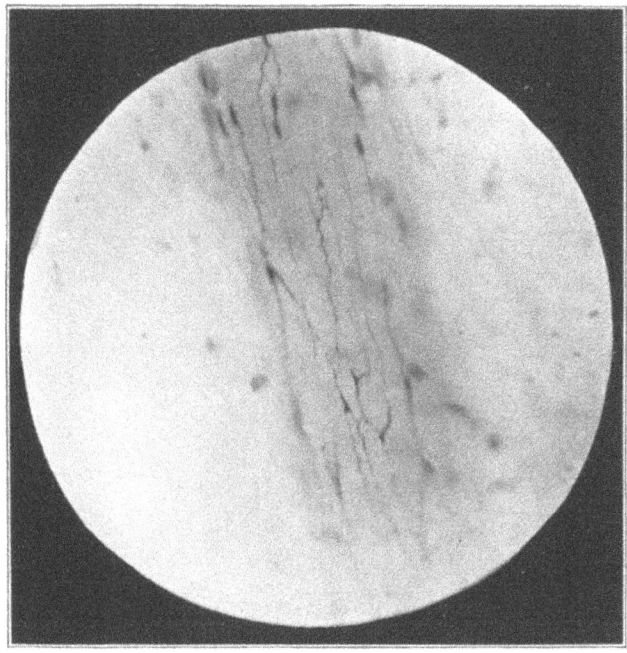

Abb. 66. Kleine Vene (Kaninchen). In dem bei etwa 300facher Vergrößerung aufgenommenen Nervennetz zeigen die Knotenpunkte der einzelnen Maschen die Gestalt dreieckiger Verdickungen.

äußeren Wand kleiner Gefäße liegt ein Netz relativ dicker, in zahlreichen kleinen Windungen verlaufender Nerven auf (Abb. 65 und 67). Mit starken Vergrößerungen (ca. 1000fach) betrachtet, bieten sich diese Nerven nicht mehr als homogene Stränge dar, sondern lassen in ihrem Inneren einzelne dünne Fäden erkennen.

Außer diesem äußeren Netz kann man noch ein zweites intraparietales nachweisen (Abb. 65). Es setzt sich aus ganz feinen Nervenfäden zusammen. Eine bemerkenswerte Eigentümlichkeit stellen die dreieckigen Verdickungen an den Verzweigungsgabeln der Nerven dar (siehe Abb. 66).

Die Kapillaren schließlich werden von Nerven netzartig umsponnen, indem sich zwei begleitende Nerven durch zahlreiche Anastomosen verbinden (Abb. 67). Die Nerven tragen in nicht ganz gleichmäßigem Abstand voneinander angeordnete, knötchenförmige Verdickungen. Manche Kapillaren werden auch von ihrem Nerv spiralig umwunden (Abb. 68).

Gegenüber der häufig aufgestellten Behauptung, daß sich in der Gefäßwand Ganglienzellen befinden, muß auf Grund eingehender Untersuchungen betont werden, daß in den tieferen Schichten der Gefäßwand Zellen vom Typus der sympathischen Ganglienzellen nicht eingelagert sind. Sollten die Gefäße wirklich nervöse Zellen beherbergen, die einen Reflex übertragen und ihre Muskulatur in einem gewissen Tonus erhalten können, so müßten sie ganz anderer Natur sein als die Zellen des vegetativen Nervensystems, welche uns bisher bekannt sind. Da nun Ganglienzellen an und in den peripherischen Arterien bisher in überzeugender Weise noch nicht nachgewiesen sind, so muß man doch mit der Möglichkeit rechnen, daß die Gefäßreaktionen, welche auch an den entnervten Extremitäten auf mechanische oder auf thermische Reize aus-

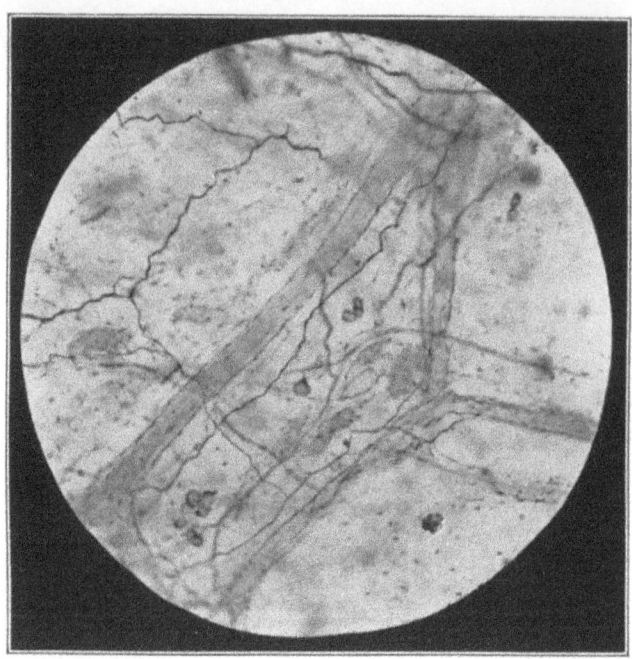

Abb. 67. Quetschpräparat aus der Haut des Kaninchenohres. Feine Nerven ziehen dicht neben den Kapillaren her und umschlingen sie durch Anastomosen. Die Nervenfäden zeigen in unregelmäßigen Abständen kleine Anschwellungen. Die strickleiterähnlichen Anastomosen sind im Mikrophotogramm nur stellenweise erkennbar.
(Vitale Methylenblaufärbung.)

zulösen sind, durch direkte Einwirkung auf die Muskulatur zustande kommen und daß der Tonus der Gefäßmuskulatur auch nach Durchschneidung aller Nerven nach einiger Zeit der Lähmung spontan, d. h. ohne Einwirkung peripherischer Zentren, sich wieder herstellen kann.

Die Erörterung der Frage, inwieweit die Gefäßmuskulatur nach Durchschneidung der Vasomotoren leidet, gab Anlaß zu zahlreichen Arbeiten ohne daß bisher eine endgültige Lösung gefunden wurde. Gegen die Ansicht Cassirers, daß „ein direktes trophisches Abhängigkeitsverhältnis von vasomotorischer Innervation und Bau der Muskelhaut" ähnlich der Beziehung zwischen motorischem Nerv und quergestreifter Muskulatur bestehe, ist einzuwenden, daß der sichere Nachweis der Atrophie glatter Muskulatur nach Ausschaltung der Nerven nicht erbracht ist.

Bei der Besprechung des Nervennetzes in den Gefäßen müssen wir nochmals auf die Deutung der vasomotorischen Reflexe, welche auch nach Durchschneidung der peripherischen Nerven noch auszulösen sind, zurückkommen. Zu der Erklärung dieser Vorgänge wurde die von Langley unter dem Namen **Axonreflex** aufgestellte Hypothese herbeigezogen. Nach dieser Annahme würde ein die Haut treffender Reiz über eine sensible zentripetalleitende Faser nur bis dahin gehen, wo die vasomotorische Bahn von der sensiblen Faser abzweigt, und mit dieser vasomotorischen Faser zum Blutgefäß ziehen. Es würde sich

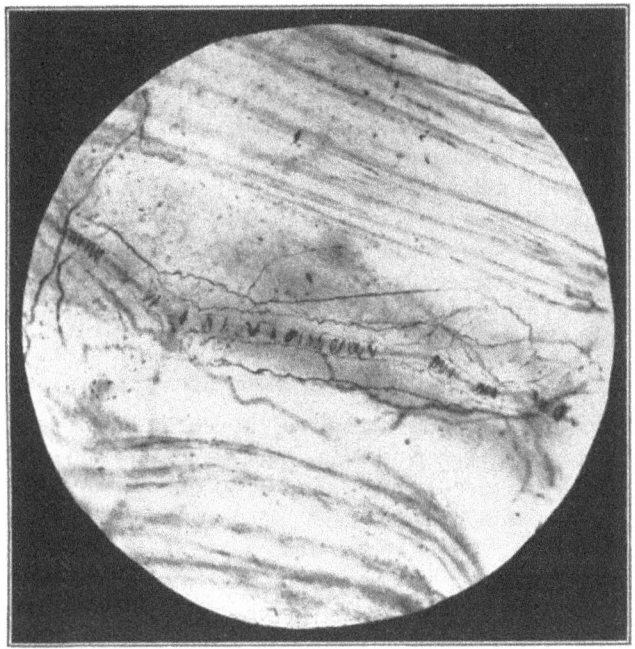

Abb. 68. Dünne Nerven verlaufen dicht neben der Kapillare. Außerdem wird die Kapillare von einem etwas dickeren Nerven spiralförmig umschlungen. (Supravitale Methylenblaufärbung.)

also hier um einen **peripherischen Reflexbogen** handeln, dem aber keine **Ganglienzellen eingelagert sind**. Begründet freilich wurde die Theorie vom Axonreflex weder von physiologischer, noch von klinischer Seite. Im Gegenteil, es ist unwahrscheinlich, daß die Vasomotoren von den sensiblen Fasern abzweigen, sie scheinen vielmehr alle in einem sympathischen Ganglion des Grenzstrangs zu entspringen und getrennt von den sensiblen Bahnen nach der Peripherie bzw. nach der Haut zu verlaufen. Ein von sensiblen Nerven ausgelöster Gefäßreflex kann nach unserer Überzeugung nur über das Rückenmark zustande kommen. Die Veränderungen in der Gefäßweite, die nach Temperaturreizen auch bei durchschnittenen Nerven auftreten, müssen, wie schon erwähnt, wohl durch direkte Einwirkung der Temperatur auf die Hautgefäße erklärt werden.

Zahlreiche Fragen der peripherischen Gefäßinnervation harren noch befriedigender Beantwortung. So wissen wir nicht, ob die Vasokonstriktoren und Vasodilatatoren getrennt an die Gefäße herantreten. Die früher aufgestellte Vermutung, daß die Vasokonstriktoren die Ringmuskulatur und die Vasodilatatoren die Längsmuskulatur innervieren, läßt sich schon deshalb nicht aufrecht erhalten, weil eine vollkommene Scheidung nicht immer vorhanden ist und weil die kleinen und kleinsten Gefäße überhaupt keine deutlichen Längsmuskeln besitzen.

Das Schema der Gefäßinnervation auf Abb. 56 Seite 92 trifft wahrscheinlich nur für die Vasokonstriktoren zu. Schon wiederholt wurde darauf hingewiesen, daß die von Stricker und von Bayliß vertretene Anschauung, nach der die vasodilatatorischen Fasern aus dem Hinterhorn entspringen, wohl begründet werden kann. Nun will Dogiel im Spinalganglion regelmäßig multipolare Ganglienzellen festgestellt haben. Bestätigt sich diese Angabe, so ist mit der Möglichkeit zu rechnen, daß die vasodilatatorischen Bahnen, ohne das zerebrospinale System zu verlassen, zu den Gefäßen gelangen, daß sie also wie die Fasern des kranial autonomen Systems nicht über Ganglien des sympathischen Grenzstrangs ziehen.

Eine solche Auffassung würde auch theoretisch zu begründen sein, weil die Vasodilatatoren als Antagonisten der Vasokonstriktoren nicht zu dem sympathischen, sondern zum parasympathischen System zu rechnen sind.

Sensibilität der Blutgefäße.

Klinische Erfahrungen geben Anhaltspunkte dafür, daß von Arterien und Venen Empfindungen ausgehen können. Wenn auch die heftigen Schmerzen, die bei Arteriosklerose der Kranzgefäße häufig anfallweise auftreten, wahrscheinlich als ischämische Muskelschmerzen gedeutet werden müssen, so stellen sich doch ähnlich heftige Beschwerden auch bei umschriebener, namentlich sklerotischer oder syphilitischer Erkrankung der Aorta ein, und zwar auch dann, wenn die Koronargefäße unbeteiligt sind. Andererseits wird aber auch Sklerose der Aorta oder der Koronararterien keineswegs in allen Fällen von Schmerzen begleitet.

Über die Schmerzempfindlichkeit der Arterien und Venen erhalten wir am besten Aufschluß durch die Beobachtungen von Chirurgen. Diese sprechen sich einstimmig dahin aus, daß Eingriffe an Blutgefäßen, so das Fassen und Unterbinden von Arterien, im allgemeinen schmerzhaft empfunden werden.

Die in oder an Gefäßen entstehenden Schmerzen neigen sehr zur Irradiation, so treten bei der Unterbindung der Art. thyreoidea superior häufig Zahn- und Ohrenschmerzen auf.

Unsere Kenntnisse über die Sensibilität der Blutgefäße bedürfen jedenfalls sehr der Ergänzung und Klärung. Über die Anatomie und Histologie [1]) sensibler Gefäßbahnen sind wir mangelhaft unterrichtet und auch von ihren etwaigen physiologischen Aufgaben können wir uns keine rechte Vorstellung machen. Immerhin kann nach den Erfahrungen der Chirurgie das Bestehen einer gewissen Gefäßsensibilität jetzt nicht mehr geleugnet werden.

---

[1]) Dogiel gibt an, daß die sensiblen Nerven in einiger Entfernung vom Gefäß mit dünnen Markscheiden umkleidet werden. Tatsächlich enthält ja das perivaskuläre Gewebe immer auch markhaltige Nervenfasern.

Die Innervation des Herzens.

Von

W. Glaser-Hausstein.

Zerebrale Beeinflussung der Herztätigkeit.

Die Abhängigkeit der Herzinnervierung von psychischen Vorgängen wird an anderer Stelle eingehend erörtert, hier soll nur die Frage besprochen werden, ob der Herzinnervation ein Zentrum im Gehirn vorsteht und wenn ja, wo dann ein solches zu suchen ist. Für die Verlegung eines solchen Zentrums in das Großhirn fehlen alle Anhaltspunkte. Es ist nicht bekannt, daß kortikale Erkrankungen, wie Tumoren oder Blutungen dort bei bestimmter Lokalisation stets gleichartige Veränderungen der Herzinnervierung zur Folge haben. Wohl aber kann angestrengte geistige Tätigkeit, vor allem aber lebhafter Stimmungswechsel, die Schlagfolge des Herzens verändern. Es besteht Anlaß zur Vermutung, daß von den Vorgängen im Großhirn eine Einwirkung auf die Tätigkeit des Herzens erfolgt.

Wenn aber vom Zwischenhirn aus die Pupillen, die Vasomotoren, die Blase und alle übrigen viszero-motorischen Funktionen beeinflußt werden können, so liegt die Vermutung nahe, daß das Herz in dieser Hinsicht keine Ausnahme macht.

Jedenfalls ist das Herz in Beziehung auf die

antagonistische Innervation

genau denselben Gesetzen unterworfen wie die übrigen inneren Organe. Ja gerade am Herzen ist zum ersten Male die gegensätzliche Wirkung des sympathischen Systems und des Vagus festgestellt und studiert worden. Und zwar wirkt der Vagus als Hemmungsnerv. Reizung des Vagus verlangsamt die Herztätigkeit, die Faradisation des peripherischen Stumpfes kann sogar zum diastolischen Herzstillstand führen.

Die vom Grenzstrang zum Herzen ziehenden Fasern, die Nervi accelerantes cordis bedingen, wie ihr Name sagt, eine Beschleunigung der Herztätigkeit.

Das Herzhemmungszentrum ist im dorsalen oder viszeralen Vaguskern am Boden des 4. Ventrikels zu suchen, es befindet sich in dauerndem Zustande tonischer Erregung. So erklärt sich die Beschleunigung des Herzschlages bei Unterbrechung der Vagusbahnen. Der Tonus wechselt jedoch unter dem Einfluß physiologischer und pathologischer Vorgänge im Organismus ständig seine Stärke. Wie wir auch aus klinischen Erfahrungen (Meningitis, Hydrozephalus, Hirntumor u. a.) wissen, hat eine Erhöhung des intrakraniellen Druckes die Erregung des Hemmungszentrums zur Folge (Druckpuls!). Im gleichen Sinne wird die schmerzhafte Reizung sensibler Spinalnerven wirksam. Der Goltzsche Klopfversuch, der durch Reizung der Abdominalorgane Herzstillstand herbeiführt, beweist, daß auch die Erregung viszero-sensibler Nerven die Herzfrequenz herabsetzt, also den Tonus des viszeralen Vagus-Zentrums erhöht. Die Erregung des Vagus führt nicht allein zu einer Herabsetzung der

Frequenz, sondern zugleich zu einer Verzögerung der Überleitung und zu einer Abschwächung der Kontraktion.

Das Zentrum für die sympathischen Nervi accelerantes wird von manchen Autoren ebenfalls in das verlängerte Mark verlegt. Von anderen aber wird angenommen, daß es innerhalb des Bereichs des 1.—4. Dorsalsegments zu suchen sei. Reizung dieser Segmente soll Pulsbeschleunigung herbeiführen, falls ihre Verbindung mit dem 1. Brustganglion des Halssympathikus erhalten ist. Allgemein wird die Meinung vertreten, daß von diesem Zentrum kein Tonus ausgeht. Wenn dies auch unwahrscheinlich ist, so ist doch zuzugeben, daß gewöhnlich der von Hemmungszentrum unterhaltene Tonus überwiegt.

Verlauf der extrakardialen Nerven.

Die hemmenden Fasern werden dem Herzen durch eine Anzahl von Vagusästen zugeführt, die man gewöhnlich als Herzvagi bezeichnet. Ursprung und Verlauf dieser Nerven sind wechselnd. Meistens setzt sich der Herzvagus aus drei Faserbündeln zusammen, die vom Hauptstamm des Vagus und von seinen Ästen abzweigen. Das oberste Bündel verläßt den Vagus unmittelbar unterhalb des N. laryngeus superior. Es tritt bald in Verbindung mit Fasern aus dem sympathischen Grenzstrang. Der nächste und stärkste Herzast kommt gewöhnlich aus dem N. laryngeus inferior (recurrens). Ein dritter Ast entspringt schließlich noch aus dem Brustteil des Vagusstammes.

In den Bündeln des Herzvagus findet man ein ähnliches Mengenverhältnis zwischen marklosen und markhaltigen Fasern wie im Hauptstamm des Vagus. Die Mehrzahl, etwa 70—80% der Fasern, ist marklos, die übrigen sind von dünnen, nur vereinzelte von dickeren Markscheiden umhüllt.

Die Beschleunigungsnerven des Herzens gehören, wie schon hervorgehoben wurde, dem Sympathikus an. Die Nervenfasern, die sich zu den Nervi accelerantes zusammenschließen, entstammen dem untersten Halsmark und dem oberen Brustmark und ziehen durch die Rami communicantes zum Grenzstrang. Aus ihm gehen dann in verschiedener Höhe mehrere dünne Nerven hervor, die für das Herz bestimmt sind. Gewöhnlich werden beiderseits je drei Faserbündel, entsprechend ihrem Ursprung aus dem Ganglion cervicale superius, medium und inferius und teilweise zugleich aus dem zweiten Brustganglion als Rami cardiaci superiores, medii und inferiores unterschieden. Sie gelangen zum Herzen und beteiligen sich dort mit den Zweigen der Herzvagi an der extrakardialen Plexusbildung.

Der Plexus cardiacus superficialis, der sich vorwiegend aus Zweigen des linken Vagus zusammensetzt, breitet sich zwischen Lungenarterie und Aorta aus. In seinem Bereich, dort wo Vagus- und Sympathikusfasern zusammenstrahlen, findet sich ein beim Menschen nicht konstantes Ganglion, das Ganglion Wrisbergii. Von da aus ziehen dünne Fasern zur Herzwurzel, wo sie in die Tiefe gehen oder sich der linken Kranzarterie anschließen.

Der Plexus cardiacus profundus bildet sich aus den Verzweigungen der rechtsseitigen Vagusäste und bildet mit den Fasern aus dem Grenzstrang ein dichtes unentwirrbares Geflecht. Dieses liegt zwischen Aorta und Lungenvenen. Einige seiner Nervenfasern dringen von hier in die Vorhofscheidewand ein, andere lassen sich bis zur Einmündungsstelle der Vena cava superior in den rechten Vorhof verfolgen. Auf Schnitten läßt sich nachweisen, daß gerade dort, wo die Vagusästchen von hinten an den Trichter der Vena cava herantreten, sich mehrere Gruppen von Ganglienzellen vorfinden.

Von der physiologischen Bedeutung des Ganglion cardiacum Wrisbergii besitzen wir keine sichere Kenntnis. Da es aber seiner histologischen Struktur nach ganz so gebaut ist wie die Ganglien des Grenzstranges, so spricht immerhin eine gewisse Wahrscheinlichkeit für seine Beziehung zu dem sympathischen Anteil des Geflechtes.

Einer besonderen Erwähnung bedürfen noch zarte Nervenfasern, die als Nervus depressor cordis zusammengefaßt werden. Dieser Nerv steht anatomisch mit den Herznerven in enger Verbindung, hat aber mit der Inner-

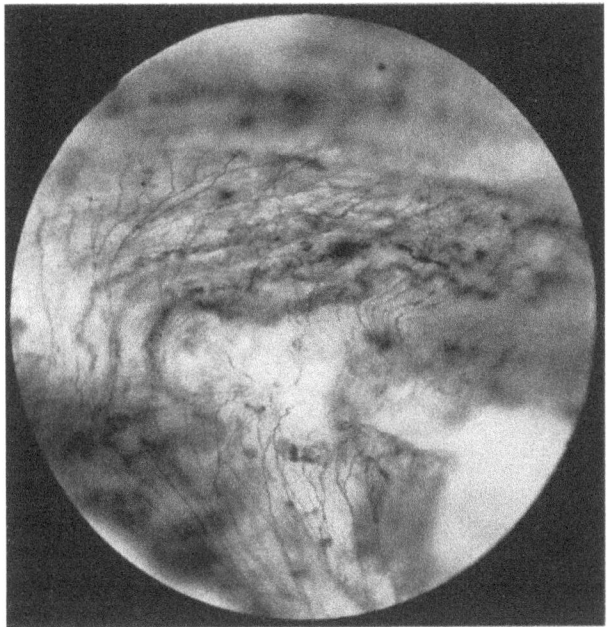

Abb. 69. Herzbeutel des Meerschweinchens. (Quetschpräparat.) Zeiß: Obj. B, Oc. 1. (Supravitale Färbung mit Methylenblaupräparat.)

vation des Herzens selbst nichts zu tun. Nach Ludwig und Cyon entspringt er bei verschiedenen Tieren aus dem Vagusstamm in dem Winkel, den dieser mit dem Laryngeus superior bildet. Auch beim Menschen zweigt er ziemlich hoch oben vom Hauptstamm des Vagus oder vom Nervus laryngeus superior ab und läßt sich ziemlich schwer als ein isoliertes Bündel verfolgen. Er nimmt an der Bildung des Plexus cardiacus teil und tritt in Beziehung zur aufsteigenden Aorta. Hier wird er durch Erhöhung des Blutdrucks gereizt und leitet diese Erregung zum Hemmungszentrum des Herzens, wodurch Herabsetzung der Herzfrequenz und damit wieder Senkung des Blutdrucks herbeigeführt wird. Auch Reizung des zentralen Endes des Nervus depressor verursacht Erniedrigung des Blutdrucks. Im Nervus depressor würden wir demnach ausgesprochen viszero-sensible Fasern zu suchen haben, durch deren Vermittlung ein viszeraler Reflexvorgang ausgelöst wird.

106   Innervation des Herzens.

Intrakardialer Nervenapparat[1]).

Zur Darstellung der feinen Nervenfasern, welche der Herzinnervation dienen, eignet sich vor allem die supravitale Färbungsmethode mit Methylenblaupräparaten. Freilich ist diese am Menschenherz nicht so gut anzuwenden als an den Organen von kleinen Tieren.

Im Perikard des Menschen findet man stets dünne Nerven in mäßiger Anzahl. Viel zahlreicher erscheinen sie im Herzbeutel des Meerschweinchens (vgl. Abb. 69). Neben wellig verlaufenden Nervenbündeln verschiedener Dicke trifft man hier auch dünne, aus nur ein oder zwei Fasern bestehende Nerven, die sich reichlich gabelig verzweigen. Diese Nerven sind größtenteils marklos, immerhin begegnet man aber auch einzelnen markhaltigen Fasern. In ähnlicher Weise wie das parietale Blatt des Perikards wird das Epikard von

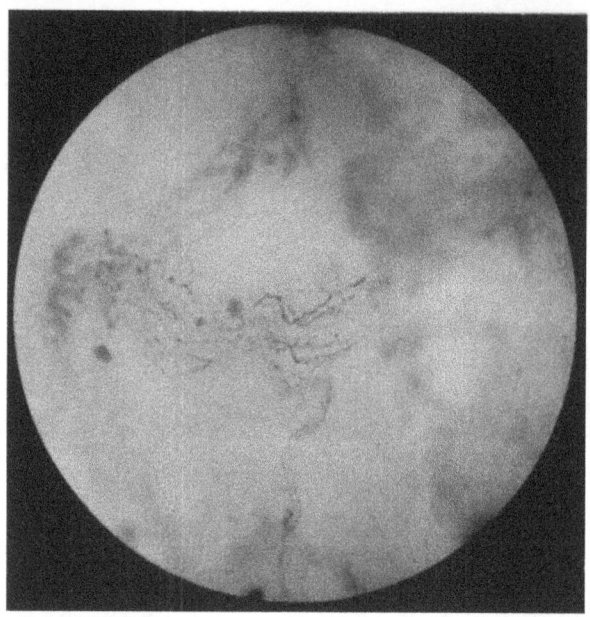

Abb. 70. Herzohr des Menschen. Oberflächliche Muskelschicht. (Quetschpräparat.) Bündel einzelner Nervenfasern. Leitz: Obj. 6a, Oc. 3 (Auszug 25 cm).

feinen, sich bald verzweigenden Nervenfasern durchzogen. Sie sind in ungleichmäßigen Abständen mit kleinen knopfförmigen (varikösen) Anschwellungen besetzt. Ganglienzellen konnten wir in diesen serösen Häuten nicht feststellen.

Großen Nervenreichtum weist die Muskulatur des Herzens auf. Zahlreiche Nerven fand ich stets im Herzohr des Meerschweinchens und des Menschen (Abb. 70 und 71). Dieser Herzabschnitt wird in seiner ganzen Dicke von reichlich verzweigten Nerven durchsetzt, die meist nur aus wenigen oder auch einzelnen Fasern bestehen. Durch kollaterale Verbindungen benachbarter Nerven kommt stellenweise Maschenbildung zustande. Einzelne Nervenzweige lösen sich in eigentümliche Gebilde auf (Abb. 72), die sicherlich Nervenendigungen darstellen.

Untersucht man Wandstücke, die aus beliebiger Stelle des Ventrikels entnommen wurden, so erkennt man, daß einzelne und zu Bündeln geordnete Nervenfasern unter vielfachen Überkreuzungen in geflechtartiger Anordnung sich subepikardial ausbreiten (Abb. 73).

---

[1]) Die Literatur ist in einer ausführlichen Arbeit, W. Glaser, Der intramurale Nervenapparat des Herzens. Deutsch. Arch f. klin. Med. Bd. 117, zusammengestellt.

Diese reichliche Ansammlung von Nerven zwischen Myokard und viszeralem Perikard entspricht dem von mehreren Autoren namentlich am Tierherzen beschriebenen „Subepikardialgeflecht". In ihm sind, ebenso wie im Perikardialgeflecht, vereinzelte Ganglienzellen multipolarer Art eingelagert.

Die eben besprochenen Nervenverzweigungen bleiben aber nicht auf das eigentliche Grenzgebiet zwischen Epicard und der Muskulatur beschränkt, sondern dringen in die

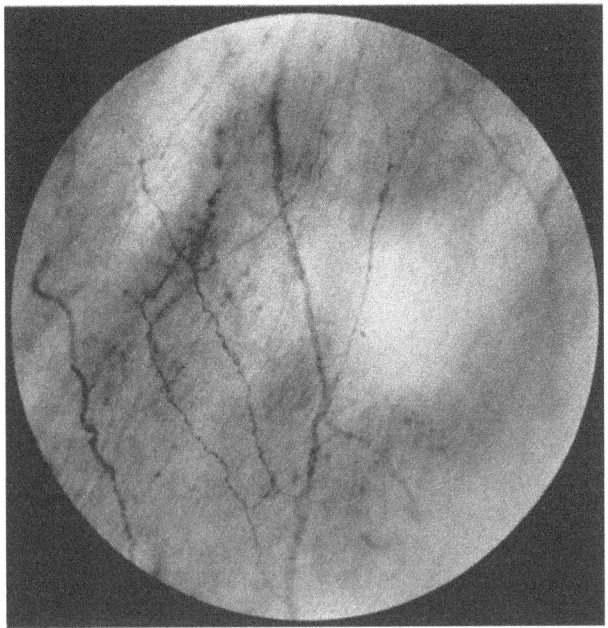

Abb. 71. Rechtes Herzohr des Meerschweinchens. Tiefe Schicht nahe dem Endokard. Verzweigte einzelne Nervenfasern und dünne Faserbündel. (Quetschpräparat.) Zeiß: Obj. B, Oc. 2 (Auszug 50 cm).

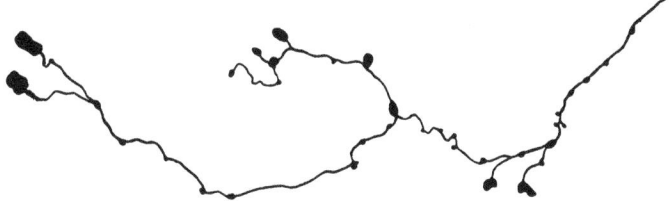

Abb. 72. Endverzweigungen im Herzohr des Menschen. (Tiefe Schicht.)

Muskulatur selbst ein, um sich hier weiter zu verbreiten. Das Studium von Quetschpräparaten aus der Muskulatur der Ventrikel lehrt, daß auch in der Tiefe der Muskulatur Nerven nicht fehlen (vgl. Abb. 74). In zierlichen Windungen schlängeln sich feine Zweige zwischen den Muskelbündeln hindurch. Namentlich im äußeren Teil des Herzmuskels bilden Nervenfasern, die durch ihre zahlreichen Varikositäten wie mit kleinen Knötchen dicht besetzt erscheinen, großmaschige Netze. Gleichartige Nervenfasern enthalten auch die Musculi pectinati, die Trabeculae carneae und die Papillarmuskeln.

Besonders reich an Nerven ist die Vorhofscheidewand. Dort sind die Fasern zum Teil von dünnen Markscheiden umhüllt (vgl. Abb. 75). In diesem Teil des Herzens begegnet man auch regelmäßig einzelnen und zu Gruppen vereinigten Ganglienzellen, die offenbar

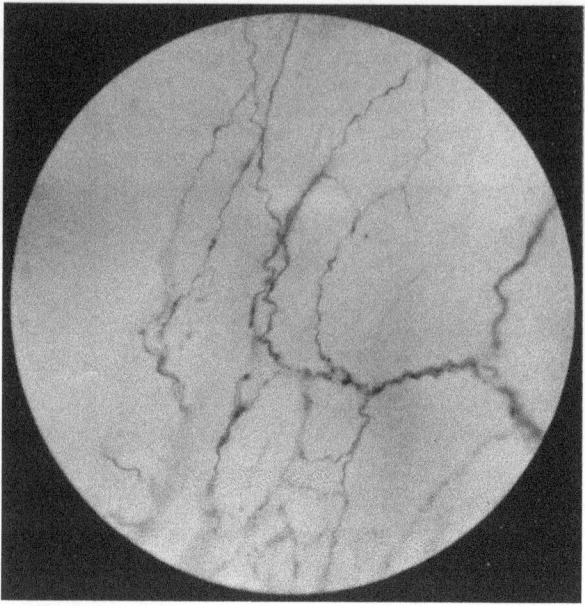

Abb. 73. Oberflächliche Muskelschicht aus dem Ventrikel des Menschen unterhalb des Epikard. Verzweigte Nervenfaserbündel und Nervenfasern in verschiedenen Ebenen des Präparates. (Quetschpräparat.) Leitz: Obj. 6a, Oc. 3. (Supravitale Methylenblaufärbung.)

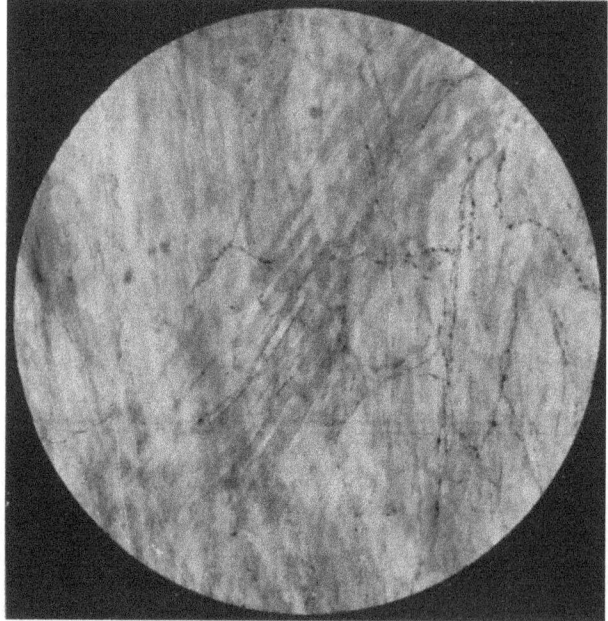

Abb. 74. Feine Nervenfasern mit zahlreichen varikösen Anschwellungen und reichlichen Verzweigungen aus der linken Ventrikelwand (mittlere Schicht) des Meerschweinchens. (Quetschpräparat.) Zeiß: Obj. B, Oc. 4. (Supravitale Methylenblaufärbung.)

einem Teil der Ludwigschen Ganglien entsprechen [1]). Sie sind vorwiegend in der Umgebung der Einmündungsstelle der Vena coronaria eingelagert. Ihrem Bau nach gleichen sie den Ganglienzellen des Cavatrichters (vgl. Abb. 76 und 77): Zarte kurze Dendriten, die entweder rings von der Peripherie des Zellkörpers entspringen oder nach einer Richtung hin reichlicher entwickelt sind und ein längerer Fortsatz (Achsenzylinder), der sich einem Nervenbündel anschließt. Auch diese Zellen sind von einer fibrös-hyalinen, zellkernreichen Kapsel umgeben und lassen zwischen dieser und sich einen Lymphraum frei (siehe Abb. 76 und 77). Ganz besonders deutlich ist in all den Präparaten aus der Vorhofscheidewand ein Netzwerk von feinen Nervenfasern entwickelt, das sich um die Zellkapsel herumschlingt (vgl. Abb. 76). In dieser Weise zeigen sich die Ganglienzellen bei Anwendung von Silberfärbung. Bei vitaler Blaufärbung (mit Rongalitweiß) gelangen die Fortsätze gewöhnlich weniger deut-

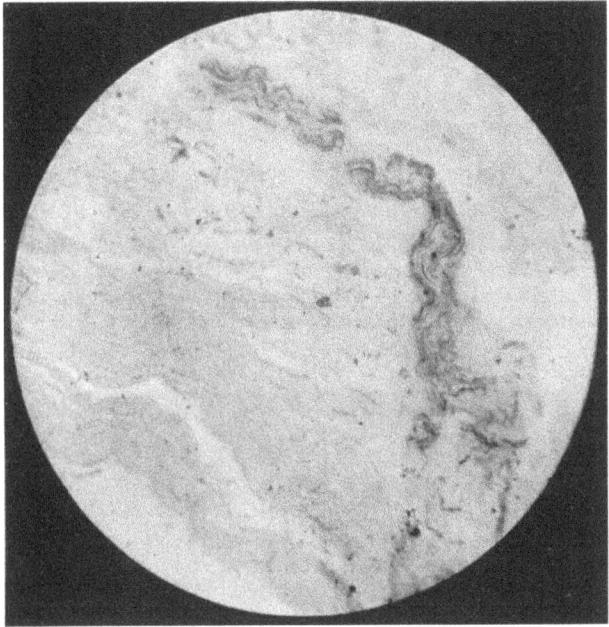

Abb. 75. Markhaltige Fasern in einem Nerven der Vorhofscheidewand des Menschen. (Schnittpräparat. Markscheidenfärbung nach Weigert.) Zeiß: Obj. A, Oc. 3.

lich zur Anschauung. Dagegen kann man an Methylenblaupräparaten bei Benützung starker Vergrößerungen dünne Fasern verfolgen, die sich aus den vorüberziehenden Nerven abzweigen, in die Ganglienzellgruppe eindringen, sich hier aufsplittern und mit feinsten, an knötchenförmigen Verdickungen reichen Verästelungen die einzelnen Ganglienzellen gleichsam umklammern. Man darf diese Gebilde wohl als intraganglionäre, perizelluläre Nervenendigungen ansprechen. In nächster Nähe der Ganglienzellgruppen ziehen in wellenförmigen Windungen ziemlich dicke Nerven vorüber, die teilweise markhaltige Fasern beherbergen und deren Fasern in die Ganglienzellengruppen einmünden.

Schließlich bleibt noch die innerste Schicht der Herzwand, das Endokard zur Betrachtung übrig. Subendokardial scheinen sich die Nerven, die wir innerhalb der Muskulatur kennen lernten, nochmals in größerer Menge zusammenzufinden. Diesem „Subendokardialgeflecht" entstammen wohl die Nervenfasern, denen wir im Endokard selbst begegnen. Mit varikösen Knötchen versehene, verzweigte Fibrillen finden sich neben dickeren, von großen unregelmäßig gestalteten Verdickungen unterbrochenen Nerven-

---

[1]) Ludwig entdeckte die nach ihm benannten Ganglien 1848 am Froschherz.

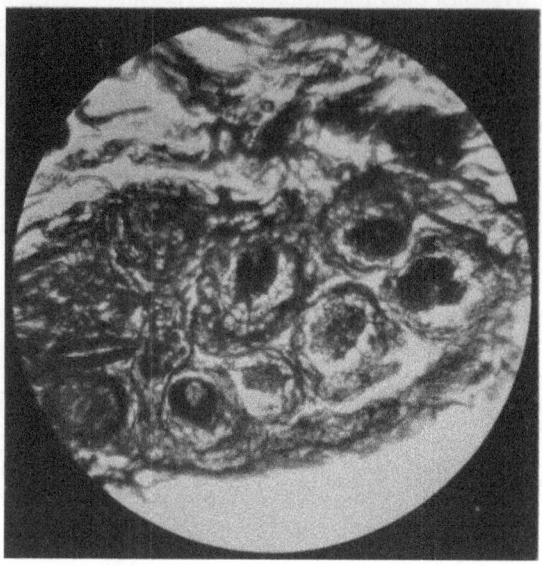

Abb. 76. Ganglienzellengruppe in der Vorhofscheidewand des Menschen. (Schnittpräparat. Silberfärbung nach Bielschowsky.) Leitz: Obj. 6a, Oc. 3.

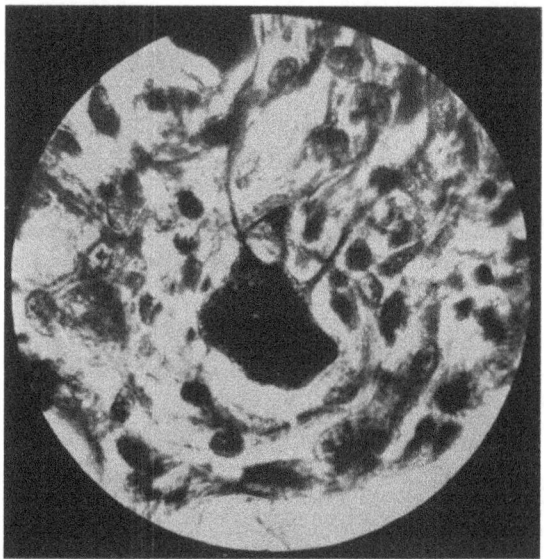

Abb. 77. Ganglienzelle aus der Gegend des Atrioventrikularknotens beim Menschen. (Schnittpräparat. Silberfärbung nach Bielschowsky.) Leitz: Ölimm. Oc. 3.

fasern. Auch im Endokard begegnet man stellenweise Nervenendigungen in Form dünner Fasern, die mit knötchenförmigen Anschwellungen besetzt sind. Das Faserende ist jedesmal durch eine derartige Verdickung abgeschlossen.

Über den Zusammenhang des intramuralen Nervenapparates mit den extrakardialen Nerven sind wir im einzelnen nur wenig unterrichtet. Welche Nerven der Herzwand dem Vagus und welche dem Accelerans zugehören, läßt sich bisher nicht sicher entscheiden. Wahrscheinlich stellt der intramurale Apparat des Herzens ein selbständiges System dar, schlägt doch das Herz auch dann, wenn es von allen extrakardialen Nerven losgelöst ist, ja selbst nach der Herausnahme unter gewissen Umständen noch einige Zeit weiter. Beide Arten von Fasern, sowohl die hemmenden wie die beschleunigenden, üben ihre Wirkung wohl nicht direkt auf die Herzmuskulatur, sondern auf das dichte intrakardiale Nervengeflecht aus.

Die Nervenendigungen im Herzen werden von den verschiedenen Autoren teils als motorische, teils als sensible Apparate angesprochen.

Namentlich russische Autoren (Michailow und Dogiel) glauben in der Muskulatur und im Endokard und im Perikard mit vitalen Färbungsmethoden sensible Endapparate dargestellt zu haben. Uns ist eine Differenzierung von verschiedenartigen nervösen Endorganen nicht gelungen. Die feinen knopfförmigen Verdickungen an dem Ende der einzelnen Nervenfaser in der Muskulatur sind wohl als motorische Endapparate anzusprechen.

Funktion des intrakardialen Nervenapparates.

Die Frage nach der funktionellen Bedeutung der intrakardialen Nervenelemente, insbesondere der in der Herzwand eingelagerten Ganglienzellen, läßt sich heute noch nicht befriedigend beantworten. Seit der Entdeckung von Herzganglien durch Remak, Bidder und Ludwig lag es nahe, diese Zellgruppen als die eigentlichen motorischen Zentren für die Herzbewegung anzusehen. Dieser Anschauung stand die Meinung gegenüber, die Fähigkeit zu rhythmischer Kontraktion sei eine von nervösen Elementen unabhängige Eigenschaft des Herzmuskels. Man suchte diese Ansicht nicht nur durch entsprechende Deutung physiologischer Beobachtungen, sondern auch durch ontogenetische und phylogenetische Argumente zu stützen. Gleichzeitig erklärte man die Ganglien des Herzens für sensible Organe. Besonders die Feststellung von His jun., daß das embryonale Hühnerherz schon zu einer Zeit rhythmische Kontraktionen ausführt, in der noch keinerlei nervöse Elemente darin nachweisbar sind, wird häufig zugunsten der myogenen Theorie herangezogen. Dabei ist aber noch gar nicht festgestellt, ob zu dem Zeitpunkt, da das embryonale Herz zu schlagen beginnt, überhaupt schon eine Differenzierung zwischen kontraktilem und reizaufnehmendem und reizauslösendem Protoplasma eingetreten ist.

Ihre beste Stütze erhielt die „myogene" Theorie mit dem Nachweis besonderer reizleitender Muskelfaserzüge und Muskelknoten durch His, Aschoff, Tawara u. a. Diese Muskelfasern unterscheiden sich ihrem histologischen Bau nach wesentlich von der übrigen Herzmuskulatur. Das aus ihnen gebildete sog. „Reizleitungssystem" verbindet den Venensinus, von dem zweifellos die Bewegungsimpulse ausgehen, mit den Vorhöfen und diese durch das Hissche Bündel mit den Ventrikeln. Entlang diesem muskulären System breitet sich der motorische Reiz über die einzelnen Herzabschnitte aus. Durch den Nachweis eines solchen muskulösen Reizleitungssystems schien für die Übertragung von motorischen Impulsen ein Nervennetz im Herzen nicht mehr notwendig und so wurden tatsächlich von manchen Seiten den intrakardialen Nerven nur sensible Funktionen zugesprochen. Bei genauer histologischer Untersuchung stellt sich aber heraus, daß gerade im Bereiche des muskulären Reizleitungssystems nicht nur Ganglienzellen, sondern auch sehr zahlreiche Nervenfasern zu finden sind und daß zwischen dem muskulären Reizleitungssystem und dem intrakardialen Nervengeflecht enge Beziehungen bestehen. Freilich ist ein tieferer Einblick in diese Beziehungen zur Zeit noch nicht möglich.

Die zentripetalen Erregungen, die vom Herzen ausgehen, sollen in dem Kapitel über die Empfindungen in den inneren Organen erörtert werden. Hier sei nur erwähnt, daß wir keine Vorstellungen davon haben, welche nervösen Elemente den Sensationen, die von dort aus zustande kommen, dienen. Nur das eine glauben wir sagen zu können: die zentripetale Leitung von Empfindungen am Herzen geht nicht über den Vagus nach dem nervösen Zentralorgan. Die Angabe der Herzkranken, daß solche Schmerzen sehr häufig mit Überempfindlichkeit der oberen vorderen Brusthaut und mit Schmerzen im linken Arm einhergehen, weist doch klar darauf hin, daß die vom Herzen kommenden zentripetalen Erregungen über die sympathischen Fasern des Grenzstrangs geleitet werden. Nur mit einer Irradiation der Reize an der Einmündungsstelle dieser Fasern im obersten Brustmark auf die dort eintretenden spinalen Bahnen können die nach der Brust und dem Arm ausstrahlenden Schmerzen erklärt werden.

Die Innervation der Bronchien.

Auch die Innervation der Bronchien ist eine doppelte. An dem nervösen Plexus pulmonalis beteiligen sich sowohl Fasern aus dem Vagus wie solche, die vom Grenzstrang kommen. Die letzteren sollen nach Mollgaard [1]) vom Ganglion stellatum und vom Ganglion cervicale medium herstammen.

Verfolgt man den Plexus bronchialis bis an die Grenze der Sichtbarkeit, also etwa 4—6 cm in die Bronchialäste hinein, so findet man an den feinen Nervenfasern bisweilen ein kleines Knötchen in der Bronchialwand eingelagert. Diese Knötchen bestehen aus Gruppen von Ganglienzellen.

Färbt man solche Ganglienzellen nach der Bielschowskyschen Methode, so zeigt es sich, daß man multipolare Ganglienzellen vor sich hat (vgl. Abb. 78).

Die Fortsätze der Zellen sind ziemlich dick und knorrig und verzweigen sich bald. Die Dendriten sind ziemlich spärlich. Sie bilden manchmal untereinander ein Geflecht.

Außerdem finden sich in den Bronchien feine Nervenfasern. Soweit diese von Markscheiden umhüllt sind, handelt es sich wohl um sensible Bahnen, die dann in den Vagus einmünden und über diesen Nerven die kitzelnden Empfindungen auslösen, die zum Hustenreiz führen.

Nach den physiologischen Forschungen verursacht Reizung des Vagus Kontraktion der glatten Muskulatur der Bronchiolen, Erregung der sympathischen Wurzeln des Plexus pulmonalis führt zum Nachlaß des Muskeltonus und damit zur Erweiterung der Bronchiolen.

---

[1]) Mollgaard: Studier over det respiratoriske Nerve system hos Huirveldyrene. Kopenhagen 1910.

Auch die pharmakologischen Erfahrungen sprechen dafür, daß die Bronchokonstriktoren vom Vagus aus innerviert werden, und daß die Bronchodilatation über die Fasern des Grenzstranges ausgelöst wird. Das Adrenalin, das auf alle vom Sympathikus innervierten Organe anregend wirkt, hat auch einen erregenden Einfluß auf die dilatatorischen sympathischen Nervenenden und kann auf diese Weise einen Anfall von Asthma bronchiale kupieren. Wenn dies auch durch die Verabreichung von Atropin möglich ist, so erfolgt hier die Heilwirkung über eine Lähmung der motorischen Vagusendapparate und damit über eine Lähmung der Vasokonstriktoren.

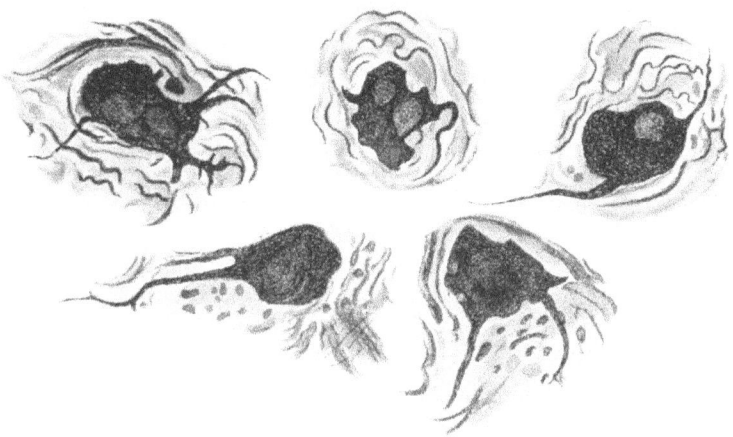

Abb. 78. Ganglienzellen aus den Bronchien, bei starker Vergrößerung gezeichnet. (Bielschowskysche Silberfärbung.)

Manche Erkrankungen der Bronchien, wie das Asthma bronchiale, und manche Formen des Lungenödems sind zweifellos auf Störungen des nervösen Apparates der Bronchien zurückzuführen.

Beim Asthma bronchiale scheint es sich um eine krankhafte Übererregbarkeit der Bronchokonstriktoren zu handeln. Diese werden aber nicht nur durch direkte Einflüsse von Stoffen, die in der Einatmungsluft enthalten sind, erregt, auch auf seelische Emotionen hin kann es wohl über den Vagus zur Bronchokonstriktion und damit zur Atemnot kommen: „Asthma nervosum".

Die Innervation der Schilddrüse.
Von
O. Renner-Augsburg.

Die Drüsen mit innerer Sekretion nehmen im Rahmen des vegetativen Nervensystems eine besondere Stelle ein. Einerseits wirken ihre Produkte in der verschiedensten Weise verstärkend oder abschwächend auf die Erregungsvorgänge in diesem Nervensystem, andererseits steht die Absonderung ihrer Sekrete in engem Abhängigkeitsverhältnis zum vegetativen Nervensystem

An erster Stelle ist die Schilddrüse zu nennen; erzeugt doch ihr Ausfall ein ganz umrissenes Krankheitsbild, das Myxödem. Durch die gesteigerte Funktion dieser Drüse wird ein zwar vielgestaltiger, aber ebenfalls deutlich umschriebener Symptomenkomplex hervorgerufen, den wir unter dem Namen der Basedowschen Krankheit zusammenfassen.

Die Glandula thyreoidea wird vom Sympathikus und vom Vagus aus mit Nerven versorgt; also auch sie wird doppelt innerviert: Durch die Nervi laryngei treten mit den Gefäßen verlaufend die Nerven in die Drüsen ein. Aber auch vom Rekurrens des Vagus und von den Nervi pharyngei des Vagosympathikus sind Fasern beschrieben worden, die sich an der Bildung der Plexus thyreoidei beteiligen. Die Nerven teilen sich in kleine Äste auf, die entweder an den Gefäßen endigen oder an die Drüsenzellen herantreten und hier zwischen den Epithelzellen mit einfachen terminalen Endfädchen endigen.

Die frühere Angabe, daß in der Drüse selbst Ganglienzellen vorkommen, hat sich als nicht stichhaltig erwiesen.

Die Erforschung der Wirkung dieser Nerven auf die Schilddrüse hat zunächst dem vasomotorischen Einfluß gegolten. Hier stimmen alle Forscher überein, von denen vor allem der aus der Asherschen Schule hervorgegangene Ossokin[1]) genannt sei, daß die vasomotorische Innervation durch die Nervi laryngei erfolgt. Und zwar sollen sowohl der Nervus laryngeus superior wie der Nervus laryngeus inferior beide Arten von Gefäßnerven, also Vasokonstriktoren wie vor allem auch Vasodilatatoren führen.

Bot der Nachweis des vasomotorischen Einflusses der Schilddrüsennerven keine besondere Schwierigkeit, so war die Feststellung von sekretorisch einwirkenden Nerven bedeutend komplizierter. Erst Asher[2]) und seiner Schule gelang es, einwandfrei den Beweis für das Vorhandensein von sekretorischen Nerven zu erbringen.

Von den Berner Forschern wurde die Tatsache zum Nachweis der sekretorischen Innervation der Schilddrüse benutzt, daß das Schilddrüsenprodukt die Erregbarkeit des Nervus depressor, ferner die Wirkung noch unterschwelliger Mengen von Adrenalin und endlich auch die Erregbarkeit des Vagus (Ossokin) steigert. Durch Reizung der Schilddrüsennerven ließen sich diese gleichen Erscheinungen hervorrufen, ein Beweis, daß durch den Nervenreiz die Schilddrüsensekretion erregt wurde. Es war damit auch zum ersten Male festgestellt, daß eine Drüse mit innerer Sekretion bezüglich der Absonderung ihres Sekrets unter Nerveneinfluß steht. Welche dieser Nerven vom sympathischen Grenzstrang stammen und welche vom Vagus, also vom parasympathischen System aus die Schilddrüsensekretion beeinflussen, das läßt sich freilich infolge der Zartheit der Fasern und infolge der Geflechtbildung im Vagosympathikus und in den Nerven im Plexus thyreoideus nicht feststellen.

---

[1]) Ossokin, Zur Frage der Innervation der Glandula thyreoidea. Zeitschr. f. Biol. **63.**

[2]) Asher und Flack, Die innere Sekretion der Schilddrüse und die Bildung des inneren Sekretes unter dem Einfluß von Nervenreizung. Zeitschr. f. Biol. **55.**

Die Innervation der Brustdrüse.

Von

R. Greving-Würzburg.

Die Nerven, welche die Mamma versorgen, entstammen, wie zuerst C. Eckhard[1]) nachwies, den Rami cutanei laterales des 2.—6. Interkostalnerven und ziehen in der Haut radiär zur Brustwarze. Sie sind in der äußeren Haut, in der Areola und Papilla Mammae zahlreich, dagegen spärlich im Inneren der Drüse. Von den in der Haut ziehenden Nerven zweigen die Rami glandulares ab, die in das Innere der Drüse gehen. Die eigentlichen Drüsennerven entspringen von den Rami cutanei laterales des 4.—6. Interkostalnerven.

Außer diesem spinalen Nerven gelangen noch rein sympathische Zweige, welche die Arteria thoracica longa und die vorderen Rami perforantes der Arteriae intercostales umspinnen, zur Brustdrüse [Hyrtl[2])]. Rüdinger[3]) hält es für „höchst wahrscheinlich", daß sympathische Fäden mit der Arteria mammaria zur Brustdrüse verlaufen. Ein sicherer anatomischer Nachweis für das Vorhandensein von sympathischen Fasern die zur Brustdrüse ziehen, fehlt also noch; jedoch wären ohne sie manche physiologischen Tatsachen nicht erklärbar. Ganglienzellen sind bisher in den zur Brustdrüse ziehenden Nerven und in der Mamma selbst nicht festgestellt; auch konnte trotz mehrfach darauf gerichteter Untersuchungen das Eindringen von Nervenfasern in die Drüsenacini bisher nicht nachgewiesen werden.

C. Eckhard[4]) durchschnitt bei milchenden Ziegen den das Euter versorgenden Nervus spermaticus externus der einen Seite. Er konnte daraufhin keine Veränderung der Drüsentätigkeit feststellen. Dagegen will Röhrig[5]) auf Reizung des Ramus inferior des Nervus spermaticus Stillstand der Milchsekretion, auf Reizung des Ramus glandularis beschleunigte Sekretion festgestellt haben. Röhrigs Ergebnisse wurden bei Nachuntersuchungen von C. Eckhard nicht anerkannt; auch von v. Herff[6]) wurden sie abgelehnt. Haidenhein[7]) sah bei Durchschneidung des Nervus spermaticus bei Hund und Katze keine Veränderung der Milchsekretion. Versuche von Minorow[8]), Pfister[9]) und Basch[10]), die durch kreisförmige Umschneidung der Mamma oder durch Transplantation des Organes an andere Körperstellen die Brustdrüse von jedem Nerveneinfluß zu isolieren suchten, ergaben keine stärkere

---
[1]) Eckhard, Beiträge zur Anatomie und Physiologie 1858. Vgl. weiter: Otto v. Herff, Beiträge zur Lehre der Galaktorrhoe 1889. — Max Pfister, Beiträge zur Geburtshilfe und Gynäkologie. 5. 1901. — Rauber-Kopsch, Lehrbuch der Anatomie des Menschen 1916.
[2]) Hyrtl, zit. nach M. Pfister, l. c.
[3]) Rüdinger, Topographisch-chirurgische Anatomie des Menschen. 1873. Abb. 1.
[4]) Eckhard, l. c.
[5]) Röhrig, Arch. f. path. Anat. u. Phys. und für klin. Med. von Virchow. 1876.
[6]) v. Herff, l. c.
[7]) Haidenhein, Physiologie der Absonderungsvorgänge in Hermanns Handb. d. Phys. 5.
[8]) Minorow, Arch. de Soc. Biol. de St. Petersburg. 3.
[9]) Pfister, l. c.
[10]) Basch, Arch. f. Gyn. 44. 1893.

Beeinträchtigung der Funktion. Goltz[1]) durchschnitt bei einer trächtigen Hündin das Lendenmark, bei einer anderen resezierte er das Rückenmark vom 3. Brustwirbel abwärts; beide Tiere konnten ihre gesund geborenen Jungen mit gutem Erfolg säugen.

Resektion des Plexus hypogastricus, des ganzen unteren Teiles des Sympathikus beim Kaninchen [Pfister[2])] und Exstirpation des Ganglion coeliacum brachte keine quantitative Änderung der Milchsekretion, jedoch soll eine qualitative Veränderung aufgetreten sein: die Milch soll ausgesprochene Colostrumeigenschaft angenommen haben. Basch fand diese „Colostrierung" am deutlichsten bei Exstirpation des Ganglion coeliacum und gleichzeitiger Durchschneidung des Nervus spermaticus.

Aus allen diesen Befunden geht hervor, daß die Milchdrüse in ihrer Funktion vom Nervensystem weitgehend unabhängig ist; jedoch scheint nach den Feststellungen von Basch das Nervensystem und besonders das vegetative bei den feineren Vorgängen in der Drüsenzelle, die zur Milchbildung führen, einen regulatorischen Einfluß auszuüben.

Die Entwicklung der Brustdrüse und die Einleitung der Milchsekretion nach der Geburt ist nach neueren Untersuchungen durch chemische Reizstoffe (Hormone), die von den inneren Geschlechtsorganen ausgehen, bedingt. Dagegen sind zweifellos bei der Unterhaltung der Milchabsonderung und bei dem Entleerungsvorgang nervöse Reflexe wirksam. Dies lehren uns mannigfache Beobachtungen an stillenden Frauen. Die nach der Geburt zunächst nur spärliche Milchsekretion wird durch den Saugreiz angeregt; häufiges Anlegen steigert die Milchbildung. Kurze Zeit nach Anlegen des Kindes fühlen die Frauen ein Prickeln und Ziehen von der Peripherie der Drüse nach der Warze zu; diese Empfindung wird als „Einschießen" der Milch bezeichnet. Und zwar schießt die Milch beim Saugen an einer Warze in beide Drüsen ein; dann fließt Milch aus der Brustwarze aus, an der das Kind angelegt wurde.

Ist nach dem letzten Stillen ein längerer Zeitraum verflossen, so genügt oft schon der Gedanke an das Stillen, um das Einschießen der Milch zu erzeugen. Daß eine Mutter schon beim Anblick und beim Hören ihres hungrigen, schreienden Kindes ein Einschießen der Milch in die Brust empfindet, wird uns von einer Wöchnerin bestätigt. In diesem Fall, der an die vermehrte Speichel- und Magensaftsekretion bei Erblicken von leckeren Speisen erinnert, handelt es sich um einen sog. bedingten Reflex, der vom Gehirn zweifellos über vegetative Bahnen zur Brustdrüse verläuft.

Wenn beim Saugen an der weiblichen Brust nicht nur aus der getroffenen Drüse Milch abfließt, sondern auch in die anderseitige Drüse Milch einschießt, so muß dies als ein spinaler Reflex angesprochen werden. Dieser Reflex wird durch sensible, spinale Fasern von der Brustwarze, an welcher gesaugt wurde, ausgelöst. Der zentripetale Schenkel des Reflexes mündet zweifellos in sympathische Ganglienzellgruppen der Seitenhörner des mittleren Brustmarkes; von hier geht der zentripetale Schenkel über den Ramus communicans albus zu Ganglienzellen des Brustteils des Grenzstrangs, um von dort über graue Verbindungsfasern zum spinalen Nerven und mit diesem zur Brustdrüse zu

---

[1]) Goltz, Pflügers Arch. **63**.
[2]) Pfister, l. c.

ziehen. Zum Teil gehen aber auch vermutlich die zentrifugalen Fasern dieses Reflexes mit den Gefäßen zur Brustdrüse.

Um lokale, lediglich in der Drüse zustande kommende Reflexe kann es sich deshalb nicht handeln, weil dann die Tatsache, daß es beim Saugen auch zum Milchfluß an der nicht gereizten Brustdrüse kommt, nicht erklärbar wäre.

An kontraktilen Elementen, die bei der Milchausstoßung in Betracht kommen könnten, finden sich in der Brustdrüse außer elastischen Fasernetzen die sog. Korbzellen. Diese liegen zwischen der Tunica propria und dem sezernierenden Zellparenchym; ihre morphologische und physiologische Bedeutung ist jedoch noch nicht klar gestellt. Ein Teil der Autoren rechnet sie den muskulären Elementen zu und schreibt ihnen Kontraktilität zu. Glatte Muskelfasern sind in der Papille und im Warzenhof in reicher Menge vorhanden; sie verlaufen teils longitudinal, teils bilden sie, besonders in der Papille, sphinkterartige Ringmuskeln. Auch im Drüsenbereich sind, wenn auch in geringerer Zahl, glatte Muskelelemente festgestellt. Wie die verschieden gerichteten Muskelfasern im Einzelfall arbeiten, ist noch nicht geklärt.

Mit dem Anlegen des Kindes kommt es zur Erektion der Warze, damit diese dem Kinde „mundgerecht" wird. Diese Erektion ist sicherlich durch die Kontraktion der großen glatten Ringmuskelschichten des Warzenhofes bedingt. Soweit es schon vor dem Saugakt und vor der Berührung der Warze zur Erektion kommt, handelt es sich um psychische, bedingte Reflexe. Wenn die Brustwarze erst auf Berührungs- und auf Saugreize hin sich zusammenzieht und sich stellt, dann kann diesem Vorgang sowohl ein spinaler Reflex als auch ein rein örtlicher, direkt auf die glatten Muskelfasern wirkender Reiz zugrunde liegen.

Sofort nach der Erektion der Warze kommt es auf den Saugreiz hin zu Ausströmen der Milch. Hier liegt, wie oben besprochen, ein spinaler Reflex vor. Der von den Ganglienzellen der Seitenhörner des Brustmarkes kommende Reiz hemmt wahrscheinlich den normalen Tonus des Sphinkter der Milchausführungsgänge, der bis dahin den Abfluß der Milch verhinderte. Der gleiche Reiz führt aber wohl auch zu Kontraktion der glatten Muskulatur im Drüsenbereich, denn die Milch strömt aus der Brustwarze ab. Verliert das Kind während des Trinkens infolge einer Bewegung die Brustwarze, so sieht man die Milch in Tropfen hervorquellen, ja herausspritzen. Die Tätigkeit des Kindes besteht daher im wesentlichen nicht im Aussaugen der Brust, sondern darin, den Reflex der Milchausstoßung auszulösen.

Seit langem ist es bekannt, daß Reizung der Brustwarze zu Uteruskontraktionen führt; insbesondere ruft Saugen des Kindes Kontraktionen des puerperalen Uterus hervor, die recht schmerzhaft sein können und als „Nachwehen" bezeichnet werden. Ob direkte Nervenverbindungen zwischen den von der Brustdrüse kommenden zentripetalen Fasern und den zur Gebärmutter ziehenden zentrifugalen Bahnen bestehen, scheint uns zweifelhaft zu sein. Lassen sich doch Gebärmutterkontraktionen auch durch schmerzhafte Reize, die irgend sonst wo am Körper gesetzt werden, auslösen. Und wenn sie von der Mamilla, ähnlich wie von der Nasenschleimhaut, so sehr leicht und so sehr lebhaft zu erzeugen sind, so mag das vielleicht darauf zurückzuführen sein, daß die Mamilla so sehr empfindlich ist und daß von dort leicht Kitzelempfindung erzielt werden kann.

Die Innervation der Schlundröhre[1].

Von

R. Greving-Würzburg.

Makroskopische Anatomie.

Die makroskopischen Innervationsverhältnisse der menschlichen Speiseröhre fanden bisher in der anatomischen Literatur keine zusammenhängende und eingehende Besprechung. Ich sah mich deshalb veranlaßt, die Nervenversorgung des Ösophagus an mehreren Leichen genauer zu studieren[2]. Die Präparation der einzelnen Nervenäste mußte ihrer Feinheit und Zartheit wegen unter der Lupe vorgenommen werden. Die makroskopische Nervenversorgung der Schlundröhre zeigt, soweit hierbei sympathische Fasern beteiligt sind, bei den einzelnen Präparaten ein verschiedenes Verhalten. Da es zu viel Raum in Anspruch nehmen würde, jedes Präparat in Worten zu schildern, oder durch eine Abbildung wiederzugeben, habe ich in Abb. 79 versucht, ein zusammenfassendes Bild von den Innervationsverhältnissen der Schlundröhre zu entwerfen, in dem die wichtigsten Befunde der einzelnen Präparate enthalten sind.

Die Konstriktoren des Pharynx empfangen ihre motorischen Impulse durch Vermittlung des Plexus pharyngeus, der aus 2—3 Rami pharyngei des Nervus glossopharyngeus und 1—2 Rami pharyngei des Nervus vagus gebildet wird. Dem Plexus mischen sich aus dem Ganglion cervicale superius sympathische Äste bei; diese treten teils in die Rami pharyngei des Nervus vagus vor der Plexusbildung, teils verflechten sie sich mit dem Plexus, teils aber ziehen sie, ohne an der Plexusbildung sich zu beteiligen, direkt zu der Pharynxmuskulatur. Den Ästen des Nervus glossopharyngeus ist mehr der obere Abschnitt des Pharynx, den Vagusästen dessen mittlerer und unterer Teil zugewiesen; an der Grenze der beiden Nervengebiete tritt Plexusbildung ein.

Zur Innervation des Halsteiles der Speiseröhre entsendet der Nervus vagus den Nervus recurrens; dieser gibt, wie aus Abb. 79 zu ersehen ist, zahlreiche parallel verlaufende Äste an die Speiseröhre ab, die die Mittellinie nicht überschreiten und auch keine Plexusbildung eingehen. Am Thorakalteil erreichen beide Nervi vagi die Speiseröhre, um nunmehr in der bekannten Weise den Ösophagus zu begleiten, wobei der rechte Vagus regelmäßig zwei bis drei stärkere Nervenäste an den linken abgibt.

Die Beteiligung des Sympathikus an der Innervation der Speiseröhre erscheint nicht so eindeutig und regelmäßig wie bei der Nervenversorgung des Pharynx (vgl. hierzu Abb. 79). Konstant findet sich ein starker oder in mehrere feine Fasern aufgelöster Ast, der vom rechten Ganglion stellatum zum Nervus vagus verläuft. Handelt es sich um einen einheitlichen Strang, so mündet er an der Ursprungsstelle des Nervus recurrens und vermischt sich mit dem Vagusstamm; sind es zwei oder mehr Äste, so verläuft ein schwächerer Ast zum Nervus recurrens, die übrigen münden weiter unterhalb in den Vagusstamm oder ziehen als selbständige Nerven an der Speiseröhre abwärts. Eigenartigerweise war diese rechts so konstante Verbindung linkerseits nur selten in schwacher Ausbildung zu finden. Weiterhin empfängt die Speiseröhre sympathische Fasern durch Vermittlung des Nervus recurrens von den Rami cardiaci des zervikalen Teiles des Sympathikus. Vom Thorakalteil des Sympathikus aus ziehen Nervenäste teils direkt zur Speiseröhre, teils

---

[1] Kurzer Bericht über Untersuchungen, die in einer Dissertation „Die Innervation der Speiseröhre", Würzburg 1919, niedergelegt sind; dort ist auch eine genauere Literaturübersicht gegeben (veröffentlicht in der Zeitschrift für angewandte Anatomie und Konstitutionslehre Bd. **101**. 1920).

[2] Diese Untersuchungen wurden im anatomischen Institut zu Würzburg unter Leitung von Herrn Prof. Dr. Lubosch ausgeführt, dem ich für weitgehende Unterstützung und Beratung zu großem Dank verpflichtet bin.

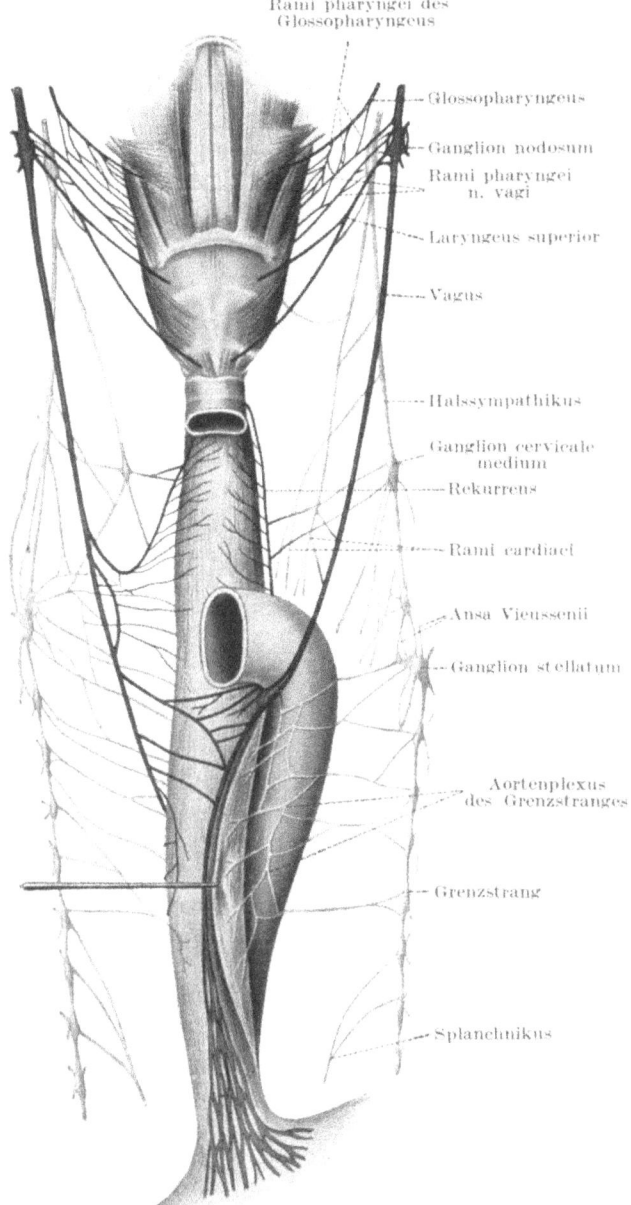

Abb. 79. Die Nervenversorgung des Pharynx und der Speiseröhre. (Sympathikus blaßgrau, Vagus schwarz.)

bilden diese, wie aus Abb. 79 zu entnehmen ist, zunächst den Aortenplexus und senden von hier aus erst Fasern zur Speiseröhre.

Zusammenfassend wäre zu betonen, daß die sympathischen Nerven in den einzelnen Präparaten nicht das gleiche konstante Verhalten zeigen, wie man es bei den Ästen der Gehirnnerven, des Nervus glossopharyngeus und Nervús vagus feststellen kann. Nie gleicht ein Präparat dem anderen hinsichtlich der Versorgung der Speiseröhre mit sympathischen Fasern. Bald fehlt ein Ast, der in dem einen Präparat stark entwickelt sein kann, in einem anderen ganz, oder er erscheint in mehrere Äste aufgelöst; bald zieht er direkt zur Speiseröhre, bald schließt er sich dem Nervus vagus oder Nervus recurrens an oder folgt einem in der Nähe ziehenden Gefäß. So sind die Bahnen, auf denen sympathische Fasern der Speiseröhre zugeführt werden, zahlreich und sehr wechselnd, sei es, daß sie direkt in selbständigem Verlauf zur Speiseröhre ziehen oder sich dem Vagusstamm anschließen und so indirekt zur Speiseröhre gelangen. Bereits in der Höhe des Ganglion nodosum treten sympathische Fasern aus dem Ganglion cervicale superius in die Vagusbahn über, denen weiter abwärts noch andere folgen.

Es ergibt sich somit auch für den Ösophagus die Gültigkeit des im vegetativen System herrschenden Gesetzes der doppelten Innervation, einerseits durch den sympathischen Grenzstrang, andererseits durch das parasympathische, und zwar kranial-autonome System. Diese beiden Systeme setzen aber ebensowenig wie bei den übrigen Organen des vegetativen Systems direkt an der glatten Muskulatur an, sondern sie wirken, wie die mikroskopischen Untersuchungen zeigen werden, auf einen in die Wandungen des Ösophagus eingelagerten, d. h. intramuralen Ganglienzellenapparat.

Mikroskopische Anatomie.

Nachdem zuerst Remak[1]) 1852 und nach ihm noch andere Autoren über das Vorkommen peripherer Ganglien in den Wandungen des Verdauungsapparates einschließlich des Ösophagus berichtet haben, hat in jüngster Zeit Molhant[2]) in seiner Arbeit über den Nervus vagus die Innervationsverhältnisse des Ösophagus am Kaninchen studiert. Seine Befunde stehen in schroffem Gegensatz zu den bisherigen Ergebnissen. Er glaubt mit Sicherheit feststellen zu können, daß die motorische Innervation des Ösophagus sich nicht unter Vermittlung eines postganglionären Neurons, sondern direkt durch das erste Ursprungsneuron betätige. Nirgends fand er im Ösophagus sympathische Ganglienzellen und lehnt daher die Zwischenschaltung von sympathischen Neuronen bei der Innervation des Ösophagus ab.

Um eine Klärung dieser Frage zu erreichen, habe ich von der Speiseröhre des Menschen aus verschiedenen Höhen zahlreiche Präparate mit der Bielschowskyschen Silberfärbung in der Großschen Modifikation angefertigt. Es gelang hierbei, wie aus den beigegebenen Mikrophotogrammen[3]) zu ersehen ist, prächtige Bilder von Ganglienzellen und dem intermuskulären Nervengeflecht zu gewinnen.

Der zwischen Längs- und Ringfaserschicht ausgebreitete Plexus besteht aus bald dickeren, bald dünneren Nervensträngen, die zu einem engmaschigen Netz verflochten sind (siehe Abb. 80). In die Knotenpunkte dieses Nervengeflechtes sind Gruppen von Ganglienzellen eingelagert. Von ihnen strahlen nach allen Richtungen Nervenbündel aus, die aus zahlreichen, ganz feinen und welligen marklosen Nervenfasern gebildet sind. Die

---

[1]) Joh. Müller, Arch. f. Anat. u. Phys. 1858.
[2]) Le nerf vague. Le Névraxe 1913.
[3]) Die Mikrophotogramme wurden von Dr. Peltason, Würzburg, angefertigt, dem ich hierfür meinen besten Dank ausspreche.

Ganglienknötchen beherbergen eine wechselnde Zahl von Ganglienzellen (vgl. Abb. 80—83); ich konnte bis zu 40 Ganglienzellen in einer Gruppe zählen; isoliert liegende Ganglien-

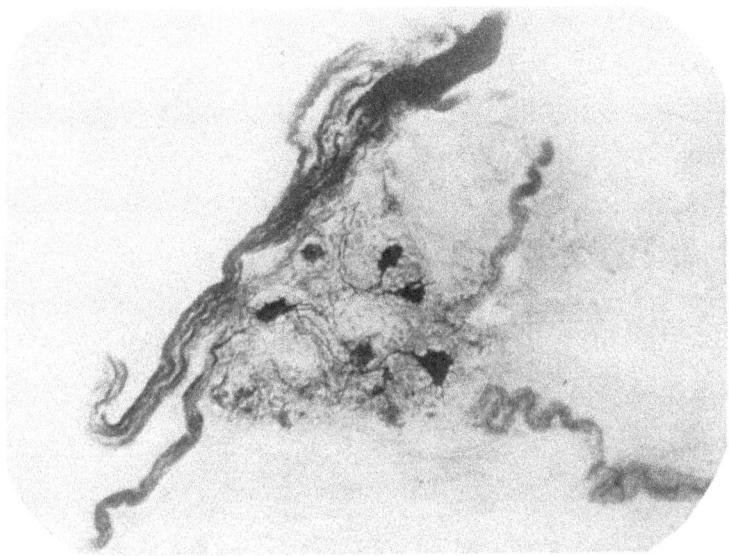

Abb. 80. Intermuskulärer Plexus aus der Speiseröhre des Menschen. (Mikrophotogramm.) (Bielschowskysche Silberfärbung.)

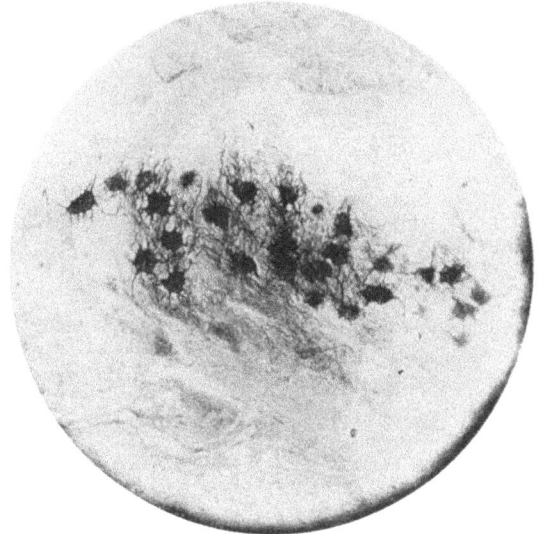

Abb. 81. Intermuskuläres Ganglion aus der Speiseröhre des Menschen. (Mikrophotogramm. 100fache Vergrößerung. Bielschowskysche Silberfärbung.)

zellen lassen sich nur ganz selten finden. Vielfach liegen die Ganglienzellen kreisförmig angeordnet, ein Bild, das besonders dann auftritt, wenn die Schnitte in der Längsrichtung geführt sind. An anderen Stellen sind die Ganglienzellen halbmondförmig gelagert (siehe Abb. 82), ihre Neuriten strömen trichterförmig zu einem Nervenbündel zusammen, hin und wieder ist zufällig ein Neurit weithin zu verfolgen, wie er zu dem Nervenbündel hinzieht und in ihm verläuft. Die intermuskuläre Natur des in Frage stehenden Hautplexus ist am besten aus Schrägschnitten zu ersehen (siehe Abb. 83). Man sieht hier die senkrecht

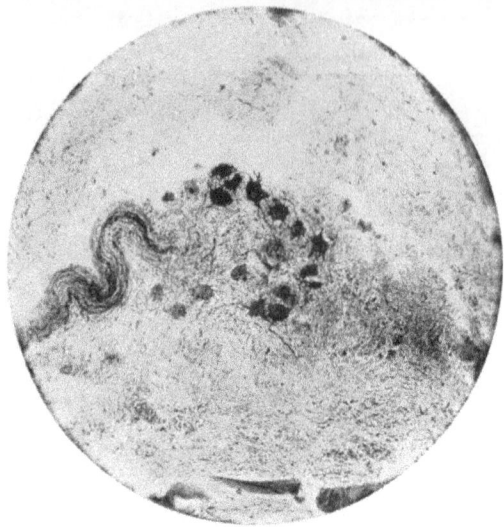

Abb. 82. Intermuskuläres Ganglion aus der Speiseröhre des Menschen mit ausstrahlendem Nervenfaserstrang. (Mikrophotogramm. 90 fache Vergrößerung. Bielschowskysche Silberfärbung.)

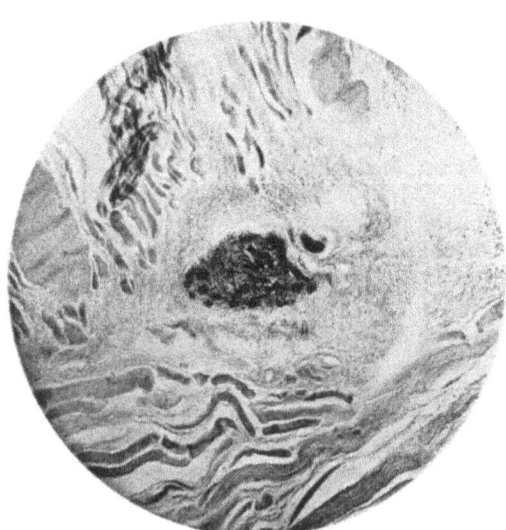

Abb. 83. Intermuskuläres Ganglion aus der Speiseröhre des Menschen; glatte und quergestreifte Muskelelemente der Längs- und Ringfasermuskelschicht. Die glatten Muskelfasern sind breiter und heller, die quergestreiften schmaler und dunkler. (Mikrophotogramm. 45 fache Vergrößerung.)

verlaufende Längs- und die wagrecht hinziehende Ringmuskelfaserschicht, zwischen ihnen den Plexus mit seinen Ganglien.

Nur in diesem Nervengeflecht, also intermuskulär, wurden Ganglienzellen gefunden. Obgleich wir zahlreiche Präparate durchmusterten, gelang es uns nie, in der Submukosa Ganglienzellen nachzuweisen. Doch lassen die nach Bielschowsky behandelten Präparate in dieser Frage keinen sicheren Schluß zu, denn bei der Gefrierschnittmethode löst sich häufig die Submukosa mit der Mukosa ab, und nur bei wenigen Präparaten bleibt sie in defektem Zustande bestehen.

Der eben beschriebene Plexus ist erst 3—4 cm unterhalb des Kehlkopfes festzustellen; oberhalb dieser Stelle finden sich wohl einzelne Nervenbündel, jedoch keine Ganglienzellen; hier besteht die Muskularis hauptsächlich aus quergestreifter Muskulatur, wenn auch schon vereinzelte glatte Muskelelemente beigemischt sind. Die glatten Muskelfasern treten ebenso wie intermuskulärer Plexus und Ganglienzellen erst zwei Querfinger breit unterhalb des Ringknorpels zahlreicher auf und verdrängen die quergestreifte Muskulatur mehr und mehr. Doch lassen sich bis zur Mitte der Speiseröhre und darüber hinaus quergestreifte Muskelfasern feststellen. Aus der Gegend der Bifurkation stammt das Präparat, das Abb. 83 wiedergibt, wo schon bei schwacher Vergrößerung deutlich die schlanken und kernarmen quergestreiften Muskelelemente, die sich dunkler färben, von den helleren, breiten und kernreichen glatten zu unterscheiden sind.

Die Ganglienzellen zeigen den Typ der multipolaren sympathischen Ganglienzelle (siehe Abb. 81); sie sind von einer Kapsel umgeben, deren Kerne bei Hämatoxylinfärbung deutlich zu erkennen sind. Neben dieser charakteristischen Zellform finden wir im mikroskopischen Bild noch zahlreiche Abarten. Damit entsteht die Frage, ob sich unter den Ganglienzellen verschiedene Typen aufstellen lassen, ein Versuch, der schon von einzelnen Autoren gemacht wurde, so von Koslowsky für die Ganglienzellen des Ösophagus. Wohl sahen wir sehr verschiedenartig gestaltete Ganglienzellen, so ovale, die nur an beiden Polen Dendriten zeigten, Zellen mit kurzen dicken Fortsätzen oder solche, die ihre Dendriten nur nach einer Seite einer in der Nähe liegenden Ganglienzelle entgegensenden. Doch zu groß ist die Zahl der Übergänge zwischen den einzelnen Formen, als daß eine scharfe Trennung vorgenommen werden könnte. Nur eine Unterscheidung wäre vielleicht zu treffen: einmal Zellen, die in großer Anzahl zahlreiche kleine, mitunter etwas umgebogene Dendriten zeigen, die nicht über die Zellkapsel hinauszugehen scheinen, im Gegensatz hierzu Zellen mit wenigen, dafür langen, breit ansetzenden Dendriten. Ein Hinausgehen der Dendriten über den Bereich der Ganglienzellengruppen, wie es Koslowsky beschreibt, wurde nicht festgestellt.

Auf welche Art Vagus- und Sympathikusfasern mit den intramuralen Ganglienzellen des Ösophagus in Kontakt treten, ist aus unseren Präparaten nicht ersichtlich. Zu zahlreich sind die im Ganglion sich verflechtenden Dendriten und Nervenfasern, so daß die Ganglienzellen von einem dichten Nervenfasernetz umgeben sind, in dem die Einzelheiten der Nervenendigungen nicht erkennbar sind. Ebensowenig läßt sich mit der Bielschowskyschen Methode die feinere Endverästelung an der Muskelfaser genau verfolgen, wie auch die Art der Verteilung von markhaltigen und marklosen Fasern mit dieser Methode nicht zu klären ist. Über diese Fragen stellte Dr. Glaser, Hausstein, schon früher Untersuchungen an, wobei er vorwiegend die Färbung mit Rongalitweiß am lebenden und überlebenden Gewebe und die Markscheidenfärbung von E. Fränkel verwandte. Hierbei stellte er fest, daß sich die Nerven in der

Submukosa in ähnlicher Weise wie in der Muskularis ausbreiten. Auch er konnte nirgends im submukösen Plexus Ganglienzellen nachweisen. Zu einem letzten Geflecht vereinigen sich Nervenfasern, die aus dem submukösen Plexus entstammen, unmittelbar an der Basis des Epithels, um von hier aus Endzweigchen, die in kleine Knötchen auslaufen, zu den Epithelzellen zu entsenden. Die Mehrzahl der Fasern des intramuralen Nervengeflechtes ist marklos. Die an die Muskelfasern herantretenden Nervenendigungen ähneln nach Glaser denen im Epithel der Schleimhaut und bestehen meist aus kurzen, mit Endknöpfchen versehenen Abzweigungen. Die Endknötchen liegen dem Muskel unmittelbar an. Hier und da sieht man auch etwas andersartig gestaltete Endapparate, so büschelförmige oder spiralige Bildungen (siehe Abb. 84 und 85); niemals vermißt man die endständige Anschwellung. Insbesondere sei noch

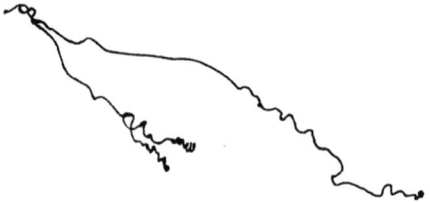
Abb. 84. Nervenendigungen in der Speiseröhrenmuskulatur des Meerschweinchens (nach Glaser).

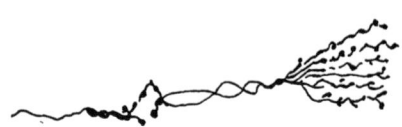
Abb. 85. Nervenendigungen in der Speiseröhrenmuskulatur des Meerschweinchens (nach Glaser).

hervorgehoben, daß Glaser entgegen den Befunden Molhants auch beim Kaninchen den gleichen intramuralen Ganglienzellenapparat nachwies, wie er oben beim Menschen beschrieben wurde.

Physiologie.

Der Speiseröhre fällt die Aufgabe zu, die mit dem Munde aufgenommenen Nahrungsmittel durch den Schluckakt dem Magen zuzuführen. Dieser Vorgang, zunächst willkürlich eingeleitet, wird im weiteren Verlauf dem Willen entzogen; er wird zum Schluckreflex. Wenngleich der Schluckreflex im Beginn nicht vom vegetativen System ausgelöst wird, muß er hier doch wegen der Anregung, die er der Peristaltik der Speiseröhre gibt, kurz besprochen werden.

Nach dem luftdichten Abschluß der Rachenhöhle wird durch Kontraktion der Mm. mylohyoidei und der Mm. hyoglossi die Schluckmasse unter hohen Druck gestellt und wie durch einen Spritzenstempel nach der Richtung des kleinsten Widerstandes in die Speiseröhre gepreßt. Früher vermutete man, daß durch die Kontraktionswirkung der genannten Muskeln die Speisen in der Hauptsache bis zum Magen gespritzt würden und die peristaltische Welle lediglich die an der Wand haften gebliebenen Teile in den Magen zu befördern habe. Neuerliche Untersuchungen haben jedoch ergeben, daß diese rasche Beförderungsart nur für Flüssigkeiten gelten kann, daß dagegen voluminösere Bissen erst durch peristaltische Kontraktionen dem Magen übermittelt werden. Man muß somit annehmen, daß die treibenden Kräfte des Schluckmechanismus sich aus zwei Komponenten zusammensetzen, einmal aus der Druckkraft der quergestreiften Muskeln des Schlundes, deren Erregung auf zerebrospinalen Bahnen erfolgt, dann aus der Peristaltik der glatten Speiseröhrenmuskulatur, die durch reflektorische Vorgänge im vegetativen Nervensystem zustande kommt.

Der Schluckreflex wird durch mechanische Reizung bestimmter Schleimhautstellen der Mund- und Rachenhöhle ausgelöst. Je nach der bei den einzelnen Tierarten verschiedenen Lage dieser Schluckstellen erfolgt die zentripetale Reizleitung durch den zweiten Ast des Trigeminus, den Glossopharyngeus und den Nervus laryngeus superior, der wohl vorzüglich als zentripetaler Hauptschlucknerv in Betracht kommt. Der Nervus glossopharyngeus enthält außer Fasern für die Schluckerregung solche für die Schluckhemmung. Der zentrifugale Reiz des Schluckreflexes wird den beteiligten Muskeln durch Äste des Vagus, des Glossopharyngeus und des dritten motorischen Astes des Trigeminus zugeleitet; die Speiseröhre selbst erhält ihre motorischen Reize einerseits durch den Nervus recurrens und Thorakaläste des Vagus, andererseits durch sympathische Zweige; hierzu treten noch Impulse, die im intramuralen Geflecht zustande kommen.

Die peristaltische Welle, die gewöhnlich nur als Teilvorgang des gesamten Schluckaktes auftritt, kann experimentell auch für sich allein ausgelöst werden. Bei Einbringen eines Fremdkörpers in die Speiseröhre beginnt oberhalb von diesem eine peristaltische Welle, ohne daß ein Schluckakt vorhergeht. Durchschneiden der entsprechenden Vagusnerven verhindert das Auftreten der peristaltischen Welle, es liegt also kein rein muraler Reflex vor. Zentripetaler und zentrifugaler Reiz müssen vielmehr über den Nervus recurrens und Vagus verlaufen. Für die Richtigkeit dieser Annahme spricht auch die Tatsache, daß Reizung des zentralen Endes des durchschnittenen Halsvagus, sofern der andere Vagus intakt ist, zu einer tetanischen Zusammenziehung der ganzen Speiseröhre führt. Hierbei kommt es zu einer Erregung sämtlicher dem Ösophagus entstammender sensibler Fasern, die dann ihrerseits den empfangenen Reiz an die motorischen Fasern des intakten Vagus weitergeben, wodurch eine Kontraktion der gesamten Speiseröhre herbeigeführt wird.

Obwohl so verschieden geartete Nerven, wie der Nervus trigeminus, glossopharyngeus, vagus und hypoglossus an dem Schluckakt beteiligt sind, besteht doch eine außerordentliche Gesetzmäßigkeit im Ablauf dieses Reflexes. Diese Tatsache wird nur verständlich durch die Annahme, daß dem Schluckakt ein besonderes Zentrum übergeordnet ist. Für die Richtigkeit dieser Hypothese sprechen besonders die Untersuchungen von Mosso[1]), der nachwies, daß Durchschneiden der Speiseröhre oder Resektion ganzer Stücke die Peristaltik nicht zum Stehen bringe, wenn nur die abgetrennten Stücke mit ihren Nerven in Verbindung bleiben, während hingegen Durchschneiden dieser Nerven das Auftreten der peristaltischen Welle verhindert. Das Schluckzentrum liegt in der Medulla oblongata lateralwärts und oberhalb der Alae cinereae und fällt wohl mit dem Tractus solitarius, den Endigungen der sensiblen Vaguswurzel und dem Nucleus ambiguus, dem motorischen Vaguskern, zusammen. Es steht zu benachbarten Zentren in Beziehung, so besonders zu dem Atemzentrum; kommt es doch mit dem Schluckakt immer zur Hemmung der Atmung.

Die Speiseröhre besteht in ihrem obersten Teil hauptsächlich aus quergestreifter Muskulatur und diese empfängt ihre motorischen Impulse durch Vermittlung des Nervus vagus bzw. seines Astes, des Nervus recurrens. Nachdem an Stelle der quergestreiften Muskulatur glatte Muskelelemente getreten sind, finden sich in den Wandungen des Organs, wie im histologischen Teil nachgewiesen ist, sehr zahlreiche Gruppen von Ganglienzellen zwischen der äußeren Längs- und der inneren Ringmuskulatur ausgebreitet. Sie als die alleinigen Erreger der Peristaltik zu betrachten, ist, wie bereits angedeutet, nicht angängig, da bei Durchschneiden der Vagusfasern die Peristaltik nicht mehr auslösbar ist. Doch liegen Tatsachen vor, die darauf hindeuten, daß der intramurale Ganglienzellenapparat eine bedeutende Rolle bei dem Zustandekommen der Peristaltik spielt. So bewegt sich ein Stück Speiseröhre eines frisch getöteten Hundes, in einem feuchten warmen Raum aufgehängt, mehrere Stunden lang. Durchschneiden der Vagusfasern, welche den unteren Abschnitt des Ösophagus und die Kardia versorgen, führt zu einer krampfartigen Kontraktion dieser Teile. Diese löst sich jedoch nach einigen Tagen, die Funktion stellt sich wieder her und bleibt trotz Entnervung normal. Alle diese Tatsachen

---

[1]) Untersuchungen zur Naturlehre von Molleschott 1876.

deuten darauf hin, daß der Tonus und die einzelnen Kontraktionen der Speiseröhre, die schließlich zur peristaltischen Welle zusammenfließen, in dem Organ selbst, und zwar in dem eingelagerten gangliösen Plexus erzeugt werden. Hingegen wird der gesetzmäßige Ablauf der Peristaltik, insbesondere des ganzen Schluckaktes, bei dem ja quergestreifte und glatte Muskelelemente ineinander greifen, durch nervöse Impulse gewährleistet, die willkürlich und reflektorisch vom zerebrospinalen System eingeleitet, auf das vegetative System übergehen. Untersuchungen über die Aktionsströme, die bei dem Ablauf einer Peristaltik des Ösophagus auftreten, deuten darauf hin, daß die normale Ösophagusperistaltik auf einer über die Speiseröhre hinschreitenden tetanischen Kontraktion beruht.

Bei der Innervation aller inneren Organe besteht ein Antagonismus zwischen dem sympathischen und parasympathischen kranial- oder sakral-autonomen System. Ein solcher läßt sich an der Speiseröhre nicht mit der Bestimmtheit experimentell nachweisen wie am Herzen, Magen oder den Genitalorganen. Doch scheint nach den vorliegenden Befunden dem Vagus ein kontraktionserregender, dem Sympathikus ein hemmender Einfluß zuzukommen.

Unter pathologischen Umständen kann ein Spasmus des Ösophagus und besonders der Kardia den Schluckakt wesentlich beeinträchtigen; freilich wird sich im einzelnen schwer entscheiden lassen, ob eine Übererregung des Vagus oder eine Lähmung des Sympathikus oder eine Störung im Ablauf der intramuralen Reflexe die Ursache von spastischen Vorgängen im Ösophagus ist.

Über Kontraktionen außerhalb des Schluckvorganges haben Canon und Wasburne[1]) berichtet, die sie an der menschlichen Speiseröhre im Hungerzustand fanden. Sie nahmen an, daß diese Kontraktionen ebenso wie die des Magens das Hungergefühl erzeugten, zumal ihrer Überzeugung nach die Hungerkontraktionen in beiden Organen gleichzeitig auftraten. Zu einem anderen Resultat gelangten Carlson und Luckhardt[2]), die beim Menschen örtliche Zusammenziehungen kurzdauernder und tonischer Art feststellten.

Diese sind weder mit peristaltischen Wellen noch mit Hungerkontraktionen des Magens verwandt. Sie lösen nicht ein Gefühl des Hungers, sondern mehr der Völle oder des Steckenbleibens eines Bissens aus. Die Kontraktionen werden durch örtliche Reize des bei den Versuchen benützten Kondomballons ausgelöst und vermengen sich mit peristaltischen Kontraktionen. Die Frage, ob diese örtlichen Reflexe ihren Weg über das Rückenmark nehmen oder sich im intermuskulären Plexus abspielen, ist noch unentschieden.

Auf den Schluckakt können psychische Erregungen in störendem Sinne einwirken, so vermögen Freude, Zorn, besonders Furcht und heftiger Schrecken zu krampfartigen Zuständen des Schlundes und der Speiseröhre zu führen, die den Schluckakt geradezu unmöglich machen können. Im depressiven Affekt, besonders bei Angstzuständen, kann der Schlund „wie zugeschnürt" sein. Neuropathisch veranlagte hysterische Individuen klagen nicht selten über auf- oder absteigende Empfindungen im Ösophagus (Globus hystericus), die wohl durch spontane auf- und absteigende Kontraktionsvorgänge in der Speiseröhre zustande kommen.

---

[1]) Zitiert nach Carlson und A. B. Luckhardt.
[2]) Amer. Journ. of Phys. 33.

Die Innervation des Magens.
Anatomischer Teil[1]).

1. Innervation des Magens durch das parasympathische System (Vagus).

Bei der makroskopischen Präparation der zum Magen ziehenden Nerven findet man fast an jedem Vagus eine ausgesprochene Dreiteilung. Der linke,

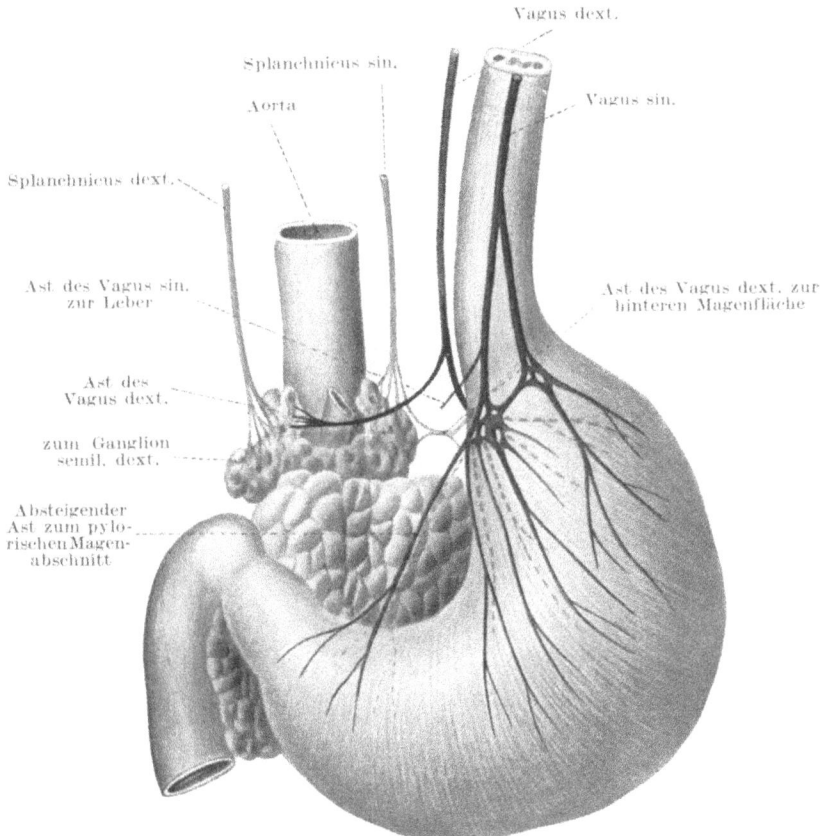

Abb. 86. Innervationsverhältnisse auf der Vorderfläche des Magens. (Vagus schwarz, Sympathikus grau, die punktierten Linien beziehen sich auf die Äste des rechten hinteren Vagus.)

auf der Vorderseite des Ösophagus über die Kardia zum Magen ziehende Vagus versorgt, wie aus Abb. 86 zu entnehmen ist, mit seinem linken Ast den Fornix des Magens und etwa die zwei oberen Drittel des Korpus, mit seinem rechten Ast die Leber, mit seinem mittleren Ast den präpylorischen Magenabschnitt

---

[1]) Diese makroskopischen Untersuchungen wurden von Herrn Dr. Brandt im anatomischen Institut unter Leitung von Herrn Professor Lubosch ausgeführt und veröffentlicht in der Zeitschrift für angewandte Anatomie und Konstitutionslehre. Bd. **101.** 1920.

(Vestibulum und Canalis pyloricus). Der rechte, an der Hinterseite des Ösophagus zur Hinterfläche des Magens ziehende Vagus versorgt, wie aus Abb. 87 zu entnehmen ist, mit seinem linken Ast die Kardia, die kleine Kurvatur und einen mehr oder weniger großen Teil des Korpus. Mit seinem rechten, stärksten Ast strahlt er in das Ganglion semilunare dextrum aus,

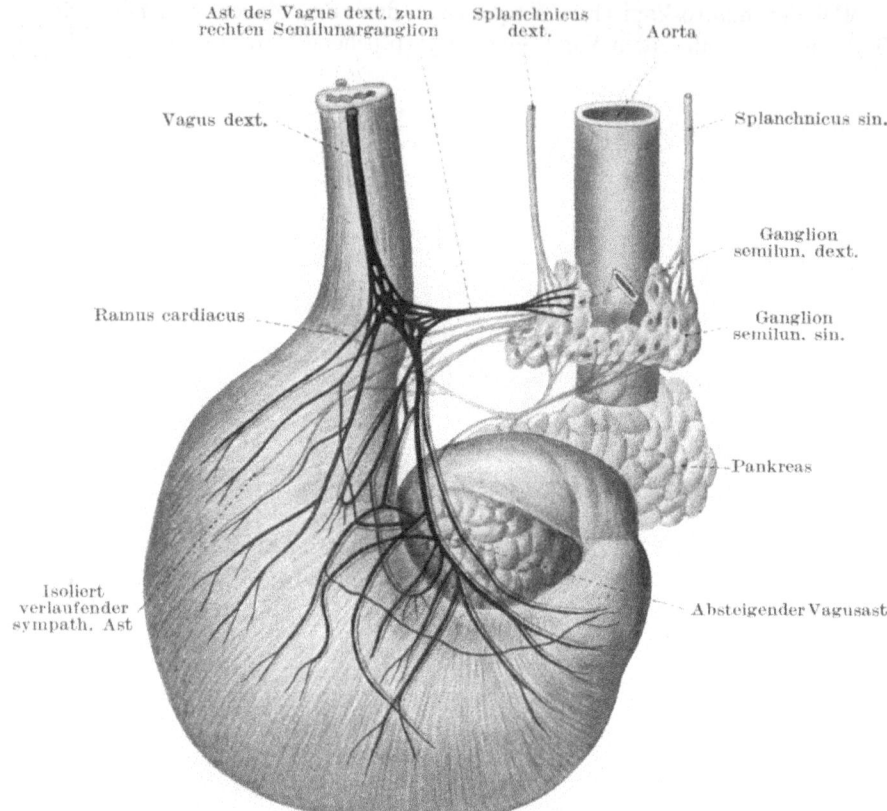

Abb. 87. Innervationsverhältnisse der Hinterfläche des Magens. (Magen von links nach rechts gedreht. Vagusäste schwarz, sympathische Äste grau.)

sein mittlerer Ast begibt sich zu den hinteren Teilen des präpylorischen Magenabschnittes.

Die Plexusbildung zwischen parasympathischem und sympathischem System, also zwischen dem Vagus und den Fasern, die aus dem Ganglion semilunare kommen, ist am Magen lange nicht so deutlich wie an den übrigen inneren Organen ausgebildet. Vielfach kann man die Vagusfasern bis in die Muskulatur isoliert hinein verfolgen.

In manchen Präparaten finden sich rechts neben der Kardia plexusartige Anastomosen von Nebenästchen beider Vagi. Dieser Plexus versorgt die Kardia reichlich mit Fasern, so daß für diese Verhältnisse die Worte Wrisbergs zu Recht bestehen „Tota Cardia nervis cincta et involuta fit".

Der dem präpylorischen Magen zustrebende mittlere Ast des linken vorderen und rechten hinteren Vagus läuft beim Erwachsenen im Ligamentum hepatogastricum einige Zentimeter von der kleinen Kurvatur entfernt.

Die Angaben von Sappey und Longet, daß der linke Vagus mit seiner Hauptfasermasse den Magen, mit seinem geringen Faseranteil die Leber versorgt und daß der rechte Ast des rechten hinteren Vagus zum Ganglion semilunare dextrum zieht, treffen also zu.

2. Innervation des Magens durch das sympathische System.

Ein bis drei Zentimeter vom subkardialen Abschnitt der kleinen Kurvatur entfernt, im Ligamentum hepatogastricum vermischen sich beim Erwachsenen

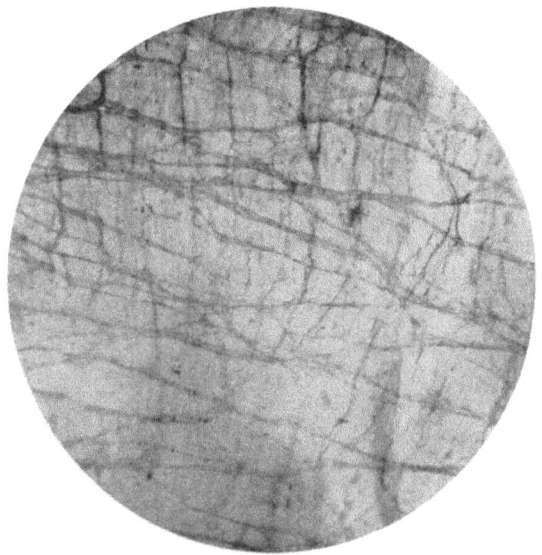

Abb. 88. Auerbachscher Plexus im Froschmagen. (Vitalfärbung mit Rongalitweiß. Mikrophotogramm bei schwacher Vergrößerung.)

die Fasern des Vagus mit Fasern aus dem Plexus coeliacus und senden dann vereint ihre Fasern zu den betreffenden Magenabschnitten, vor allem zu den subkardialen und präpylorischen Magenteilen. Doch kommt es hier am Magen nicht so wie bei anderen inneren Organen zu einem dichten Geflechte. Die Fasern des Vagus und die aus dem Plexus cardiacus verlaufen vielfach nebeneinander, ohne nachweislich miteinander zu kommunizieren.

Außer gemischten Nerven verlaufen aber auch völlig isolierte sympathische Äste zum Magen hin. Mit Sicherheit konnten solche vom Ganglion coeliacum zum hinteren subkardialen Magenabschnitt in mehreren Fällen nachgewiesen werden. Ein derartiger, rein sympathischer Nerv ist auch der Ramus cardiacus, der vom linken Semilunarganglion zum linken Rande der Hinterfläche der Kardia zieht (siehe Abb. 87). Viel zarter als diese Nerven sind jene, die mit den Gefäßen der großen Kurvatur zustreben.

3. Intramurale Innervation des Magens.

(nach Studien, die die Herren Dr. Max Baer am Augsburger Krankenhaus und Dr. Brandt an der med. Poliklinik in Würzburg vorgenommen haben).

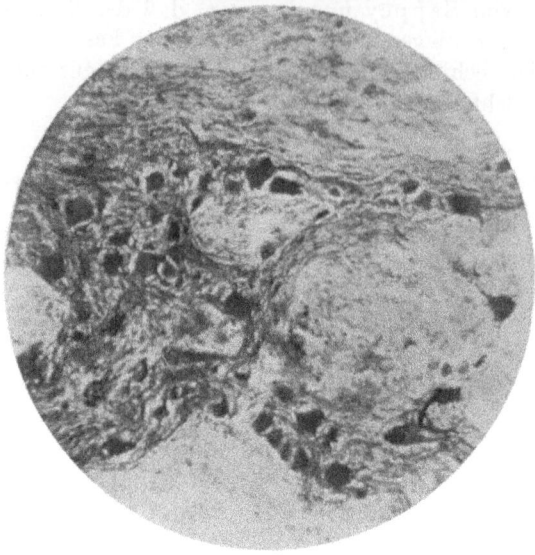

Abb. 89. Ganglienzellen in einem Knotenpunkt des intermuskulären Nervenplexus des Magens. (Mikrophotogramm bei mittlerer Vergrößerung. Bielschowskysche Silberfärbung.)

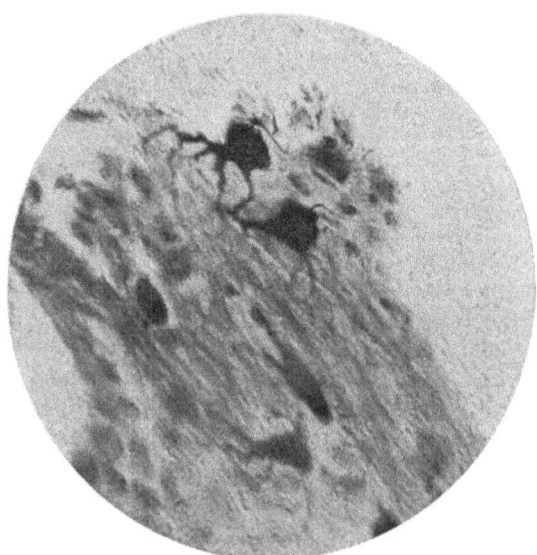

Abb. 90. Ganglienzellen mit hirschgeweihartigen Dendriten aus der Muskulatur des Magens. (Mikrophotogramm bei starker Vergrößerung.)

Da sich die äußere Längsmuskelschicht von der inneren Querschicht am Magen nicht so scharf scheidet wie am Darm, so läßt sich auch das Maschenwerk des Auerbachschen Plexus am Magen nicht so übersichtlich zur Darstellung bringen wie am Darm. Wohl gelingt dies aber leicht am Froschmagen, von dem die Abb. 88 stammt. Nur sind hier die Ganglienzellen nicht mitgefärbt worden. Die Verlaufsrichtung der Nerven ist meist der Faserrichtung der Mus-

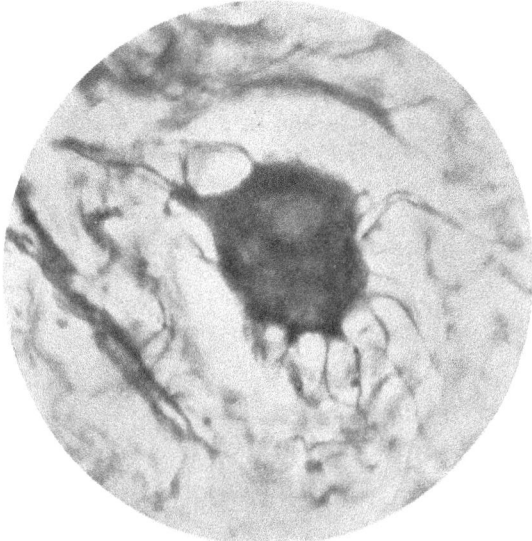

Abb. 91. Ganglienzelle aus dem subserosen Gewebe der Kardia des Magens. (Mikrophotogramm bei sehr starker Vergrößerung.)

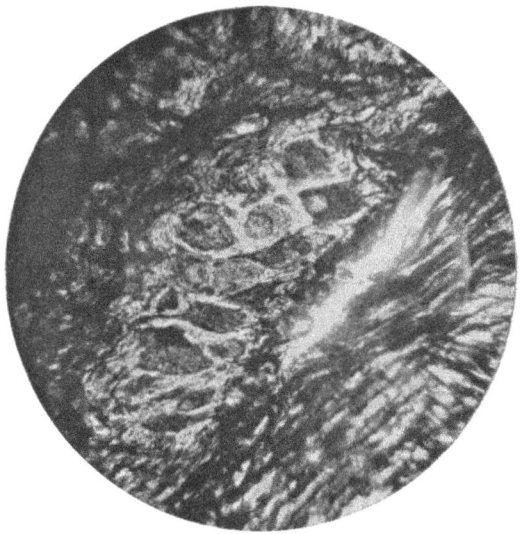

Abb. 92. Ganglienzellen aus der Pylorusmuskulatur des Meerschweinchens. Färbung nach Bielschowsky. (Mikrophotogramm bei starker Vergrößerung.)

kulatur parallel, daneben sieht man aber auch vereinzelte feinste, marklose Fäserchen quer über die Muskelfasern hinüberlaufen, die doch bald wieder dieselbe Richtung einschlagen wie die Muskelfasern. Sie verästeln sich schließlich in baumartige Verzweigungen. Die Spitzen der Endarborisation enden in freien Fäden, die sich durch knopfartige Endigungen mit dem Protoplasma der Muskelzellen in Verbindung setzen.

Die Vermutung, daß die Nervenfasern in senkrechter Richtung durch die Magenwand bis zum Epithel der Drüsen vordringen, ist durch das Mikroskop beim Menschen schwer zu beweisen. Auch die Beziehung der Nervenfasern zu den Drüsen waren ebenfalls am menschlichen Magen nicht klarzulegen, dagegen konnten wir im Magen der Katze und in dem des Meerschweinchens im interazinösen Bindegewebe feinste Nervenfäserchen auffinden, die an einem runden Drüsenquerschnitt direkt an der Membrana propria endeten.

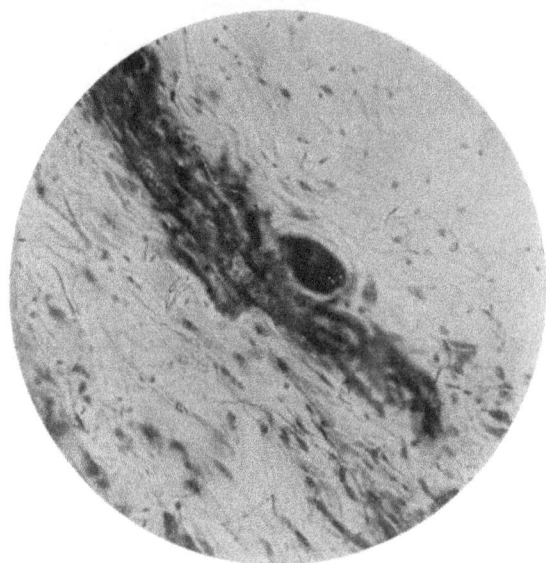

Abb. 93. Ganglienzelle und Nervenfasern aus der Submukosa des menschlichen Magens. (Mikrophotogramm bei starker Vergrößerung.)

An den Knotenpunkten des intermuskulären Plexus liegen massenhaft Ganglienzellen (siehe Abb. 89), diese sind aber am Magen viel schwerer darzustellen als an irgend einem anderen inneren Organe. Während z. B. am Ösophagus fast auf jedem Schnitt schöne Ganglienzellen mit Fortsätzen zu sehen sind, hatten wir große Mühe, die Ganglienzellen des Magens nur einigermaßen deutlich zur Darstellung zu bringen. In monatelangen Bemühungen haben wir, obgleich ganz frisch von Magenoperationen weg fixierte Teile des Magens verwendet wurden, nur wenig brauchbare Präparate gewonnen.

Die Form der Zellen ist ausnahmslos multipolar (vgl. Abb. 90 und 91). Die Dendriten, die vom Körper der multipolaren Zellen abgehen, bilden ein dichtes Fasergewirr in der Nähe derselben. In geringer Entfernung von den Zellen ordnen sich alle Achsenzylinder zu einer bestimmten Verlaufsrichtung.

Am schwierigsten ist die Darstellung der Ganglienzellen am Pylorus, obwohl sie hier am zahlreichsten sind. Selten färbten sich die Ganglienzellen mit ihren

Fortsätzen. Sie liegen vielfach zu Zeilen aneinander gereiht. Neben großen Ganglienzellen sind am Pylorus auch wesentlich kleinere zu finden; ihr Körper ist meist längsoval oder birnförmig, mit langen Fortsätzen, der wohl als Achsenzylinderfortsatz zu betrachten ist (vgl. Abb. 92).

Nach langem, langem Suchen gelang es uns auch, in der Submukosa des Magens Ganglienzellen darzustellen (siehe Abb. 93 und 94). Auch diese submukösen Zellen sind stets multipolar. Ihre Natur als nervöse Zellen kann deswegen nicht bezweifelt werden, weil Nervenfasern vom Zellkörper in einen in der Nähe vorbeiziehenden Nervenstrang ausstrahlen.

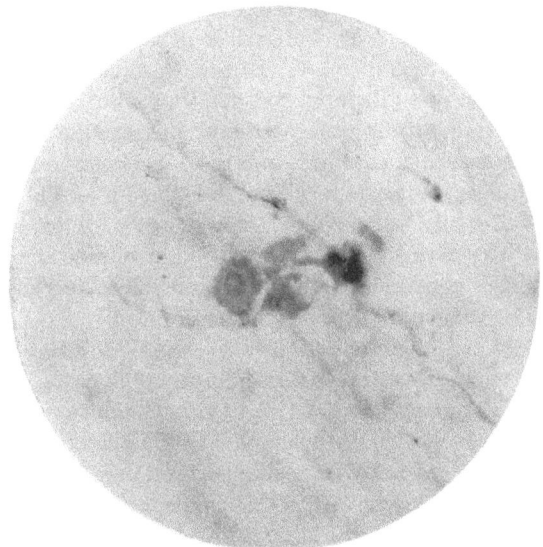

Abb. 94. Ganglienzellen und Nervenfasern aus der Submukosa des Meerschweinchens. Supravitalfärbung mit Rongalitweiß. (Mikrophotogramm bei starker Vergrößerung.)

Physiologischer Teil.

Auch nach Durchschneidung aller zum Magen ziehenden Nervenbahnen der Vagi und der Splanchnici kommen im Magen noch peristaltische Kontraktionen zustande und auch dann werden die Magendrüsen noch in Tätigkeit gesetzt. Es wird die Aufgabe der Ganglienzellen des Magens sein, die Automatie des Magens zu regeln. Die Zellen des Auerbachschen Plexus in der Muskularis werden nur motorischen Funktionen zu dienen haben. Die Anregung zur Tätigkeit werden sie aber wohl über Nerven von der Schleimhaut des Magens bekommen. Durch die Ganglienzellen der Submukosa wird wohl die Sekretion der Drüsen geregelt, daneben wird von diesen auch die Muscularis mucosae innerviert werden.

Über die Art und den Verlauf der nervösen Vorgänge, welche zur Auslösung der automatischen Bewegungsvorgänge des Magens, zur Sekretion von Pepsin und Salzsäure und der Produktion von Schleim und Labferment führen, können wir uns einstweilen noch gar keine Vorstellungen machen. Wir wissen nicht, ob es Nervenfasern gibt, die nur der zentripetalen Leitung dienen, und solche, die nur motorische und sekretorische Funktionen auslösen. Wir wissen nicht, ob die nervösen Vorgänge, welche zur Bewegung des Magens und zur Tätigkeit der Drüsen dort führen, ähnlich den Reflexen, die im zerebrospinalen System zustande kommen, ablaufen. Zweifellos trägt der Magen wie der Darm in seinen Wänden alle nervösen Organe, die zur Bewegung und zur Sekretion notwendig sind, in sich. Den zum Magen ziehenden Nervenbahnen, dem Vagus und dem Splanchnikus sind nur anregende oder hemmende Einflüsse auf die nervösen Vorgänge, die sich in den Nervengeflechten der Magenwand abspielen, zuzuschreiben.

Vom Vagus wissen wir, daß er die Peristaltik des Magens verstärkt. Bei starker Reizung des Vagus kann die Tonuszunahme des Pylorusteiles und der Pars media so stark sein, daß die Peristaltik dort fast ganz verschwindet und daß es zum Gastrospasmus kommt. Dieser Gastrospasmus des pylorischen Teiles wird wohl durch den mittleren Ast des Vagus ausgelöst, der vom Hauptstamm durch das Ligamentum hypogastricum diesem Magenabschnitt zustrebt.

Die Splanchnikusreizung übt auf die Magenbewegungen immer einen hemmenden Einfluß aus. Die Muskulatur des Magens erschlafft und die Peristaltik steht deshalb still. Nur der Sphincter pylori wird bei der Splanchnikusreizung nicht zur Erschlaffung gebracht. Bei doppelseitiger Splanchnikotomie kann die Reizung des zentralen Endes eines sensiblen Nerven keine reflektorische Hemmung der Magenbewegungen mehr erzielen.

Die Reizung des nicht durchschnittenen Vagus am Halse einer großhirnlosen Katze ruft nach Klee typisches Erbrechen hervor. Dieses Erbrechen entsteht durch die Erregung der zentripetalen Vagusfasern, welche über die Medulla oblongata den Brechreiz auslösen. Das Erbrechen geht nach Klee, dem wir darüber grundlegende Untersuchungen verdanken, jedesmal mit Pylorusschluß, mit totaler Hemmung der Fundusperistaltik, mit Kontraktion des präpylorischen Teiles, mit Fundusfüllung, mit Kardiaöffnung und Ösophagusfüllung einher. Durchschneidung der Splanchnici und auch Halsmarkdurchschneidung verhindert den über die zentripetalen Fasern des Vagus auszulösenden Brechakt. Bei der Splanchnikusdurchschneidung bleiben trotz fehlender Magenbeteiligung die reflektorischen Brechbewegungen der Körpermuskulatur (Bauchpresse und Zwerchfell) unbehindert. Der Dauerverschluß des Pylorus, der für den regelrechten Ablauf der Magenbrechbewegungen Vorbedingung ist, wird zentripetal vom Vagus ausgelöst und verläuft zentrifugal über die Medulla oblongata, Rückenmark und Splanchnikus. Er ist unbedingt abhängig von der Intaktheit der Splanchnikusbahn.

Die Kardiaöffnung ist abhängig von der Intaktheit der Vagusbahn. Sie ist vermutlich ein zentripetal und zentrifugal über den Vagus verlaufender Reflex (Klee). Die Vermutung, daß der Vagus an der Kardiaöffnung mitwirkt, hat schon von Openchowski ausgesprochen, der die in Betracht kommenden Vagusfasern Nervi depressores nannte.

Daß auch der submuköse Nervenapparat des Magens vom Vagus und vom Splanchnikus beeinflußt wird, das läßt sich aus der Anregung zur Magensaftsekretion durch appetitreizende Eindrücke und aus der Hemmung bei Schmerzempfindungen schließen.

Die Innervation des Darmes[1].

Die spontane Tätigkeit des Darms wird durch nervöse Elemente, die zwischen der äußeren Längs- und der inneren Ringmuskelschicht gelegen sind, ausgelöst.

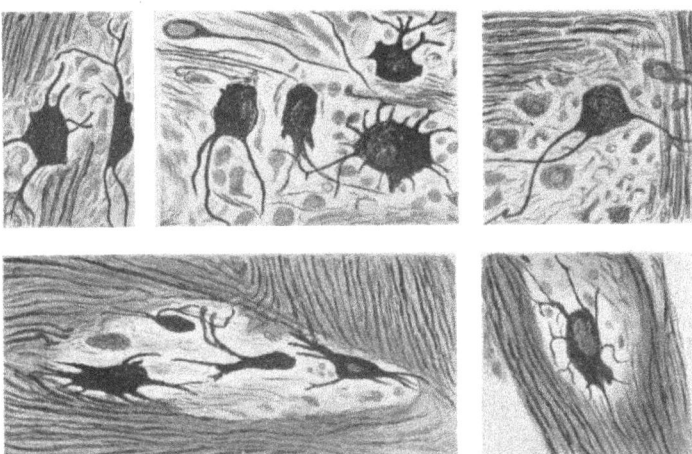

Abb. 95. Ganglienzellen aus dem Plexus myentericus des menschlichen Dünndarmes.

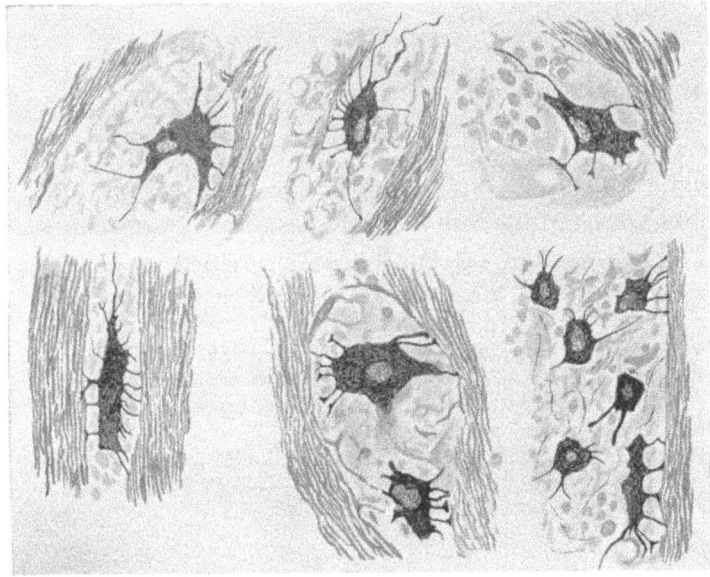

Abb. 96. Ganglienzellen aus dem Plexus myentericus des menschlichen Rektums (4 cm oberhalb des Anus.)

---

[1] Nach einer im Jahre 1911 von L. R. Müller veröffentlichten Studie über die Darminnervation. Deutsch. Arch. f. klin. Med. 105. Dort sind auch die genaueren histologischen Schilderungen und die Literaturangaben niedergelegt.

Anatomie und Histologie.
Ganglienzellen des Plexus myentericus.

Die Zellen, die wir im Auerbachschen Plexus des Dünndarmes antreffen, sind nicht gleichartig. Vielmehr können wir neben Zellen, die frei in einer von der Muskulatur ausgesparten Lichtung liegen, Zellen feststellen, die direkt der Muskulatur anliegen und an diese Fortsätze abgeben. Manchmal sieht man einen Fortsatz sich bis in die Muskulatur hineinerstrecken. Andere Zellen, die mit der Breitseite der Muskulatur angeschmiegt sind, geben alle ihre Fortsätze direkt an sie ab (vgl. Abb. 95). Von manchen rundlichen Zellen sieht man auch, wie sie mit ihren kleinen füßchenförmigen Fortsätzen den Muskelfasern sozusagen aufstehen. Einzelne Fortsätze schließen sich einem aus dem Ganglienzellen-

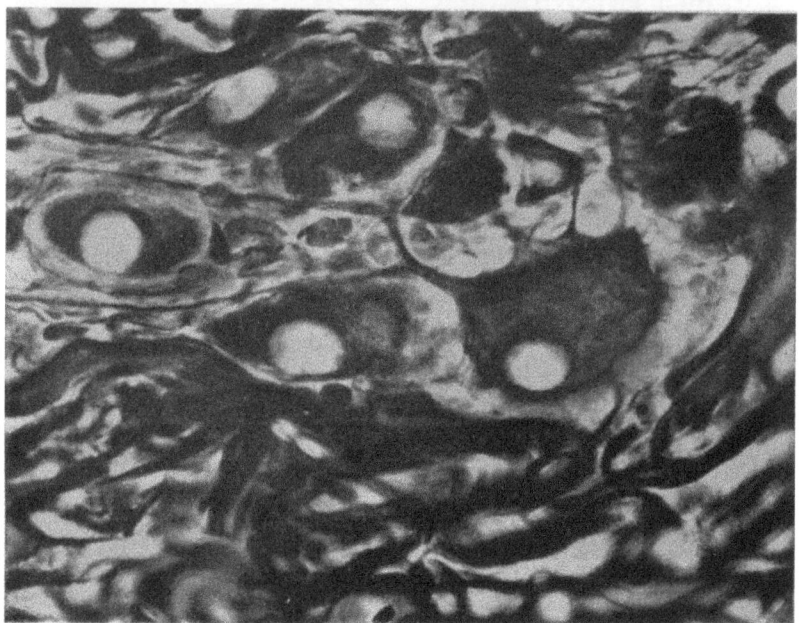

Abb. 97. Mikrophotogramm von Ganglienzellen aus dem Plexus submucosus des Hasenwurmfortsatzes. (Bielschowskysche Silberfärbung.)

haufen entspringenden Nerven des Plexus myentericus an. Eine perizelluläre Kapsel konnte nicht immer nachgewiesen werden. Die im Wurmfortsatz eingelagerten Ganglienzellen sind von den beschriebenen nicht unterschieden, nur sind sie nicht in so großen Anhäufungen anzutreffen wie im Dünndarm.

Die beistehenden Abbildungen mögen dartun, daß auch im Dickdarm und Rektum derselbe Typus von Ganglienzellen vorherrscht. Doch scheinen im Mastdarm die Ganglienzellen des Plexus myentericus noch zahlreicher zu sein.

Ganglienzellen des Plexus submucosus.

Noch schwieriger als die Ganglienzellen des Plexus myentericus sind die des Plexus submucosus mit ihren Fortsätzen darzustellen. Die Zellen scheinen sehr dicht in dem lockeren Bindegewebe der Submukosa zu liegen. Die Fortsätze beginnen breit und verjüngen sich bald. Die Dendriten sind weithin zu verfolgen und endigen nicht selten in knopfartigen Verdickungen. Vergleicht man die Zellen des Auerbachschen Plexus mit denen vom Plexus submucosus, so fällt auf, daß erstere viel weitere Zwischenräume untereinander haben, während letztere eng nebeneinander gedrängt sind.

Die Nervenbündel der Darmgeflechte

sind auf den Flachschnitten durch die Muskulatur und durch die Submukosa des Darmes, auf denen Ganglienzellen getroffen wurden, ungemein zahlreich. Bei der Durchsicht solcher Präparate staunt man immer wieder darüber, wie dicht die Zwischenmuskelschicht und die Submukosa von Nervenbündeln durchsetzt sind. Diese Bündel entspringen alle von Ganglienzellenhaufen und ziehen wieder zu solchen und bilden so das Netz des Auerbachschen und des Meißnerschen Geflechtes. Der histologischen Struktur nach unterscheiden sich aber diese Nervenbündel ganz wesentlich von denen des zerebrospinalen Systems und auch von den Nerven, die aus dem sympathischen Grenzstrang und dessen Ganglien entstammen. Die dünnen Fibrillen sind, wie man oft feststellen kann, die unmittelbare

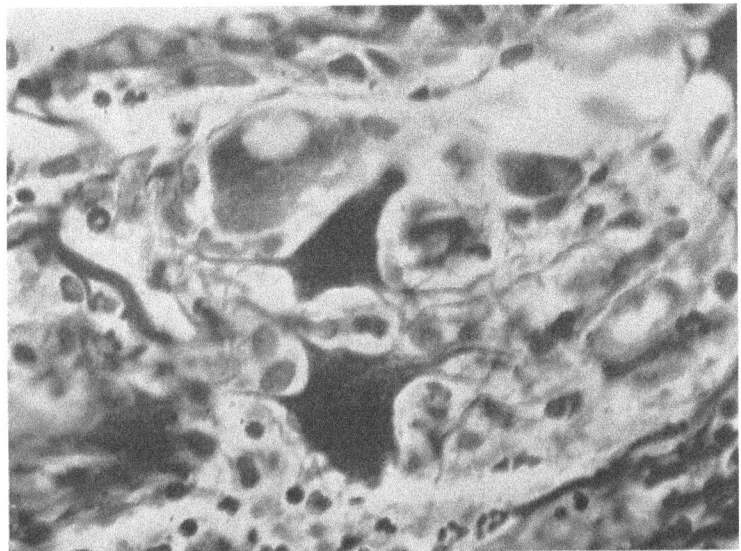

Abb. 98. Mikrophotogramm von Ganglienzellen aus dem Plexus submucosus des Hasenwurmfortsatzes.

Fortsetzung von Nervenfasern, welche aus den Ganglienzellen entspringen. Ebenso wie im Auerbachschen (vgl. Abb. 99 und 100), so strahlen auch im Meißnerschen Plexus von einer Ganglienzellenanhäufung die Nervenbündel nach verschiedenen Seiten aus.

Die Frage, ob Verbindungsfasern zwischen den beiden Nervengeflechten in der Darmmuskulatur und in der Submukosa bestehen, ist nirgends erörtert. Auf Querschnitten durch den Wurmfortsatz sind aber Nervenbündel zu treffen, welche aus der Zwischenmuskelschicht von dem Auerbachschen Plexus weg quer durch die Bündel der Ringmuskulatur weit in die Submukosa vordringen. Freilich wird es wohl ein seltener Zufall sein, daß man auf einem Schnitt eine solche Verbindung zwischen dem Auerbachschen und dem Meißnerschen Plexus lückenlos studieren kann. Daß solche Verbindungen vorliegen, daran ist aber nicht zu zweifeln. Ebenso schwierig ist es, eine Verbindung des Plexus submucosus mit der Darmschleimhaut selbst zu sehen. Meist liegen die Ganglienzellengruppen und das Nervennetz des Meißnerschen Plexus der Muscularis mucosae dicht auf. Die Fasern lassen sich aber nicht bis in die Schleimhaut hinein verfolgen.

Nervi mesenterici.

Die Frage, wo die von den prävertebralen Bauchganglien zum Darme hinziehenden Nervi mesenterici endigen, läßt sich auf histologischem Wege nur schwer beantworten. Immerhin läßt sich doch auf einzelnen Präparaten feststellen, daß die Nerven in die Darmwandung eintreten und sich dort bis dicht an die Auerbachschen Zellgruppen verzweigen. Die genaueren Beziehungen zu diesen Zellen sind allerdings schwer zu studieren.

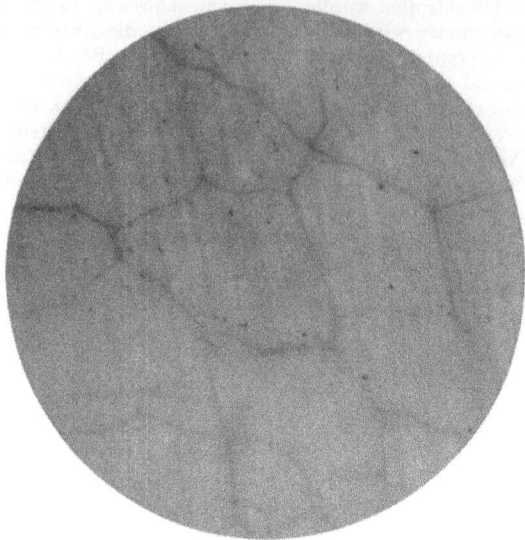

Abb. 99. Plexus myentericus des Hasendünndarmes bei Lupenvergrößerung. (Supravitale Methylenblaufärbung.)

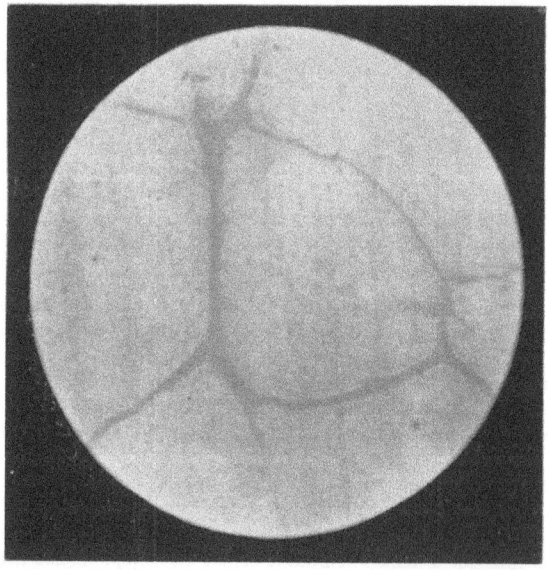

Abb. 100. Eine Masche des Plexus myentericus des Hasendünndarmes bei stärkerer Vergrößerung. (Supravitale Methylenblaufärbung.)

In histologischer Beziehung besteht ein prinzipieller Unterschied zwischen den Nervenbündeln der beiden Darmplexus und der Struktur der Mesenterialnerven. In den ersteren sind die Fibrillen viel zarter, sie verlaufen wellig, ganz locker in einer krümeligen Grundsubstanz, die kleinen rundlichen Zellkerne haben keine nachweislichen Beziehungen zu den Nervenfasern; das ganze Bündel weist keine eigene bindegewebige Scheide auf. Im Mesenterialnerv sind die Fasern, auch wenn sie innerhalb der Darmwandungen angetroffen werden, dicht, parallel aneinander geschichtet; sie sind, obgleich es sich ja auch um marklose Fibrillen handelt, entschieden kräftigeren Kalibers; die stäbchenförmigen Zellkerne liegen den Fasern direkt an und schließlich wird der Nerv immer von einem bindegewebigen Perineurium umhüllt. Innerhalb der Darmwandung enthalten die Mesenterialnerven in überwiegender Mehrzahl marklose Fasern, nur ganz vereinzelt sind ihnen dünne, markumhüllte Fasern mit kleinen, knopfförmigen Auftreibungen eingefügt. Außerhalb des Darms, also vor ihrem Eintritt in die Darmwandung, beherbergen die Mesenterialnerven etwas mehr Markfasern, diese werden dann um so zahlreicher, je weiter zentralwärts man den Mesenterialnerven untersucht. Wie auf dem wohlgelungenen Mikrophotogramm der Abb. 22 des Abschnittes über die Histologie des vegetativen Nervensystems zu sehen ist, können hier wie an allen postganglionären Nervenbündeln zweierlei Arten von Markfasern unterschieden werden: Ganz breite, segmentierte Markscheiden (siehe rechts unten) und viel schmälere und zartere Markfasern. Ob diese Fasern peripherwärts ihre Markumhüllung verlieren oder ob sie vielleicht in das Mesenterium austreten und dieses sensibel innervieren, diese Frage wage ich nicht zu entscheiden. Jedenfalls konnte ich niemals konstatieren, daß eine breite, segmentierte Markscheidenfaser bis zur Darmwand gelangt oder gar in diese eintritt.

Bei ihrem Ursprung aus dem Ganglion coeliacum und aus dem Ganglion mesentericum inferius enthalten die Mesenterialnerven stets recht zahlreiche, allerdings sehr dünne Markfasern. Jedesmal erstrecken sich aus dem Ganglion noch vereinzelte Ganglienzellen weit in den Nerven hinein. So entstammt das Mikrophotogramm der Abb. 24 auf Seite 25, einem Schnitt aus der Mitte des Mesenteriums. Sehr schön sind auf diesem mit Silber behandelten Präparat drei vereinzelte Ganglienzellen mit langen knorrigen Fortsätzen getroffen. Ganglienzellen finden sich auch vielfach in der Mitte des Verlaufs der Mesenterialnerven, und zwar hauptsächlich dort, wo diese sich in feinere Verästelungen teilen. Von hier aus ziehen manche Mesenterialnerven, denen gar keine Markfasern beigemengt sind.

Ganglion coeliacum und Ganglion mesentericum inferius.

Die prävertebralen Ganglienknoten, aus welchen die Mesenterialnerven entspringen, weisen genau dieselbe histologische Struktur auf wie die Ganglienknoten des Grenzstrangs. Die Ganglienzellen sind im Verhältnis zu den Zellen des Auerbachschen und Meißnerschen Plexus sehrgroß, sie sind rundlich oder oval und senden nach allen Seiten hin breit ansetzende, kräftige Fortsätze aus, die sich vielfach noch weiterhin verzweigen. Fast in allen Fällen weisen die Ganglienzellen an einer umschriebenen Stelle reichlich gelblichbraune Pigmentkörner auf. Um die Ganglienzellen herum ist ein freier Lymphraum, der wiederum nach außen durch ein Netz von Fasern abgeschlossen wird. Auf Abb. 21, Seite 24 glaubt man feststellen zu können, daß dieses Fasernetz zum Teil wenigstens von den einstrahlenden Bündeln des Nervus splanchnicus gebildet wird. Sehr hübsch ist auf diesem Mikrophotogramm zu sehen, wie rings von den Zellen Fortsätze entspringen und wie sie sich zwischen dem Fasernetz durchwinden. Die Kapseln, welche die Ganglienzellen umgeben, und deren rundliche Zellkerne haben sich auf diesem Präparat nicht gefärbt.

Der Nervus splanchnicus

setzt sich ausschließlich aus mittelstarken markhaltigen Fasern zusammen. Bekanntlich entspringt der Splanchnicus major den Ram. communic. alb. der 6.—9., der Splanchnicus minor denen der 10.—12. Brustsegmente. Wie man sich auf geeignet geschnittenen Präparaten überzeugen kann, mündet nur ein kleiner Teil dieser markhaltigen Ram. communic. alb. in dem Ganglion des Grenzstrangs, welcher dem betreffenden Segmente entspricht; der weitaus größere Teil der Fasern zieht, dicht dem kleinen Grenzstrangganglion angelagert, an diesem vorbei, um sich weiter unten mit den übrigen Ram. communic. alb. des unteren Brustmarks zum Nervus splanchnicus zu vereinigen. Am oberen Ursprung des Splanchnikus sind diesem Nerven manchmal ganz kleine Gruppen von Ganglienzellen eingelagert, ohne daß aber im Stamm des Splanchnikus marklose Fasern zu sehen wären. Auch unterhalb des Zwerchfells beherbergt der Splanchnikus bisweilen schon zahlreiche Ganglienzellen, bevor er in das Ganglion coeliacum einmündet.

Spinaler Ursprungskern des Splanchnikus.

Die Rami communicantes albi, aus welchen sich der Splanchnicus major und minor zusammensetzen, entspringen den „peripherischen" Nerven der mittleren und unteren Brustsegmente und des obersten Lumbalsegments. Sie trennen sich also erst dann von den aus dem Rückenmark austretenden Nervenbahnen ab, nachdem die vordere und die hintere Wurzel sich zu einem gemeinsamen Bündel, zum peripherischen Nerven, vereinigt haben. Es ist somit auf Grund der makroskopischen Betrachtung nicht zu entscheiden, ob der Ramus communicans albus der vorderen oder hinteren Wurzel entstammt. Auch durch die mikroskopische Untersuchung läßt sich das nicht sicher beurteilen. Wohl scheint es so, als ob die überwiegende Mehrzahl der Fasern der Rami communic. albi von den vorderen Wurzeln kommen, es ist aber sehr wohl möglich, daß ein kleiner Teil sich nach der hinteren Wurzel wendet (sensible Fasern im Nervus splanchnicus).

Als Ursprungskern des Splanchnikus im Rückenmark würde die kleine Gruppe von Ganglienzellen in Betracht kommen, welche an der Spitze des rudimentären Seitenhorns oder am dorsalen Rand desselben in der Höhe des 6.—12. Brustsegments zu sehen ist. Auf der Abb. 25 im Abschnitt „Histologie des Grenzstranges", die vom 7. Dorsalsegment stammt, heben sich diese Zellen deutlich ab. Die Ganglienzellen liegen hier viel enger aneinander als die viel größeren Zellen des Vorderhorns oder der Clarkeschen Säulen. Die Zellen haben eine rundliche, eiförmige oder birnförmige Gestalt und zeigen meist nur einen Fortsatz.

Spinaler und zerebraler Verlauf der Darminnervation.

Entbehren schon unsere Kenntnisse über die spinalen Kerne des Splanchnikus der wünschenswerten Genauigkeit, so haben wir über den weiteren Verlauf der Darminnervationsbahnen im Rückenmark und im Gehirn noch gar keine Vorstellung. Wie weiter unten noch eingehend besprochen werden soll, wird die Tätigkeit des Darms von psychischen Vorgängen, von Stimmungen, insbesondere von Angst- und Spannungsgefühlen und von der Empfindung körperlichen Schmerzes beeinflußt. Da diese Stimmungen zweifellos im Großhirn auf Grund von Assoziationen zustande kommen, muß der zwangsmäßige Schluß gezogen werden, daß die Darminnervation entweder eine Vertretung, ein „Zentrum" im Gehirn hat, oder aber, daß die Änderung der Innervationsbedingungen, welche durch die verschiedenen Stimmungen verursacht wird, nicht nur im Gehirn erfolgt, sondern sich auch herunter bis ins Rückenmark erstreckt, und daß so die Ganglienzellengruppen des Splanchnikus beeinflußt werden. Wie an anderen Stellen dargelegt, scheint mir die letztere Annahme die wahrscheinlichere. Einstweilen sind jedenfalls gar keine Anhaltspunkte dafür beizubringen, daß die inneren Organe, wie das Herz, die Bronchialmuskulatur, die Nieren, der Magen oder der Darm mit irgend einer Stelle im Großhirn eine direkte Nervenverbindung haben. Auch im Rückenmark sind keine Stellen und kein Strang bekannt, welche lange Bahnen für all die großen Organe der Brust- und der Bauchhöhle beherbergen könnten. Und gerade der Magendarmkanal mit seiner großen Flächenausdehnung und den komplizierten Innervationsverhältnissen müßte doch, falls überhaupt lange Rückenmarksbahnen für die inneren Organe bestünden, ein nachweisbares Gebiet im Rückenmarkquerschnitt einnehmen. Erstreckt sich doch der Kern des Splanchnicus major und minor vom 6. Brustsegment bis herunter zum 2. Lendensegment, eine Längenausdehnung, wie sie spinale Kerngruppen von Nerven, die quergestreifte Muskulatur versorgen, nirgendwo auch nur annähernd erreichen. Sollten wirklich lange Bahnen zu den Ganglienzellen des Intermediolateraltraktes des mittleren und unteren Brustmarks, also zum vermutlichen Splanchnikuskern ziehen, so wissen wir weder, woher sie aus dem Gehirn kommen, noch in welchen Strängen des Rückenmarks sie verlaufen.

Physiologie der Darminnervation.

Bekanntlich führt der Darm auch noch außerhalb der Körperhöhle, also nach Abtrennung vom Mesenterium, recht lebhafte und kräftige Bewegungen aus, wenn er nur in geeigneter Flüssigkeit, z. B. Ringerscher Lösung, lebensfrisch erhalten wird. Ein in die proximale Darmöffnung eingeführter Inhalt, z. B. ein Gummiballon, wird durch die Peristaltik distalwärts weitergeschoben und wieder ausgestoßen. Am lebenden Tiere tritt nach Durchtrennung der Mesenterialnerven keine Beeinträchtigung der Darmbewegungen ein. Ja, Magnus konnte feststellen, daß auch eine isolierte Muskelschicht des Darms noch lebhafte Spontanbewegungen ausführt und auf Dauerreize mit rhythmischen Bewegungen reagiert, wenn sie nur im Zusammenhang mit dem Nervenplexus geblieben ist. Beim Abziehen der Längsmuskulatur von der Ringmuskulatur bleibt bekanntlich das Auerbachsche Geflecht an der Innenseite der äußeren Muskelschicht haften; während sich nun diese Längsmuskelschicht ganz ähnlich wie die unversehrte Darmwandung verhält, antwortet die nervenlose Ringmuskulatur auf Reize mit einer einzigen, tetanischen Kontraktion; Automatie, Rhythmizität und refraktäre Periode lassen sich an ihr nicht mehr beobachten. Damit ist auch für den Darm die Frage, ob der Antrieb zur Tätigkeit myogener oder neurogener Natur ist, entschieden.

Am Dünndarm sind neben peristaltischen Kontraktionen die Tonusschwankungen und die Pendelbewegungen zu unterscheiden. Die letzteren beiden Bewegungsformen haben eine gründliche Durchmischung und damit eine erhöhte Resorptionsfähigkeit des Darminhaltes zur Aufgabe. Die Peristaltik dient hauptsächlich zur Fortbewegung der Ingesta. Sie setzt sich aus zwei Bewegungsformen zusammen: oberhalb des weiter zu befördernden Inhalts kommt es zu einem fortschreitenden Kontraktionsring, unterhalb davon stellt sich eine Erschlaffung der Muskulatur ein, so daß der Fortbewegung kein Widerstand entgegengesetzt wird. Es handelt sich also um einen ziemlich komplizierten nervösen Vorgang. Die Anregung zu den peristaltischen Wellen erfolgt wohl hauptsächlich vom Darminneren, von der Darmschleimhaut aus; doch ist es erwiesen, daß auch ein mechanischer oder chemischer Reiz der Serosa des Darms oralwärts zur Kontraktion und analwärts zur Erschlaffung der Darmmuskulatur führt, und daß auch der Leerdarm peristaltische Bewegungen unter lautem Gurren ausführt ("Magenknurren"). Da nun alle diese Bewegungsvorgänge am Darme nach Durchschneidung der Mesenterialnerven oder gar am völlig losgelösten Darme geradeso auftreten wie am unversehrten Organ, kann man mit Bestimmtheit vermuten, daß die den Bewegungen zugrunde liegenden Reflexe in der Darmwandung selbst geschlossen werden.

Zum Zustandekommen eines Reflexes verlangen wir auf Grund der Beobachtungen, die am zerebrospinalen System gemacht wurden, zum mindesten eine reizaufnehmende sensible Zelle und eine motorische Zelle, auf welche der Reiz überspringt und die dann die Muskulatur innerviert. Für die aufgestellte Hypothese, daß die Ganglienzellen des Darms mit einem Teil ihrer Fortsätze sensible

Reize empfangen und mit einem anderen motorische Bewegungen auslösen, fehlen einstweilen alle Beweise. Freilich sind wir auch darüber noch ganz im Unklaren, inwieweit die Ganglienzellen des Darmes motorischen oder sensiblen Funktionen dienen. An den Zellen der Submukosa ist ein Unterschied zwischen zweierlei verschiedenen Zellformen, zwischen sensiblen und motorischen, nicht aufzustellen. Dagegen liegen, wie oben ausführlich dargelegt, in den Ganglienhaufen, welche dem Auerbachschen Plexus zwischen der Längs- und der Ringmuskulatur angehören, mehrere verschiedene, mindestens aber zwei differente Zelltypen vor. So sind hier Ganglienzellen, die, frei im Lumen befindlich, zahlreiche Fortsätze nach allen Seiten abgeben, von solchen, welche ganz nahe und parallel der Muskulatur gelagert, an diese kleine Dendriten aussenden, zu unterscheiden. Zu den letzteren Zellformen zieht dann häufig aus einer Gangliengruppe ein langer (Achsenzylinder?) Fortsatz, der in den einen Pol einmündet. Es ist verführerisch, in den der Muskulatur anliegenden Zellen motorische Elemente zu suchen; vielleicht entsprechen die freiliegenden größeren rundlichen Zellen reizaufnehmenden sensiblen Gebilden. Um dies behaupten zu können, wäre der Nachweis der Verbindung dieser Zellen mit der Schleimhaut des Darms, von wo die Bewegungsimpulse wohl hauptsächlich ausgelöst werden, zu fordern. Ein solcher ist nicht gelungen. Sakusseff, ein Schüler A. S. Dogiels, will am Darm der Fische feine Nervenfasern gesehen haben, die vom Plexus myentericus bis zur Schleimhaut ziehen und dort sogar das Darmepithel erreichen. Bestätigt sich dieser Befund, dann wäre ja der sensible Schenkel des den Darmbewegungen vorstehenden Reflexes nachgewiesen. Ist der Reiz erst einmal auf den Plexus myentericus übergesprungen, so verbreitet er sich im ganzen Nervennetz und löst so die Darmbewegungen aus.

Auf dem in Abb. 101 wiedergegebenen Versuch einer schematischen Darstellung der Darminnervation habe ich, obgleich dafür einstweilen keine histologischen Beweise beizubringen sind, im Plexus submucosus sensible Ganglienzellen, deren Fasern mit den Darmzotten in Verbindung stehen, und motorische Zellen, welche die Muscularis mucosae innervieren, eingezeichnet. Auch an den Zellen des Auerbachschen Plexus myentericus glaubte ich reizaufnehmende große Sternzellen, die ihre Fortsätze bis in die Mukosa schicken, und motorische Ganglienzellen, die den Muskeln mit kleinen Dendriten anliegen, unterscheiden zu müssen.

Als reizauslösend kommen für die peristaltische Bewegung wohl hauptsächlich mechanische bzw. taktile Momente in Betracht. Unverdauliche Stoffe, wie Knochen oder Metall oder eine Gummikugel werden ebenso weiterbefördert wie Nahrungsstoffe.

Die Tonusschwankungen und die Pendelbewegungen sind nicht nur als Mischbewegungen aufzufassen, sie sind sicher auch Chemoreflexe, sie werden so lange fortgesetzt, solange aus dem betreffenden Speisebrei noch resorbierbare Stoffe aufgenommen werden können. So kommt es, daß diese Bewegungsform bei flüssiger Nahrung, z. B. bei Milch oder bei Bier, gegenüber den peristaltischen Bewegungen, die hauptsächlich durch mechanische taktile Reize ausgelöst werden, überwiegt.

Auch für die Reflexvorgänge, welchen der Meißnersche Plexus in der Submukosa vorsteht, kommen mechanische und chemische Reize in Betracht. Bei Andringen eines spitzen Gegenstands gegen die Schleimhaut treten, wie das Exner zuerst nachgewiesen hat, lokale Kontraktionen der Muscularis mucosae auf, welche Verletzungen der Darmschleimhaut hintanhalten. Andererseits richtet sich die Tätigkeit der Darmdrüsen, die doch sicherlich auch von dem Plexus submucosus innerviert werden, ganz nach der Beschaffenheit, d. h. nach dem Chemismus des Darminhaltes. Je weniger uns ein Ver-

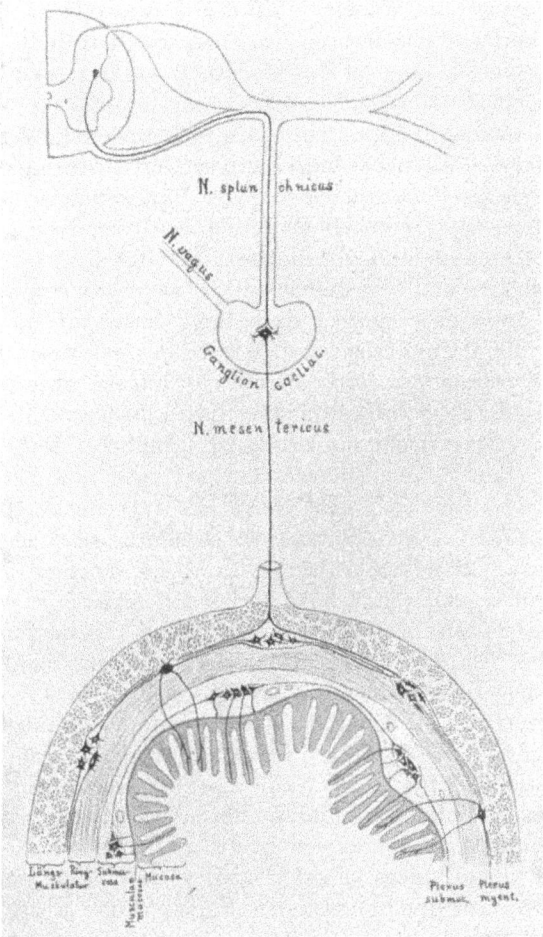

Abb. 101. Schematische Darstellung der Darminnervation.

ständnis und eine Aufklärung der hier in Betracht kommenden nervösen Vorgänge möglich ist, desto mehr müssen wir die Zweckmäßigkeit und die sinnreiche Anordnung der Reflexe, welche der Nahrungsverdauung und Resorption vorstehen, bewundern.

Wenn es nun feststeht, daß keiner der hier geschilderten Reflexe über das Ganglion coeliacum oder über das Rückenmark verläuft, daß sie vielmehr alle in der Darmwandung zustande kommen, so müssen wir uns fragen, welches ist dann die Aufgabe der zum Darme ziehenden Nerven? Bei Reizung der Mesenterialnerven kommt es zur Vasokonstriktion und zum Stillstand der Darmbewegungen. Nach Exstirpation der prävertebralen großen Gangliengruppen sind die Därme sehr hyperämisch, die Stühle werden durchfällig und blutig. Reizung des Splanchnikus verursacht Hemmung, solche des Vagus nach anfänglicher Hemmung Verstärkung der Peristaltik. Die schon von früheren Autoren aufgestellte Behauptung, daß bei sensiblen Reizen, wo sie auch am Körper gesetzt werden, über den Splanchnikus, die großen Bauchganglien und die Mesenterialnerven eine Hemmung auf die Darmbewegung ausgeübt werde, wurde in jüngster Zeit wiederholt bestätigt. Zu besonders lang anhaltender Beeinträchtigung der Darmbewegungen kommt es, wenn das parietale Peritoneum oder auch eine Darmschlinge irgendwo mechanisch gereizt wird. Diese Hemmungen fallen aber nach doppelseitiger Durchschneidung der Splanchnici fort, während sie nach Durchtrennung der Vagi erhalten bleiben. Die Bahn dieser Hemmungsreflexe verläuft also durch den betreffenden sensiblen Nerven nach dem Rückenmark und von da über die Nervi splanchnici zu den prävertebralen Ganglien und über die Mesenterialnerven zu den motorischen Darmzentren. Von großer theoretischer Bedeutung scheint mir die Feststellung, daß die Hemmung der Darmtätigkeit bei Reizung des parietalen Peritoneums auch nach Durchschneidung des Rückenmarks in seinem obersten Brustteil noch erfolgt, daß also die bewußte Empfindung des Schmerzes zum Zustandekommen des Hemmungsreflexes nicht notwendig ist. Ähnliche Beobachtungen machte E. Kehrer bei den Bewegungen des Uterus; auch hier tritt eine Hemmung der Kontraktionen durch sensible Hautreize trotz hoher Durchtrennung des Rückenmarkes oder bei Ausschaltung des Großhirns noch ein. Da wohl kaum zu vermuten ist, daß alle sensiblen Nerven des Körpers durch intraspinale Fasern mit allen vegetativen Bahnen verbunden sind, so ist wohl anzunehmen, daß durch lebhafte sensible Reize eine allgemeine Veränderung der Erregungsverhältnisse des Rückenmarks erfolgt, die ihrerseits dann über die Rami communicantes, beim Darme über die Splanchnici eine Hemmung auf die viszeralen Nerven ausübt. Ohne Zweifel üben die Stimmungen, wie die Angst, die Furcht oder die Freude auch über den Splanchnikus eine Einwirkung auf die Tätigkeit des Darms aus. Wenn darüber auch keine experimentellen Untersuchungen vorgenommen worden sind, so spricht doch gerade der Umstand, daß es im Anschluß an Emotionen häufig zu raschen Entleerungen kommt, dafür, daß der Splanchnicus superior oder inferior dabei im Spiele ist, denn der Einfluß des bewegungsanregenden Vagus reicht sicher nicht über den Dünndarm analwärts.

Eine besonders wichtige Aufgabe der intestinalen Nerven ist die Regelung der Blutversorgung. Schon lange ist es bekannt, daß das vom Splanchnikus innervierte Gefäßgebiet bei allen Blutverschiebungen eine bedeutungsvolle Rolle spielt. Kommt es in der Peripherie des Körpers zur Vasokonstriktion, so nehmen ausgleichend die Abdominalgefäße reichlich Blut auf. Umgekehrt wird bei der Gefäßerweiterung in der Haut den Bauchorganen Blut entzogen. Natürlich bedingt auch die Nahrungsaufnahme und die Verdauung Veränderungen in der Blutverteilung. Vom Splanchnikus ist es nun sichergestellt, daß er vasokonstriktorischen Einfluß hat. Es ist dies eine Tatsache, die sich leicht durch Reizung des Splanchnikus bestätigen läßt. Erwiesenermaßen bedingt Hemmung der Blutzufuhr auch stets ein Sistieren der Darmbewegungen. Nach Durchschneidung des Spanchnikus oder gar nach Exstirpation der prävertebralen Ganglien tritt starke Hyperämie sämtlicher Bauchorgane auf.

Nach diesen Erörterungen ist die oben aufgeworfene Frage, welche Aufgabe die zum Darme ziehenden Nerven haben, unschwer zu beantworten: **Der Splanchnikus und die Mesenterialnerven haben die automatisch in den Darmwandungen ausgelösten Bewegungsvorgänge den Vorgängen im übrigen Körper anzupassen.** Wie wichtig eine solche Regulierung ist, mag das Beispiel des Durchbruches einer appendizitischen Ulzeration zeigen. Mit der Reizung des Peritoneums und mit dem Auftreten des Schmerzes kommt es über den Splanchnikus zum Stillstand der Darmbewegungen und damit wird die Möglichkeit der Lokalisierung des Infektionsprozesses geboten. Die Notwendigkeit, daß die durch den Splanchnikus regulierte Blutversorgung der abdominalen Organe sich durchaus der Blutverteilung im übrigen Körper anpaßt und die Notwendigkeit, daß zur Regelung der gleichmäßigen Körperwärme auf nervösem Wege beständig Verschiebungen der Blutverteilung vorgenommen werden müssen, leuchtet ohne weiteres ein. Am wenigsten können wir noch verstehen, welchen Zweck es hat, daß auch psychische Vorgänge, wie die Angst und die Erwartung, einen Einfluß auf die Darmbewegungen ausüben. Wir müssen uns hier mit dem Hinweis begnügen, daß alle Organe, welche vom vegetativen Nervensystem versorgt werden, in ihrer Innervation eine Abhängigkeit von den emotionellen psychischen Vorgängen zeigen.

Einer besonderen Besprechung bedürfen die Bewegungsvorgänge des **Dickdarms** und des **Mastdarms**. Direkte Besichtigung am Röntgenschirm haben ergeben, daß es sich im Colon ascendens um ganz eigenartige Darmbewegungen handelt, die wohl den Zweck haben, die Eindickung des vom Dünndarm her vorgeschobenen dünnbreiigen Chymus zu bewerkstelligen. Vielleicht sind es wirklich retroperistaltische Bewegungen, vielleicht nur pendelartige Tonusschwankungen, die die genannte Aufgabe erfüllen sollen. Darnach wird die Kotsäule durch rasche ausgiebige peristaltische Aktionen weiter befördert.

Mit der Tätigkeit des **Mastdarms** und mit der **Ausstoßung der Ingesta aus dem Körper** ändern sich die Innervationsverhältnisse des Darms prinzipiell. Sind die Bewegungen des Magens, des Duodenums, des Dünndarms und des Dickdarms gänzlich unserer Willkür entzogen, so sind wir doch — bis zu einem gewissen Grade wenigstens — imstande, die Bewegungen des Rektums zu beeinflussen. Ähnlich wie der willkürlich ausgeführte Schluckreflex der Pharynxmuskulatur ohne Aufenthalt in den der glatten Ösophagusmuskulatur übergeht, so greifen auch bei der Entleerung der Nahrungsreste die Funktionen der Darmmuskulatur und der quergestreiften Muskeln am Beckenboden ineinander ein. Die Anregung, der Drang zur Defäkation tritt auf, sobald die Kotsäule aus der Flexura sigmoidea nach dem Rektum vorgeschoben wird. R. Zimmermann hat durch Selbstversuche im Augsburger Krankenhaus nachgewiesen, daß in der Rektalschleimhaut schon unbedeutende Spannungsunterschiede sofort empfunden werden; spürt man doch jede in die Ampulla recti eintretende Gasmenge, auch wenn sie noch so gering ist. Ist man nun in der Lage, dem Drange nachzugeben, so läßt sich, falls die Expulsionsbewegungen des Darms noch nicht mit der notwendigen Stärke in Aktion treten, der Entleerungsreflex dadurch anregen, daß man — meist in hockender Stellung — durch die willkürlich zu innervierende Bauchpresse die Kotsäule noch weiter nach unten vordrängt. Dadurch wird eine kräftige Peristaltik des Rektums ausgelöst. Wie bei jeder Peristaltik wird die distal von der zu befördernden Masse gelegene Muskulatur erschlafft, d. h. die beiden Schließmuskeln des Afters, der Sphincter ani internus und externus öffnen sich und nun werden die Exkremente ausgestoßen.

Nach der Entleerung erfolgt der Schluß der Sphinkteren mit Hebung des Beckenbodens durch den Levator ani und der gleichzeitigen Zusammenziehung des äußeren Schließmuskels. Dieser letzte Akt wird willkürlich und bewußt über lange Bahnen, die vom Gehirn nach den untersten motorischen Vorderhornganglienzellen im Conus terminalis ziehen, ausgeführt. Dagegen verläuft der Reflexvorgang, welcher den peristaltischen Bewegungen des Enddarms vorsteht, zweifellos ausschließlich in der an Ganglienzellengruppen und Nervenbündeln so außerordentlich reichen Rektalwandung.

Bei breiigen oder gar flüssigen Stühlen bedarf es zum Zustandekommen des Entleerungsprozesses nicht erst der Anregung durch die Bauchpresse. Mit dem Nachlaß der willkürlichen „Hemmung", die bis zum Erreichen einer Defäkationsmöglichkeit einzusetzen hat, gewinnt die Defäkationsperistaltik freie Bahn. Es ist wohl noch nicht möglich, mit Sicherheit zu entscheiden, ob vom Rückenmark aus direkt eine Hemmung auf die Peristaltik der glatten Rektalmuskulatur ausgeübt werden kann (als Ganglienzellengruppe kämen dann wohl die Zellen der intermediären Zone im Konus in Betracht) oder ob durch die willkürliche Kontraktion des Levator ani und des Sphincter ani externus die peristaltischen Bewegungen des Enddarms gehemmt werden. Aus der Tatsache, daß bei Zerstörung des Konus keine Hemmung auf die Peristaltik des Enddarms ausgeübt werden kann, daß es also zur Incontinentia alvi kommt, ist kein Schluß für die Beantwortung der vorliegenden Frage zu ziehen; denn mit den untersten Sakralsegmenten werden sowohl die motorischen Ganglienzellen für die quergestreiften Muskeln des Beckenbodens als auch die in Betracht kommenden Zellen der intermediären Zone ausgeschaltet.

Bei festem Stuhl kann durch die Hemmungsinnervation der auftretende Stuhldrang unterdrückt werden und es dauert unter Umständen viele Stunden, bis aufs neue sich das Bedürfnis nach Stuhlentleerung wieder einstellt. Also nur das Eintreten der Kotsäule in die Ampulla recti und der damit auftretende Spannungsunterschied in der Rektalwand verursacht eine Empfindung. Das Verweilen von Skybala im Mastdarm braucht keine Empfindung auszulösen. Können wir uns bei der Digitaluntersuchung doch oft von dem Vorliegen reichlichen Stuhles überzeugen. Erst wenn weitere Massen aus der Flexura sigmoidea nachgeschoben werden, tritt wieder Bedürfnis zur Entleerung auf.

Ist das Rektum infolge von Erkrankung oder von Exstirpation des Konus oder infolge von Durchschneidung der hinteren Wurzeln ganz unempfindlich, so werden nach langer Stuhlverhaltung die Kotballen durch die vis a tergo doch schließlich herausbefördert. Die Bauchpresse tritt dabei nicht in Aktion. Die Hunde, denen der Konus herausgenommen wurde, nehmen keine Defäkationsstellung ein, sie verlieren die Skybala unter dem Laufen.

Antagonistische Innervation des Darms.

Geradeso wie die Pupillen, die Speicheldrüsen, das Herz und der Magen, so erhält auch der Darmkanal in seinen verschiedenen Teilen stets von zwei getrennten Stellen des zerebrospinalen Nervensystems antagonistische Impulse.

Der Dünndarm steht unter dem Einfluß des Vagus und des oberen Splanchnikus (vgl. Abb. 102). Bei Reizung des Vagus sahen die Experimentatoren nach kurzer Hemmung eine Verstärkung der Darmbewegungen, und zwar erstreckt sich die anregende Wirkung weniger auf die peristaltischen

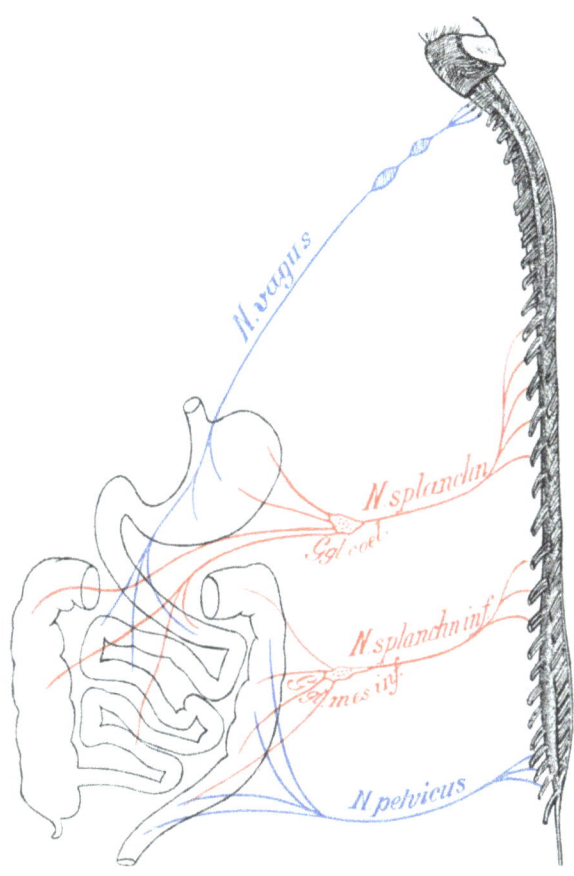

Abb. 102. Schematische Darstellung der antagonistischen Darminnervation.
Blau: Parasympathische Bahn, rot: sympathische Bahn.

Kontraktionen als auf die Tonus- und die Pendelbewegungen. Nach Durchschneidung des Vagus sind deutliche Veränderungen in den Darmbewegungen nicht zu konstatieren. Wieweit analwärts die anregende Tätigkeit der Vagi reicht, läßt sich schwer feststellen; von den Autoren, die hierüber Untersuchungen angestellt haben, wird angenommen, daß sich der Einfluß des Vagus bis zum Colon ascendens ausdehne. Durch makroskopisch-anatomische Präparation kann man darüber keinen Aufschluß holen, da die Vagusfasern nicht direkt zum Darme ziehen, sondern sich in die großen Bauchganglien, in den Plexus solaris einsenken.

Der Splanchnikus ist der ausgesprochene Hemmungsnerv des Darms, er hat also eine dem Vagus gegensätzliche Wirkung. Schon oben wurde wiederholt erwähnt, daß die Splanchnikushemmung bei allen Schmerzempfindungen, wo sie auch im Körper zustande kommen, und bei allen seelischen Emotionen auftritt. Resektion beider Vagi hat keinen Einfluß auf diese reflektorischen Hemmungen der Darmbewegungen. Auch nach einseitiger Durchschneidung des Splanchnikus übt jede schmerzhafte Reizung von sensiblen Fasern eine beeinträchtigende Wirkung auf die Dünndarmbewegungen aus. Sind dagegen beide Splanchnikusbündel durchtrennt, so zeichnen sich die Darmbewegungen durch große Gleichmäßigkeit vor den normalen Verhältnissen aus, da kein störender Einfluß mehr an die Darmschlingen und die in diesen entstehenden Reflexbewegungen herantreten kann. Sichergestellt ist, daß dem Splanchnikus auch eine verengernde Einwirkung auf die Darmgefäße zukommt. Ob diesen vasokonstriktorischen Bahnen im Splanchnikus vasodilatatorische im Vagus gegenüberstehen, ist zwar noch nicht durchaus sicher erwiesen, aber wohl wahrscheinlich. Der Einfluß des Splanchnikus superior reicht bis zur Flexura coli dextra, wenigstens ziehen bis dorthin die aus dem oberen prävertebralen Ganglion entspringenden Mesenterialnerven.

Das Colon transversum, das Colon descendens, die Flexura sigmoidea und das Rektum werden von postganglionären Fasern aus dem Ganglion mesentericum inferius versorgt, und zu diesem ziehen Rami communicantes aus den oberen Lumbalnerven, welche Langley als Nervus splanchnicus inferior bezeichnet (vgl. Abb. 102). Außerdem erhält das Colon descendens, die Flexur und der Mastdarm noch feine Nervenbündel über den „Nervus pelvicus" aus den unteren Sakralnerven.

Bevor sie zum Darme treten, durchziehen sie den mit Ganglienzellen dicht besetzten Plexus haemorrhoidalis, welcher wiederum mit den Nervi hypogastrici und dem Plexus hypogastricus mit seinen Ganglienzellen in Beziehung steht.

Also auch der Enddarm erhält von zwei verschiedenen Stellen des Rückenmarks, vom oberen Lendenmark und vom unteren Sakralmark bzw. vom Konus Innervationen. Durch klassische Untersuchungen von Langley und Anderson ist am Kaninchen gezeigt worden, daß auch durch diese zwei Nervenbahnen gegensätzliche Impulse zum Darme geleitet werden. Reizung der oberen Lumbalnerven oder des Ganglion mesentericum inferius hat beim Kaninchen und bei der Katze Hemmung der Darmbewegungen und Blässe der Schleimhaut zur Folge. Dagegen verursacht Reizung der Cauda equina oder der von den unteren Sakralnerven über die „Nervi pelvici" zum Darme ziehenden Bündel Kontraktion und Peristaltik sowohl der Längs- als der Ringmuskulatur und Rötung der Mastdarmschleimhaut. Wenn auch beim Hunde die antagonistische Wirkung der lumbalen und der sakralen Innervation des Enddarms nicht mit so überzeugender Klarheit dargetan werden kann wie beim Kaninchen und bei der Katze, so ist es doch sicher erlaubt, diese gegensätzliche Innervation des Enddarms mit dem Antagonismus zwischen dem Vagus und dem Splanchnikus superior in Parallele zu setzen.

Ähnlich wie die Anfangsteile des Verdauungskanals, wie der Magen und seine Drüsen sich nach den mannigfaltigen Bedingungen der äußeren Welt richten müssen und unter dem Einfluß von bedingten Reflexen (Pawlow) stehen, so muß im Gegensatz zu dem Dünndarm und zum proximalen Teil des Dickdarms auch der Enddarm in seinen Bewegungen sich den gegebenen äußeren Verhältnissen anpassen. Geradeso wie bei der Mageninnervation psychische Vorgänge (Stimmungen, Appetit) durch die Vermittlung des Vagus eine Rolle spielen, so verlaufen auch über die zum Enddarm ziehenden Nerven „bedingte" Psychoreflexe. Kommt es doch z. B. nach Entblößen des Gesäßes und beim Sitzen auf der Schüssel häufig auch, ohne daß die Bauchpresse in Tätigkeit gesetzt wird, zur Stuhlentleerung, während andererseits bei abgelenkter Aufmerksamkeit und dem Drang der Geschäfte sich auch zu der gewohnten Defäkationszeit kein Bedürfnis einstellt. Dem bei seelischen Erregungen auftretenden Erbrechen sind die Emotionsdiarrhöen an die Seite zu stellen. Es mag hier aber nochmals betont werden, daß auch die zum Enddarm ziehenden Nerven nicht dessen Muskeln direkt innervieren, sondern lediglich auf die in den Darmwandungen zustande kommenden und dort geschlossenen Reflexe einen hemmenden oder einen anregenden Einfluß ausüben, kann man doch Tieren die unteren Rückenmarksabschnitte exstirpieren, ohne daß die Bewegungen des Dickdarms oder des Rektums darunter leiden.

Beeinflussung der Darmtätigkeit durch im Blute kreisende Stoffe.

Die den Darmbewegungen vorstehenden Ganglienzellen des Auerbachschen Plexus werden in ihrer Tätigkeit nicht nur durch mechanische und chemische Reize der Darmschleimhaut und durch Innervationen, welche vom Vagus, vom Splanchnikus oder vom Pelvikus über die Mesenterialnerven zur Darmwandung gelangen, beeinflußt; ähnlich wie im übrigen vegetativen Nervensystem, wirken auch hier Stoffe, die im Blute zirkulieren und Gifte, die wir in die Blutbahn einspritzen, direkt auf die Ganglienzellen des Plexus myentericus ein. So ist es eine bekannte Tatsache, daß einige Zeit nach Einführung von Speisen in den nüchternen Magen, besonders aber nach dem Frühstück, bei anderen Leuten nach dem Mittagessen sich zur Entleerung drängende Bewegungen im Enddarm einstellen. Nach den Untersuchungen Zuelzers wird diese Peristaltik durch einen Stoff ausgelöst, der bei der Magenverdauung entsteht und, ins Blut übergetreten, die Darmmuskulatur zur Tätigkeit anregt. Es ist Zuelzer gelungen, dieses „Hormon" aus den Magenwandungen, wenn sie auf der Höhe der Verdauung herausgenommen wurden, zu isolieren. Die subkutane Einspritzung des Peristaltikhormons soll, wie eine schon ziemlich umfangreiche Literatur behauptet, in Fällen von chronischer Obstipation oder von paralytischem Ileus vielfach recht gute Erfolge haben.

Auch auf den Sekretionsapparat des Darms lösen Stoffe, die bei der Verdauung in die Blutbahn resorbiert werden, Reize aus.

Inwieweit die Produkte der inneren Sekretion auf die Darmbewegungen und auf die Tätigkeit der Darmdrüsen wirken, ist meines Wissens noch nicht eingehender studiert. Die bei der Basedowschen Krankheit sich manchmal einstellenden Diarrhöen sind sicherlich durch die krankhaft vermehrte Sekretion der Schilddrüse verursacht.

Die Innervation der Bauchspeicheldrüse.

Von

O. Renner-Augsburg.

Das Pankreas ist recht reichhaltig mit Nerven ausgestattet. Vom Plexus hepaticus, lienalis und mesentericus inferior ziehen Nerven zur Drüse und halten sich, wie bei allen drüsigen Organen, zunächst an den Verlauf der Blutgefäße. Sie scheinen alle aus dem sympathischen Nervensystem zu stammen, doch sprechen, wie wir später sehen werden, physiologische Erfahrungen dafür, daß auch der Vagus an der Nervenversorgung des Pankreas beteiligt ist. Wir müssen somit annehmen, daß den zur Drüse ziehenden Nerven schon vorher Vagusfasern beigemischt wurden, münden doch solche immer in den Plexus solaris ein.

Die in das Organ eingetretenen Nerven verzweigen sich vielfach und bilden ein Geflecht, in das Ganglienzellen sympathischer Natur eingelagert sind. Die einzelnen Drüsenacini werden von den sich auffasernden Nerven umschlossen. Neuere Untersuchungen haben weiterhin ergeben, daß die feinsten Nervenfasern bis in die Drüse selbst hineindringen. Auch die Langerhansschen Inseln sind mit zahlreichen Nerven versehen. Die Nerven sind vorwiegend marklos, einzelne Markscheiden sind aber immer festzustellen. Bemerkenswert ist noch das Vorkommen von Vater-Paccinischen Körperchen innerhalb der Bauchspeicheldrüse; freilich ist über die Aufgabe dieser Gebilde nichts Sicheres bekannt.

Die Absonderung des Verdauungssaftes der Bauchspeicheldrüse erfolgt nicht allein auf chemische Reize hin. Pawlow und Popielski haben vielmehr festgestellt, daß die Sekretion hauptsächlich unter dem Einfluß des Vagus vor sich geht. Reizung des Vagus bewirkt nicht nur Sekretion von Magensaft, sondern auch Absonderung des Pankreassafts; daneben soll aber auch Reizung des Sympathikus eine schwache Sekretion hervorrufen können.

Die psychische Einwirkung des Appetits spielt bei der Sekretion des Pankreas die gleiche Rolle wie bei den übrigen Verdauungsdrüsen. Was die innere Sekretion dieser Drüse anbelangt, so ist diese im Körperhaushalt von großer Bedeutung. Auch sie ist abhängig vom Nervensystem. In jüngster Zeit hat dies Corral[1]) nachweisen können. Reizung der Vagusfasern rief nach Zerstörung der Lebernerven eine Verminderung des Blutzuckers hervor.

Die Innervation der Leber und des Gallengangsystems.

Von

R. Greving-Würzburg.

Anatomie.

Die Nerven, welche die Leber und die Gallenblase versorgen, entstammen dem Nervus sympathicus und, in geringerer Menge, dem Nervus vagus. Die

---

[1]) Corral, Die Abhängigkeit der inneren Sekretion des Pankreas vom Nervensystem. Zeitschr. f. Biol. **68.**

aus dem Grenzstrang hervorgehenden Fasern ziehen teils über den Nervus splanchnicus, teils direkt zum Ganglion coeliacum und gelangen von hier aus durch den Plexus hepaticus zur Leber und zur Gallenblase. Mit diesem verflechten sich Vagusfasern, die entweder unmittelbar aus den beiden Vagusstämmen entspringen (vgl. Abb. 86 auf Seite 127), oder zunächst in den Plexus coeliacus eintreten. Der Plexus hepaticus umspinnt in Form eines engmaschigen Netzes die Art. hepatica und die Gallenausführungsgänge. In das Geflecht sind kleinste Ganglienknötchen mit Gruppen von Ganglienzellen eingelagert; in den Nerven finden sich daneben noch vereinzelte Ganglienzellen. Mit den Verästelungen der Gefäße und der Gallenwege gelangen die Nervenfasern in das Innere der Leber und in die Gallenblasenwand. Die Mehrzahl der Nerven ist marklos. Die in die Leber eingetretenen Nerven endigen zum größten Teil in den Gefäßwänden; andere finden zwischen den Epithelzellen der Gallengänge ihr Ende oder dringen, wie Berkley[1]) zuerst nachwies, als intralobuläre Lebernerven zwischen den Leberzellen vor. Sie sollen nach Wolf[2]) in ein der Leberzelle dicht aufliegendes Endgeflecht übergehen. Nach Rauber-Kopsch[3]) finden sich auch im Inneren der Leber Ganglienzellen, was jedoch von Stöhr[4]) bestritten wurde.

Über die feinere Anatomie der Nervenversorgung der Gallenblase liegen Untersuchungen von Dogiel[5]) vor. Nach ihm treten zugleich mit den Blutgefäßen ziemlich dicke Nervenstämmchen in die Gallenblasenwandung ein, wo sie in deren äußerer Bindegewebsschicht ein Haupt- oder Grundgeflecht bilden; erst aus diesem gehen die Fasern für die Blutgefäße, die glatten Muskelfasern und die Schleimhaut hervor. Die Mehrzahl der Nervenbündelchen besteht aus marklosen Remakschen Achsenzylindern; ihnen mischen sich in geringerer Zahl markhaltige Fasern bei. Die Remakschen Fasern stammen teils aus den in der Gallenblasenwand gelegenen Ganglienzellen, teils aus den Ganglienzellen des Plexus solaris. Die markhaltigen Fasern nehmen ihren Ursprung wohl im Spinalganglion. Unter den markhaltigen Fasern des Leberplexus unterscheidet Dogiel einmal solche, die in den sympathischen Ganglien endigen, dann Fasern, die zu den Blutgefäßen ziehen, und endlich solche, die markhaltig bleiben und die sympathischen Ganglien nur durchsetzen. Die Ganglienzellen in der Gallenblasenwand liegen entweder in Gruppen vereinigt oder sind einzeln in den Verlauf der Nervenstämmchen eingestreut; sie zeigen das schon so vielfach geschilderte Bild der multipolaren Zelle.

Physiologie der Leberinnervation.

Hier sollen nur jene Funktionen der Leber besprochen werden, bei denen ein Einfluß des Nervensystems erkennbar ist. Dieser wurde zuerst an einer der wichtigsten Zelltätigkeiten der Leber, der Umwandlung des Glykogens in Glykose nachgewiesen.

---

[1]) Berkley, Anat. Anz. 1893.
[2]) Wolf, M.: Arch. f. Anat. (u. Phys.) 1902.
[3]) Rauber-Kopsch: Lehrb. d. Anat. 4.
[4]) Stöhr: Lehrb. d. Hist. 1906.
[5]) Dogiel: Arch. f. mikr. Anat. 46.

Einfluß des Nervensystems auf die Zuckerbildung in der Leber.

Im Jahre 1857 gelang Claude Bernard [1]) die Darstellung des Glykogens aus der Leber, als einer Vorstufe des im Blut enthaltenen Zuckers. Drei Jahre vorher hatte der gleiche Forscher [2]) den nicht minder bedeutungsvollen Nachweis erbracht, daß Einstich in den Boden des 4. Ventrikels an genau umschriebener Stelle für kurze Zeit (meist 5—6 Stunden) zu Hyperglykämie und Glykosurie führt. Der Ort des sogenannten „Zuckerstiches" ist zwischen einer oberen Linie, die den Ursprung der Nervi acustici, und einer unteren Linie, die den der beiden Vagi verbindet, gelegen. Der im Harn auf die Piqûre hin erscheinende Zucker entstammt dem Leberglykogen; dies bewies Claude Bernard [3]) dadurch, daß der Zuckerstich an Tieren, die längere Zeit gehungert hatten und deren Leber glykogenfrei geworden war, unwirksam blieb. Naunyn [4]) konnte diese Angaben bestätigen. Weiterhin stellte Claude Bernard [3]) fest, daß die Zuckerbildung nur aus den Glykogendepots der Leber erfolgt; er durchschnitt das Rückenmark in verschiedenen Höhen und prüfte die Wirksamkeit des Zuckerstichs. Diese wurde nicht aufgehoben, wenn die Durchschneidung im Bereich des unteren Dorsalmarks erfolgte. Dann konnten die nervösen Impulse von der Medulla oblongata noch über den Nervus splanchnicus major zur Leber gelangen. Auch Vagusdurchschneidung machte den Zuckerstich nicht unwirksam. Die Angaben Claude Bernards wurden durch die Versuche C. Eckhards [5]) bestätigt. Dieser deutsche Physiologe fand den Zuckerstich wirksam, trotz Durchschneidung der Nervi vagi am Hals und der zervikalen Nervi sympatici, dagegen unwirksam bei Durchschneidung der Nervi splanchnici. Somit ist der Beweis erbracht, daß der Zuckerstich **nur in der Leber und zwar auf Reizung der Bahnen im Nervus splanchnicus** seine Wirksamkeit entfaltet. Auf die Leber als Ort der Zuckerbildung deuten auch die Untersuchungen von Schiff [6]) und Moos [7]) hin, die den Zuckerstich bei Unterbindung der Lebergefäße unwirksam fanden.

Der künstliche Diabetes ist der Ausdruck einer Reizung, nicht einer Lähmung. Hierfür spricht nach E. Pflüger [8]) die nur kurze Zeit anhaltende Wirkung des Zuckerstiches; mehrmals nacheinander ist der gleiche Erfolg zu erzielen; ferner erzeugt Vagusreizung reflektorisch Glykosurie.

Von der gereizten Stelle in der Medulla oblongata aus pflanzt sich die Erregung im Rückenmark nach Claude Bernard bis zur Höhe des ersten Dorsalwirbels fort, um von hier durch die Rami communicantes auf den Grenzstrang und die Nervi splanchnici übergeleitet zu werden. Doch treten nach Untersuchungen von C. Eckhard auch noch tiefer aus dem Rückenmark Fasern in den Grenzstrang über, da dieser Forscher bei Durchschneidungen des Rückenmarks in Höhe des 4.—9. Dorsalsegmentes kurzdauernde Glykosurien als Ausdruck einer

---

[1]) Claude, Bernard: Lecons sur la Phys. et la path. du Syst. nerveux. **1**.
[2]) Claude, Bernard: Lecons (cours du Semestre d'hiver 1854—1855).
[3]) Claude, Bernard, Lecons sur le Diabète (1887).
[4]) B. Naunyn, Arch. f. exper. Path. u. Pharm. **3**.
[5]) C. Eckhard, Beiträge zur Anat. u. Phys. **4**.
[6]) Schiff: Untersuchungen über die Zuckerbildung in der Leber. Würzburg 1859.
[7]) Moos: Arch. f. wiss. Heilk. **4**.
[8]) E. Pflüger: Glykogen. Pflügers Arch. f. Phys. **96**. 1903.

Reizung dieser Fasern beobachtete. Erwähnt sei hier noch, daß nach F. W. Pavy[1]) durch Reizung des Rückenmarks in der Höhe der Brachialanschwellung und nach Cavazzani[2]) durch Reizung des Plexus coeliacus Glykosurie erzeugt werden kann.

Dem durch den Zuckerstich getroffenen Zentrum in der Medulla oblongata scheinen ständig nervöse Impulse zuzuströmen. Hierauf wies zuerst Claude Bernard[3]) hin, der bei Reizung des zentralen Endes des durchschnittenen Nervus vagus Glykosurie erhielt. Claude Bernard schließt daraus, daß das Diabeteszentrum einer ständigen Anregung von seiten der Nervi vagi bedarf, um Glykosebildung hervorzurufen. Ähnliche reflektorische Beziehungen zu dem Diabeteszentrum wie bei dem Nervus vagus wurden noch für andere zentripetale Nerven nachgewiesen. So stellten Filehne[4]) bei Reizung des zentralen Endes des Nervus depressor und E. Külz[5]) bei Reizung des Nervus ischiadicus Glykosurie fest.

In ähnlicher Weise, wie die angeführten experimentellen Feststellungen, sind eine Reihe von klinischen Beobachtungen zu deuten. So kann es bei Blutungen oder Tumoren der Medulla oblongata, bei Erkrankungen der Brücke zu vorübergehender Glykosurie kommen. Alle diese Tatsachen weisen darauf hin, daß dem Diabeteszentrum in der Medulla oblongata ständig aus der Peripherie nervöse Impulse zugehen, die in der Leber Zuckerbildung veranlassen. Den Zweck dieser Einrichtung sieht E. Pflüger[6]) darin, daß hierdurch dem Körper die Möglichkeit gegeben ist, nach Verbrauch des als Nährmaterial dienenden Glygogens jederzeit neuen Kraftstoff aus der Leber anzufordern. ,,Wenn ein Muskel stark arbeiten muß und seine Vorräte an Nährstoffen zu Ende gehen, muß er imstande sein, nach der großen Vorratskammer zu telegraphieren, damit ihm neuer Nährstoff zugeschickt werde."

Im Zusammenhang mit der reflektorischen Erregbarkeit des Piqûrezentrums sei noch erwähnt, daß dieses Zentrum auch durch pharmakologische Mittel gereizt werden kann. Dies beweist die Tatsache, daß jene Mittel, die zu Asphyxie führen, auch mit Zuckerausscheidung einhergehen. Die Asphyxie führt zu Reizung des Diabeteszentrums, denn Durchschneidung der Nervi splanchnici verhindert das Auftreten von Glykosurie.

Die Frage, auf welche Art nervöse Einflüsse Glykogenausschwemmung hervorrufen, beantwortet Claude Bernard dahin, daß durch den Zuckerstich ein Zentrum vasomotorischer Nerven gereizt werde; dadurch komme es zu Steigerung der Blutzirkulation und zu Verstärkung der Drüsenabsonderung. Im Gegensatz hierzu glaubt E. Pflüger[6]), daß die Glykosebildung nicht durch Gefäßnerven, sondern durch sekretorische Nerven bedingt ist. Diese sollen durch Bildung eines diastatischen Fermentes die Glykogenumwandlung in Glykose erwirken.

---

[1]) F. W. Pavy: Diabetes melitus. (1864.)
[2]) E. Cavazzani: Pflügers Arch. **57**. (1894.)
[3]) Bernard: Lecons (cours du semestre d'hiver 1854—1855).
[4]) Filehne, Zentralbl. f. med. Wiss. 1878.
[5]) E. Külz: Pflügers Arch. **24**.
[6]) E. Pflüger, Pflügers Arch. **96**. 1903.

Gegen die Richtigkeit der Pflügerschen Theorie von der primären nervösen Beeinflussung der Leberzelltätigkeit scheint eine Reihe neuerer Beobachtungen zu sprechen. Blum [1]) teilte mit, daß die subkutane Injektion von Adrenalin eine starke Glykosurie hervorruft. Nach den Untersuchungen von A. Meyer [2]) bleibt der Zuckerstich bei doppelseitiger Nebennierenexstirpation unwirksam. Diese Feststellungen schienen die Schlußfolgerung zu erlauben, daß der Zuckerstich nicht durch direkte nervöse Anregung der Leberzelltätigkeit, sondern erst über die Nebennieren durch Adrenalinausschüttung und so indirekt zu Glykosurie führe. Einer solchen Vermutung widerspricht aber die Tatsache, daß auch beim nebennierenlosen Tier Reizung des zentralen Vagusstumpfes Glykosurie erzeugt (Starkenstein) [3])]. P. Trendelenburg und K. Fleischhauer [4]) zeigten an Kaninchen, daß intravenöse Adrenalininfusion, wenn sie zur Glykosurie führen soll, eine sehr erhebliche Blutdrucksteigerung bewirkt. Eine Blutdrucksteigerung tritt nun auch beim Zuckerstich ein. Sie kann jedoch nicht durch Adrenalin verursacht sein, da ihre Latenzzeit zu klein ist; sie ist vielmehr durch eine Mitreizung des Krampf- und Vasomotorenzentrums bedingt, zumal sie durch Urethannarkose ausgeschaltet wird. Daher kommen auch die genannten Forscher zu dem Endergebnis, ,,daß die Zuckerstichglykosurie nicht als eine Hormonwirkung des aus den Nebennieren ausgeschütteten Adrenalins anzusprechen ist". Die Zuckerstichglykosurie wird vielmehr durch direkte nervöse Erregung der Leberzellen erzeugt; freilich bleibt damit die Frage ungeklärt, warum der Zuckerstichdiabetes bei doppelseitiger Nebennierenexstirpation nicht auszulösen ist.

Es sei noch hinzugefügt, daß nach neueren Untersuchungen von M. Eiger [5]) an Schildkröten auch der Nervus vagus auf die Glykogenbildung in der Leber einen Einfluß auszuüben scheint, und zwar in dem Sinne, daß Reizung des peripherischen Vagusendes zu einer Vermehrung der Glykogenbildung führt.

Nervöse Beeinflussung der Gallensekretion.

Weit später als bei der Umwandlung des Glykogens der Leber in Glykose gelang bei der Gallensekretion der Nachweis einer Abhängigkeit vom Nervensystem. Heidenhain [6]) leugnete noch jeden Einfluß des Nervensystems auf die Gallenbildung. Erst in neuerer Zeit konnte M. Eiger [7]) am Berner physiologischen Institut durch intrathorakale Reizung des Nervus vagus an Hunden feststellen, daß dieser Nerv fördernd und beschleunigend auf die Gallensekretion wirkt. Bei Reizung des Vagus unterhalb des Abgangs der Herzfasern trat eine Steigerung der Gallensekretion auf. Der Vagus wirkt nach Eiger direkt auf die Leberzellen. Die Gallenabsonderung ist nach der Überzeugung dieses Autors ,,weitgehend unabhängig vom arteriellen Blutdruck".

Dem Sympathikus scheint auch hier eine antagonistische Wirkung zuzukommen. Wenigstens macht das ein Versuch M. Eigers wahrscheinlich,

---

[1]) F. Blum: Deutsch. Arch. f. klin. Med. 1901. 71.
[2]) A. Meyer, Comptes rend. de la soc. de Biol. 1906. 58.
[3]) Starkenstein: Zeitschr. f. exp. Path. u. Ther. 1912. 10.
[4]) P. Trendelenburg und K. Fleischhauer: Zeitschr. f. d. ges. exp.-Med. 1913. I.
[5]) M. Eiger: Zentralbl. f. Phys. 30 (vorläufige Mitteilung).
[6]) Heidenhain: in L. Herrmann: Handb. f. Phys. 5. 1883.
[7]) M. Eiger: Zeitschr. f. Biol. 66. 1915.

indem Sympathikusreizung zu einer Verlangsamung der Gallenabsonderung geführt haben soll. Somit ist ein Einfluß des vegetativen Systems auf die Gallensekretion sichergestellt; daneben üben zweifellos aber auch chemische Stoffe und Hormone eine wesentliche Wirkung auf die Gallenabsonderung aus.

Die von der Leber in die Gallenwege sezernierte Galle wird durch den tonischen Verschluß des Sphinkters in der Papilla Vateri in die Gallenblase zurückgestaut[1]). Aus der Vesica fellea wird die Galle durch Kontraktionen dieses Organs bei gleichzeitiger Öffnung des Schließmuskels entleert. Der Sphinkter besteht aus glatten Muskelfasern, die die Papilla Vateri ringförmig umgreifen. Für die Innervation der Gallenblase und der Gallenwege kommen, wie oben erwähnt, zahlreiche Ganglienzellengruppen in Betracht, welche in die mit glatten Muskelfasern ausgestatteten Wandungen eingelagert sind.

Auf dieses neurale Nervensystem wirken nun sowohl das sympathische als das parasympathische System ein. Während Doyon[2]) vermutet, daß die Nervi splanchnici das Gallengangsystem zur Tätigkeit anregen, nehmen Bainbridge und Dale[3]) an, daß dem Nervus vagus diese Funktion zukommt, eine Ansicht, der auch Courtade und Guyon[4]) beistimmen. Nach Angabe dieser Autoren führt Vagusreizung zu Kontraktionen der Gallenblase und gleichzeitig zur Öffnung der Papilla Vateri. Rost[5]) bestätigt in seinen ausführlichen Untersuchungen über die funktionelle Bedeutung der Gallenblase, daß bei jeder Kontraktion der Vesica fellea sich zugleich die Papilla Vateri öffnet. M. Eiger[6]) sah dagegen bei Reizung des Nervus vagus an Hunden Kontraktion der Choledochusmuskulatur und sogar Stockung des Gallenabflusses. Diese letztere Beobachtung scheint den früheren direkt entgegengesetzt zu sein. Und doch lassen sich beide Ansichten wohl miteinander in Einklang bringen. Nach den vorliegenden Untersuchungen ist es wahrscheinlich, daß sich ganz ähnlich wie bei dem sphinkterartigen Verschluß der Kardia der Sphinkter des Choledochus in ständiger tonischer Kontraktion befindet, dem durch den **Nervus vagus erregende und hemmende Impulse zuströmen**. Der gleiche Reiz, der eine Lösung des Sphinktertonus herbeiführt, ruft Kontraktionen der Gallenblase hervor. Doch wirkt hierbei der Nervus vagus nicht direkt auf die glatten Muskelelemente, sondern auf die dem Organ eingelagerten intramuralen Ganglienzellen.

Im Gegensatz zu der anregenden Wirkung des Vagus auf die motorischen Elemente der Gallenblase, scheint dem **Sympathikus ein hemmender Einfluß** zuzukommen. Dies beweisen die Versuche von Bainbridge und Dale. Nach Durchschneiden des Splanchnikus sahen sie eine Steigerung der rhythmischen Kontraktion der Gallenblase; bei Reizung trat Erschlaffung der Gallenblase ein. Hieraus ist zu schließen, daß die Kontraktionen der Gallenblase durch die intramuralen Ganglienzellen erzeugt werden, und daß diesen auf Vagusbahnen erregende, durch Sympathikusfasern hemmende Einflüsse zu-

---

[1]) Vgl. Helly, Arch. f. mikr. Anat. Bd. 54.
[2]) Doyon: Arch. de Phys. 5. 1896.
[3]) Bainbridge and Dale: Journ. of Phys. 33. 1908.
[4]) Courtade et Guyon: Compt. rend. Soc. de Biol. 60.
[5]) Rost: Mitteil. aus d. Grenzgeb. d. Med. u. Chir. 1913.
[6]) Eiger: l. c.

strömen. Ein Vergleich mit den ähnlichen Innervationsverhältnissen am Magen und Darm und besonders an der Speiseröhre liegt nahe.

Die Gallenentleerung wird bekanntlich durch Nahrungszufuhr und durch Reizstoffe (Hormone, Sekretin), die in der Dünndarmschleimhaut entstehen, beeinflußt. Es ist möglich, daß diese Anregung durch Nervenfasern erfolgt. So haben Courtade und Guyon Nervenfasern beschrieben, die vom Duodenum direkt zur Gallenblase ziehen sollen. Diese Art der nervösen Beeinflussung ist aber nicht wahrscheinlich. Dagegen gibt Doyon an, daß Reizung des zentralen Vagusstumpfes Erweiterung des Sphinkters der Papilla Vateri und Kontraktion der Gallenblase bewirke. Ist diese Behauptung richtig, so wäre mit ihr der zentripetale Teil des Gallenentleerungsreflexes, nämlich Erregung zentripetaler Vagusfasern bei Eintritt des Speisebreis in das Duodenum nachgewiesen. Doch Bainbridge und Dale konnten diesen Befund Doyons nicht bestätigen. Reizung des zentralen Vagusstumpfes hatte bei ihren Versuchen keinen Einfluß auf die Gallenabsonderung. So harrt die Frage, auf welchen zentripetalen Wegen der Gallenentleerungsreflex ausgelöst wird, noch der Beantwortung.

Die Vermutung, daß der Nervus vagus die Kontraktionen der glatten Muskulatur im Gallengangsystem anregt, wird auch durch pharmakologische Versuche gestützt. Es kontrahiert sich nach H. H. Meyer[1]) auf Pilokarpin, das Reizmittel des parasympathischen Systems, die Gallenblase, der Sphinkter schließt sich zuerst, um aber nach einiger Zeit ganz zu erschlaffen. Atropin bringt nach Doyon Gallenblase und Sphinkter zur Erschlaffung; dieses Gift wirkt bekanntlich lähmend auf die Endapparate des Vagus.

Unter pathologischen Verhältnissen kann es zu Störungen im Innervationsgebiet des Gallengangsystems kommen. Dies scheint bei dem sog. emotionellen Ikterus der Fall zu sein. Der im Volksmund zum Ausdruck kommende Zusammenhang zwischen schwerem Ärger, starkem Gallenfluß und Gelbfärbung der Haut („sich gelb ärgern") wurde wiederholt durch klinische Beobachtungen bestätigt. Auch wir verfügen über einen solchen Fall, bei dem unmittelbar nach einer schweren, depressiven seelischen Erregung Gelbsucht auftrat, und andere Ursachen für den Ikterus nicht beschuldigt werden konnten. Bei Erregungszuständen im vegetativen System, wie sie durch heftigen Schreck und Ärger geschaffen werden, führen augenscheinlich abnorm starke Innervationen auf Bahnen des kranialautonomen Systems zu Kontraktion des Sphinkter in der Papilla Vateri. Gleichzeitig kann derselbe Reiz eine Mehrsekretion von Galle hervorrufen (M. Eiger). Aus beiden Gründen muß es zu Gallenstauung, der Vorbedingung des Ikterus, kommen. Da es sich somit bei dem emotionellen Ikterus wahrscheinlich um einen vom Vagus ausgehenden Reizzustand handelt, wäre diese Erkrankungsform in das Gebiet der lokalen Vagotonie, wie sie von Eppinger und Heß aufgestellt wurde, zu rechnen. Im Gegensatz zu diesem Emotionsikterus, bei dem vom Gehirn Erregungen auf das Nervensystem der Leber überspringen, kann umgekehrt Erkrankung der Gallenblase und der Gallenwege zu Reizzuständen im vegetativen System führen. Diese treten nach den Untersuchungen von A. Thies[2]) verhältnis-

---

[1]) H. H. Meyer: l. c.
[2]) A. Thies: Mitteil. aus d. Grenzgeb. d. Med. u. Chir. **27**. 1917.

mäßig häufig bei der Gallensteinkolik und der Gallenblasenentzündung auf. Bei diesen Erkrankungen fand A. Thies Obstipation, Erbrechen, Herzklopfen, regionäres Hautjucken, verschiedene Weite der Pupillen, Atemnot, Schweißausbruch, Reizung oder Hemmung der Speichelsekretion, alles Symptome, die auf Erregungszustände im vegetativen System hindeuten.

Den Gallensteinkoliken liegen krampfartige Kontraktionen der glatten Muskelfasern der Gallenblase zugrunde. Der bei dieser Erkrankung häufig auftretende Oberarmschmerz wird von H. Higier[1]) dahin gedeutet, daß der die Leber angeblich innervierende Nervus phrenicus gemeinsam mit dem 4. Zervikalnerven entspringt, wobei es im Sinne Heads zu einer Überempfindlichkeit des gemeinsamen spinalen Segments komme. Jedoch beteiligt sich nach den Untersuchungen Ramströms[2]) der Nervus phrenicus nicht an der Innervation der Leber. Dagegen tritt ein Ast des Nervus phrenicus, der Ramus phrenico-abdominalis mit sympathischen Ästen aus dem Plexus coeliacus in Verbindung, mit denen er den Plexus phrenicus bildet; rechterseits bildet sich hierbei das Ganglion phrenicum. Hiermit dürfte die anatomische Grundlage für den Oberarmschmerz bei Gallensteinkoliken gegeben sein, von der Gallenblase über den Plexus coeliacus zum Plexus phrenicus und Nervus phrenicus.

In Kürze sei noch auf eine von Wilson[3]) beschriebene Erkrankungsform hingewiesen, bei der es sich um eine progressive bilaterale Degeneration des Linsenkerns mit gleichzeitiger Zirrhose der Leber handelt, welch letztere aber bei Lebzeiten in keinem Fall Symptome verursacht hat. Diese Erkrankung nimmt insofern eine besondere Stellung ein, weil sie die einzige ist, bei der eine pathologisch-anatomische Veränderung eines der Eingeweide in direkten ätiologischen Zusammenhang mit einem ganz bestimmten Teil der zentralen Ganglien gebracht wird.

Die Innervation der Niere[4]).

Von

O. Renner-Augsburg.

Anatomie.

Die Versorgung der Niere mit Nerven ist außerordentlich reich. Von den Organen der Baucheingeweide wird sie wohl hierin nur noch von der Nebenniere übertroffen.

Man unterscheidet das extrarenal liegende Nervengeflecht als Plexus renalis von den in den Hilus der Niere eingetretenen Nervenfasern. Der Plexus renalis wird zum großen Teil aus Zweigen gebildet, die vom Ganglion semilunare stammen (vgl. Abb. 103). Man sieht aber auch Verbindungsfasern zum Ganglion mesentericum superius ziehen und Stränge zum Geflecht der Nebenniere. Ein direkter Zusammenhang des Nierengeflechts mit dem Plexus aorticus der Bauchaorta ist auch ständig vorhanden. In der Regel gibt auch der Splanchnicus minor einen direkten Zweig zum Nierenplexus ab, während seine Hauptmasse sich, wie der Splanchnicus major, dem Ganglion semilunare zu-

---

[1]) H. Higier: Ergebn. d. Neurol. u. Psych. 1917.
[2]) Ramström: Anat. Hefte. 1906.
[3]) Wilson, vgl. Zentralbl. f. d. ges. innere Med. u. ihre Grenzgeb. Bd. **3**.
[4]) Nach einer Arbeit im Deutsch. Arch. f. klin. Med. **110**. 1913. Dort ist auch die Literatur über die Niereninnervation zusammengestellt.

wendet. Beide nehmen ihren Ursprung von den Rami communicantes alb. des 4.—12. Thorakalsegmentes.

Eine direkte Verbindung zwischen Vagus und Nierenplexus ist nicht immer mit Sicherheit nachzuweisen. Einzelne anatomische Atlanten kennen nur eine Abzweigung des Vagus zum Ganglion semilunare, andere lassen einen Ast vom rechten Vagus zum Nierengeflecht hinziehen. Es herrschen hier, wie so häufig in der Anatomie des vegetativen Nervensystems, keine bestimmten Regeln.

Die gleiche Mannigfaltigkeit zeigt sich auch in der Verteilung der großen Ganglien. Sieht man manchmal die beiden Semilunarganglien zu einem, dann Ganglion solare benannten,

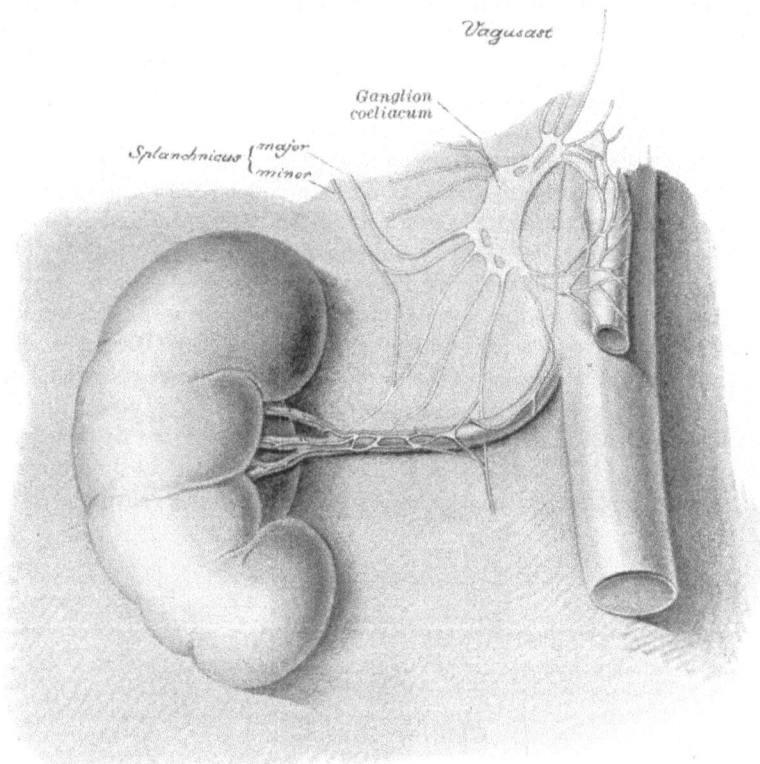

Abb. 103. Schematisches Übersichtsbild der Innervation der Niere.

vereint, so kann man in anderen Fällen sogar die Ganglia semilunaria in einzelne Knoten aufgelöst finden. Ist dies der Fall, so trifft man am Beginn der Nierenarterie auf ein solches „abgesprengtes" Ganglion, das häufig als erstes Renalganglion bezeichnet ist. Im weiteren Verlauf der Nierennerven sieht man noch einen oder den anderen kleinen Knoten eingefügt, stets aber kleine kolbenartige Verdickungen, namentlich an den Teilungsstellen der Nervenästchen.

Die Nerven des Plexus renalis halten sich streng an den Verlauf der Gefäße (s. Abb. 103 u. 104). Sie umgeben diese mit einem dichten Geflecht, sich vielfach verästelnd und zahlreiche Anastomosen eingehend. Auch nach dem Eintritt in das Nierenparenchym kann man noch makroskopisch die feinen Nervenfasern verfolgen, die sich mit den Gefäßen in dem Gewebe aufteilen. Die Nerven verzweigen sich in der Niere selbst mit den Blutgefäßen und sind mittels geeigneter Färbung (Methylenblaufärbung und Golgi-Methode) bis in die kleinsten Kapillaren, die Vasa afferentia und efferentia, zu verfolgen. In allen diesen Gefäßen

Innervation der Niere.

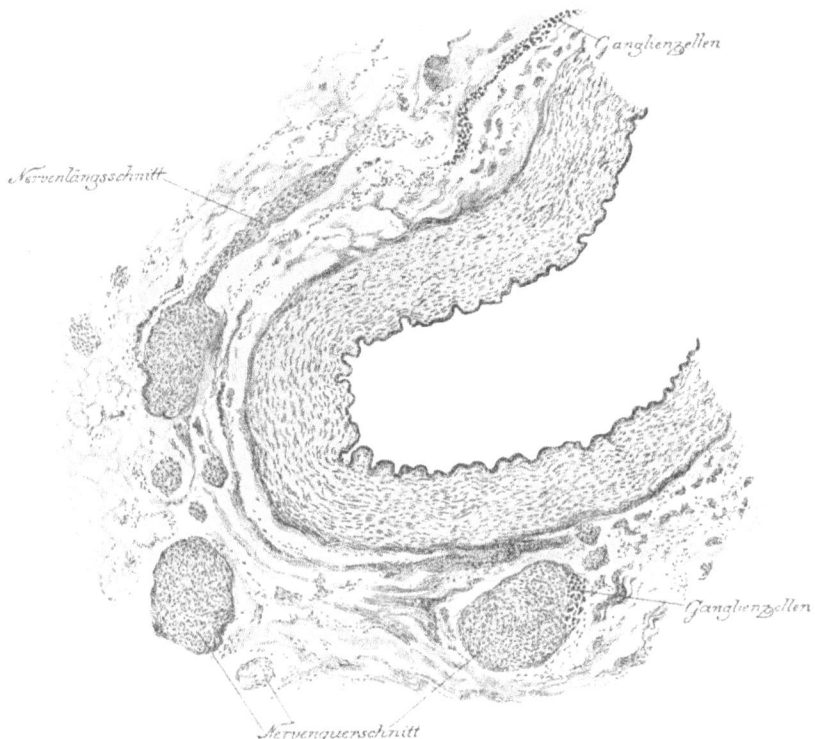

Abb. 104. Querschnitt durch eine Nierenarterie und den sie begleitenden Nerven.

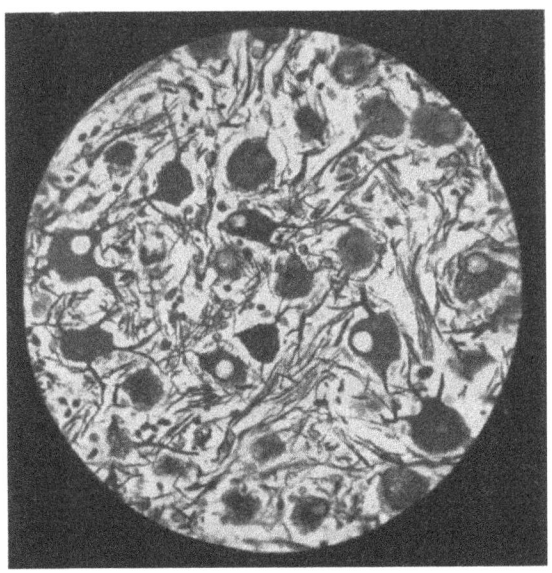

Abb. 105. Ganglienzellen aus einem kleinen Nierenganglion.
(Bielschowskysche Silberfärbung.)

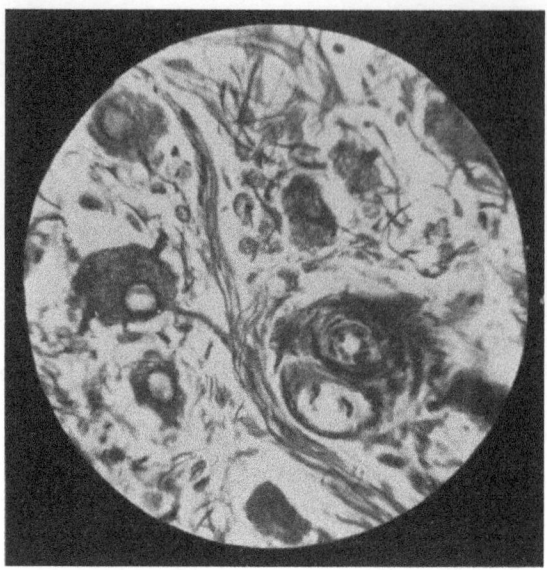

Abb. 106. Mikrophotogramm aus dem Plexus renalis. Links eine Zelle, deren Achsenzylinderfortsatz sich vorbeiziehenden Nervenfasern anschließt.

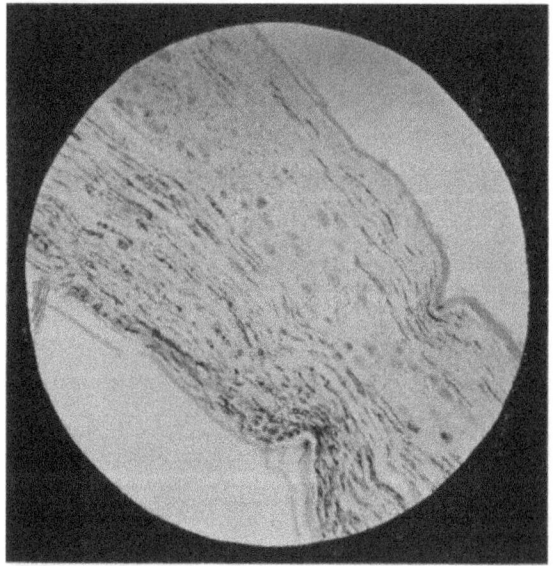

Abb. 107. Längsschnitt durch einen Nerven des Plexus renalis. Links vorwiegend markhaltige, rechts marklose und markhaltige Nerven. In der Mitte des Nerven zahlreiche Ganglienzellen (blaß gefärbt).

lassen sich den glatten Muskelfasern anliegende motorische Nervenendigungen darstellen. Smirnow[1]) will auch im Gefäßknäuel des Glomerulus zarte Nervenfasern gesehen haben,

---

[1]) Nerven in der Niere. Anat. Anz. 1901. Nr. 19.

ebenso auf der Glomerulusmembran zahlreiche feine Nervenendigungen. Von den arteriellen Nervengeflechten stammen auch nach Angabe des Genannten die Fasern, die zu den Harnkanälchen in Beziehung treten. Es ist noch zu bemerken, daß Smirnow und Kölliker auch sensible Endorgane in der Niere festgestellt haben wollen, und zwar in der glatten Muskulatur des Nierenbeckens und im Bindegewebe der Adventitia und in der Media aller Nierengefäße, auch der der Nierenkapsel. Smirnow kommt auf Grund seiner anatomisch-histologischen Untersuchungen zu der Überzeugung, daß im Nierenparenchym sowohl sekretorische wie sensible Nervenfasern enthalten sind.

Was die Struktur der hier in Betracht kommenden Nerven anbelangt, so sind sie im Nierenparenchym selbst fast ausschließlich marklos. Nur ganz vereinzelt konnte ich dünne markhaltige Fasern konstatieren, dagegen schienen die markhaltigen Fasern im Gebiete der Nierenkelche und des Nierenbeckens häufiger zu sein.

Die Ganglienzellen, die man in größeren Mengen in den sog. Nierenganglien, in kleinerer Anzahl in den kleinen Nervenverdickungen antrifft, stellen sich als rundliche oder ovale Gebilde dar. Von ihnen gehen zahlreiche Fortsätze aus, die man mehr oder weniger weit im Gewebe verfolgen kann. Teils lösen sich diese nach kurzem Verlauf in eine Reihe feinster Äste auf (vgl. Abb. 105), teils schließen sie sich vorbeiziehenden Nervenfasern an, wie dies besonders schön auf Abb. 106 zu sehen ist. Erstere treten scheinbar zu den Fortsätzen benachbarter Zellen in Beziehung und bilden mit diesen dichte Geflechte. Ein als Achsenzylinder gekennzeichneter Fortsatz läßt sich selten mit Sicherheit nachweisen; doch glaube ich den Fortsatz der Ganglienzelle auf Abb. 106, welcher sich dem vorbeiziehenden Nerven anschließt, als solchen ansprechen zu dürfen. Der Zelleib selbst hat, wie man bei einigen nicht zu stark gefärbten Präparaten unterscheiden kann, eine wabige Struktur; Kernbläschen und Kernkörperchen lassen sich mit Kernfärbungsmethoden besser darstellen wie mit der Bielschowskyschen Färbung. Die Kapsel, wo eine solche deutlich ausgeprägt ist, wird von den Fortsätzen durchbrochen.

Die Ganglienzellen, die sich in den größeren Ganglienknoten, ferner auch im Verlauf der Nerven selbst eingelagert in so außergewöhnlich großer Anzahl finden, haben stets den gleichen Typus, wie er hier beschrieben wurde. Sämtliche Schnitte aus den verschiedensten Teilen des Nierenplexus und der Nierennerven bis dicht vor dem Eintritt in das Nierengewebe — innerhalb des Nierenparenchyms habe ich keine Ganglienzellen mehr nachweisen können — bieten dasselbe Bild von Ganglienzellen, das vor allem durch die sternförmig ausstrahlenden Fortsätze charakterisiert wird. Sie gleichen darin völlig dem in den Bauchganglien zu findenden Typus von Ganglienzellen und gehören wie diese zweifellos zu den sympathischen.

Physiologie.

Einfluß des Vagus und Splanchnikus auf die Nierensekretion.

Dem anatomischen Aufbau nach muß die Niere Nerveneinflüssen zugänglich sein, die ihren Weg vorwiegend über den Vagus oder den Splanchnikus nehmen. Es erscheint zweckmäßig, hierbei zwischen einer vasomotorischen und sekretorischen Wirkung zu unterscheiden.

Während man früher geneigt war, dem Vagus einen Einfluß auf den Blutumlauf in der Niere zuzugestehen, haben neuere Forschungen, an denen vor allem Asher und seine Schule beteiligt ist, ergeben, daß dem Vagus eine Vasomotorenwirkung nicht zukomme.

Etwas anderes ist es mit der Innervierung der rein sekretorischen Elemente des Organs. Hier liegen, ebenfalls aus neuester Zeit, die interessanten Ergebnisse vor, die Asher und R. G. Pearce[1]) mit einwandfreier Methodik erzielen konnten. Diese Forscher zerstörten auf der einen Seite sämtliche Nierennerven durch Bestreichen mit konzentrierter Phenollösung. Auf der anderen Seite wurde, um jeden fremden Einfluß zu vermeiden, der Splanchnikus durch-

---

[1]) Die sekretorische Innervation der Niere. Zeitschr. f. Biol. 63. Heft 3 u. 4.

schnitten und dann der Vagus nach Dezerebrierung des Tieres durch längere Perioden hindurch mit dazwischenliegenden Ruhepausen intrathorakal gereizt. Es trat nun während der Reizperioden eine deutliche Vermehrung der Urinabsonderung ein, während die Urinmenge der anderen Seite die gleiche blieb. Aber nicht nur ein quantitativer Unterschied in der Funktion beider Organe ließ sich beobachten, sondern auch ein qualitativer trat zutage. Die Zusammensetzung des Harns der unter Vagusreizung stehenden Niere war ein anderer als die der Kontrollniere; durch die Nervenreizung wurde eine deutliche Vermehrung der festen Bestandteile im Urin hervorgerufen. Somit war der Beweis erbracht, daß der Vagus ein echter sekretorischer Nerv der Niere ist, der das Organ im fördernden Sinne beeinflußt.

Die Forschung, die sich mit der Einwirkung des Splanchnikus auf die Nierenfunktion beschäftigt, geht auf unsere physiologischen Klassiker zurück. Schon Claude Bernard sah nach Durchschneidung dieses Nerven Polyurie auftreten. Wie weiterhin festgestellt wurde, findet die Innervation durch den Splanchnikus streng einseitig statt. Reizung des Splanchnikus der einen Seite führt zur Verkleinerung des Organs derselben Seite, während die bloße Durchschneidung zur Vergrößerung des gleichseitigen Organs führt. Oligurie und Polyurie gehen parallel mit der Ab- und Anschwellung der Niere. Es ist also dies eine rein vasomotorische Wirkung.

Neben diesen quantitativen Unterschieden in der Urinabsonderung bei Splanchnikusdurchschneidung oder Reizung fiel schon frühzeitig auch eine qualitative Beeinflussung des Harns durch den Splanchnikus auf, die nur durch eine nervöse Beeinflussung der Nierensekretion erklärt werden konnte. In exakter Weise wurde diese sekretorische Komponente der Splanchnikuswirkung ebenfalls erst durch Untersuchungen des Berner physiologischen Instituts sichergestellt. Nach Ausschaltung jeder Wirkung auf die Vasomotoren gelang es, durch Reizung des Splanchnikus eine Hemmung der Urinsekretion herbeizuführen. Auch hier tritt also der Antagonismus zwischen sympathischem und parasympathischen Systeme deutlich zutage. Die im N. splanchnicus ziehenden sekretorischen Fasern beeinflussen die Harnsekretion im hemmenden, die im N. vagus verlaufenden Fasern im fördernden Sinne. Dieser Antagonismus erstreckt sich aber anscheinend nicht auf die Gefäße. Hier scheint allein der Splanchnikus in Betracht zu kommen.

Die reflektorische Beeinflussung der Nierensekretion.

Bei Abkühlung der Haut findet eine Hemmung, bei Erwärmung (warmes Bad) eine Steigerung der Harnsekretion statt. Eine direkte Einwirkung der Temperatur auf die Niere ist wegen der tiefen Lage des Organs unwahrscheinlich. Die Einwirkung der Temperatur auf die Harnsekretion kommt vielmehr auf reflektorischem Wege zustande. Das konnte experimentell festgestellt werden. Kälteapplikation auf die Haut eines Versuchstieres rief eine sichtliche Verkleinerung des Nierenvolumens mit Abnahme des Druckes in der Nierenvene hervor (Wertheimer). Ebenso verursachte Reizung des zentralen Ischiadikusstumpfes oder eines Interkostalnerven Verkleinerung der Niere.

Bekannt ist die reflektorische Beeinflußbarkeit der Niere vom Ureter. Es ist gleichfalls ein sensibler Reiz, der diesen Reflex auslöst. Bei Nierensteinkolik kann es zu einer stunden- ja tagelangen Anurie kommen. Auch diese Erscheinung ist, da sie nachgewiesenermaßen bei einseitig eingeklemmten Steinen vorkommt, ein reflektorischer Vorgang, d. h. höchstwahrscheinlich ein reflektorischer Krampf der Nierenarterien. Eine Abknickung oder Kompression eines Ureters kann denselben Effekt haben. Pflaumer[1]) freilich sah bei mechanischer Reizung der Schleimhaut eines Ureters keine Beeinflussung der Harnsekretion. Dagegen konnte Pflaumer feststellen, daß mit zunehmender Ausdehnung der Blase die Wassersekretionsarbeit der Niere gehemmt wird (vesiko-renaler Reflex). Ebenso bewirkt Stauung im Ureter Behinderung der Harnsekretion (uretro-vesikaler Reflex).

Zentrale Beeinflussung der Nierensekretion.

Haben wir die Bahnen kennen gelernt, auf denen die Nerveneinflüsse zur Niere fortgeleitet werden, so wird uns als nächste Frage interessieren, welche Beziehungen diese zum Zentralnervensystem haben.

Seit Claude Bernard ist uns bekannt, daß eine Läsion am Boden des 4. Ventrikels zwischen Vagus- und Akustikuskern zur Polyurie führt.

Eine Reihe von Nachuntersuchern konnten diese Feststellung dahin erweitern, daß es sich bei diesem Phänomen um eine Reizwirkung handle, die unabhängig von der Wasserzufuhr vor sich geht. Erich Meyer und Jungmann[2]) haben die wichtige neue Tatsache entdeckt, daß beim Stich in die Rautengrube neben der Harnflut eine prozentuale Steigerung des Kochsalzgehalts des Harns eintritt, die nicht parallel mit der Wasserausscheidung verläuft und den Chlorgehalt des Bluts nicht ändert, ja sogar beim kochsalzarm gemachten Tier auftritt. Der Erfolg des Stiches bleibt aber auf der Seite aus, auf der der Splanchnikus durchtrennt ist. Nach Jungmann erreicht man die gleiche Wirkung auch von der klassischen Stelle des Zuckerstiches aus: neben der Blutzuckervermehrung tritt eine gesteigerte Diurese mit vermehrter Kochsalzausscheidung auf, die zeitlich und quantitativ von ersterer unabhängig ist. Es scheinen also an dieser Stelle Bahnen getroffen zu werden, die peripherwärts auf dem Wege des Splanchnikus — wie die Durchschneidungsversuche lehren — sowohl intrahepatische wie intrarenale Vorgänge beeinflussen können. Aschner[3]) will auch vom Boden des 3. Ventrikels eine Wirkung auf die Urinabsonderung gesehen haben.

Es gibt demnach eine zentrale Beeinflussung der Harnabsonderung, die sich auch auf die rein sekretorische Komponente erstreckt. Der Weg, auf dem diese zustande kommt, läßt sich außerhalb des Zentralnervensystems im Splanchnikus treffen, innerhalb desselben an der Stelle des „Zucker- bzw. Salzstiches" und am Boden des 3. Ventrikels. Was dazwischen liegt, ob die Fortleitung auf gesonderten Bahnen im Rückenmark vor sich geht, entzieht sich noch ganz unserer Beurteilung. Ebensowenig sind wir darüber unterrichtet, was zentralwärts liegt, ob wir unter den vegetativen Zentren auch ein Nierensekretionszentrum anzunehmen haben.

Die zentrale Auslösung einer Polyurie wird auch durch klinische Beobachtungen erwiesen. Erkrankungen des Zwischenhirnbodens, wie solche durch Basisfrakturen, durch umschriebene Meningitis, durch Tumoren dort, durch Erweichungsherde oder durch Gummen verursacht werden, führen zu einer vermehrten Harnflut und damit auch zu erhöhtem Durst. Erich Leschke[4])

---

[1]) Zystoskopische Beobachtungen zur Physiologie der Harnleiter und Nieren. Zeitschr. f. Urol. 13. 1919.
[2]) Experimentelle Untersuchungen über die Abhängigkeit der Nierenfunktion vom Nervensystem. Arch. f. exp. Path. u. Pharm. 73.
[3]) Zur Physiologie des Zwischenhirns. Wien. klin. Wochenschr. 1912. Nr. 25.
[4]) Beiträge zur klinischen Pathologie des Zwischenhirns. Zeitschr. f. klin. Med. 87.

wies in einer großen Studie nach, „daß dem basalen (infundibularen) Teile des Zwischenhirns eine wichtige Rolle für die Pathogenese des Diabetes insipidus zukomme" und daß die bei Reizung des Tuber cinereum bzw. Infundibulums auftretende Polyurie durch das sympathische Nervensystem auf die Niere übermittelt wird.

Neuere therapeutische Erfahrungen beim Diabetes insipidus, bei welchem Hypophysenhinterlappenextrakt die vermehrte Diurese hemmend beeinflussen konnte, sprechen dafür, daß auch die innere Sekretion dieser Drüse die Nierentätigkeit zu beeinflussen vermag.

Von der Großhirnrinde aus will Bechterew einen Einfluß auf die Nierensekretion gesehen haben. Daß ein Zusammenhang zwischen den im Großhirn sich abspielenden Vorgängen und der Niereninnervation besteht, dafür spricht auch das Eintreten von Polyurie nach epileptischen Insulten und nach heftigen Migräneanfällen. Im Zustand der Erwartung oder der Angst kann es zu vermehrter Urinabsonderung kommen, die von der nervösen Pollakurie wohl zu trennen ist. Aber vielleicht gehen alle diese Einflüsse des Großhirns auf die Harnabsonderung über das Zwischenhirn, von dem wir eben doch sicher wissen, daß es die Nierentätigkeit im erregenden Sinne zu beeinflussen vermag.

Haben die anatomischen Verhältnisse einen mannigfaltigen Nerveneinfluß auf die Niere wahrscheinlich gemacht, so wurde diese Annahme durch die physiologischen Untersuchungen und klinischen Erfahrungen nur bestätigt. Damit ist aber nicht gesagt, daß die Niere nicht auch ohne Nervenverbindung ihre Tätigkeit ausüben kann. Auch die völlig entnervte Niere funktioniert, wenn auch in veränderter Weise, das haben mehrfache Versuche bewiesen. Der Blutumlauf in dem Organ genügt allein, um die Ausscheidungstätigkeit aufrecht zu erhalten, und die im Blut kreisenden Stoffe geben anscheinend den Nierenepithelien genügend Anregung zur Sekretion. Zu alledem wäre der Nervenapparat der Niere nicht notwendig. Er hat aber doch seine Aufgaben, und wir werden nicht fehlgehen, diese darin zu sehen, die Harnabsonderung in Einklang mit der Funktion der übrigen Organe zu bringen, sie zu regulieren. Dazu ist auch die Verbindung mit dem übergeordnetem vegetativem Zentrum notwendig, und dieses haben wir wohl im Zwischenhirn zu suchen.

Die Innervation der Nebenniere[1].

Von

O. Renner-Augsburg.

Anatomie und Histologie.

Legt man die Nebenniere frei und befreit die zu- und abführenden Blutgefäße von dem sie umgebenden Fett- und Bindegewebe, so tritt ein dichtes Nervengeflecht zutage. Die Hauptmasse dieser Nerven stammt aus dem Plexus coeliacus, an dessen Bildung bekanntlich die Nervi splanchnici und auch der Nervus vagus Anteil haben. Beide Nerven sind aber auch direkt im Plexus suprarenalis vertreten. Während der Splanchnikus beiderseits vor dem Eintritt in das Ganglion semilunare einen Ast zur Nebenniere abzweigt, ist die direkte Verbindung mit dem Vagus nicht immer deutlich nachzuweisen.

---

[1] Nach einer Arbeit im Deutsch. Arch. f. klin. Med. 114.

Bei weiterer Verfolgung der einzelnen Nervenstämmchen kann man feststellen, daß sie sich teils in der Kapsel der Nebenniere aufsplittern, teils in der Rinde verzweigen, größtenteils direkt in das Mark eindringen.

Die histologische Untersuchung zeigt uns bei Anwendung der Markscheidenfärbung, daß die Nebennierennerven eine gemischte Zusammensetzung haben. Neben Elementen ohne Markscheide sieht man eine große Anzahl markhaltiger Fasern verlaufen. Der außerhalb des Nebennierenparenchyms befindliche Abschnitt enthält noch am meisten markhaltige Fasern; sie nehmen dann nach dem Innern zu ab, und im Mark findet man nur noch sehr spärlich Markscheiden vor. Immerhin kann man aber auch bei den aufgeteilten isolierten Nervenstämmchen der Marksubstanz hier und da Markscheiden beobachten.

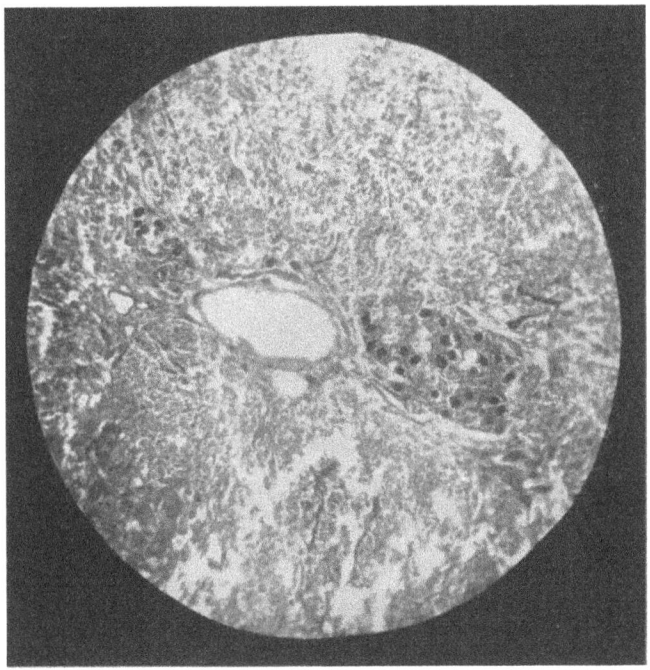

Abb. 108. Gefäßquerschnitt im Mark der Nebenniere mit zwei Ganglienzellengruppen. (Bielschowskysche Silberfärbung.)

Mit Dogiel[1]) unterscheiden wir zwischen dem Nervennetz der Kapsel, der Rinde und des Markes.

Die Nerven der Kapsel versorgen als feine Äste zunächst diese selbst, senden aber auch zahlreiche kleine Abzweigungen in die oberste Rindenschicht, die häufig in den radiär einstrahlenden Bindegewebszügen ihren Weg nehmen.

Die eigentlichen Rindennerven zweigen sich von den größeren Nervenstämmen ab und bilden um die Zellgruppen ein dichtes Geflecht. Jede solche Zellgruppe wird von einem Nervennetz umsponnen, ohne daß die einzelnen Nervenfasern zwischen die Zellen eindringen. Die innere Schicht, die Zona reticularis, ist die nervenreichste Rindenpartie. Die Nervenendigungen fallen als kleine, knopfartige oder ovale Gebilde auf, die bei nicht sehr starker Imprägnierung den Eindruck einer Schlinge machen können.

Am auffallendsten ist der Reichtum des Nebennierenmarkes an nervöser Substanz. Auf allen Schnittpräparaten sieht man zahlreiche Nervenquer- und Längsschnitte von verschiedenem Durchmesser.

---

[1]) Dogiel, Die Nervenendigungen in den Nebennieren der Säugetiere. Arch. f. Anat. u. Phys. 1894.

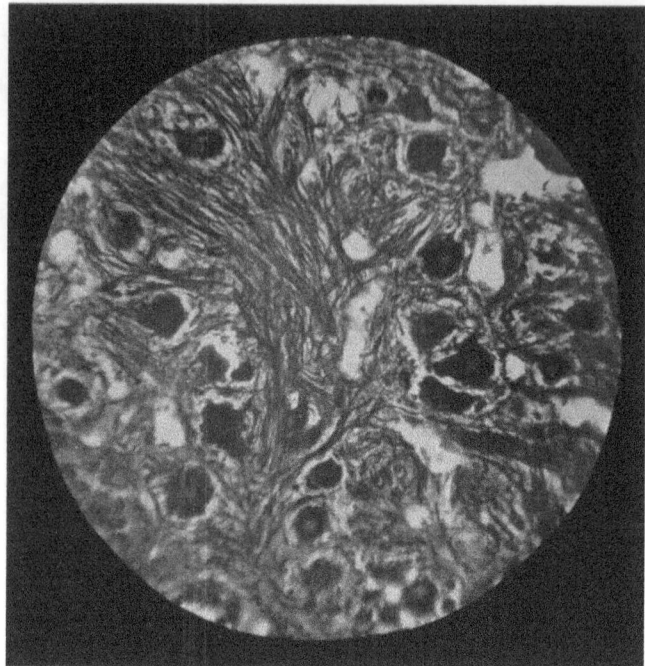

Abb. 109. Nervenfaserfilz des Markes, in dem Ganglienzellen eingelagert sind. (Bielschowskysche Silberfärbung.).

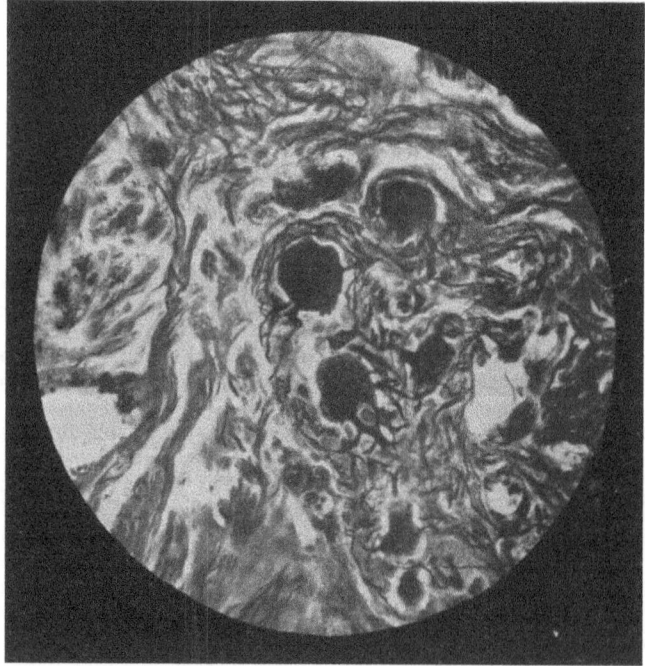

Abb. 110. Ganglienzellen mit Fortsätzen im Marke der Nebenniere.

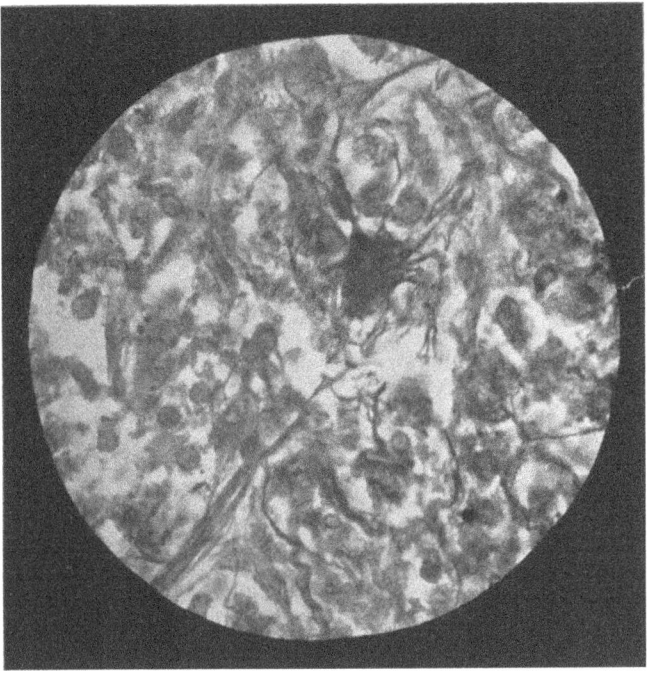

Abb. 111. Isolierte Ganglienzelle ohne Kapsel, deren Fortsätze die Markzellen einfassen.

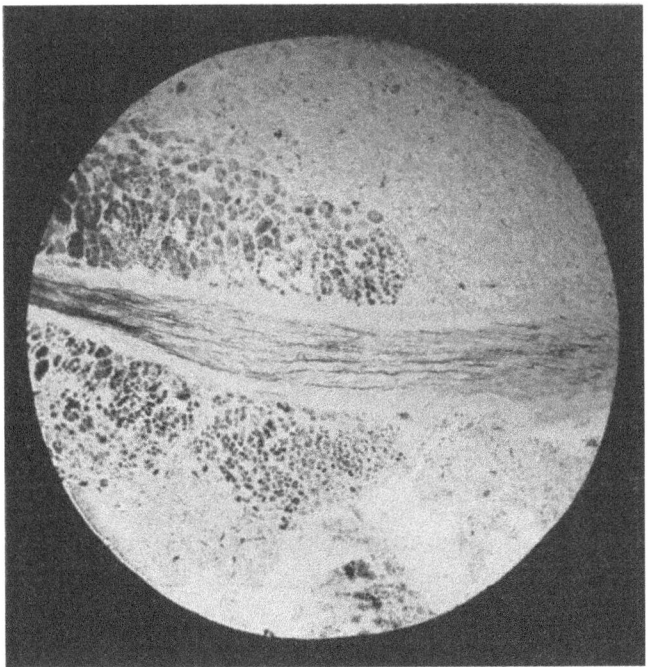

Abb. 112. Nervenlängsschnitt an der Grenze zwischen Rinde und Mark der Nebenniere.

Die einzelnen Zellgruppen des Markes liegen in einem gröberen Nervengeflecht eingebettet, von dem aber noch feinste Nervenfasern zwischen die einzelnen Zellen eindringen. Mit starker Vergrößerung kann man an diesen Nervenfasern spindelförmige Anschwellungen und ovale Endkölbchen, welche den chromaffinen Zellen anzuliegen scheinen, feststellen.

Besonderes Interesse verdient die Anwesenheit von Ganglienzellen innerhalb der Marksubstanz.

Der Befund der Ganglienzellen außerhalb des Nebennierenparenchyms ist nichts Unerwartetes. Wir finden ähnlich wie bei der Niere in den zuführenden Nerven kleine Ganglienzellennester eingelagert, die aus multipolaren Zellen sympathischer Natur bestehen. Im Bereich der Nebennierenrinde vermissen wir Ganglienzellen völlig. Daß sich in der Marksubstanz reichlich Ganglienzellen vorfinden, mag zunächst einmal auf die entwicklungsgeschichtliche Tatsache zurückzuführen sein, daß den Markzellen und den sympathischen Ganglienzellen eine Ursprungszelle — Sympathogonie — gemeinsam ist. Beide entstehen aus der gleichen Zellart. Die Mehrzahl entwickelte sich vielleicht unter dem Einfluß der sich mit ihr vereinigenden Rindensubstanz zu den chromaffinen Zellen, eine geringe Anzahl unter nervösem Einfluß zu den Ganglienzellen.

Was zunächst die Lage der Ganglienzellen im Nebennierenmark anbelangt, so findet man sie entweder einzeln zwischen den Markzellen oder in Gruppen von 2—30 Stück gelegen. Am häufigsten sind die Ganglienzellengruppen in dem zunächst der Rinde gelegenen Gebiete zu sehen. Oft ragen auch Rindenzapfen noch bis in ihre allernächste Nähe. Irgend eine gesetzmäßige Anordnung gegenüber den anderen Nebennierenelementen scheint ihnen nicht zuzukommen. Sie scheinen wahllos über das Nebennierenmark verbreitet, doch fällt auf, daß größere Ansammlungen von Ganglienzellen meist in der Nähe größerer Gefäße gefunden werden. Das Mikrophotogramm (Abb. 108) gibt dafür einen Beleg. In der Mitte des Gesichtsfeldes sehen wir ein größeres Gefäß, in dessen Umgebung noch mehrere kleine. Rechts davon liegt eine Ansammlung von ca. 25 Ganglienzellen. Auch auf der linken Seite ist eine kleinere Gruppe sichtbar. Nicht selten sieht man auch direkt neben einem Schräg- oder Querschnitt eines größeren Nerven eine Anhäufung von Ganglienzellen.

Die Ganglienzellengruppen erscheinen auf dem mikroskopischen Bilde als ein gegen die Marksubstanz abgeschlossener Organteil, einmal durch den meist sehr dichten Nervenfaserfilz, der sie umgibt, dann auch durch die Kapsel, die jede einzelne Zelle aufzuweisen hat. Die Kapseln der Ganglienzellen treten meist sehr deutlich hervor.

Die Zellen selbst entsprechen in ihrer Form und Struktur dem bekannten multipolaren Typus der sympathischen Ganglienzellen, wie sie in ihren verschiedenen Variationen in diesem Buche beschrieben sind (vgl. Abb. 109 u. 110). Nur auf einige Besonderheiten möchte ich aufmerksam machen. Einzelne isoliert gelegene Ganglienzellen scheinen direkt ohne Kapselbildung den chromaffinen Zellen anzuliegen und mit ihnen durch die weitverzweigten Fortsätze in direkter Verbindung zu stehen. Dies illustriert die beistehende Abb. 111 gut. Man könnte annehmen, daß diese Zellen eine besondere Aufgabe haben, vielleicht stellen sie den speziellen Nervenapparat der chromaffinen Zellen dar.

Physiologie.

Wie entwicklungsgeschichtlich und anatomisch Mark und Rinde der Nebenniere kein einheitliches Organ darstellen, so muß man auch physiologisch zwischen den Leistungen der Rinde und denen des Marks unterscheiden.

Von der Funktion der Rinde wissen wir nichts Sicheres. Auch ihre Beziehungen zum Nervensystem sind daher noch in völliges Dunkel gehüllt.

Besser unterrichtet sind wir über die Vorgänge im Nebennierenmark. Hier wird das Adrenalin in den chromaffinen Zellen gebildet und tritt in flüssigem Zustande in die Blutgefäße über, wo es sich in den Venen der Nebenniere durch feine physiologische Methoden nachweisen läßt. Es findet also eine echte innere Sekretion statt. Dieser Nachweis der Nebennierensekretion hat die Handhabe gegeben, ihre Innervation zu erforschen.

Asher[1]) und Tscheboksareff[2]) gelang es, den Anteil des Splanchnikus an der Innervation des Nebennierenmarks zu bestimmen. Nach ihren Versuchen tritt nach Reizung des peripherischen Splanchnikusstumpfes eine vermehrte Adrenalinsekretion auf, die unabhängig von der Durchblutung dieses Organs ist. Ausschaltung des Splanchnikuseinflusses hat dagegen eine bedeutende Verminderung bzw. Aufhebung der Adrenalinabsonderung zur Folge.

Die anatomischen Darlegungen haben gezeigt, daß auch eine Verbindung des Vagus mit der Nebenniere besteht. Ein Einfluß dieses Nerven auf die Adrenalinsekretion ist aber nicht erwiesen.

Von der sekretorischen Innervation ist also nur die sympathische Komponente, die im fördernden Sinne wirkt, bekannt.

Auch bei der vasomotorischen Innervation der Nebenniere ist ebenfalls nur der sympathische Anteil erforscht. Biedl[3]) konnte schon vor Jahren die Feststellung machen, daß der Splanchnikus vasodilatorische Fasern für die Nebenniere führt, was sehr bemerkenswert ist, da dieser Nerv für den Darm hauptsächlich vasokonstriktorische Fasern enthält. Bei Reizung dieses Nerven trat Hyperämie und erhöhte Abflußgeschwindigkeit des Blutes aus der Nebennierenvene auf. Asher hat zwar nur bemerkt, daß bei Splanchnikusreizung jedenfalls keine Vasokonstriktion sich einstellt. Biedl vermutet ferner auch die Anwesenheit von gefäßverengernden sympathischen Nervenbahnen, und zwar deshalb, weil Adrenalin eine Vasokonstriktion in der Nebenniere verursacht.

Schon daraus, daß der Splanchnikus bei der Sekretion und Vasomotion der Nebenniere eine Rolle spielt, ist zu schließen, daß auf dem Wege des Splanchnikus Erregungen zur Nebenniere zugeführt werden können. Das bestätigen auch die experimentellen Erfahrungen.

Psychische Erregungen, Reizung zentripetaler Nerven oder direkte Verletzung des Gehirns sollen den Adrenalinvorrat der Nebenniere erschöpfen, und Splanchnikusdurchtrennung soll diese Wirkung unmöglich machen. Auch ist in der Medulla oblongata ein Zentrum vermutet worden, von dem aus die Adrenalinsekretion reguliert würde.

Man hat auch die Wirkung des Zuckerstiches mit einer zentralen Beeinflussung der Adrenalinsekretion in Verbindung gebracht; mit Unrecht, es scheint nur die Tatsache bestehen zu bleiben, daß die Nerven, die beim Zuckerstich getroffen werden und die Zuckermobilisation in der Leber hervorrufen, im Splanchnikus über die Nebenniere ziehen.

Der außerordentliche Nervenreichtum der Nebenniere und die Anwesenheit von zahlreichen Ganglienzellen im Nebennierenmark lassen auf die ganz besonderen Aufgaben der Nebenniere schließen, die aufs engste an den nervösen Apparat des Organs gebunden sind.

Die Sonderstellung, welche die Nebenniere hierdurch unter den Organen mit innerer Sekretion einnimmt, dokumentiert sich vielleicht auch darin, daß die Organotherapie bei Nebenniereninsuffizienz (Addison) so gut wie ganz ver-

---

[1]) Asher, Die innere Sekretion der Nebenniere und deren Innervation. Zeitschr. f. Biol. 58. Heft 6.
[2]) Tscheboksareff, Über sekretorische Nerven der Nebenniere. Pflügers Arch. 137.
[3]) Biedl, Innere Sekretion. 2. Aufl. 1913.

sagt, während Verfütterung von Ovarialsubstanz oder Schilddrüse fast immer den Funktionsausfall der Organe auszugleichen vermag. Es liegt nahe, diese Beobachtungen auf die Notwendigkeit eines Konnexes der Nebenniere mit dem Nervensystem zurückzuführen. Die letzten Gründe aber, warum die Nebennieren so außerordentlich reichlich mit Nervenfasern versorgt sind, und warum diesem Organ eine große Anzahl von Ganglienzellen eingelagert sind, sind uns freilich noch gänzlich unbekannt.

Die Blaseninnervation[1].

Murales Nervengeflecht.

Ebenso wie dem Herzen, dem Magen und dem Darm, so liegen auch der Blasenwandung Ganglienzellen an- und eingelagert.

Dieses murale Nervensystem trifft man am besten auf Schnitten durch die Einmündungsstelle des Ureters in die Harnblase. Auf Abb. 113 sieht man entlang der Muskulatur des Ureters zahlreiche kleine Nervenbündel, an die sich da und dort Gruppen von Ganglienzellen anschließen. Bei dieser einfachen Färbung mit Hämatoxylin-Eosin kommen freilich die Fortsätze der Ganglienzellen nicht zur Darstellung. Die Ganglienzellen färben sich als runde Scheiben mit einem großen, bläschenartigen Kern und einem kleinen Kernkörperchen. Auch in der äußeren Bindegewebsschicht der Blase finden sich noch zahlreiche dünne Nervenbündel. Ihre Zahl wird, je weiter wir uns von der Einmündungsstelle der Ureteren entfernen, immer kleiner. Manchmal zeigen sich auch in der Muskulatur, ja zwischen Muskulatur und Schleimhaut dünne Nervenfasern und vereinzelte Ganglienzellen.

Beim Menschen sind die Nerven und die Ganglienzellengruppen an der Einmündungsstelle der Ureteren in die Blasenwand so zahlreich, daß man auf jedem Schnitt solche in großer Anzahl antrifft. Wollen wir die Ganglienzellen mit ihren Fortsätzen zur Darstellung bringen, so müssen wir die von Bielschowsky angegebene Silbermethode verwenden. Auf Abb. 114 ist ein extramural gelegenes Ganglion einer 75jährigen Frau mit afferenten und efferenten Nervenbündeln wiedergegeben. Die Ganglienzellen sind multipolar, d. h. sie geben nach allen Richtungen Fortsätze ab.

Eine Gruppe intramuraler, d. h. zwischen den Muskelbündeln der Blase gelegener Ganglienzellen ist durch Abb. 115 auf mikrophotographischem Wege wiedergegeben. Mit ihren Dendriten gleichen hier die Ganglienzellen Läusen mit ihren Füßchen. Jede der Ganglienzellen liegt in einer Kapsel, deren Innenfläche, wie man aus Abb. 116 sehen kann, mit Endothelzellen ausgekleidet ist. Die Kapsel liegt der Ganglienzelle nicht eng an, vielmehr bleibt zwischen ihr und der Zelle noch ein reichlich bemessener freier Lymphraum. Die Dendriten erstrecken sich aber vielfach noch über die Kapsel hinaus (vgl. Abb. 116). Die Ganglienzellen sind manchmal im Halbkreis angeordnet (vgl. Abb. 117) und geben alle ihre Achsenzylinder nach der Mitte zu ab, so daß von dort aus der efferente Nerv entspringt.

Aus dieser Schilderung mag entnommen werden, daß die Ganglien an und in der Blase sich in ihrer histologischen Gestaltung nicht von denen unterscheiden, welche wir im Plexus renalis oder im Sinusknoten des Vorhofs oder im Ganglion mesentericum oder sonstwo in den Ganglien des Grenzstrangs oder in den inneren Organen finden und darstellen können.

---

[1] Nach früheren Arbeiten: Klinische und experimentelle Studien über die Innervation der Blase. Deutsche Zeitschr. f. Nervenheilk. 21 und „Die Blaseninnervation". Deutsches Arch. f. klin. Med. 128. Die Literaturangaben sind dort nachzusehen.

Wenn es nun erwiesen ist, daß in der hinteren unteren Blasenwand so sehr zahlreiche Ganglienzellen eingelagert sind, so liegt doch die Annahme nahe, daß von diesen intramuralen Blasenzentren auch selbständige Blasenbewegungen ausgelöst werden können.

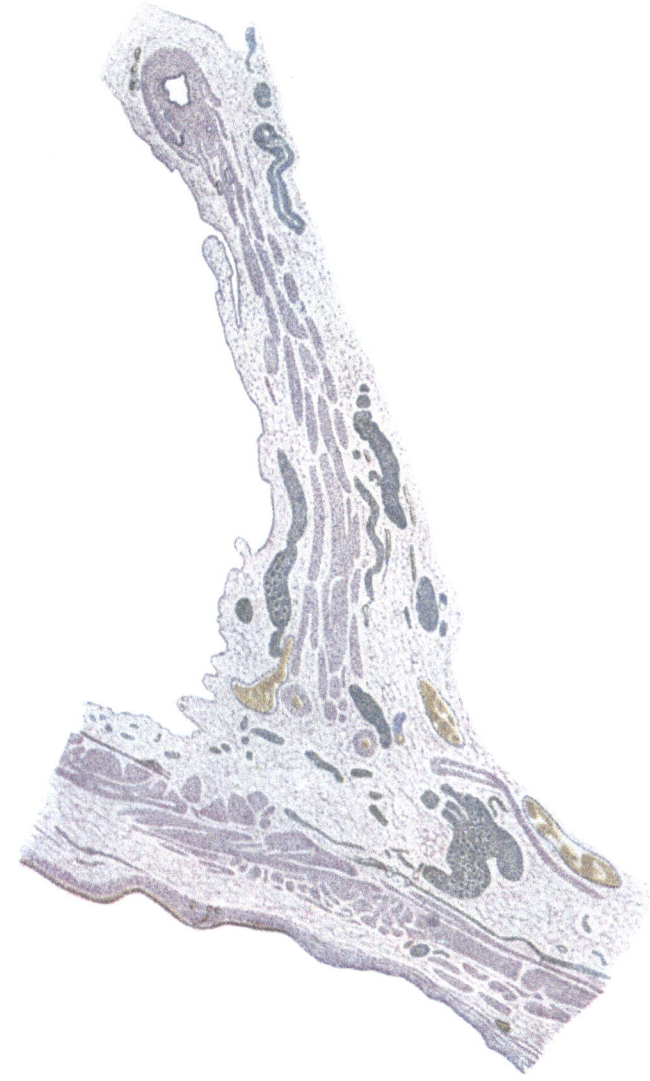

Abb. 113. Schnitt durch die Einmündungsstelle des Ureters in die Harnblase der Katze. (Übersichtspräparat bei ganz schwacher Vergrößerung. Hämatoxylin-Eosinfärbung.)

Mehrfach wurde an lebenden Tieren versucht, alle zur Blase ziehenden Nerven zu durchschneiden. Solche Tierversuche sind durch v. Zeisl, Hane, Elliot, Lewandowsky und P. Schulz und durch andere Forscher mit dem gleichen Ergebnis vorgenommen worden. Nach anfänglicher Harnverhaltung stellten sich schließlich doch immer wieder periodische, spontane Entleerungen der Blase ein.

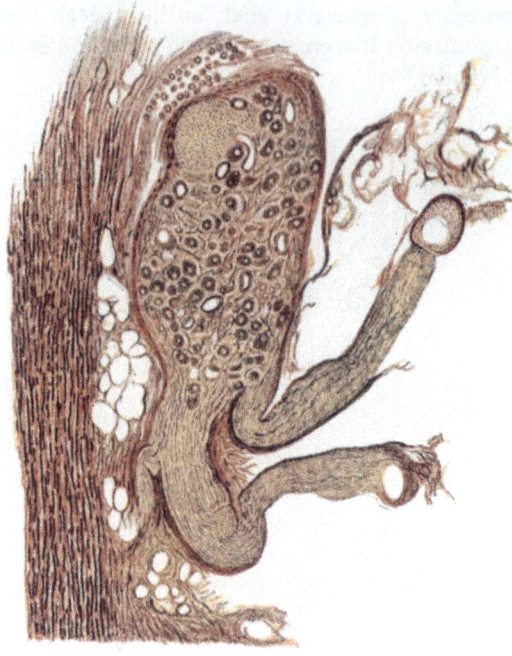

Abb. 114. Extramural gelegenes Blasenganglion einer 75jährigen Frau mit afferentem und efferentem Nervenbündel. (Mittelstarke Vergrößerung. Bielschowskysche Silberfärbung.)

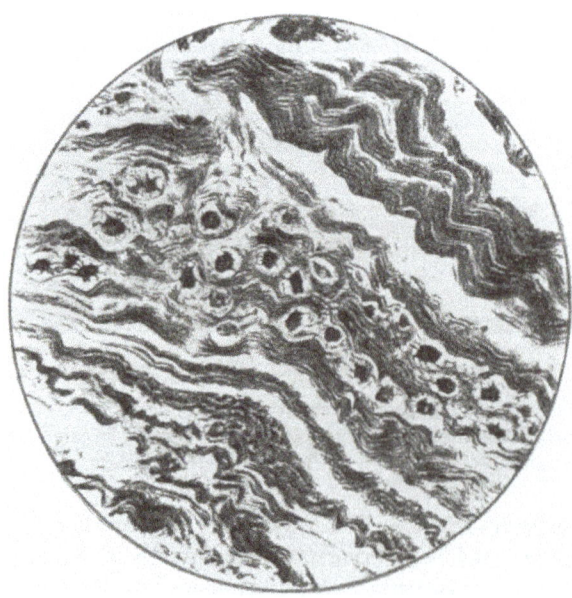

Abb. 115. Mikrophotogramm von intramuralen Ganglienzellen aus der Blase des Menschen. (Bielschowskysche Silberfärbung.)

Aus diesen Beobachtungen muß der Schluß gezogen werden, daß die an und in der Blasenwand gelegenen nervösen Organe imstande sind, automatisch, d. h. selbständig zu arbeiten. Dieser Beweis wurde aber auch von O. B. Meyer-Würzburg und Abelin-Bern an der aus dem Körper herausgenommenen, also an der isolierten Blase erbracht.

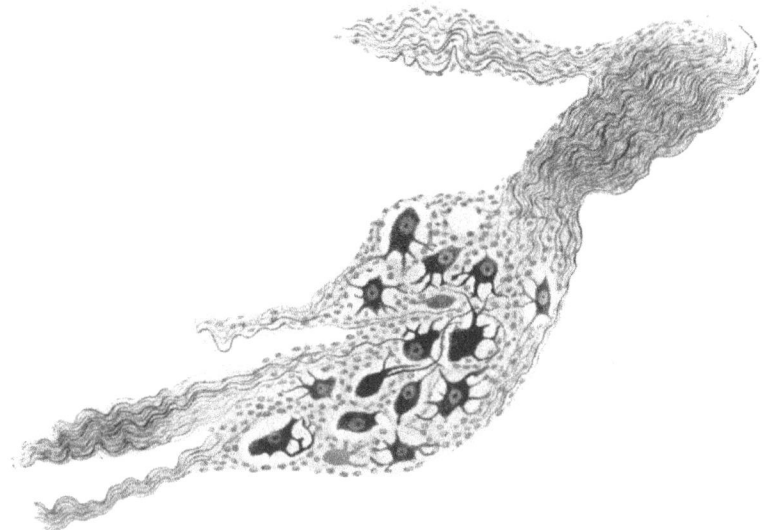

Abb. 116. Intramurale Ganglienzellengruppe aus der Blase des Menschen.

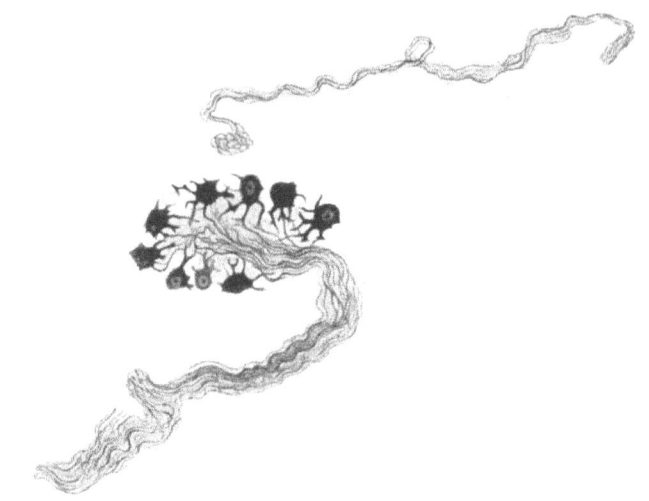

Abb. 117. Ganglienzellengruppe aus der menschlichen Blase.

Anatomie und Physiologie der zur Blase ziehenden Nerven.

Unter normalen Verhältnissen wird nun bei den höheren Säugetieren und vor allem beim erwachsenen Menschen die Harnentleerung nicht nur von einem gewissen Füllungsgrade der Blase, sondern auch von den äußeren Umständen abhängig gemacht. Die Beeinflussung der Blasentätigkeit vom Willen und von Stimmungen kann nur durch Nerven, die zur Blase ziehen, erfolgen.

Ein anatomisches Bild (Abb. 118) von der makroskopischen Blaseninnervation soll uns zeigen, auf welchen Wegen vom Gehirn und vom Rückenmark her Innervationsimpulse zur Blase gelangen können.

Wie auf diesem Bilde zu sehen ist, erstreckt sich von den hinteren unteren Partien der Blase, von der Gegend der Einmündungsstelle der Ureteren nach den vorderen oberen

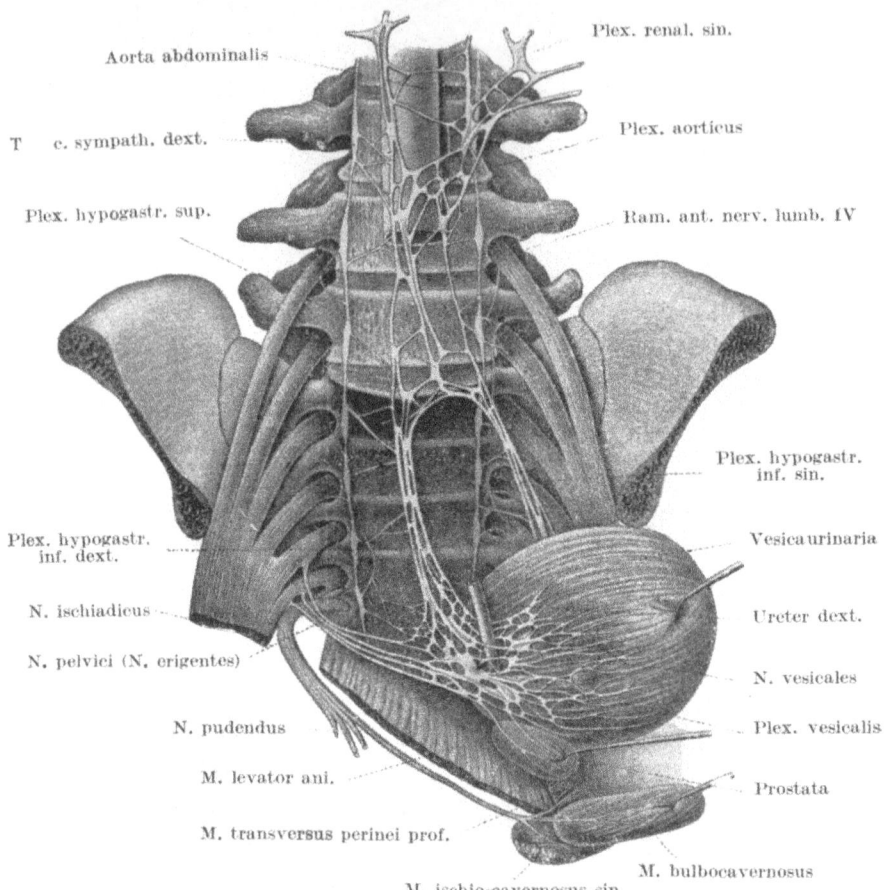

Abb. 118. Makroskopische Darstellung der Innervation der Blase.

Partien der Blase beiderseits ein dichtes Nervengeflecht, der Plexus vesicalis, zwischen dessen Fasern Platten eingeschoben sind, die sich bei der mikroskopischen Untersuchung als flache Ganglionknoten erweisen.

Dieser Plexus vesicalis bezieht nun seine zuleitenden Ursprungsbündel aus zwei ganz verschiedenen Gebieten:

Einmal gelangen zu ihm feine, weiße, d. h. markhaltige Fäden, die aus den naheliegenden Sakralnerven entspringen. Sie wurden von Eckhard als „Nervi erigentes" bezeichnet, da in ihnen auch die Fasern für die Vasodilatatoren in den Corpora cavernosa verlaufen. Besser schließen wir uns aber der Namengebung Langleys an, der die zarten Nervenbündel als zu den Beckenorganen ziehend „Nervi pelvici" benennt. Diese weißen

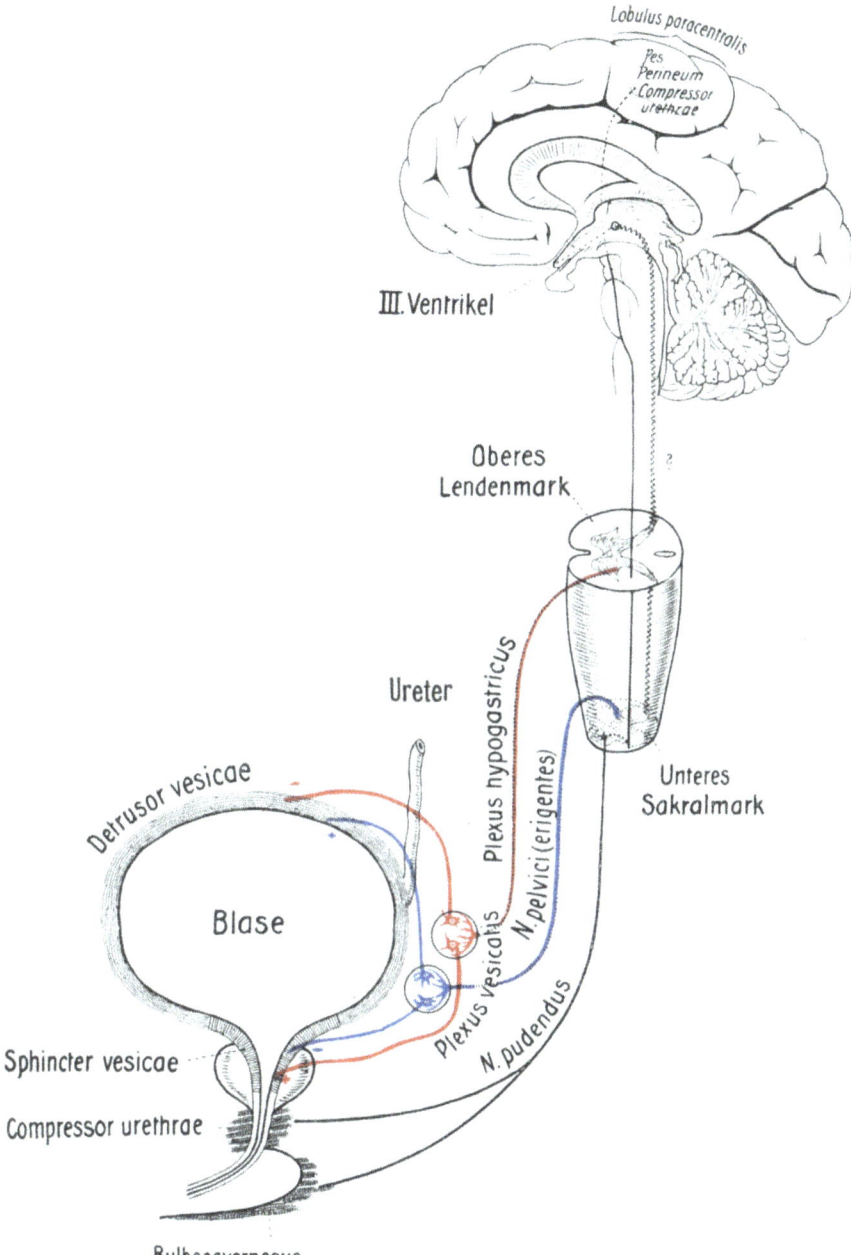

Abb. 119. Schema der Blaseninnervation. (Schwarz = motorische spinale Fasern. Rot = sympathisches System. Blau = parasympathisches System.)

Nervenfäden sind als Rami communicantes albi anzusehen, deren Ganglienzellen und deren Rami communicantes grisei im Plexus vesicalis liegen.

Außerdem ziehen aber vom Promontorium des Kreuzbeins paarige Nervengeflechte, die aus dem unpaarigen, auf der großen Bauchschlagader gelegenen Plexus aorticus und dem unpaarigen Ganglion mesentericum inferius entspringen und die den Rami communicantes albi des oberen Lumbalmarks entstammen. Bei der mikroskopischen Untersuchung zeigt sich, daß sie nur zum Teil durch markhaltige Fasern gebildet werden, zum größeren Teil entbehren die Nerven der Markscheiden, wohl aber finden sich in dem „Plexus hypogastricus", insbesondere an den Knotenpunkten multipolare Ganglienzellen!

Schließlich ziehen zum Plexus vesicalis auch noch dünne Fasern aus dem sakralen Teil des Grenzstrangs und mischen sich mit den Nervi pelvici und den Plexus hypogastrici zu dem für das menschliche Auge und den menschlichen Verstand unentwirrbaren Plexus vesicalis.

Die Verhältnisse sind in Wirklichkeit viel verwickelter noch gelagert als hier auf dem Bilde gekennzeichnet. An den Plexus vesicalis schließen sich unmittelbar und untrennbar die Geflechte für die Vesiculae seminales, für die Prostata, die Corpora cavernosa und die Geflechte, welche den Mastdarm versorgen, an. Alle diese Nervengeflechte bekommen ebenso wie die, welche die weiblichen Genitalien versorgen, ihre Zuleitung vom Rückenmark auf doppeltem Wege, einmal über die Nervi pelvici und dann über die Plexus hypogastrici.

Reizung der Nervi pelvici verursacht, wie ich auch auf dem Schema der Blaseninnervation darzustellen versuchte (s. Abb. 119), Erschlaffung des Sphincter vesicae und Zusammenziehung des Detrusors und somit Ausstossung des Harns, während Reizung der Plexus hypogastrici Zunahme des Sphinktertonus und Nachlaß des Detrusortonus und somit Harnverhaltung verursacht.

Es gilt nun augenscheinlich für die beiden gegensätzlich wirkenden Nervengruppen das von Basch aufgestellte Gesetz der „gekreuzten" Innervation, das ja, wie Fellner nachgewiesen hat, auch für die Darminnervation zutrifft. Nach diesem Gesetz enthält das Nervenbündel, welches ein bestimmtes System von Muskeln innerviert, zugleich Hemmungsfasern für die Antagonisten. Danach würden dieselben Nervi pelvici anregende Impulse für den Detrusor und hemmende für den Sphinkter leiten, während vom Hypogastrikus eine Hemmung auf den Detrusortonus und eine Verstärkung der Sphinkterkontraktion ausgelöst wird. Da die Erschlaffung des Sphinkters und die Kontraktion des Detrusors immer erst mehrere Sekunden nach der Reizung der Nervi pelvici erfolgt, muß man wohl annehmen, daß diese Reizung erst auf dem Umwege über murale Ganglienzellen zur Sphinkteröffnung führt. Für eine solche Annahme spricht auch der Umstand, daß eine einseitige Reizung der Nerven auf beide Blasenhälften Wirkung ausübt.

Werden die Nervi pelvici beiderseits durchschnitten, so läßt der Tonus des Detrusors nach, der Sphinkter kann sich nicht mehr öffnen und damit ist die Blasenentleerung unmöglich. Erst nach einigen Wochen kann die Blase wieder ihren Inhalt spontan und automatisch entleeren.

Die Durchschneidung der hypogastrischen Nerven beeinträchtigt die Fähigkeit der Blasenentleerung nicht nachweislich. Weder die Fasern des Pelvikus noch die des Plexus hypogastricus endigen direkt an der Blasenmuskulatur. Sie lösen, wie ich das auch im Schema der Blaseninnervation zur Darstellung gebracht habe, an dem Ganglienapparat der Blase den Vorgang der Blasenentleerung oder der Harnverhaltung aus, Vorgänge, die aber, wie klinische Beobachtungen und experimentelle Erfahrungen zeigen, auch ohne den Einfluß der zur Blase ziehenden Nerven zustande kommen können.

Einfluß des Rückenmarks auf die Blaseninnervation.

Klinische Erfahrungen machen das Bestehen eines Blasenzentrums im unteren Sakralmark wahrscheinlich. Bei Erkrankungen des alleruntersten Teiles des Rückenmarks stellen sich dann, wenn sonst keine klinischen Erscheinungen auftreten, Blasenstörungen ein. Freilich sprach man früher von ,,Blasenlähmung" auch in den Fällen, in denen nur die Blasenentleerung unmöglich war, wenn es infolge der Unmöglichkeit, den Sphincter vesicae zu erschlaffen, zur Harnverhaltung, zur großen Blase und zur Überlaufblase gekommen war. Nun ist aber die Art der Blasenstörung bei Erkrankungen des untersten Rückenmarkabschnitts, dann also, wenn das hypothetische Blasenzentrum im Sakralmark gelitten hat, nicht andersartig wie bei Querschnitterkrankungen im übrigen Rückenmark oder bei Kaudaläsionen. Jedesmal kommt es zuerst zur Ischurie, dann zur Überlaufblase und schließlich zur automatischen Entleerung von verhältnismäßig kleinen Harnmengen. Die Nervenbahnen, welche in den Nervi pelvici zur Blase ziehen und dort Erschlaffung des Sphinkters und Zusammenziehung des Detrusors auslösen, verlassen nicht nur das Rückenmark im unteren Sakralmarke, sie entspringen auch dort. Ihre Ursprungsganglienzellen sind zweifellos in den Gruppen von kleinen Ganglienzellen zu suchen, die dort in so großer Anzahl in der intermediären Zone, zwischen Vorderhorn und Hinterhorn, und an der Außenseite des bauchigen Hinterhorns liegen. Nicht möglich ist es aber, die Gruppen, welche der Blaseninnervation vorstehen, von denen, welche der Innervation der Samenbläschen, der Prostata, der Gefäße des Penis und der Muskulatur des Rektums dienen, zu unterscheiden und zu trennen.

Über diese sakralen Rückenmarkszentren der Blase ziehen auch gewisse Reflexe.

So kommt es bei Hunden, denen das Rückenmark im Lendenteil oder im Brustteil durchschnitten wurde, auf Reizung des Nervus ischiadicus zur Harnausstoßung; ja bei Menschen mit Querschnittsläsionen im mittleren oder oberen Rückenmark bedingen nicht selten schon die Abduktion der Beine oder das Abwaschen des Penis oder der Vulva oder Hautreize an den Bauchdecken eine spontane Miktion. Wurde das Sakralmark bei Versuchstieren zerstört oder ist es bei Menschen erkrankt, so ist es nicht mehr möglich, von der Haut aus auf die Blase reflektorisch einzuwirken.

Nun wird aber die Blase nicht nur von den aus dem Sakralmark entspringenden Pelvikusfasern, sondern auch von dem Plexus hypogastricus innerviert, dessen Rami communicantes aus dem oberen Lendenmark hervorgehen. Im oberen Lendenmark finden wir auch tatsächlich an der hinteren Fläche des Seitenhorns und von dort nach dem Winkel zum Hinterhorn ziehend Ganglienzellen, die wir als sympathische Ganglienzellen ansprechen dürfen. Niemand freilich wird in der Lage sein, behaupten zu können, daß gerade aus diesen oder jenen Gruppen die Plexus hypogastrici entspringen.

Bei einer Kernläsion der spinalen Ursprungszellen des Plexus hypogastricus bzw. bei einer Unterbrechung der Leitung in diesem Plexus kann der Sphinktertonus nicht verstärkt und der Detrusortonus nicht gehemmt werden. Tatsächlich kennen wir ein Krankheitsbild, bei dem ein sich einstellender Harndrang wohl empfunden, aber nicht zurückgehalten werden kann und mit zwingender Macht, ohne daß die äußeren Verhältnisse berücksichtigt werden können, zur Harnentleerung führt. Bei der multiplen Sklerose wird nicht selten darüber geklagt, daß dem Harndrang sofort nachgegeben werden müsse. Es scheint mir wohl möglich, daß ein Herd im oberen Lumbalmark die Ursache dafür ist, daß ein Harnzwang nicht durch Erregung des Plexus hypogastricus überwunden werden kann und daß es somit nicht möglich ist, den Harn bei eintretendem Bedürfnis zurückzuhalten.

Bei Hunden, denen das untere Rückenmark bis ins untere Brustmark herausgenommen wurde, die somit auch des oberen Lumbalmarks beraubt wurden, ist der Blasenverschluß durch den Sphinkter sehr viel weniger gut als bei Tieren, denen nur das Sakralmark exstirpiert wurde. Beim Bellen oder bei lebhaften Bewegungen, dann wenn die Tiere mit ihren Vorderbeinen weiterhumpeln und den gelähmten Hinterleib nachschleifen, verlieren die lumbalmarklosen Tiere stets Harn und nur bei völliger Ruhe, z. B. im Gehänge, funktioniert die Blase automatisch. Da das Lumbalmark fehlt, so können eben von dort keine tonischen Einflüsse mehr auf den Sphinkter und keine hemmende Innervation auf die Detrusormuskulatur ausgeübt werden und so kommt es zum mangelhaften Blasenverschluß.

Nach dem Gesagten dürfen wir also nicht daran zweifeln, daß im Lendenmark und im Sakralmark zwei verschiedene Blasenzentren gelegen sind. Von diesen aus erfolgt Anregung und Hemmung auf die in den Ganglienzellen der Blasenwand zustande kommenden Innervationsvorgänge, die dann zur Harnverhaltung oder zur Harnausstoßung führen.

Diese spinalen Blasenzentren unterliegen aber nicht nur sensiblen Einflüssen, die von der unteren Körperhälfte kommen; auf jeden schmerzhaften Eindruck, wo er auch immer am oder im Körper zustande kommen mag, reagiert die Blase mit Kontraktionen. Mosso und Pellacini stellten durch Tierversuche fest, daß die Blase empfindlicher noch als die Gefäße auf jeden Schmerzreiz mit Kontraktionen antworte. Da nun unmöglich alle sensiblen Fasern mit den spinalen Blasenzentren in direktem Kontakt, in leitender Verbindung stehen können, muß man annehmen, daß der Schmerz und wahrscheinlich auch die Kitzelempfindung und die Kälteempfindung die allgemeine Erregbarkeit im Rückenmark verändere und daß diese Tonusschwankungen, die vielleicht in der grauen Substanz der Hinterhörner zustande kommen, eben auch auf die spinalen Blasenzentren und damit auf den Tonus der Blasenmuskulatur einwirken.

Über die

Bahnen im Rückenmark,

durch welche die spinalen Blasenzentren ihre Erregungen oder Hemmungen vom Gehirn aus bekommen, sind wir nicht im geringsten unterrichtet. Wir wissen nicht, in welchen Teilen des Rückenmarkquerschnitts wir sie zu suchen haben. Wir haben keinen Beweis dafür, daß Impulse für die glatte Muskulatur der Blase in den zentrifugalen Pyramidensträngen geleitet werden. Bei der primären Erkrankung dieser Bahnen, bei der spastischen Spinalparalyse kommen Blasenstörungen nicht vor. Nun sind in dem ovalen Felde der Hinterstränge abwärtsdegenerierende Fasern, die bis zum unteren Sakralmark verlaufen und dort dann zu der intermediären Zone büschelförmig nach vorne zu ausstrahlen. Wir haben aber einstweilen noch keinen Beweis dafür, daß in diesen Bahnen die Blaseninnervation geleitet wird. Von mancher Seite wird angenommen, es möchten die zarten Fasern der Lissauerschen Randzone an der Spitze der Hinterhörner der Innervation der inneren Organe und der Gefäße dienen. Beweise sind aber für diese Annahmen meines Wissens noch nicht erbracht.

Reizungen des Rückenmarks erzeugen, wie dies Budge nachgewiesen hat, Blasenkontraktionen. Stewart bestätigt diese Beobachtungen, und zwar konnte der englische Forscher nur durch Reizung der dorsalen Partien der Seitenstränge Zusammenziehung der Blase erzielen.

Nach den Untersuchungen Budges erzeugen aber nicht nur Reizungen des Rückenmarks, sondern auch die des verlängerten Marks, der Corpora restiformia und der Pedunculi cerebri Blasenkontraktionen.

Einfluß des Gehirns auf die Blaseninnervation.

Die Blase nimmt vor den übrigen inneren Organen, vor dem Herzen, dem Magen, dem Darm oder der Niere dadurch eine Sonderstellung ein, daß ihre Tätigkeit willkürlich beeinflußt werden kann. Es liegt somit nahe, im Gehirn, und zwar am Entstehungsort unserer gewollten Innervationen, in der Hirnrinde nach einem Blasenzentrum zu suchen.

Bechterew und Mislawski verlegen ein kortikales Zentrum für den Sphincter vesicae in die hintere Sigmoidalwindung. Die Darlegungen dieser russischen Forscher sind nicht überzeugend, verlegt doch Bechterew auch noch Zentren für die übrigen inneren Organe, wie für die Geschlechtsorgane, für die Schweißdrüsen und für die Tränensekretion in die Hirnoberfläche und bleibt den Beweis für solche Behauptungen schuldig. Nun sind aber auch von anderer Seite Beobachtungen mitgeteilt worden, die doch die Bechterewschen Angaben zu bestätigen scheinen. So sahen Czylharz und Marburg bei einer Zyste des Gyrus supramarginalis und angularis und des mittleren Drittels der hinteren Zentralwindung Erschwerung des Harnlassens, und Friedmann berichtet von einem Knaben, der infolge einer Knochenimpression in der Gegend der linken hinteren Zentralwindung zuerst auch an Erschwerung der Miktion und später an Inkontinenz bzw. an Automatismus der Blase litt.

Kleist sah Behinderung der Miktion immer dann, wenn es zu doppelseitigen Bein- bzw. Fußlähmungen gekommen war. Er schließt aus diesen Beobachtungen, daß ein Zentrum für die willkürliche Beherrschung der Blase auf der Scheitelhöhe im Bereiche der vorderen Zentralwindungen vielleicht auch im Lobulus paracentralis sich befinde. Kleist weist darauf hin, daß offenbar eine doppelseitige Verletzung der kortikalen Blasenzentren nötig ist, um Funktionsstörungen der Blase hervortreten zu lassen. Die Schädigung des Zentrums auf einer Seite kann durch das erhaltene Zentrum der Gegenseite verdeckt werden. Die kortikalen Blasenstörungen äußerten sich bald in Harnverhaltung, bald in unwillkürlichem Harnabgang. Die Dauer der Blasenstörungen war verhältnismäßig kurz, nicht länger als 8—14 Tage.

Über ganz ähnliche Beobachtungen wie Kleist verfügen auch andere Autoren, die zahlreiche Kranke mit Hirnschüssen zu untersuchen hatten. Otfried Förster ist geneigt, den „kortikalen Fokus der Blaseninnervation auf die Innenseite der Hemisphären und dort in den Lobulus paracentralis zu verlegen". B. Pfeiffer[1] verlegt das Großhirnrindenblasenzentrum in die motorische Region des Hüftzentrums zwischen Arm- und Beinzentrum. Adler[2] bringt die beiden entgegengesetzten Ansichten dadurch in Einklang, daß er 1. „ein Zentrum für den Sphincter externus in der Gegend des Hüftzentrums zwischen Arm- und Beinzentrum, das dem willkürlichen Hintanhalten der Miktion oder ihrer Unterbrechung dient, und 2. ein Zentrum für den M. sphincter internus in der Gegend des Bein- bzw. Fußzentrums für die ausdrücklich gewollte Urinentleerung zu einer passenden Zeit" annimmt.

Jedenfalls dürfen wir nach den Beobachtungen von so zuverlässigen Forschern nicht mehr daran zweifeln, daß die Blasentätigkeit tatsächlich von der Hirnrinde aus beeinflußt werden kann.

---

[1] Über kortikale Blasenstörungen. Zeitschr. f. d. ges. Neurol. u. Psych. 46.
[2] Über die Lokalisation der Blasenfunktion in der Hirnrinde. Neurol. Zentralbl. 1919. Nr. 19.

Gegenüber diesen Bestrebungen, ein eigenes Zentrum für die Blasenfunktion in die Gehirnrinde zu lokalisieren, muß allerdings darauf hingewiesen werden, daß unseres Wissens kein anderes inneres Organ eine eigene Vertretung in der Großhirnrinde hat. Die Gesetze, welche für die Blase gültig sind, müssen doch auch für die übrigen inneren Organe, soweit sie von unserem Willen beeinflußt werden können, gelten. Wenn manche Funktionen innerer Organe, wie die Entleerung des Enddarms oder die Adaption der Linse für das Sehen in der Nähe oder die peristaltische Bewegung des Ösophagus bis zu einem gewissen Grade willkürlich auszulösen sind, so erfolgt die dazu notwendige Innervation der glatten Muskulatur sicherlich nicht primär von einem Zentrum in der Hirnrinde, vielmehr werden die dazu notwendigen Reflexvorgänge wohl immer erst durch Bewegungen der willkürlich zu innervierenden quergestreiften Muskulatur angeregt.

Die Anspannung der Bauchpresse und das dadurch bedingte Vortreiben der Kotsäule nach dem Sphinkter zu kann den Reflex auslösen, welcher der Stuhlentleerung zugrunde liegt und der in letzter Linie in den Ganglienzellen des Rektums zustande kommt.

Durch den Schluckakt, durch die willkürliche Verbringung des Bissens in den Anfangsteil des Ösophagus wird in der glatten Muskulatur der Schlundröhre die peristaltische Bewegung ausgelöst, die diesen in den Magen weiterbefördert.

So glaube ich auch, daß in der Hirnrinde kein eigentliches „Blasenzentrum" zu suchen und zu finden ist und daß der Detrusor urinae von dort aus keine direkten Innervationsimpulse bekommt. Ich vermute vielmehr, daß durch willkürliche Innervierung der am Blasenboden gelegenen quergestreiften Muskulatur und durch den Nachlaß des Tonus des quergestreiften Compressor urethrae der Reflex im vegetativen Nervensystem ausgelöst wird, welcher der Harnausstoßung zugrunde liegt.

Ist die Richtigkeit der hier vertretenen Auffassung von der Einleitung der Miktion noch nicht zweifelsfrei zu beweisen, so steht doch das eine sicher, daß der Verschluß der Blase am Schluß der Harnentleerung durch die willkürliche Innervation des Ischio- und Bulbocavernosus und des quergestreiften Compressor urethrae erfolgt.

Gleichsinnig mit diesen Muskeln scheint sich zwangsmäßig auch die glatte Muskulatur des Sphincter vesicae internus zusammenzuziehen und damit kommt es dann auch zu der Entspannung des Detrusor urinae. Nur so ist es möglich, daß dann, wenn mitten in der Miktion die Harnentleerung willkürlich unterbrochen wird, die Blase auch nach Nachlaß der krampfhaften Kontraktion der quergestreiften Perinealmuskulatur geschlossen bleibt.

In diesem Fall wird über den spinalen Nervus pudendus und durch die willkürliche Zusammenziehung der Muskulatur des Compressor urethrae der im vegetativen Nervensystem sich abspielende Reflex der Harnausstoßung unterbrochen und zugleich wird der auch im Plexus vesicalis zustande kommende Reflex des Blasenverschlusses ausgelöst.

Erhält der spinale Nervus pudendus keine kortikalen Innervationsimpulse mehr, so muß es zu Blasenstörungen kommen. Es ist wohl verständlich, daß dann, wenn der Entleerungsreflex willkürlich nicht mehr ausgelöst werden kann, Erschwerung bzw. Unmöglichkeit der Harnentleerung und damit Ischurie eintreten muß.

Mit Nachdruck ist darauf hinzuweisen, daß der Vorgang der Harnentleerung vom Großhirn nur eingeleitet wird. Ist die Miktion im Gange, so kommt es ohne weitere willkürliche Impulse automatisch zur allmählichen Entleerung des Harns und erst der Verschluß der Blase wird wieder durch eine willkürliche Innervation bewerkstelligt.

Neben einem kortikalen Blasenzentrum wurde früher schon von Bechterew und Mislawski, von Czylharz und Marburg ein solches in der Tiefe der großen Stammganglien vermutet. Homburger stellte in einem Siechenhaus bei Sektionen fest, daß in Fällen von dauernder Automatie der Blase bei fehlender Spinalaffektion regelmäßig die Zentralganglien beiderseits erweicht waren und daß umgekehrt bei beiderseitigen Herden in den Zentralganglien auch stets Störungen der Miktion bestanden.

Die Behauptungen der genannten Autoren fanden nun aber volle Bestätigung durch die klaren und einwandfreien Feststellungen der Wiener Physiologen Karplus und Kreidl, welche im Tierexperiment nachwiesen, daß Reizung der Zwischenhirnbasis nicht nur maximale Pupillenerweiterung und profuse Schweißsekretion, sondern auch anhaltende Kontraktion der gefüllten und der leeren Blase zur Folge hat. Diese Versuche wurden von Lichtenstern bestätigt und erweitert. Nach Durchtrennung der Nervi erigentes (Pelvici) konnte die elektrische Reizung des Zwischenhirns keine Blasenzusammenziehung mehr auslösen. Lichtenstern schließt daraus wohl mit Recht, daß die vom Hypothalamus ausgehende Anregung zur Blasenentleerung über die Nervi erigentes (Pelvici) geleitet wird. Das vegetative Zentrum in den Wandungen des III. Ventrikels scheint unabhängig vom Großhirn Erregung abgeben zu können: Auch nach Entfernung einer oder beider Großhirnhemisphären löste ein am Hypothalamus gesetzter Reiz Blasenkontraktionen aus. Ja nach Herausnahme beider Großhirnhälften waren die Blasenkontraktionen besonders leicht auszulösen, was Lichtenstern auf den Wegfall von Hemmungen zurückführt.

Ob freilich dort im Höhlengrau des dritten Ventrikels ein isoliertes „Blasenzentrum" eingelagert ist, das ist noch nicht sichergestellt. Sah doch auch Lichtenstern neben den Blasenkontraktionen jedesmal Erweiterung der Pupille, Erweiterung der Lidspalte, Tränen-, Speichel- und Schweißsekretion. Auf welchen Bahnen vom Zwischenhirn aus die Erregung durch das Rückenmark nach den spinalen Blasenzentren geleitet werden, wissen wir noch nicht.

Budge konnte durch Reizung der Großhirnschenkel und durch eine solche des Calamus scriptorius, der Corpora restiformia und des Rückenmarks über die Nervi erigentes Nachlaß des Sphinktertonus und Kontraktion des Detrusor auslösen.

Sicherlich ist das subthalamische vegetative Zentrum auch der Ort, über welchen die Stimmungen einen Einfluß auf die Blasentätigkeit ausüben. Die Tatsache ist ja längst bekannt, daß es beim Schrecken und bei der Angst, ja bei jeder Aufregung zu Blasenkontraktionen, zum Harndrang, ja unter Umständen zu Blasenentleerungen gegen den Willen kommen kann. Ähnlich wie es bei jungen, sexuell erregbaren Menschen schon bei erotischen Vorstellungen zur Erektion, zur Bereitschaftsstellung des Membrums kommt, so kann auch schon der Gedanke an die Harnentleerung peinlichen Harndrang auslösen. Eine solche Erregung des Detrusor urinae geht sicherlich vom Zwischenhirn und nicht vom Großhirn, vom Entstehungsorte unseres bewußten Willens aus. Im Gegenteil, der Wille hat Mühe, durch kräftige Innervation des quergestreiften Compressor urethrae dem Nachlass des Sphinktertonus und den Kontraktionen des Detrusor entgegenzuarbeiten und den unwillkürlich entstehenden Harndrang zu unterdrücken.

Die Innervation der männlichen Geschlechtsorgane [1].

Von

L. R. Müller-Würzburg und W. Dahl-Würzburg.

Das juxtamurale Nervensystem der männlichen Geschlechtsorgane.

Das makroskopische Studium der Nervenversorgung der Genitalien ist nicht ganz leicht, da sich am Beckenboden den inneren Geschlechtsorganen ein unentwirrbares Nervengeflecht anlagert, zu dem von verschiedenen Seiten her Nervenstränge und Nervenbündel ziehen. Wie aus der schematischen Darstellung Abb. 120 zu ersehen ist, erhält das Nerven- und Ganglienzellengeflecht, welches der Prostata und den Samenbläschen von hinten her anliegt, in erster Linie Nervenfasern aus dem Plexus hypogastricus. Dieser wiederum ist ein breites Nervengeflecht, welches paarig aus dem unpaarigen Plexus aorticus entspringt und somit seine nervösen Zuleitungen aus den Rami communicantes der Lumbalnerven bezieht.

Fernerhin gelangen aus den sakralen Nerven feine Nervenstränge zum Plexus prostaticus und zum Plexus vesicae seminalis. Und zwar entspringen diese Nervenbündel vom 2., 3. und 4. Sakralnerven. Beim Hunde, beim Kaninchen und beim Meerschweinchen vereinigen sich diese Bündel meist zu einem Strang, dem Nervus erigens oder Nervus pelvicus; beim Menschen ziehen sie getrennt in mehreren, dünnen Fäserchen von den dicken und breiten Sakralnerven zum Nervengeflecht an der Rückseite der Blase und der Vorsteherdrüse. Dieses Geflecht enthält schließlich auch noch vereinzelt ganz zarte Fasern aus dem sakralen Teile des sympathischen Grenzstrangs bzw. aus den dort gelegenen kleinen Ganglienknoten.

Der Plexus vesicae seminalis erstreckt sich peripherisch noch auf den Samenstrang und gelangt als Plexus deferentialis bis zum Nebenhoden und zum Hoden, welche Organe außerdem noch aus dem viel höher oben entspringenden Plexus spermaticus Nervenfasern erhalten.

Der Plexus prostaticus geht nach dem Penis zu in den Plexus cavernosus und in die Nervi cavernosi über. Diese letzteren sind, wie schon Johannes Müller betonte, schwer zu präparieren; sie senken sich bald in die Corpora cavernosa ein und können dort nur auf eine kurze Strecke weiter verfolgt werden.

Während also die Schwellkörper des Penis vornehmlich von den grauen Nervi cavernosi versorgt werden, wird die Haut des Penis und der Glans ausschließlich von Ästen des Nervus dorsalis penis innerviert. Dieser Nerv ist zerebrospinaler Natur, er entspringt aus dem Nervus pudendus communis und entstammt somit der 3. und 4. Sakralwurzel. Schließlich ist noch zu erwähnen, daß die bei der Ejakulation tätigen quergestreiften Muskeln, der M. compressor urethrae, der M. ischio- und bulbocavernosus auch von Ästen des Nervus pudendus communis, von den Nervi perinei ihre Innervation beziehen.'

Bei der Darstellung der Histologie beginnen wir wohl am besten mit der Schilderung der reizaufnehmenden Organe in der Glans penis.

Die sog. Genitalkörperchen stellen sich auf Schnitten, die lediglich mit dem Giesonschen Gemisch gefärbt wurden, als kernreiche, sonst aber recht blasse, rundliche oder ovale Gebilde dar, die bald oberflächlich, bald tiefer im Korium gelegen sind. Auf Abb. 121 ist ein spindeliges Genitalnervenkörperchen, das sich besonders deutlich von seiner Umgebung abzeichnet, auf mikrophotographischem Wege wiedergegeben. Behandelt man nun Schnitte durch die Glans penis mit Silbertinktionsmethoden, welche die Achsenzylinderfasern schwarz färben, so erhält man ganz prächtige Bilder. Auf Abb. 122 ist ein solches Genitalkörperchen reproduziert. In diesem zieht von links unten eine Nervenfaser, welche nach Verlust der Markscheiden den Kolben knäuelförmig und in Achterspiralen umwickelt. Solche Genitalnervenkörperchen sind nun nicht nur oberflächlich unter dem Epithel, sondern auch noch

---

[1] Nach einer von L. R. Müller und W. Dahl im 107. Bande des Deutsch. Arch. f. klin. Med. 1912 erschienenen Arbeit: Dort ist die Literatur über die Innervation der männlichen Geschlechtsorgane zusammengestellt.

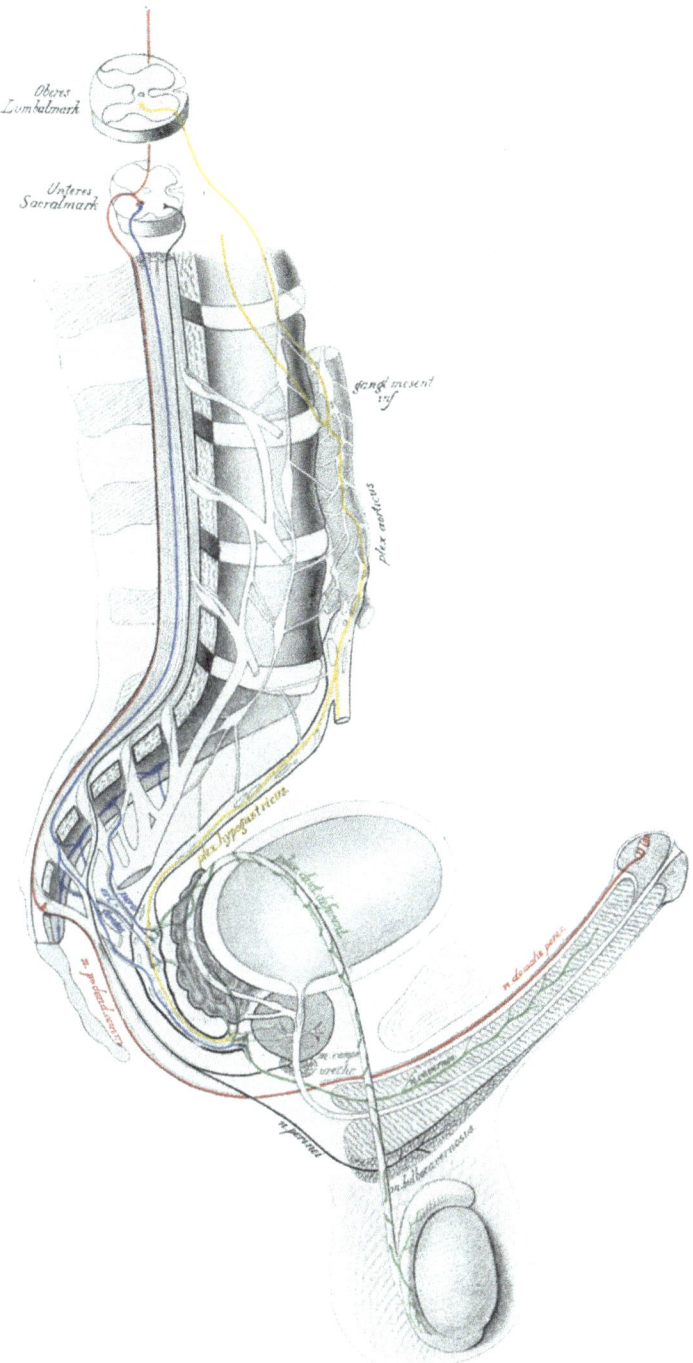

Abb. 120. Schematische Darstellung der Innervierung der männlichen Geschlechtsorgane. (Schwarz = zentrifugale spinale Bahnen. Rot = zentripetale spinale Nerven. Gelb = sympathisches System. Blau = parasympathisches System.)

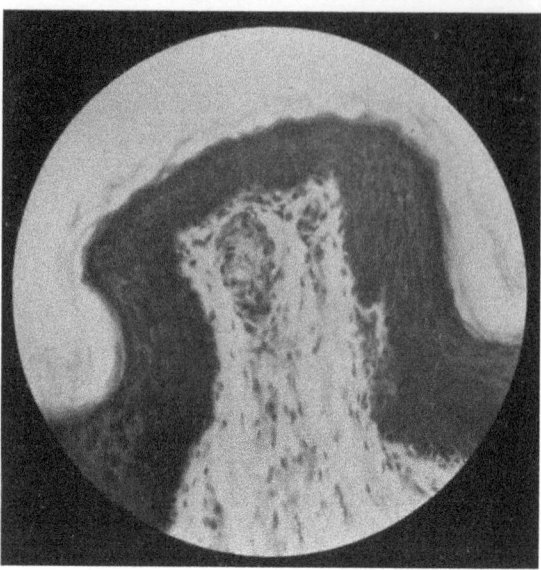

Abb. 121. Schnitt durch den Sulcus coronarius des Penis nach Gieson gefärbt. Direkt unterhalb des Epithels hebt sich ein spindliges Genitalkörperchen vom Bindegewebe ab. Zu diesem zieht von unten her eine dünne, blasse Nervenfaser.

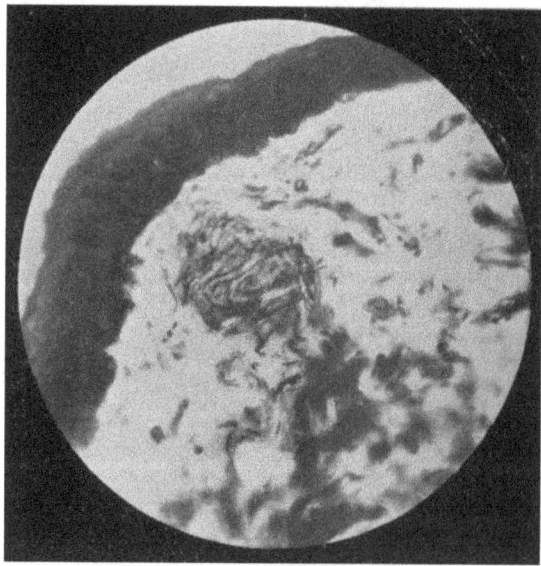

Abb. 122. Schnitt durch die Bedeckung der Glans penis nach Bielschowsky behandelt. Zu dem Genitalkörperchen zieht von links unten eine Nervenfaser, die den Kolben knäuelartig in Achterspiralen umwickelt.

in den tieferen Schichten des subkutanen Bindegewebes, unmittelbar den Hohlräumen der Corpora cavernosa aufliegend, zu treffen. Je tiefer solche Körperchen liegen, desto größer und dichter ist der Knäuel der Nervenfasern.

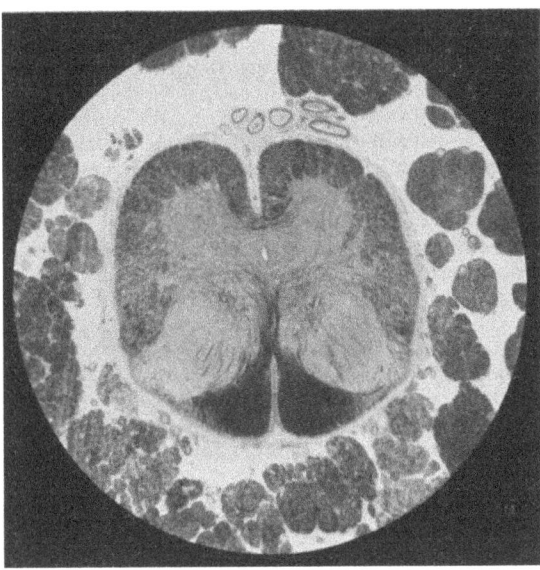

Abb. 123. Schnitt aus den unteren Partien des 3. Sakralsegmentes. Aus der Mitte der dicht markhaltigen Hinterstränge strahlen Fasern büschelförmig nach vorne (ventralwärts) aus, um sich in der Intermediolateralsubstanz zu verlieren. Ein Teil der Fasern der hinteren Wurzeln zieht direkt durch die bauchigen Hinterhörner nach vorne. (Weigertsche Markscheidenfärbung.)

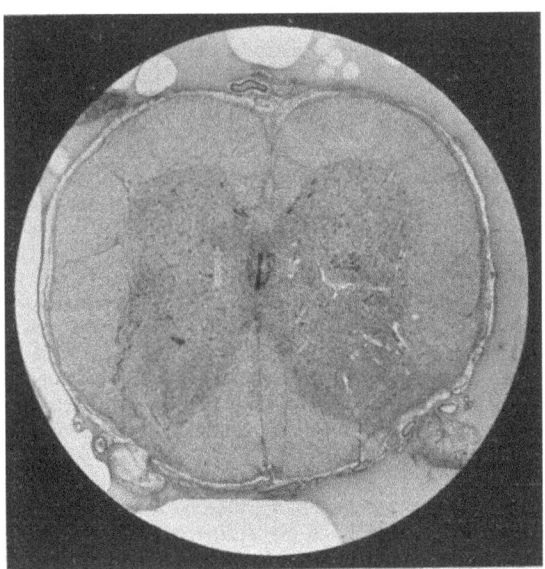

Abb. 124. Schnitt aus den oberen Partien des 3. Sakralsegmentes nach der Nißlschen Methode gefärbt. Am medialen Rande der Vorderhörner finden sich noch vereinzelte größere (motorische) Ganglienzellen. In der Mitte zwischen Vorderhorn und Hinterhorn, in der Intermediolateralsubstanz ist links am Rande der grauen Substanz eine Gruppe von kleinen Ganglienzellen eingelagert, rechts liegt eine solche Gruppe ganz zentral in der Übergangszone vom Cornu anterius zum Cornu posterius.

Bei der Durchsicht von Schnitten aus der Glans penis, die nach der Weigertschen Markscheidenfärbung behandelt worden sind, staunt man über die große Anzahl von markhaltigen Nervenbündelchen, die das subkutane Gewebe der Glans penis und auch das Gewebe zwischen den Corpora cavernosa durchsetzen.

Längs- oder Querschnitte durch den Nervus dorsalis penis weisen in dessen distalen Partien lauter gleichmäßig dicke Markscheidenfasern auf. In den proximalen Teilen dieses Nerven sind daneben auch noch recht dünne und zarte Marktasern eingelagert, die perlschnurartig knopfförmige Verdickungen zeigen. Marklose Fasern konnten wir im Nervus dorsalis penis nicht feststellen.

Der Nervus pudendus communis, in welchen der Nervus dorsalis penis einmündet, unterscheidet sich in keiner Weise von einem anderen peripherischen Nerven. Ebensowenig ist an den Spinalganglien der unteren Sakralwurzeln, die den sensiblen Fasern des Penis ihren Ursprung geben, irgend ein Unterschied von den übrigen Spinalganglien zu konstatieren. Auf Schnitten durch die unteren Spinalganglien, welche mit Silbermethoden behandelt wurden, konnten wir ausschließlich unipolare Ganglienzellen, wie sie für die Spinalganglien charakteristisch sind, feststellen.

Aus der Cauda equina münden die vom Penis kommenden, zentripetal leitenden Nervenfasern in den untersten Abschnitt des Rückenmarks ein.

Hier im Conus medullaris ziehen, wie aus Abb. 123 zu ersehen ist, die hinteren Wurzeln nicht nur durch die breit angeschwollenen, gebauchten Hinterhörner nach vorne. Auch aus der Mitte der dicht markhaltigen Hinterstränge strahlen Nervenbündel büschelförmig ventralwärts, um sich beiderseits im Bogen nach der Intermediolateralsubstanz zu wenden und sich hier zu verlieren. Diese Aufsplitterung von Fasern aus den Hintersträngen und damit aus den Hinterwurzeln nach vorne, tritt nur im unteren Sakralmark (vom III. Sakralmark abwärts) auf. Es liegt nahe, sie mit den Genitalreflexen in Zusammenhang zu bringen, wie dies unsererseits auch auf dem Versuch einer schematischen Darstellung des spinalen Erektionsreflexes (siehe Abb. 129) geschehen ist.

Zum Teil entstammen aber diese im unteren Sakralmarke nach vorne ausstrahlenden Fasern dem ovalen Hinterstrangsfeld, welches bei Querschnittläsionen nach abwärts degeneriert und welches somit zweifellos zentrifugale Bahnen beherbergt. Man wird wohl mit der Möglichkeit rechnen müssen, daß hier ein Fasersystem vorliegt, durch welches die im unteren Sakralmark gelegenen Zentren (z. B. das der Blase) bis zu einem gewissen Grad willkürlich beeinflußt werden können.

Im unteren Sakralmarke treten nun an den Stellen, an welchen die aus den Hintersträngen ventralwärts ausstrahlenden Fasern sich aufsplittern, Gruppen von verhältnismäßig kleinen, dicht stehenden Ganglienzellen auf, wie sie ähnlich an diesem Platze des Querschnitts in so großer Zahl sonst im ganzen übrigen Rückenmark nicht zu treffen sind. Auf Abb. 124 ist ein Schnitt aus den oberen Partien des 3. Sakralsegments wiedergegeben, der, nach der Nißlschen Methode gefärbt, die Lage dieser Kerngruppen in der intermediären Substanz erkennen läßt. Auf der rechten Hälfte des Schnittes liegt eine rundlich begrenzte Anhäufung von kleinen Ganglienzellen genau in der Mitte der Übergangszone zum Vorderhorn; links ist eine solche Ganglienzellengruppe weiter lateralwärts am Rande der grauen Substanz gelegen. Hier ist auch deutlich zu sehen, daß sich entlang dem äußeren Rande des Hinterhorns vereinzelte, etwas größere Ganglienzellen aneinander reihen, die mit ihrer Längsachse der Begrenzungslinie des Hinterhorns parallel gerichtet sind. Die Vorderhörner enthalten nur an ihrem medialen Rande noch ganz spärliche, große multipolare Ganglienzellen.

Die Ganglienzellen der intermediären Substanz sind nun, wie in dem Abschnitt „Histologie des parasympathischen Systems" geschildert wurde, ganz anderer Art wie die Ganglienzellen der Vorderhörner. Einmal sind sie viel kleiner wie diese, dann aber ist auch ihre Gestaltung eine ganz andere. Vielfach erscheinen sie unipolar, birnartig, kommaähnlich oder keulenförmig; dann aber sieht man auch in Gruppen angeordnete bipolare und tripolare Formen. Die Zellen sind häufig wie ein Zug von Fischchen alle in gleicher Richtung gelegen (siehe Abb. 39 auf S. 43).

Auf manchen Präparaten ist es möglich, die Ausläufer dieser Zellen nach den Hinterseitensträngen zu verfolgen. Schließlich sieht man auf Schnitten durch das untere Sakralmark vielfach Fasern aus den Hinterseitensträngen in hintere Wurzeln übertreten! Liegt es da nicht nahe, an die Schließung des spinalen Erektionsreflexes zu denken (vgl. den Versuch einer schematischen Darstellung auf Abb. 129). Eine solche Vermutung liegt um so näher, als physiologische Versuche ergeben haben, daß die Vasodilatatoren aus dem unteren Teil des Rückenmarks mit den hinteren Wurzeln ziehen.

Die Ganglienzellengruppen der Intermediolateralsubstanz sind, wie dies ja auch die Abb. 124 zeigt, nicht immer ganz symmetrisch gelegen. Es läßt sich natürlich auch nicht im einzelnen bestimmen, welche von diesen Gruppen der Tätigkeit der Genitalien oder der Blase oder des Mastdarms, und welche den Schweißdrüsen in der Genitalgegend oder der glatten Muskeln der Tunica dartos vorsteht. Das aber kann man mit Bestimmtheit behaupten: die Ganglienzellen in der intermediären Region des unteren Sakralmarks dienen alle vegetativen Funktionen, sie entsprechen dem sakralen autonomen System.

Nach unten reichen die Ganglienzellen der intermediären Substanz bis zum 5. Sakralsegment. Nach oben erstrecken sich die Ganglienzellen in der intermediären Substanz des „Nucleus sympathicus lateralis inferior, seu sacralis" bis zum 2. Sakralsegment, also bis in diejenige Höhe des Sakralmarks, in welcher die großen multipolaren Ganglienzellen in den Vorderhörnern sich einstellen und bald sehr umfangreiche Gruppen bilden.

Das obere Sakralmark und das untere Lumbalmark weisen in der intermediären Substanz keine Ganglienzellengruppen auf, die mit denen im unteren Sakralmarke verglichen werden könnten!

Jedenfalls sind im oberen Sakral- und im unteren Lumbalmark keine größeren Zellanhäufungen in der Übergangsgegend vom Vorder- zum Hinterhorn festzustellen. Die Kerngruppen der Intermedio-Lateralsubstanz treten, wie auch Jacobsohn beschreibt, erst wieder im obersten Lumbalmark auf, um nun im ganzen Brustmark bis herauf zum 8. Zervikalsegment dem Seitenhorn angegliedert zu bleiben. Im obersten Lendenmark und in D_{12} erreicht nach Jacobsohn der „Nucleus sympathicus lateralis" seine Hauptstärke. Er hat hier seinen Stützpunkt in der Spitze des Seitenhorns. Von hier aus erstreckt er sich einmal etwas ventral am lateralen Rande zum Vorderhorn, hauptsächlich aber breitet er sich in der Richtung nach dem Seitenhinterhornwinkel zu aus.

Der Umstand, daß sich im obersten Lumbalmark und im Übergang zum Brustmark die Zellen des Tractus intermediolateralis zu größeren Gruppen anhäufen, muß uns deshalb besonders interessieren, weil wir wissen, daß vom oberen Lumbalmarke diejenigen Rami communicantes entspringen, deren Fasern schließlich in die Plexus hypogastrici übergehen. Tatsächlich konnten auch wir uns davon überzeugen, daß im obersten Lumbalmark die kleinen Ganglienzellen des Tractus intermedio-lateralis besonders zahlreich anzutreffen sind. Auf Abb. 26 auf Seite 28 des Abschnittes über die Histologie des sympathischen Grenzstrangs sieht man recht gut, wie sich eine Gruppe solcher kleinen Ganglienzellen von dem spitz ausgezogenen Seitenhorn zu dem Winkel hinzieht, der das Vorderhorn vom Hinterhorn trennt. Dieses Photogramm zeigt auch deutlich den Größenunterschied, der zwischen diesen Zellen des Intermediolateraltraktes (rechts) und den multipolaren Zellen im Vorderhorn (oben) und den noch größeren Ganglienzellen in den Clarkeschen Säulen (links unten) besteht. Die Zellen des Intermediolateraltraktes erscheinen hier meist bipolar, d. h. nach beiden Seiten spitz ausgezogen, daneben findet man aber auch eiförmige, dreieckige, kolbige und keulenförmige Zellen. Auf anderen Schnitten reicht diese Zellgruppe manchmal weiter in die mittleren Partien der grauen Substanz hinein.

Histologie der Verbindungsfasern zwischen Rückenmark und den Beckengeflechten, welche den inneren Organen anliegen.

Wie im makroskopischen Teile besprochen, gehen die Rami communicantes lumbales in den Plexus aorticus über; von diesem entspringt der Plexus hypogastricus, der sich bald in zwei Schenkel teilt, die in das Becken eintreten (vgl. Abb. 120). Durch die mikroskopische Untersuchung läßt sich nun nachweisen, daß die breiten bandartigen Nervenstränge der Plexus hypogastrici sich hauptsächlich aus marklosen Achsenzylindern zusammensetzen. Auf der Abb. 125 sind diese marklosen Fasern als ganz blasse Wellenlinien eben noch zu erkennen. Sehr viel deutlicher heben sich auf diesem Mikrophotogramm die durch die Weigertsche Markscheidenfärbung schwarz tingierten Markscheiden ab. Die Markfasern sind außerordentlich dünn und zart und nur ganz selten findet sich eine breitere, segmentierte Markfaser. Dem ganzen Verlauf der Plexus hypogastrici sind Ganglienzellen eingelagert. Auf Abb. 125 haben sich die Ganglienzellen, da sie mit Alaunkarmin gefärbt sind, als fortsatzlose Scheibchen dargestellt. Färbt man einen Schnitt aus dem Plexus hypogastricus mit einer Silbermethode, die auch die Fortsätze der Ganglienzellen zur Darstellung bringt, so läßt sich feststellen, daß hier derselbe Typus von Zellen vorliegt, wie er in den Ganglienknoten des Grenzstrangs vertreten ist. Aus der Ganglienzelle entspringen mehrere lange Fortsätze, die alle die Kapsel durchsetzen und weithin zu verfolgen sind. Kurz bevor der Plexus hypogastricus sich in seine beiden Schenkel teilt, ist ihm ein größeres Ganglion, das Ganglion hypogastricum inferius, eingelagert, das sich auch aus Ganglienzellen zusammensetzt, deren Dendriten sternförmig nach allen Seiten ausstrahlen.

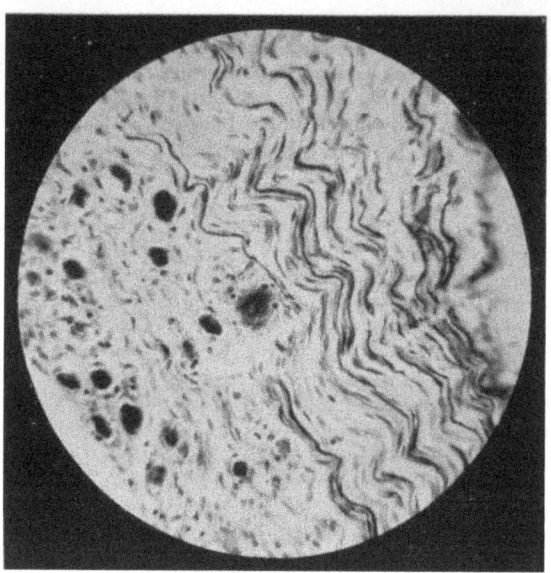

Abb. 125. Schnitt aus dem Plexus hypogastricus nach der Weigertschen Markscheidenfärbung behandelt. Der Nerv setzt sich hauptsächlich aus marklosen, hier blaß gebliebenen Achsenzylindern zusammen. Vereinzelt sind dünne, hier schwarzgefärbte Markscheidenfasern eingelagert. In der linken Hälfte des Bildes sind mehrere Ganglienzellen getroffen, auf der am weitesten rechts stehenden ist ein Kernbläschen und darin ein Kernkörperchen undeutlich zu erkennen.

Die Nervi erigentes

d. h. diejenigen dünnen Faserbündelchen, welche von den unteren Sakralnerven zu dem Nervengeflecht an der Rückseite der inneren Genitalien ziehen, unterscheiden sich nun in histologischer Beziehung sehr wesentlich von dem Plexus hypogastricus. Im Gegensatz zu diesem setzen sie sich ausschließlich aus markhaltigen Nerven zusammen und beherbergen niemals sympathische Ganglienzellen in ihrem Verlauf! Allerdings sind die Markfasern außergewöhnlich dünn. Abb. 126 gibt ein Bild von einem Längsschnitt durch eines der zarten Erigensbündelchen. Manche der Markscheiden zeichnen sich hier trotz starker Vergrößerung nur als dünne Linien ab. Daneben sind aber auch breite segmentierte Markscheiden eingelagert. Die unteren Sakralnerven, aus denen die Nervi erigentes entspringen, beherbergen lauter breite Markfasern!

Schließlich erhält das Nervengeflecht, welches den inneren Genitalien von hinten her anliegt, noch feine Nervenbündel aus den kleinen Ganglienknoten des sakralen und coccygealen Abschnitts des Grenzstrangs, wie solche auch in der schematischen Darstellung auf Abb. 120 eingezeichnet sind. Die Verbindungsfasern zwischen diesen Ganglien des sakralen Grenzstrangs und dem Nervengeflecht an der Rückseite der Genitalien sind in histologischer Hinsicht ganz „sympathischer" Art, d. h. sie bestehen hauptsächlich aus marklosen Fasern, dazwischen sind dünne Markfasern und ganz vereinzelte breite Markscheiden eingelagert. Fast jedesmal finden sich in Schnitten aus diesen Nervenbündelchen auch Ganglienzellen.

Die Histologie des Plexus prostaticus, des Plexus vesicae seminalis und des Plexus cavernosus wird wohl am besten gemeinschaftlich besprochen. Der Plexus hypogastricus und die Nervi erigentes treten an der hinteren unteren Gegend der Blase zu einem dichten, unentwirrbaren Geflechte zusammen. Versucht man dieses zu präparieren, so kann man in dem lockeren Binde- und Fettgewebe zwischen der Prostata und der Samenblase mehrere etwa stecknadelkopfgroße, aber etwas plattgedrückte Knötchen isolieren, in die Nervenfasern einstrahlen und von denen feine Fasern in das Gewebe der Drüsen

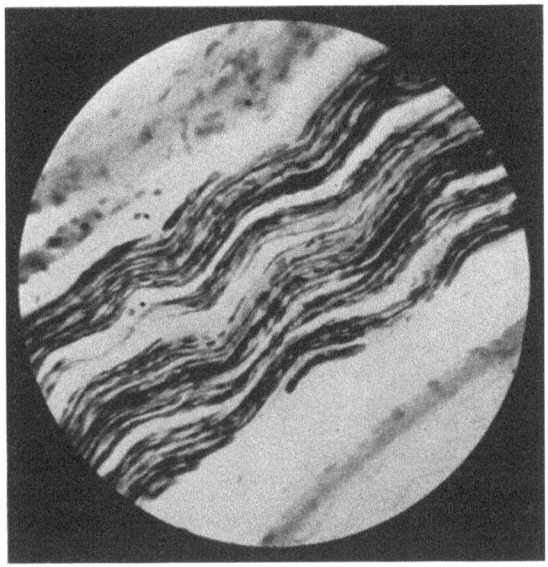

Abb. 126. Schnitt aus dem Nervus erigens (Nervus pelvicus) mit der Weigertschen Markscheidenfärbung behandelt. Diese Nervenfädchen setzen sich ausschließlich aus markhaltigen, allerdings sehr dünnen Nervenfasern zusammen.

einmünden. Gelingt es nicht, eigentliche Ganglienknötchen zu isolieren, so braucht man nur das hier befindliche Nervengeflecht zu schneiden und man wird stets auf Ganglienzellen stoßen. Die Ganglienzellen selbst liegen vielfach in Zeilen zwischen den Nervenfasern, sie stellen sich bei gewöhnlichen Färbungen als rundliche oder ovale, fortsatzlose Scheiben dar, die ein scharf umschriebenes helles Kernbläschen und darin ein stark gefärbtes Kernkörperchen beherbergen. Fast jedesmal weisen die Ganglienzellen kleine Häufchen gelblich-bräunlichen, körnigen Pigments auf.

Ein ganz anderes Bild erhält man bei der Behandlung der Schnitte nach der Bielschowskyschen Methode, die ja die Fortsätze der Ganglienzellen zur Anschauung bringt und somit erst ein wirkliches Bild von diesen Gebilden gibt. Da zeigt sich nun, daß die Ganglienzellen des Plexus prostaticus, des Plexus vesicae seminalis und des Plexus cavernosus rings von ihrer Peripherie zahlreiche Dendriten aussenden. Diese Fortsätze bleiben aber meist innerhalb der die Ganglienzelle umgebenden Kapsel. Um dies tun zu können, biegen sie sich, wie das auf den Abb. 127 und 128 schön zu sehen ist, hakenförmig um. Manchmal schließt die Hakenkrümmung einen Zellkern der Kapsel ein. An anderen Zellen verästeln sich die Dendriten noch zwischen den Zellkernen der perizellulären Kapsel. Vielfach endigen die Dendriten aber auch in plumpen Knöpfchen oder kurzen Verzweigungen, wie dies die mittlere Zelle der Abb. 19 auf Seite 21 demonstriert.

Der Achsenzylinder entspringt der Zelle meist breit, er durchsetzt die Zellkapsel und schließt sich bald — auf Abb. 19, Seite 21 ist dies gut zu verfolgen — den an der Zelle vorbeiziehenden Nervenfasern an.

Ein Vergleich der Ganglienzellen, die den Nervengeflechten an der Rückseite der inneren Genitalien eingelagert sind, mit den Ganglienzellen der sakralen Grenzstrangknoten und mit den Zellen des Plexus hypogastricus zeigt, daß hier doch zwei verschiedene Zelltpyen vorliegen. In dem letzteren Falle strahlen die Dendriten, die Kapsel durchsetzend, sternförmig nach allen Seiten weithin aus und es ist schwer, von ihnen den Achsenzylinder zu unterscheiden; die Dendriten der Ganglienzellen des Plexus prostaticus, des Plexus vesicae seminalis und des Plexus cavernosus bleiben dagegen intrakapsulär und differenzieren sich deshalb prinzipiell von dem Nervenfortsatz.

Doch muß zugegeben werden, daß es in beiden Fällen Übergangsformen gibt; so finden sich im Ganglion hypogastricum und in den Ganglien des sakralen Grenzstrangs auch

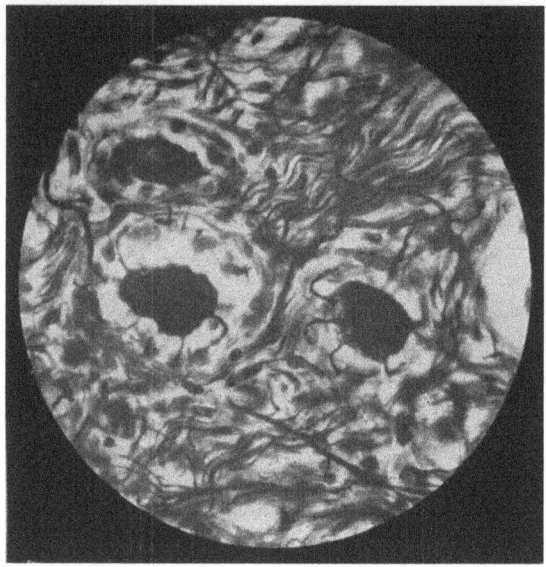

Abb. 127. Ganglienzellen aus dem Plexus prostaticus. Die hakenförmig gekrümmten Dendriten bleiben innerhalb der die Ganglienzellen umgebenden Kapseln.

Zellen mit intrakapsulären Dendriten, und im Plexus prostaticus sind wiederum manchmal Ganglienzellen anzutreffen, von denen mehrere lange Fortsätze die Kapsel durchsetzen.

In der Prostata selbst und in dem drüsigen Gewebe der Samenbläschen konnten wir keine Ganglienzellen feststellen; wohl aber sind reichlich marklose Nervenfasern, denen stets auch vereinzelte dünne Markröhrchen beigemengt sind, zwischen die Muskelfasern der Vorsteherdrüse und zwischen die Drüsenläppchen der Samenblasen hinein zu verfolgen. Wo und wie diese Fasern endigen, das konnten wir nicht konstatieren.

Die Nervi cavernosi, welche aus dem Plexus cavernosus entspringen und von hier als zarte, schwer zu präparierende Fäserchen nach dem Penis ziehen, setzen sich fast ausschließlich aus marklosen Nerven zusammen; nur ganz vereinzelt sind ihnen dünne markhaltige Fasern beigemischt. Ganglienzellen trafen wir in den Nervi cavernosi des Penis nicht mehr an.

Schließlich wären noch die Nervengeflechte zu besprechen, welche die Samenleiter umgeben und so sich bis in die Testikel hinab erstrecken. Auch diese bestehen hauptsächlich aus marklosen Nerven, nur etwa ein Sechstel der Fasern ist von dünnen Markscheiden umhüllt. Auch zwischen Nebenhoden und Hoden sind noch solche Nervenbündel zu treffen; dagegen gelang es uns nicht, hier noch Ganglienzellen darzustellen.

Bei einer Zusammenfassung der bisher bekannten anatomischen Tatsachen ist vor allem darauf hinzuweisen, daß das Nervengeflecht, welches den inneren Geschlechtsorganen anliegt, von **zwei verschiedenen Stellen des Rückenmarks, vom oberen Lumbalmark und vom untersten Sakralmark** aus Fasern bezieht. Der als Plexus hypogastricus bezeichnete Nervenstrang erhält seine Fasern aus den Rami communicantes der oberen Lumbalsegmente. Die Nervi erigentes entspringen aus den Sakralnerven. Geradeso wie die Fasern, welche durch den Vagus und durch die Nervi accelerantes zum Herzen

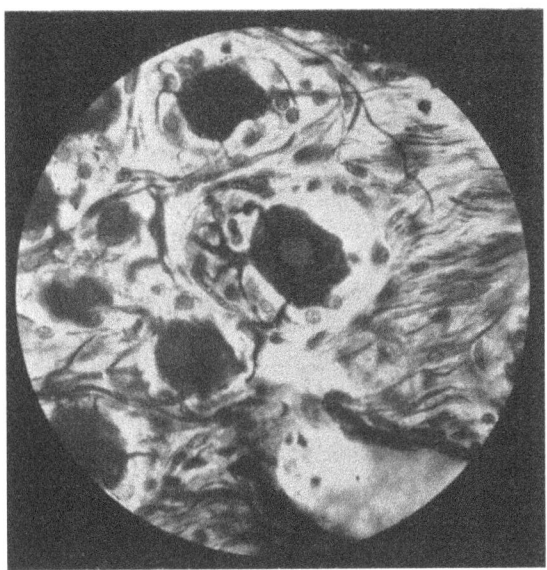

Abb. 128. Ganglienzellen aus dem Plexus prostatico-seminalis. Die obere Zelle hat kurze hakenförmige Dendriten. Aus der mittleren Ganglienzelle tritt nach links ein kräftiger Dendrit aus, der sich zwischen den rundlichen Zellkernen der die Ganglienzelle umgebenden Kapsel verästelt.

ziehen, in den unentwirrbaren Plexus cardiacus einstrahlen, geradeso vereinigen sich die aus dem Lumbalmark entspringenden Nerven des Plexus hypogastricus und die aus dem Sakralmark stammenden Nervi erigentes in dem Nervengeflecht des kleinen Beckens. Es ist wahrscheinlich, daß sowohl den Nervi erigentes im unteren Sakralmark als auch dem Plexus hypogastricus im oberen Lendenmark Ganglienzellengruppen entsprechen, welche als „spinale Zentren" für die Erektion und die Ejakulation und für die Vasokonstriktion der Penisgefäße funktionieren.

Physiologie.

Nach Herausnahme des Sakralmarks, aus dem doch die Nervi erigentes entspringen und in welches das spinale Zentrum für die Erektion verlegt wird, bot der betreffende Hund beim Zusammensein mit einer läufigen Hündin nicht nur alle Zeichen der Erregung, sondern es stellte sich auch rasch starke Steifung der Rute ein. Dies war auch der Fall, als noch dazu das untere Lumbalmark exstirpiert worden war, nur daß nun nach Reizung der Rute kein Sperma mehr aus der Harnröhre floß. Diese experimentell erwiesene Tatsache, daß beim Ausfall des Sakralmarks trotzdem noch Erektion und Austräufeln des Samens möglich ist, wird auch durch klinische Beobachtungen erhärtet [1]). Die Fasern, welche aus dem oberen Lumbalmark entspringen und welche über die Rami communicantes lumbales und die Plexus hypogastrici zum Nervengeflecht ins kleine Becken ziehen, scheinen also nicht lediglich, wie dies von Langley und Anderson festgestellt wurde, Vasokonstriktion, sondern unter Umständen durch Nachlassen des Tonus auch Vasodilatation auslösen zu können.

Das lumbale Genitalzentrum vermag somit augenscheinlich das im Sakralmark gelegene Erektionszentrum bis zu einem gewissen Grade zu ersetzen. Sehen wir doch auch bei der experimentellen Prüfung der Innervation der Pupillen, des Herzens oder des Darms nicht nur mit der Erhöhung, sondern auch mit dem Nachlaß des Tonus der zuleitenden Nerven gewisse Veränderungen in der Tätigkeit dieser Organe eintreten.

An der Existenz eines im unteren Sakralmark gelegenen Erektionszentrums dürfen wir wohl kaum mehr zweifeln. Tierversuche haben uns gelehrt[2]), daß auch nach Herausnahme des ganzen Lendenmarks und des obersten Sakralmarks reibende Bewegungen an dem Schaft der Rute stärkste Erektion des Penis und des Bulbus erzeugten. Ein solch mechanisch auszulösender Reflex ist aber nicht mehr zu erhalten, wenn das untere Sakralmark fehlt, dann kann es nur noch auf psychische Eindrücke hin über das obere Lumbalmark zur Erektion kommen.

Die Frage, ob bei den Reflexen, welche den Genitalfunktionen zugrunde liegen, auf einen Reflexbogen auch außerhalb des Rückenmarks, lediglich in dem Geflechte des Plexus prostaticus oder des Plexus vesicae seminalis geschlossen werden kann, möchten wir also verneinen.

Wenn beim Magen und Darm gewisse sensible Reize Anregung zur Kontraktion der Muskulatur und Tätigkeit der Drüsen geben, und wenn wir annehmen müssen, daß diese Reflexe in den Wandungen dieser Organe ablaufen, so dürfen jene nervösen Vorgänge doch nicht ohne weiteres mit den Genitalreflexen verglichen werden; denn bei den mechanischen und chemischen Reizen, welche auf die Magen- und auf die Darmschleimhaut einwirken, handelt es sich ja nicht um Empfindungen, die zum Bewußtsein dringen. Die sensiblen Reize an der Glans penis, welche zur Erektion und Ejakulation führen, werden dagegen im Großhirn empfunden und somit durch zerebrospinale Fasern zum Rückenmarke geleitet. Es ist nun nicht bekannt, daß von diesen sensiblen Bahnen außerhalb des Rückenmarks direkte Verbindungswege zu den Nervengeflechten an den inneren Genitalien ziehen, vielmehr müssen wir annehmen, daß, wie dies auf Abb. 120 dargestellt ist, die sensiblen Reize zum unteren Abschnitt des Rückenmarks gelangen und daß dort im unteren Rückenmarksabschnitt

---

[1]) Ein Mann, dem, wie die Autopsie zeigte, das obere Sakralmark und das untere Lumbalmark durch einen Bruch des 1. Lendenwirbels zerstört war, zeugte nach dem Unfall noch zwei gesunde Kinder. Die Erektion war freilich nicht ganz vollständig und die Ejakulation erfolgte langsam nur tropfenweise.

[2]) Vergleiche L. R. Müller, Klinische und experimentelle Studien über die Innervation der Blase, des Mastdarms und des Genitalapparates. Deutsche Zeitschr. f. Nervenheilk. Bd. 21, 1901 und Über die Exstirpation der unteren Hälfte des Rückenmarks und deren Folgeerscheinungen. Deutsche Zeitschr. f. Nervenheilk. Bd. 30, 1906.

ein Überspringen des Reizes auf diejenigen Ganglienzellengruppen erfolgt, welche die spinalen Erektions- und Ejakulationszentren darstellen.

Anders liegen die Verhältnisse bei der Gebärmutter! Diese ist nach Abtrennung von allen spinalen Nerven noch imstande, eine Frucht zur rechten Zeit und in gehöriger Weise auszustoßen. Von der Gebärmutter zieht aber kein zerebrospinaler Empfindungsnerv zum Rückenmark. In dieser Beziehung ist der Uterus mit dem Darme zu vergleichen, in dem ja auch nach Abtrennung von sämtlichen Nerven noch Bewegungen zustande kommen. Für die männlichen Geschlechtsorgane müssen wir aber, wie für die Pupillen, die Speicheldrüsen, die Schweißdrüsen und für die Piloerektoren annehmen, daß die Reflexe im zerebrospinalen System geschlossen werden. Das ist bei allen Organen der Fall, deren Tätigkeit auf die Reizung solcher sensibler Nerven reagiert, die bewußte und lokalisierbare Empfindungen leiten.

Nach diesen allgemeinen Bemerkungen sei noch im besonderen auf die einzelnen Bedingungen, unter welchen die Erektion, die Ejakulation und der Orgasmus eintreten, eingegangen.

Die Erektion

kann bekanntlich nicht direkt willkürlich ausgelöst werden. Indirekt läßt sich aber eine Steifung erzielen:

1. durch Einwirkung sinnlicher Eindrücke. Diese können auf dem Wege des Olfaktorius, des Optikus, des Akustikus oder der Nerven, welche die Berührungsempfindung leiten, in das Großhirn gelangen.

Bedingung ist nur, daß sie imstande sind, auf Grund von Assoziationen eine geschlechtslustige Stimmung zu erzeugen.

Eine Erektion kann aber auch ohne äußerliche Einwirkung auf das Gehirn, lediglich auf Grund von sinnlichen Erinnerungen oder von lüsternen Vorstellungen zustande kommen.

Vom Gehirn wird die Erregung auf bisher unbekannten Bahnen nach dem vermutlich im unteren Sakralmark gelegenen, spinalen Erektionszentrum geleitet.

2. Kann es auf rein reflektorischem Wege zur Erektion kommen. Bei einem Hunde, dem das Rückenmark im Brustmark oder Lumbalmark durchtrennt ist und bei dem sinnliche Eindrücke (Zusammensein mit einer läufigen Hündin) keine Erektion verursachen, kann eine solche durch sensible Reize an der Glans (reibende Bewegungen) ausgelöst werden. Der hierbei eingeschlagene Reflexbogen: Genitalkörperchen, Nervus dorsalis penis, N. pudendus communis, viertes Sakralspinalganglion, spinales Erektionszentrum im Sakralmark, Nervi erigentes, Plexus cavernosus mit seinen Ganglienzellen, Nervi cavernosi, ist auf Abb. 129 im Text schematisch dargestellt. Als reflexogene Zone für diesen Auslösungsmodus der Erektion scheint das Membrum bzw. die Glans penis anzusprechen zu sein.

3. Stellt sich eine Erektion auch manchmal ohne bekannte Ursachen (wie sinnliche Eindrücke, lüsterne Gedanken, Reizung des Membrum oder stärkere Füllung der Blase) ein. Es muß da wohl mit der Möglichkeit gerechnet werden, daß unter dem Einfluß der inneren Sekretion der Geschlechts-

drüsen das spinale Erektionszentrum im Sakralmark oder die im Plexus prostaticus und im Plexus cavernosus eingelagerten Ganglienzellen in einen Erregungszustand geraten.

Die Steifung des Membrum hält unter normalen Umständen, d. h. wenn es nicht zum pathologischen Priapismus gekommen ist, immer nur beschränkte Zeit an; sie bleibt bestehen, solange die geschlechtslustige Stimmung andauert oder solange die peripherischen Reizungen noch einwirken. Nach der Ejaculatio seminis tritt rasch Erschlaffung des Penis ein; dafür ist in erster Linie wohl ein Nachlaß des Tonus in den Nervi erigentes verantwortlich zu machen. Wenn sich aber das Membrum wesentlich verkleinert, und wenn seine äußere Bedeckung runzelig und faltig wird, so ist das nicht nur durch einen Nachlaß des Tonus der Nervi erigentes und eine Verminderung der Weite der Gefäße bedingt; vielmehr wird dies sicherlich durch eine aktive Kontraktion der glatten Muskulatur, welche in den Schwellkörpern und in der Haut des Penis eingelagert ist, verursacht. Bei manchen Tieren, so z. B. beim Hunde, läßt sich ja ein

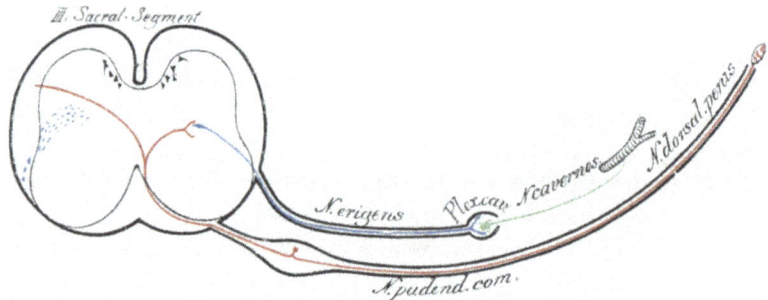

Abb. 129. Schematische Darstellung des spinalen Erektionsreflexes.
Rot: sensible, zentripetale Bahnen, blau: zentrifugale, präganglionäre, grün: zentrifugale, postganglionäre Bahnen.

Bündel glatter Muskulatur, der „Musculus retractor penis" isolieren, dessen Aufgabe es ist, den Penis zu verkürzen. Augenscheinlich beherbergt der Nervus dorsalis penis die sympathischen Fasern, welche diese Muskeln innervieren.

Zur Zusammenziehung der glatten Muskulatur in den Corpora cavernosa des Penis kommt es unter der Einwirkung von gewissen, der Geschlechtslust entgegenstehenden Stimmungen, wie des Ekels oder der Angst und insbesondere unter der Einwirkung der Kälte auf die Haut des Rumpfes und der Oberschenkel. So häufig sich eine spontane Steifung des Membrums im warmen Bett oder im warmen Vollbad einstellt, im kalten Bad wird es immer zur Schrumpfung des Penis kommen, selbst dann, wenn das betreffende Individuum durch erotische Eindrücke oder durch erotische Erinnerungen beherrscht wird.

Geradeso wie die Gefäße des übrigen Körpers, so sind auch die Gefäße des Penis unserer Willkür entzogen. Aber auf dem Umwege durch willkürliche vorherige Liebkosungen und damit durch willkürliche Provokation der Geschlechtslust erfahren bei Menschen und bei Tieren, beim Manne und beim Weibe die Wollustorgane in dem Augenblicke, da sich beide Geschlechter zur Begattung anschicken, bereits die nötigen Vorbereitungen.

Die Ejakulation.

Zum Erguß des Samens kommt es bei gesunden Individuen im wachen Zustand nur auf Reizung der Glans penis. Und zwar muß es qualitativ eine ganz bestimmte Art der Erregung sein. Einfache Berührungen, Schmerzreize, elektrische Reize, Temperaturreize sind nicht imstande, eine Ejakulation zu provozieren. Der adäquate Reiz für die Auslösung des Samenergusses besteht in leicht reibenden Bewegungen der feuchten Glans penis. Ähnlich wie zum Zustandekommen der Kitzelempfindung am Rumpf, die ja auch mit einer gewissen wollüstigen Empfindung einhergeht, die Wiederholung eines leichten Reizes notwendig ist, so ist auch für die Auslösung der wollüstigen Empfindung, die schließlich zur Ejakulation führt, eine gewisse Summe der reibenden Reize unerläßlich. Wie lange diese Reize einzuwirken haben, bis es zum Samenerguß kommt, hängt ganz von individuellen Verhältnissen, wie von dem Grade des allgemeinen psychischen Erregungszustandes, vom Alter und vom Wohlbefinden des betreffenden Individuums und von dem Füllungszustand der Geschlechtsdrüsen ab.

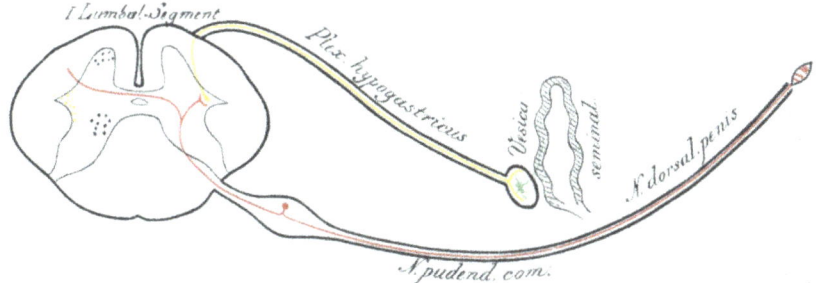

Abb. 130. Schematische Darstellung des spinalen Ejakulationsreflexes.
Rot: zentripetale, sensible Fasern, gelb: viszeromotorische Bahnen, grün: postganglionäre viszeromotorische Bahnen.

Die Frage, ob die Erregung der wollüstigen Empfindung von spezifischen charakteristischen Genitalnervenendkörperchen ausgeht, ist noch nicht endgültig gelöst. Wir sind nicht zu der Überzeugung gekommen, daß sich die nervösen Endkörperchen, welche sich in der Glans penis finden, prinzipiell von den Tastkörperchen, wie sie von Krause, Wagner und Meißner zuerst beschrieben worden sind, unterscheiden. Doch ist zuzugeben, daß in der Form, in der Anordnung und in der Zahl der sensiblen Nervenendorgane gewisse Unterschiede zwischen der Bedeckung der Glans penis und der Bedeckung des Rumpfes und der Extremitäten bestehen.

Die Bahnen, in welchen der Reflexbogen abläuft, welcher zur Ejakulation führt, lassen sich wohl vermuten: Von den sensiblen Endkörperchen in der Glans penis läuft die Erregung, wie auf Abb. 130 im Text schematisch dargestellt ist, durch den Nervus dorsalis penis und den Nervus pudendus communis zu einem Spinalganglion der unteren Sakralwurzeln und von hier durch Fasern der Cauda equina zum Rückenmark. Das Ejakulationszentrum ist zweifellos im oberen Lumbalmark zu suchen. Von hier gelangen die Erregungen über die lumbalen Rami communicantes und die Nervi hypogastrici zu den Beckengeflechten. Mit dieser Annahme stimmt die von uns festgestellte Tatsache überein, daß bei einem Hunde, dem das obere Lumbalmark herausgenommen, der aber noch im Besitz des Sakralmarks geblieben war, durch reibende Bewegungen zwar stärkste Erektion, aber keine Ejakulation mehr ausgelöst werden konnte.

In den Nervengeflechten, welche den inneren Genitalien im kleinen Becken von hinten her angelagert sind, ist also die letzte Station, welche der Ejakulation vorsteht, zu suchen. Von hier ziehen postzelluläre Fasern zu der kräftigen glatten Muskulatur der Samenstränge, der Samenbläschen und der Vorsteherdrüse.

Noch nicht entschieden ist es, in welchen Ganglienzellengruppen die **Summation** der von der Glans penis kommenden Empfindungen erfolgt, ob in dem spinalen Ejakulationszentrum oder in dem peripherischen Gangliengeflecht am Beckenboden. Da es sich aber um eine Addierung sensibler Reize handelt, liegt die Vermutung nahe, daß dies im Rückenmark bzw. im oberen Lumbalmark geschieht. Hat die Summe der sensiblen Reize eine gewisse Höhe erreicht, so kommt es mit einem Male zur gleichzeitigen Kontraktion der glatten Muskulatur aller inneren Geschlechtsorgane und zum gemeinschaftlichen Erguß ihrer Produkte in den hinteren Teil der Harnröhre. Nun setzt ein rein spinaler Reflex ein: die quergestreifte Muskulatur des Constrictor urethrae, des Bulbo- und Ischiocavernosus kontrahiert sich stoßweise und führt so erst zur eigentlichen „Ejaculatio seminis".

Es scheint also, daß das Zentrum für die quergestreifte Ejakulationsmuskulatur mit dem spinalen Zentrum für die glatte Muskulatur der Ductus deferentes, der Vesiculae seminales und der Prostata direkt gekuppelt ist. Und wenn dies der Fall ist, dann muß auch die Summation der sensiblen Reize, die schließlich zur Ejakulation führt, im Rückenmarke erfolgen.

Nun kann es aber auch **ohne** sensible Reize am Penis zum Samenerguß kommen. Dies ist allerdings nur während des Schlafes der Fall. Was aber als auslösendes Moment der nächtlichen **Pollutionen** angesprochen werden muß, ist noch nicht klargestellt. Es liegt nahe, die mit den Pollutionen einhergehenden sinnlichen Träume dafür verantwortlich zu machen. Im wachen Zustand können bekanntlich erotische Vorstellungen — beim gesunden Menschen wenigstens — keinen Samenerguß auslösen. Es müssen also im Schlafe gewisse Hemmungen wegfallen, welche im Wachen das Zustandekommen der Ejakulation verhindern.

Vielleicht liegen die Verhältnisse ähnlich wie bei der Enuresis nocturna. Bei dieser löst doch augenscheinlich ein gewisser Füllungszustand der Harnblase einen spontanen Entleerungsreflex aus und die Träume beziehen sich dann auf diesen Vorgang. Ebenso wäre es möglich, daß bei einem gewissen Spannungs- und Füllungszustand der Samenblase und der Prostata im Schlafe sich der Ausstoßungsreflex automatisch auslöst, und daß dann die Träume sich sekundär diesem Vorgang anpassen. Jedenfalls geht auch der im Schlafe erfolgende Samenerguß mit einer Wollustempfindung einher. Diese Empfindung,

der Orgasmus,

setzt augenscheinlich mit dem Zeitpunkt ein, in welchem die peristaltische Kontraktion der glatten Muskulatur der inneren Geschlechtsorgane anfängt.

Der Beginn des Orgasmus geht also der Ausschleuderung des Samens aus den Urethralwegen um wenige Momente voraus.

Nun wäre noch die Frage zu beantworten, wo und wie entsteht diese Wollustempfindung? Kommt sie wohl an derjenigen Stelle des Rückenmarks zustande, wo wir vermuten, daß die Summation der von der Glans penis kommenden Reize stattfindet, und von welcher der Ejakulationsreflex ausgelöst wird? Dieser Auffassung können wir uns nicht anschließen. Es gibt keinen Anhaltspunkt dafür, daß ein intraspinal ablaufender Vorgang, wie ihn die Überleitung der Erregung von sensiblen Fasern auf die spinalen Zentren vegetativer Funktionen darstellt, eine Empfindung verursacht. Viel plausibler scheint es uns, daß die Kontraktionsbewegungen der glatten Muskulatur der inneren Geschlechtsorgane das auslösende Moment und die Ursache des Orgasmus sind.

Mit dem Auftreten des Orgasmus springt die Erregung auch auf das übrige vegetative Nervensystem über. So kommt es zur Erweiterung der Pupillen, zur Beschleunigung und zur Verstärkung der Herzaktion und zum Schweißausbruch.

Aber auch im Rückenmark werden, abgesehen von den Kontraktionen der Musculi ischio- und bulbi-cavernosi, mit dem Einsetzen des Orgasmus noch krampfartige Streckungen in den unteren Extremitäten ausgelöst. Diese konvulsiven Streckungen der unteren Extremitäten sind nicht auf eine zerebrale Innervation, sondern auf einen spinalen Reflex zurückzuführen. Bei einem Hunde, dem das Rückenmark oberhalb des Lumbalmarkes durchschnitten ist, kommt es nach reibenden Bewegungen am erigierten Membrum gleichzeitig mit der Ejaculatio seminis zu tonisch-klonischen Kontraktionen in den Streckmuskeln der willkürlich gelähmten hinteren Extremitäten.

Die zerebrale Innervation der männlichen Geschlechtsorgane.

Da die Funktionen der männlichen Geschlechtsorgane durch psychische Wahrnehmungen und durch seelische Vorgänge sehr wesentlich beeinflußt werden, liegt die Vermutung nahe, daß im Gehirn auch eine Stelle bestehe, von der diese Beeinflussung erfolgt, daß somit ein zerebrales Genitalzentrum vorliege.

Im Gegensatz zu all den Autoren, die ein „Sexualzentrum" in der Hirnrinde annehmen, sind wir der festen Überzeugung, daß dort ein umschriebenes Zentrum für die Erektion und für die Ejakulation nicht besteht.

Weder die Physiologie noch die Pathologie haben bisher irgend einen sicheren Anhaltspunkt für das Bestehen irgend eines kortikalen Zentrums erbracht, welches vegetativen Funktionen vorstehen würde.

Die Rinde des Großhirns dient, wie Edinger so überzeugend nachweist, lediglich der bewußten Wahrnehmung, der Gnosis, und der bewußten Handlung, der Praxis. Außer den notwendigen Zentren für die Gnosis und die Praxis und für die dazu notwendigen Gedächtnisassoziationen beherbergt aber der Cortex cerebri keine Zentren für vegetative Funktionen, also auch nicht für die Organe, welche der Fortpflanzung dienen.

Nun stehen aber die Geschlechtsfunktionen zweifellos unter dem Einfluß des Großhirns. Welches ist die Art dieses Einflusses und auf welchen Wegen wird er vom Gehirn zu den Geschlechtsorganen geleitet?

Mit dem Willen allein läßt sich weder Erektion noch Ejakulation erzielen. Nur über den Umweg, daß das Individuum sich in Situationen bringt, welche die Geschlechtslust erregen oder über den Umweg des reinen Reflexes durch Frictio membri kann der Wille zum Zustandekommen der Erektion und der Ejakulation beitragen.

Die Intelligenz hat gar keine Einwirkung auf die Tätigkeit der Geschlechtsorgane.

Von den psychischen Vorgängen scheinen einzig und allein diejenigen Erregbarkeitsveränderungen des Zentralnervensysems, welche wir Stimmungen nennen, einen Einfluß auf die spinalen Zentren der Geschlechtsorgane auszuüben.

Diejenige Stimmung, welche die Genitalien beeinflußt, und welche zur Erektion führt und die Ejakulation beschleunigt, ist die Geschlechtslust. Die Libido ist aber ebensowenig wie die Freude oder die Angst und der Schrecken auf eine bestimmte Stelle des Gehirns, auf ein Zentrum zu lokalisieren. Sie ergreift, „durchzittert" das ganze zentrale Nervensystem.

Alle Stimmungen und damit auch die Geschlechtslust sind ein Produkt von Assoziationen. Nur die Erfahrung, daß einem in dieser und jener Situation Gefahr droht, treibt den Angstschweiß aus der Stirne. Das Mädchen, welches errötet, wenn es sich in Gegenwart eines Mannes entkleiden muß, tut dies nicht, wenn nur ihre Mutter zugegen ist. So kommt auch die Geschlechtslust auf Grund von Assoziationen zustande.

Beim jungen Manne wird der Händedruck eines Freundes oder der leiblichen Schwester keine besondere Stimmung auslösen. Ein zarter Druck eines geliebten oder begehrten Wesens kann den Betroffenen von Leidenschaft erschauern lassen. Es ist aber zum Entstehen der Libido gar nicht notwendig, daß die Eindrücke direkt von einer Person des anderen Geschlechts erfolgen; sinnliche Vorstellungen oder Erinnerungen allein genügen schon zum Zustandekommen derjenigen Stimmung, welche wir Geschlechtslust nennen und welche die Genitalien zur Ausübung des Geschlechtsaktes in Bereitschaft stellen. Es sind aber auch hier wieder nicht die Geschlechtsorgane allein, welche auf Erinnerungen und bloße Vorstellungen hin reagieren, z. B. läuft uns schon beim Gedanken an eine leckere Mahlzeit „das Wasser im Munde zusammen" und das Auge einer Mutter füllt sich jedesmal mit Tränen, wenn sie des Verlustes eines geliebten Kindes gedenkt.

Unerläßlich notwendig zur Auslösung der Geschlechtslust ist aber, daß das Zentralnervensystem unter dem Einfluß der inneren Sekretion der Geschlechtsdrüsen steht. In der Krankheit, so lange die Geschlechtsdrüsen noch nicht funktionieren und auch noch kein inneres Sekret liefern, tritt auch noch keine Geschlechtslust auf.

Dem frühzeitig Kastrierten, bei welchem auch die Prostata und die Samenbläschen unentwickelt geblieben sind, ist die Geschlechtslust dauernd versagt. Wenn von den Autoren, welche ein umschriebenes Genitalzentrum im Großhirn annehmen, vermutet wird, daß dieses Zentrum durch die Produkte der inneren Sekretion der Geschlechtsdrüsen „erotisiert" wird, so möchten wir uns dahin aussprechen, daß das Großhirn und damit unser Denken durch diese Stoffe für sinnliche Eindrücke und erotische Vorstellungen und Wünsche empfänglicher gemacht wird. Erst unter der Einwirkung dieser inneren Sekrete ist das Großhirn imstande, auf Grund von Assoziationen mit einer geschlechtslustigen Stimmung zu reagieren.

Der Geschlechtstrieb und die Geschlechtslust sind zu verschiedenen Zeiten verschieden stark. Dies ist sicherlich auf eine mehr oder minder reichliche innere Sekretion der Geschlechtsdrüsen zurückzuführen. Bei den Tieren mit ausgesprochener Brunstzeit stellt sich mit der Brunst eine Schwellung und eine innere Sekretion der Geschlechtsdrüsen ein

Beim Menschen sinkt nach der Kohabitation die Geschlechtslust meist für einige Zeit auf ein Minimum. Ob dies deshalb erfolgt, weil nicht nur das Sperma ejakuliert wurde und damit der Füllungs- und Spannungszustand der Geschlechtsdrüsen nachgelassen hat, sondern weil auch die Produkte der inneren Sekretion während des Spannkraft verzehrenden Geschlechtsaktes verbraucht wurden, läßt sich schwer entscheiden.

In dieser Zeit der geschlechtlichen Wunschlosigkeit können sinnliche Eindrücke ebensowenig Geschlechtslust und Erektion erzeugen, wie im Zustand der Sättigung der Anblick und der Geruch von geschmackreizend zubereiteten Speisen den Appetit anregen oder Sekretion der Magendrüsen auslösen können.

Mit der zunehmenden Füllung der Geschlechtsdrüsen stellt sich auch die innere Sekretion von libidogenen Stoffen wieder ein und nach längerer Abstinenz übt die Geschlechtslust auf den Mann in jüngeren Jahren einen so übermächtigen Einfluß aus, daß Moral und Vernunft unter Umständen schwer dagegen ankämpfen.

Je stärker die Wirkung der Libido, desto geringerer örtlicher Reizung bedarf es zum Zustandekommen der Ejakulation.

Für die Pathologie der Sexualfunktionen ist es von Wichtigkeit, daß die Verdrängung der geschlechtslustigen Stimmung durch eine andersartige psychische Emotion wie z. B. durch die Sorge oder durch den Ekel auch sofort zum Nachlaß der Erektion führt. So sind die Fälle von psychischer Impotenz zu erklären. Die Sorge, die Geschlechtskraft könnte versagen, läßt auch tatsächlich die zum Zustandekommen der Erektion notwendige Geschlechtslust nicht aufkommen.

Eine Beeinträchtigung erfährt die Geschlechtslust natürlich auch bei mangelnder innerer und äußerer Sekretion der Geschlechtsdrüsen, wie sie das Alter und fast alle schwächenden Krankheiten mit sich bringen.

Wenn nun die Gehirnrinde, wie wir das annehmen, kein umschriebenes Zentrum für die Erektion und für die Ejakulation beherbergt, wenn, wie wir vermuten, die Geschlechtslust ein Produkt von Assoziationen ist, die unter dem Einfluß der inneren Sekretion der Geschlechtsdrüsen ihren erotischen Charakter bekommen, auf welchem Wege übt dann das Großhirn die Einwirkung auf die im Sakralmark und im Lumbalmark liegenden spinalen Zentren der Erektion und Ejakulation aus? Bei Faradisation der Hirnschenkel, bei elektrischer Reizung des Rückenmarks, bei Läsionen des Halsmarks und des Brustmarks wurde das Auftreten von Erektion beobachtet. Aus den Hintersträngen des Sakralmarks strahlen nach vorne, also ventralwärts, büschelförmig Fasern aus, die in der Intermediolateralsubstanz sich aufsplittern und zweifellos langen zentrifugalen Bahnen entsprechen. All diese Momente können dafür ins Feld geführt werden, daß von den subkortikalen Gehirnzentren aus direkte nervöse Verbindungen mit den Zentren im unteren Sakralmark bestehen. Bei dieser Annahme würde also ein hypothetisches Genitalzentrum in den Basalganglien des Gehirns durch die in der Gehirnrinde zustande kommenden Assoziationen beeinflußt werden, und von hier würde die Leitung durch die Hirnschenkel und durch das Rückenmark erfolgen. Es scheint uns nun die Möglichkeit, daß den Organen, welche auf die im Großhirn entstehenden Stimmungen reagieren, keine eigenen subkortikalen Zentren und keine besonderen Fasersysteme im Rückenmark zur Verfügung stehen, wohl zu erörtern zu sein. Die betreffende Stimmung würde nach dieser Annahme nicht nur die Erregbarkeitsverhältnisse des ganzen Gehirns, sondern auch die des Rückenmarks ändern und sich somit auch auf gewisse spinale Organzentren erstrecken. Beobachtungen an Individuen, die unter dem Einfluß der Freude oder der Verstimmung stehen, stützen diese Vermutung. Bei der Freude kommt es nicht nur zu lebhafterer Herztätigkeit und zur Rötung des Gesichts, auch der Gedankenablauf ist ein rascherer und die Bewegungen werden frischer und mit mehr Kraft ausgeführt. Umgekehrt ist es bei der Trauer und bei der Verstimmung. Wir dürfen also vermuten, daß sich unter dem Einfluß der Stimmung überhaupt die Innervationsbedingungen ändern. Nun ist aber auch bei der Geschlechtslust, wie ja schon der Name „Lust" sagt, die Stimmung eine „erhöhte". Und diese erhöhte Stimmung, die das ganze Gehirn und Rückenmark durchzittert, äußert sich in erhöhtem Kraftgefühl, in der Lust zum Singen und zum Tanz, aber auch in der Neigung zu Gewalttätigkeit.

Wir brauchen uns ja nur in der Natur umzusehen: Das verliebte, kokette Benehmen eines Spielhahns oder der Kampfesmut eines brünstigen Hirsches sind Beweise dafür, daß die Geschlechtslust nicht nur auf das vegetative, sondern auf das gesamte zerebrospinale Nervensystem im Sinne einer Erhöhung des Turgors einen Einfluß hat.

In der Ausübung des Geschlechtsaktes hat der Mensch vor den Tieren, auch vor den ganz niederstehenden, soweit sie nur bisexuell veranlagt sind, gar nichts voraus. Durch die verschiedenen, den einzelnen Tiergattungen und ihren Lebensbedingungen angepaßten Variationen ist es stets gewährleistet, daß der vom Männchen kommende Same innerhalb des weiblichen Körpers oder wie bei den Fischen außerhalb des Körpers mit den Eiern des Weibchens in Kontakt kommt.

Nur darin besteht ein Unterschied zwischen Mensch und Tier, daß beim Menschen der Geschlechtstrieb bewußt empfunden wird und daß der Mensch imstande ist, seinen Trieb zu beherrschen.

Das von den inneren Sekreten der Geschlechtsdrüsen ausgelöste Drängen und Sehnen nach dem anderen Geschlecht wird von dem menschlichen Großhirn und damit von der Psyche nicht nur bewußt gefühlt, sondern dort auch zu den edelsten Regungen, dessen der Mensch fähig ist, zur Empfindung der Liebe verarbeitet.

Mit der geschlechtlichen Betätigung fröhnt der Mensch nicht egoistischen Zwecken oder der Genußsucht, sondern er folgt, wenn auch vielfach unbewußt, den zwingenden Gesetzen, mit denen die Natur sich die Erhaltung der Arten gesichert hat.

Die Innervation der weiblichen Genitalien[1].

Von

W. Dahl-Würzburg.

Das Frankenhäusersche Geflecht und die Nervenversorgung der Gebärmutter.

Der Uterus erhält seine nervöse Versorgung von dem Gangliengeflecht, das an den Kanten der Gebärmutter liegt und feine Nerven in die Uterusmuskulatur

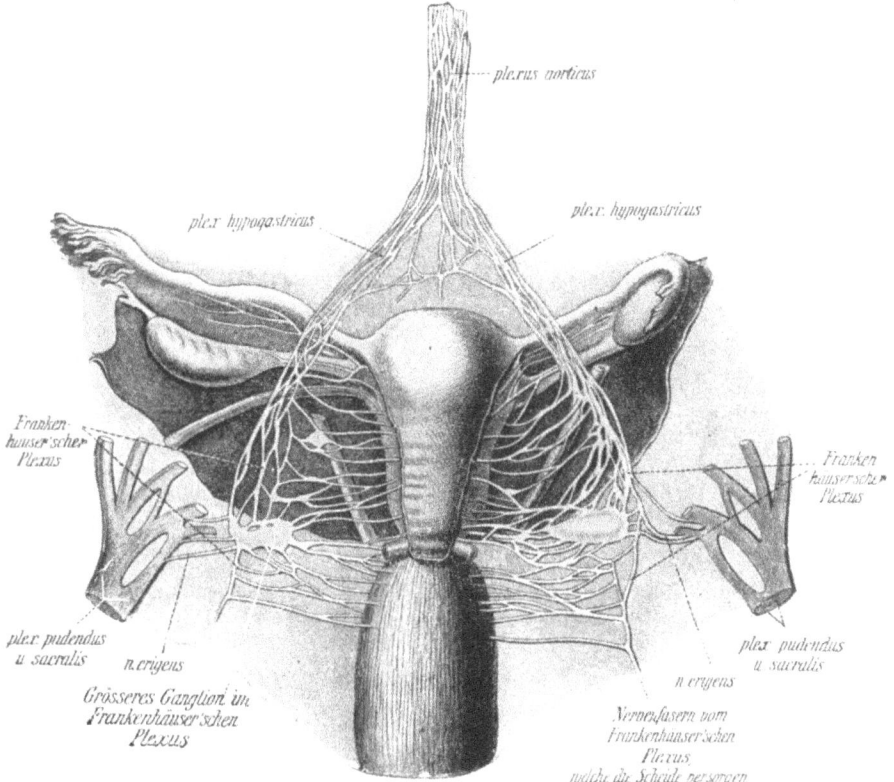

Abb. 131. Makroskopische Darstellung des hypogastrischen Nervengeflechtes, des N. erigens und des Frankenhäuserschen Plexus.

entsendet. Dieses Geflecht wurde von Frankenhäuser zuerst beschrieben und hat nach diesem Autor seinen Namen.

Aus Weigert-Pal-Präparaten, die mit Karmin nachgefärbt wurden, ist zu entnehmen, daß sich die makroskopisch erkennbaren Ganglienknoten dieses Geflechtes wieder aus zahllosen kleinen Ganglienzellanhäufungen zusammensetzen, die durch Bindegewebe voneinander getrennt sind. Abb. 132 ist nach einem solchen Präparat gezeichnet. Auf ihr ist

---

[1] Nach einer in der Zeitschrift für Geburtshilfe und Gynäkologie, Bd. 78, niedergelegten Arbeit; dort ist auch die große Literatur über Innervation der weiblichen Genitalien ausführlich berücksichtigt.

deutlich zu ersehen, wie markhaltige Fasern von links in Gruppen von Ganglienzellen eintreten und wie auch zwischen solchen Ganglienzellen vereinzelte Markscheiden dahinziehen. Zwischen den Ganglienzellengruppen finden sich Gefäße, Fettzellen und Bindegewebe. Die Fasern, welche aus den Ganglienknötchen auf der Zeichnung nach rechts ausstrahlen, entbehren zum größten Teil der Markscheiden.

Aus Abb. 131 und 132 mag entnommen werden, daß man auch auf Grund der makroskopischen und mikroskopischen Untersuchung von einem einheitlichen Frankenhäuserschen Ganglion nicht sprechen kann. Auch Schnitte durch das regelmäßig zu findende größere Ganglion rechts und links der Zervix zeigen, daß sich dies aus kleineren oder größeren Gruppen von Ganglienknötchen zusammensetzt, die durch Bindegewebe miteinander verbunden sind. In die Ganglienknötchen strahlen marklose und markhaltige Nerven ein.

Häufig ziehen markhaltige Nervenbündel neben den Ganglienzellengruppen vorbei, um vielleicht in andere, die nicht auf diesem Schnitte getroffen sind, einzumünden. Bei

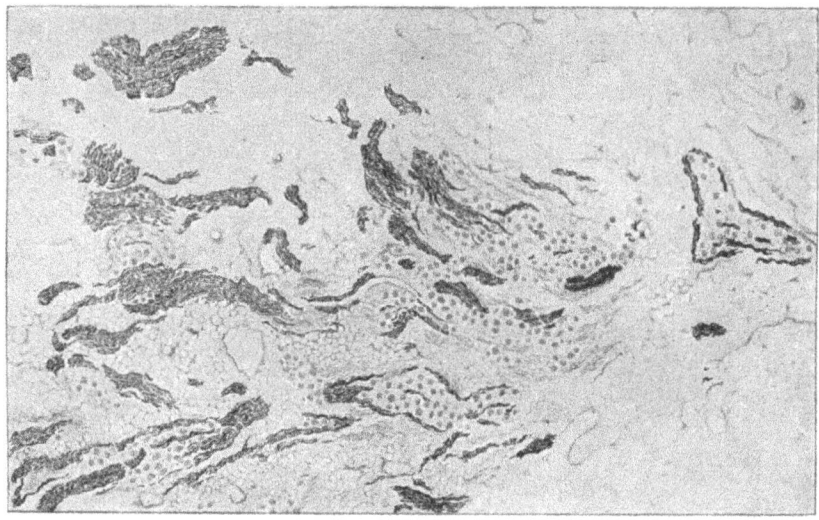

Abb. 132. Schnitt durch den Frankenhäuserschen Plexus. (Schwache Vergrößerung.) (Färbung nach Weigert-Pal.)

der Durchsicht der Präparate gewinnt man den Eindruck, daß mehr markhaltige wie marklose Nerven im Plexus Frankenhäuser vorhanden sind.

Schnitte durch die makroskopisch darstellbaren Nerven, welche die einzelnen so zahlreichen Ganglienknötchen miteinander verbinden, ergaben, daß es sich auch hier um typische „sympathische" Nerven handelt, die aus marklosen und markhaltigen gewellten Fasern zusammengesetzt sind. Gar oft liegen vereinzelte Ganglienzellen zwischen den Nervenfasern. Größere Anhäufungen von Ganglienzellen finden sich aber fast regelmäßig an den Gabelungen der Nerven, die auch makroskopisch durch eine kleine Verdickung auffallen.

Die Ganglienzellen des Frankenhäuserschen Plexus zeigen bei den gewöhnlichen Zellfärbungen mit Hämatoxylin keinerlei Unterschiede gegenüber den Bildern, wie wir sie schon bei den männlichen Genitalien am Plexus hypogastricus gesehen haben. Auch die Bielschowkyfärbung läßt die gleichen multipolaren Ganglienzellformen erkennen, wie wir sie bei dem Plexus hypogastricus masculinus gesehen haben (vgl. Abb. 133).

Das Corpus uteri ist, wie Weigert-Pal-Präparate deutlich zeigen, mit markhaltigen und mit marklosen, stark gewellten Fasern durchsetzt. In größeren Nervenbündeln sind mehrfach beide Faserarten vertreten (siehe Abb. 134). In den hier mikrophotographisch wiedergegebenen Nervenbündeln sind sogar die dünnen Markscheiden, welche durch die Weigertsche Färbung schwarz gefärbt sind, verhältnismäßig zahlreich. Solche Bündel verlaufen meist den anliegenden Muskelfasern parallel.

Die Nervenstämmchen lassen sich manchmal bis zur Mukosa hin verfolgen; besonders zahlreich sind die Nerven in der Nachbarschaft der Gefäße. Eine Anhäufung von marklosen Nerven findet sich in den Ecken des Uterus, in denen die Tuben einmünden.

Die Zervix ist in gleich starkem Maße wie das Corpus uteri mit Nerven versorgt. In der Portio dagegen sah ich nur vereinzelte dünne marklose Fasern. Daß irgend eine Muskelschicht reicher versorgt wäre als die andere, konnte ich nicht feststellen.

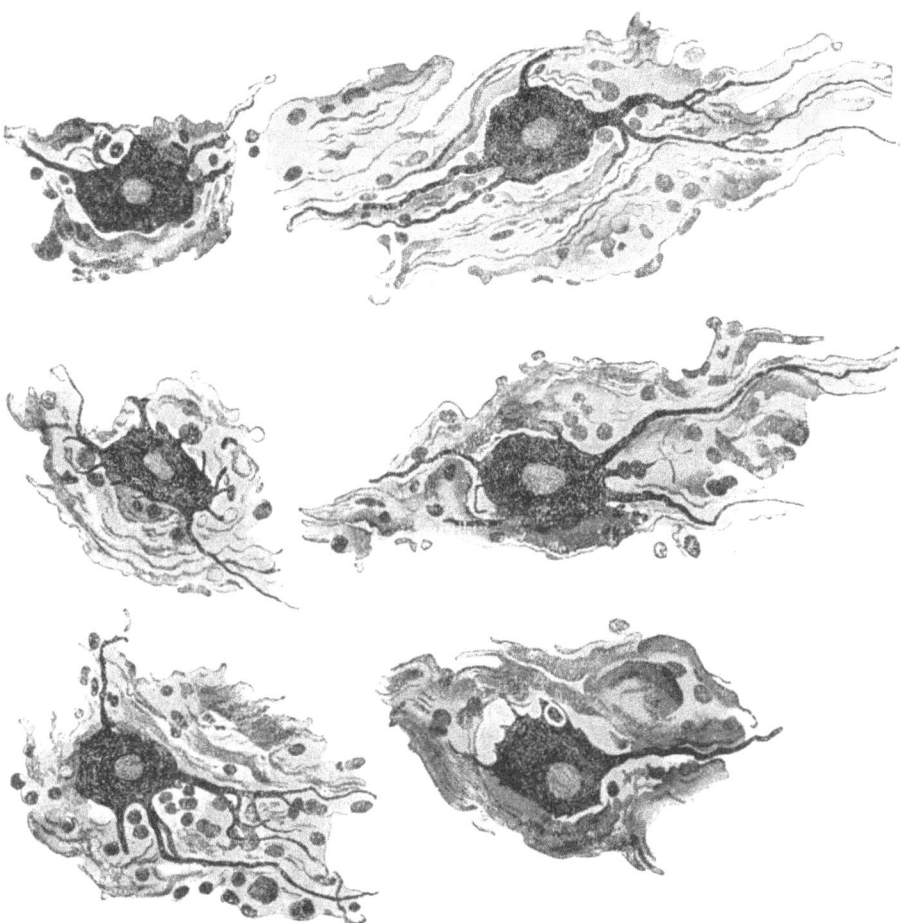

Abb. 133. Zellen aus dem Frankenhäuserschen Plexus bei starker Vergrößerung. (Nach Bielschowsky gefärbt.)

Um den feineren Verlauf der marklosen Fasern im Uterus zu studieren, wurde außer den bereits erwähnten Methoden die Rongalitfärbung, eine supravitale Methylenblaufärbung, angewendet.

Mit Hilfe dieser Färbung ließ sich nun wahrnehmen, daß die zarten marklosen Nervenfasern, von denen einzelne durch Methylenblau stärker tingiert wurden, meist parallel den Muskelfasern sich astartig verzweigen (vgl. Abb. 135). Schließlich endigen sie meist in baumartiger Verästelung mit kleinen Knöpfchen.

Hier muß auch die Frage, ob in der Uterussubstanz Ganglienzellen eingelagert sind, besprochen werden.

Niemals konnte ich nun in der Gebärmuttersubstanz intramurale Ganglienzellen zu Gesicht bekommen. Daß in der Mukosa Ganglienzellen eingelagert sind, ist schon deshalb unwahrscheinlich, weil sich bei jeder Menstruation eine neue Ganglienzellenschicht

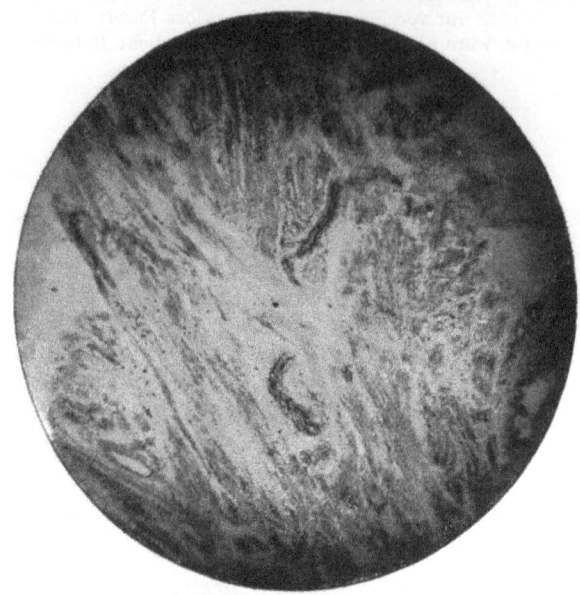

Abb. 134. Kleine Nervenbündel in der Muskularis des Uterus, die einzelne dünne markhaltige, durch Weigertsche Färbung schwarz gefärbte Nervenfasern beherbergen.

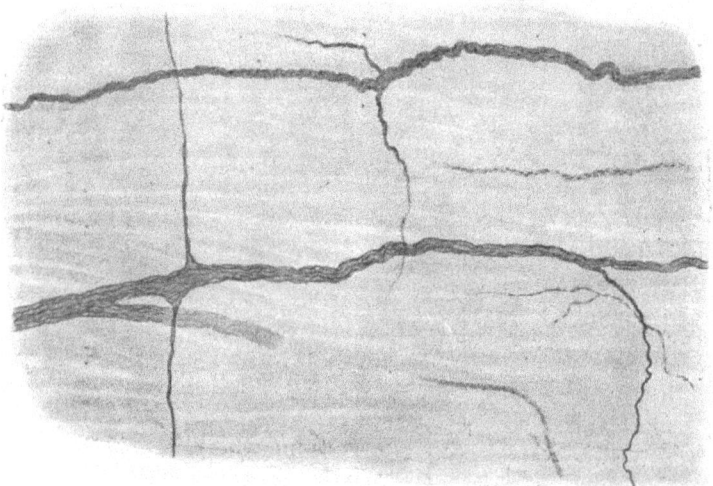

Abb. 135. Feinere Nervenverzweigung im Uterus. (Supravitale Methylenblaufärbung.)

dort bilden müßte. Unipolare Zellen, wie Hoogkamer sie beschreibt, sind bisher in Geweben, die vom vegetativen System innerviert werden, noch nirgends gesehen und beschrieben worden. Kurz — ich bin auf Grund von Durchmusterung sehr zahlreicher Schnitte zu der Überzeugung gelangt, daß die Uterusmuskulatur und die Schleimhaut der Gebärmutter frei von Ganglien sind.

Die Nervenversorgung der Scheide.

Vom Frankenhäuserschen Plexus gehen, wie aus Abb. 131 entnommen werden mag, feine Nervenstränge, die sich makroskopisch gerade noch darstellen lassen, zum oberen und mittleren Teil der Scheide. Nervenbündel, die zum unteren Teil der Scheide gehen, konnten makroskopisch nicht mehr präpariert werden.

Bei der mikroskopischen Untersuchung zeigen Schnitte durch die Wandung der Scheide, die nach Weigert-Pal behandelt waren und mit Alaunkarmin nachgefärbt wurden, vorwiegend marklose Nervenfasern. Solche beherbergen aber sehr häufig einzelne bald dünnere, bald dickere Markscheiden (vgl. Abb. 136). Die Nerven sind leicht gewellt und finden sich besonders zahlreich im perivaginalen Gewebe. Hier und da verlaufen einzelne Nerven-

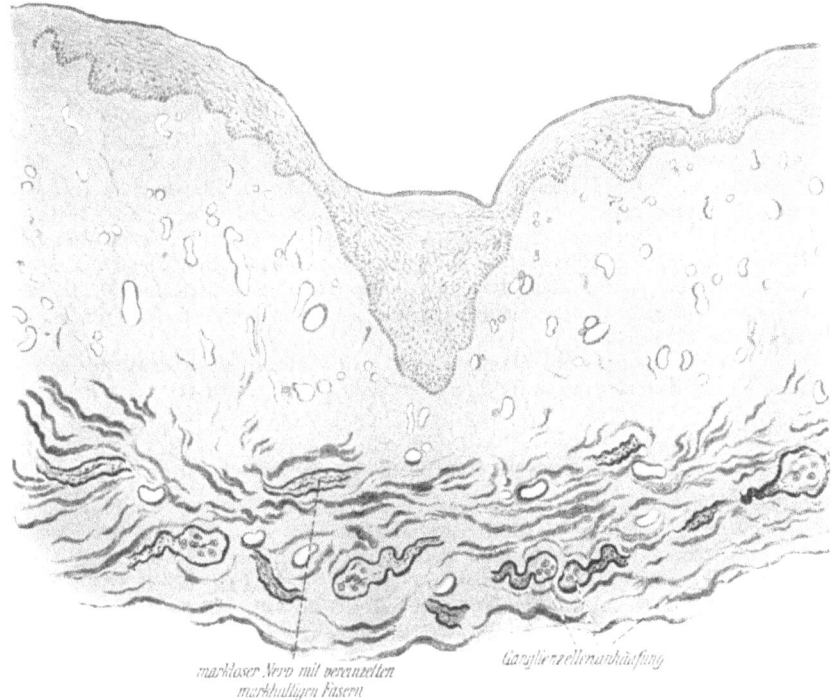

markloser Nerv mit vereinzelten markhaltigen Fasern   *Ganglienzellenanhäufung*

Abb. 136. Schnitt durch die Scheide.

fasern zwischen den glatten Muskelfasern bis nahe an das Epithel. Sehr oft ziehen die Nerven parallel mit den Gefäßen. Die zarten Nervenbündelchen münden zum Teil in kleine, makroskopisch kaum erkennbare Knötchen, die von Ganglienzellen gebildet werden (vgl. Abb. 136).

In solchen kolbigen Anschwellungen sind dann immer Gruppen von fünf bis zehn Ganglienzellen zu einem Ganglion vereinigt. Zwischen den Ganglienzellen verlaufen marklose und spärlich markhaltige Fasern. Behandelt man Schnitte durch die oberen Partien der Scheide nach der Bielschowskyschen Silbermethode, so zeigt sich, daß die in der Faserschicht der Vagina eingelagerten Ganglienzellen die gleichen Typen aufweisen, wie wir sie im Frankenhäuserschen Plexus besprochen haben und wie sie sonst überall im vegetativen Nervensystem zu finden sind. Zellen mit zahlreichen Dendriten, die sich weithin verfolgen lassen, sind neben solchen vorhanden, deren Fortsätze sich hirschgeweihähnlich oder knorrig verästeln. Von anderen Zellen wiederum entspringen nur kurze Dendriten, die sich bald zwischen den Kernen der faserigen, perizellulären Zellkapsel verlieren. Neben diesen Ganglienknoten sieht man manchmal im Verlaufe der Nervenbündel eine vereinzelte Ganglienzelle eingelagert.

Im unteren Teil der Scheide konnte ich trotz eifrigen Suchens niemals mehr Ganglienzellen feststellen; wohl aber sind dort noch zahlreiche marklose Nervenbündel zu treffen, die vereinzelte Markscheiden mit sich führen. Im innersten Teil der Muskularis der Scheide und in dem Bindegewebe, welches unter dem Epithel gelegen ist, sah ich niemals Ganglienzellen; ebensowenig konnte ich dort Endkörperchen irgendwelcher Art zu Gesicht bekommen.

Die Nervenversorgung der Eileiter.

Alle Autoren, welche sich mit der Innervation der Tube beschäftigt haben, bestätigen einstimmig das Vorhandensein von marklosen und markhaltigen Fasern in den einzelnen Gewebsschichten der Eileiter. Lediglich über die Art der Nervenendigungen, sowie über die Frage, ob in der Tube sich Ganglienzellen finden, sind die einzelnen Autoren sich noch nicht einig.

Ich selbst konnte nun, obwohl ich mehrere Tuben eingehend histologisch untersuchte und sehr zahlreiche Schnitte durchmusterte, Ganglienzellen weder im Ligamentum latum, noch in dem Gewebe der Tube feststellen; doch möchte ich deshalb die Möglichkeit, daß dort Ganglienzellen eingelagert sind, nicht leugnen. Leicht geschlängelte, marklose Nervenfasern lassen sich in allen Gewebsschichten der Tube nachweisen, und zwar in der Subserosa, in der Muskularis und in der Submukosa. Hier und da sind solchen Nervenbündeln von marklosen Nervenfasern eine oder die andere zarte Markscheide angelagert. Vielfach verlaufen die Nerven in der Nähe der Gefäße. Die meisten Nervenbündelchen sah ich an der Einmündung der Tube in die Gebärmutter. Die feinen Nervchen verzweigen sich bis in die Nähe der Schleimhaut; in der Schleimhaut selbst konnten Nervenfasern nicht mehr wahrgenommen werden. Nach der Peripherie der Tube hin nimmt die Anzahl der Nerven ab.

Die Nervenfasern der Tube stammen, wie sich makroskopisch darstellen läßt, zum Teil vom Plexus Frankenhäuser, zum Teil vom Plexus ovaricus.

Die Nervenversorgung der Eierstöcke.

Die Ganglien, aus welchen der Plexus spermaticus seu ovaricus seu Plexus arteriae ovaricae entspringt, sind durch zahlreiche Anastomosen mit dem Ganglion coeliacum, dem Ganglion renale und dem Ganglion mesentericum superius in Verbindung. Dies mag aus der Abb. 137, welche nach einem Präparat aus der Leiche gezeichnet ist, entnommen werden. Es ist manchmal schwer, bei dem reichlichen Gewirr von Ganglienknoten und Nervenfasern, die gerade in der Nähe der Abzweigung der Nierengefäße liegen, festzustellen, von welchen Ganglien eigentlich der Plexus ovaricus ausgeht, da alle Ganglien dort in Verbindung miteinander stehen.

Die Nerven, welche von diesen Ganglien nach der Arteria ovarica ausstrahlen, sind sehr fein und umspinnen als Geflecht die Arteria und die Vena ovarica. Mit den Gefäßen verläuft der Plexus ovaricus bis an den Hilus des Eierstocks. Kleinere zarte Äste des Plexus spalten sich vor dem Eintritt in das Ovarium ab und ziehen zu den Tuben.

Die Ganglienzellen des Plexus ovaricus sind von rundlicher Gestalt und senden zahlreiche Fortsätze aus, die sich nach kurzem Verlaufe in eine Reihe feiner Äste auflösen. Sie sind mit einer mehr oder minder deutlichen Kapsel umgeben. Die Zellen gehören meist dem Typus der Sternzellen an. Daneben sind aber auch Zellen mit zarten, kurzen, gebogenen Fortsätzen, die von manchen Autoren als „Kranzzellen" bezeichnet worden sind, nicht selten. Auch die übrigen Zellformen, wie wir sie bei Beschreibung des Plexus Frankenhäuser geschildert haben, finden sich dort.

Der von den Ovarialganglien abzweigende Plexus ovaricus bewahrt in seinem ganzen Verlauf das typische Verhalten der sympathischen Nerven. Er setzt sich im wesentlichen aus dünnen marklosen Nervenbündeln zusammen, denen einzelne dünne Markscheiden beigemengt sind.

Nach der Einmündung in das Stroma ovarii zeigen sich nur noch ganz feine marklose Nervenfasern. In sehr zahlreichen Schnitten ließen sich dort niemals Ganglienzellen nachweisen. Auch im Ovarium selbst konnte ich trotz Durchmusterung sehr zahlreicher Schnitte niemals Ganglienzellen finden. Die im Hilus eintretenden marklosen Nerven des Ovariums verlaufen mit den Gefäßen. Feine marklose Nervenfädchen ziehen bis in die Gegend der Follikel. Die Eischicht erweist sich jedoch bei Präparaten, die nach Weigert-Pal gefärbt worden sind, frei von Nerven.

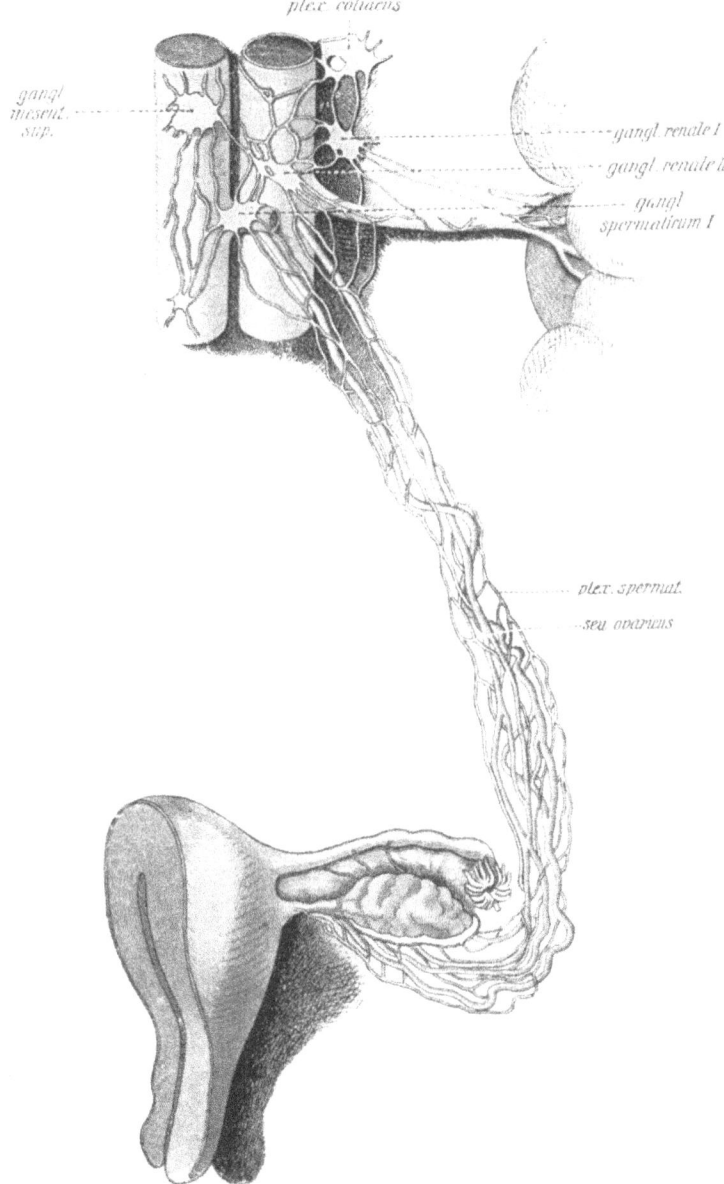

Abb. 137. Innervation des Ovariums.

Über die Art und die Form der Endigung der sensiblen Nerven in den äußeren weiblichen Genitalien herrscht in der Literatur keine Übereinstimmung. Es ist diesen nervösen Gebilden sämtlich gemeinsam, daß die Nervenfasern sich knäuel- oder achterförmig um ein zentrales Körperchen herumschlingen; lediglich die Form des Körperchens, um das sich die Nervenfasern wickeln, ist verschieden.

So finden wir an den äußeren Genitalien als Nervenendorgane spindelige Gebilde, die meist im Kavum der Papille im Korium gelegen sind. Andere sind walzenförmig. Sehr häufig sind wiederum ovale oder rundliche Formen, die bald oberflächlich, bald sehr tief im Bindegewebe der äußeren Genitalien ruhen. Ich möchte mich dem Vorschlag Dogiels anschließen, all diese verschiedenen Endorgane mit dem Sammelnamen „Genitalnervenkörperchen" zu bezeichnen. Sie finden sich in der Klitoris und in den kleinen Labien; in den großen Labien konnte ich keine solche feststellen. Bei dem Durchsehen vieler Schnitte fiel es mir auf, daß die Genitalnervenkörperchen der kleinen Labien im allgemeinen ober-

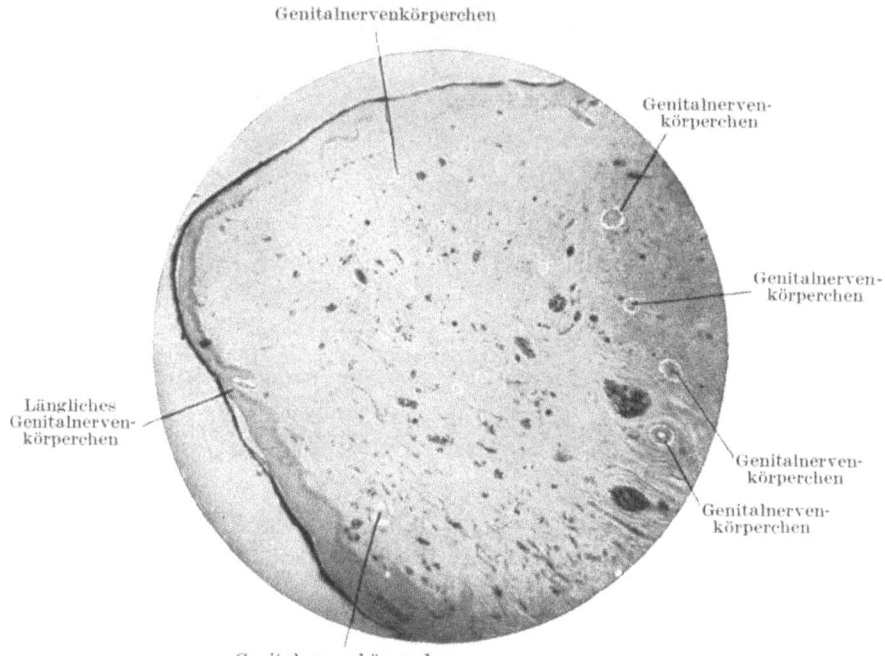

Abb. 138. Mikrophotogramm eines Schnittes durch die Klitoris. Die schwarzen Fasern entsprechen markhaltigen Bündeln, die nach Weigert-Pal behandelt wurden. Die kugelig blassen Gebilde sind Genitalnervenkörperchen, deren marklose Nervenfasern bei dieser Tinktion nicht zutage treten.

flächlicher und näher den Hautpapillen liegen als die der Klitoris. Hier nehmen die Genitalkörperchen mit der Tiefe des Gewebes an Zahl zu (siehe Abb. 138, 139 und 140).

Überhaupt sind in der Klitoris die Nervenendkörper viel zahlreicher als in den kleinen Nymphen. Bei der Giesonfärbung repräsentieren sich die Körperchen als kernreiche, teils rundliche, teils ovale Gebilde, die einen eigentümlich glasig-weißlichen Reflex geben (siehe Abb. 138). An manchen Stellen sieht man zwei oder drei größere Nervenendkörper nebeneinander liegen; bemerkenswert ist, daß die Genitalnervenkörper in der Tiefe durch eine bindegewebige, mehr oder minder dicke Hülle von dem übrigen Gewebe abgeschlossen sind.

Einen richtigen Einblick in den Bau der Genitalnervenkörper bekommt man erst bei Bielschowsky-Färbungen. In dem Mikrophotogramm (Abb. 139) sind vier nebeneinanderliegende Genitalnervenkörperchen aus der Mitte der Klitoris wiedergegeben. Sie sind ziemlich weit von der Oberfläche entfernt und sind rundlich oder oval geformt. Bei zweien

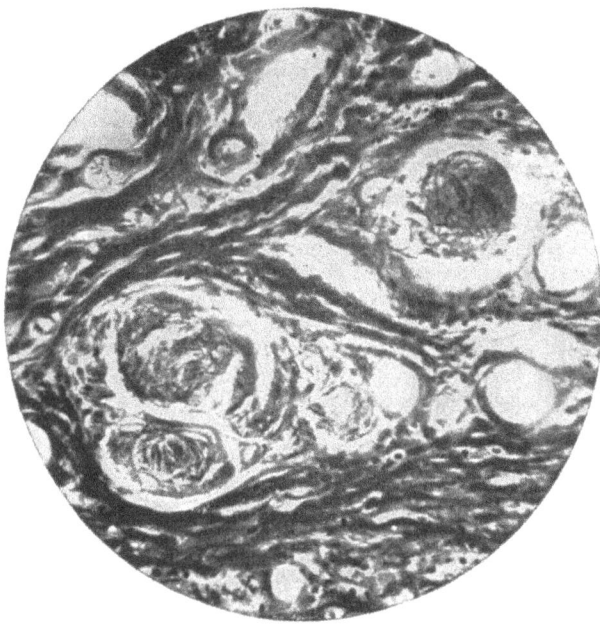

Abb. 139. Vier Genitalnervenkörperchen, deren knäuelartig aufgewickelte Nervenfasern durch Silberfärbung zur Darstellung gekommen sind. (Mikrophotogramm.)

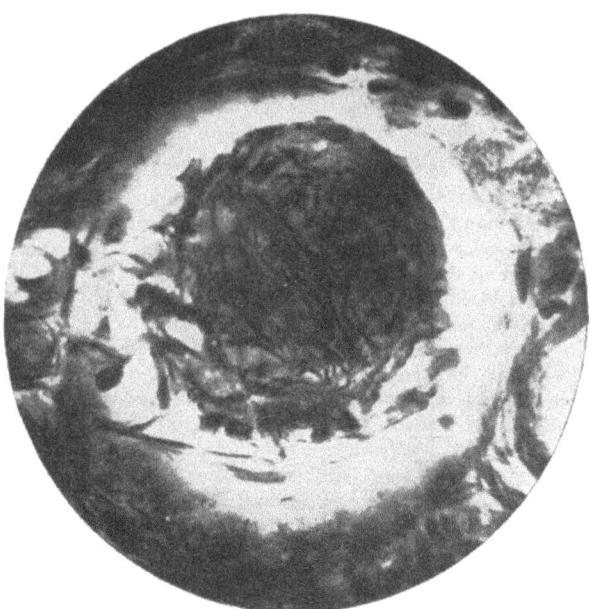

Abb. 140. Genitalnervenkörperchen bei sehr starker Vergrößerung. Die marklosen Nervenfasern umspinnen knäuelartig das Körperchen. (Mikrophotogramm.)

von ihnen ist durch die Silberfärbung die knäuelartige Wicklung der Nervenfasern zur Darstellung gekommen. Auch die bindegewebige Hülle, welche sich um das Genitalnervenkörperchen legt, ist gut zu sehen. Der knäuelartige Verlauf der Nervenfasern läßt sich auf der mit stärkerer Vergrößerung aufgenommenen Abb. 140 in ihren mannigfachen Windungen hübsch verfolgen. Die Nervenfaser umspinnt das Körperchen.

Präparate, die mit der Weigertschen Markscheidenfärbung behandelt worden sind, zeigen, daß zu den kugeligen oder ovalen Gebilden der Nervenendkörper dünne, markhaltige, manchmal auch marklose Nervenfasern ziehen. In den tieferen Partien der Klitoris sieht man aber auch Bündel mit dicken Markscheiden (siehe Mikrophotogramm Abb. 138).

Neben zahlreichen markhaltigen Fasern sind in den äußeren Genitalien auch viele marklose Nerven vorhanden, die teils in dicken Strängen, teils in einzelnen Fasern ebenfalls dem Epithel zustreben. Die Nervenfasern, die so reichlich an die Gefäße der Klitoris und der kleinen Labien ziehen, sind meist marklos. Man hat es hier augenscheinlich mit den Ausläufern des Plexus cavernosus zu tun. Der Nervus clitoridis, dessen Endigungen die soeben beschriebenen Genitalnervenkörperchen bilden, läßt sich präparatorisch und makroskopisch gerade noch darstellen. Er ist in seinen distalen und proximalen Partien völlig markhaltig. Der Nervus pudendus, der Plexus pudendus und die dazu gehörigen Spinalganglien zeigen beim Weibe das gleiche makroskopische und mikroskopische Verhalten wie es bei den männlichen Genitalien geschildert wurde.

Die Nervi erigentes seu Nervi pelvici.

Makroskopisch sieht man vom 4. und 5. Sakralnerv vier oder fünf zwirnfadendünne Nervchen, stark in Fett eingehüllt und mit Bindegewebe miteinander verbunden, zum Frankenhäuserschen Plexus ziehen (vgl. Abb. 131 auf Seite 201). Dabei geht der eine oder der andere Ast Anastomosen mit den sympathischen Sakralganglien ein. Mikroskopisch zeigt sich bei Weigertfärbung der Nerv ausschließlich aus markhaltigen, meist sehr dünnen Nervenfasern, die mit Lantermannschen Segmentationen versehen sind, zusammengesetzt. Er unterscheidet sich in nichts von dem histologischen Verhalten des Nervus erigens beim Manne. Auch bei seiner Einmündung in den Plexus Frankenhäuser fand ich den Nerven frei von marklosen Fasern; die markhaltigen Fasern splittern sich im Frankenhäuserschen Plexus auf. Niemals sind in den Nervenfasern der Nervi pelvici Ganglienzellen eingelagert. Daran ist aber nicht zu zweifeln, daß die Nervenbündel des Erigens im Frankenhäuserschen Plexus an Ganglienzellen sich aufsplittern.

Der Plexus hypogastricus.

Der Plexus hypogastricus ist leicht präparierbar. Spannt man am Promontorium das Peritoneum an, so sieht man dort einen zirka 1 cm breiten, dünnen, weißgelblichen Nervenstrang durchschimmern, der aus zahlreichen, miteinander anastomosierenden Nerven zusammengesetzt ist. Von dort ist er nach aufwärts als breites Band auf den großen Bauchgefäßen (Plexus aorticus) ohne Mühe zu verfolgen (siehe Abb. 141). Direkt unterhalb des Promontoriums gabelt sich der Plexus, nachdem er vorher noch ein kleineres Ganglion gebildet hat. Diesem Nervengeflecht sind eine Anzahl Ganglien von Stecknadelkopf- bis Bohnengröße eingelagert. Sie sind deutlich erkennbar an ihrer bräunlichen Färbung, der festeren Konsistenz und an ihrer unregelmäßigen, höckerigen Gestalt. In der Höhe des Corpus uteri gehen dann die beiden Schenkel des Plexus hypogastricus in den der Uteruskante anliegenden Frankenhäuserschen Plexus über (siehe Abb. 131 auf Seite 201).

Die mikroskopischen Verhältnisse des Plexus hypogastricus beim Weibe gleichen genau denen beim Manne, von dem mikroskopische Schnitte oben auf Abb. 125 auf Seite 188 abgebildet worden sind.

Grenzstrang und Nervenversorgung der weiblichen Geschlechtsorgane.

Schließlich müssen wir auch der zahlreichen Nervenfasern Erwähnung tun, die vom sakralen und coccygealen Abschnitt des Grenzstrangs zum Plexus Frankenhäuser ziehen (vgl. Abb. 141). Eine Regelmäßigkeit in der Zahl und in der Lage der Nervenverbindungen scheint nicht zu bestehen. Von manchen Ganglien des untersten Teiles des Grenzstrangs gehen zwei bis drei feine Nervenäste zum Plexus; andere Ganglien zeigen keine Anastomose; wohl aber gehen dann feine Nervenfäden von den Rami internodiales zu dem Frankenhäuserschen Geflecht ab.

Innervation der weiblichen Genitalien.

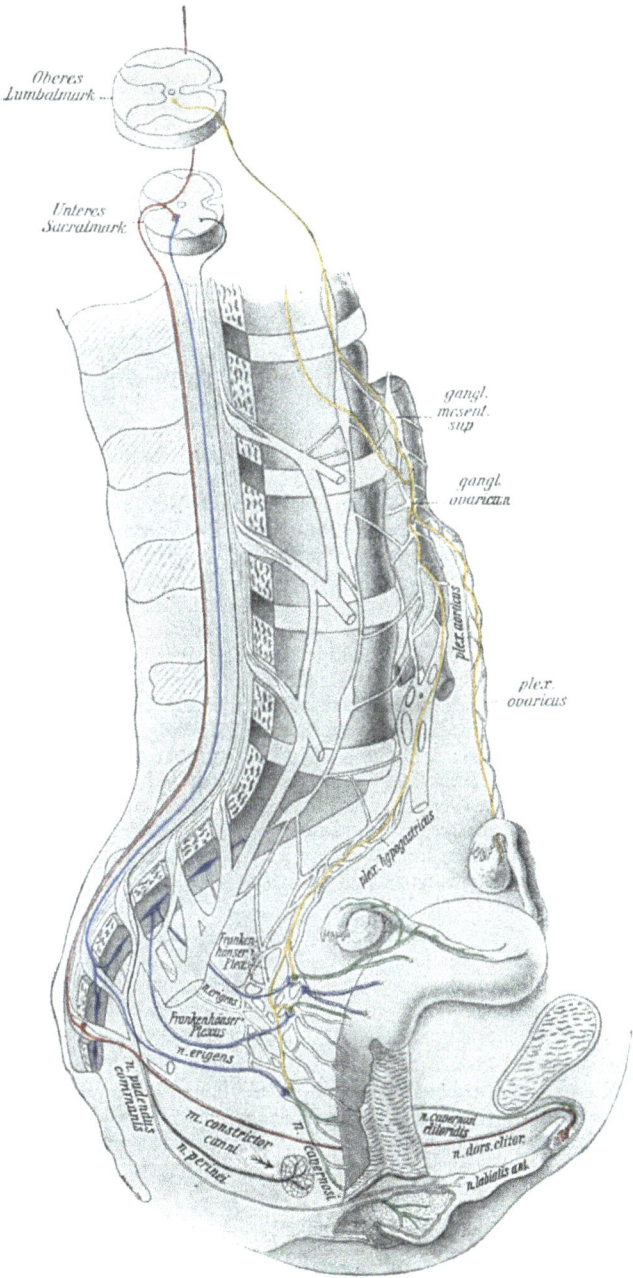

Abb. 141. Schematische Darstellung der Innervation der weiblichen Genitalien.
Rot = sensibel; schwarz = motorisch; blau = autonom-sakrale Fasern und Beckenteil des Grenzstrangs; gelb = sympathische Fasern, welche über den lumbalen Teil des Grenzstrangs verlaufen; grün = postganglionäre Fasern; blau punktiert = intramuraler oder muraler Reflexweg.

Die mikroskopischen Bilder der Nervenverbindungen, welche von den Ganglien des Grenzstrangs zum Plexus Frankenhäuser ziehen, sowie der Rami internodiales zeigen bei Weigert-Pal-Färbung die gleiche histologische Struktur. Es sind typisch „sympathische" Nerven: marklose Nervenfasern, die leicht gewellt sind, vermischen sich mit ganz vereinzelten dünnen Markscheiden, die hier und da segmentiert sind; manchmal ist auch die eine oder die andere Ganglienzelle in solchen Nervenfädchen nachzuweisen.

Auch die Ganglienzellen des sakralen und coccygealen Grenzstrangs beim Weibe sind in nichts verschieden von den Ganglienzellen des sakralen und coccygealen Abschnitts des Grenzstrangs beim Manne. Es handelt sich um dieselben multipolaren Ganglienzellen, die sich sonst im Grenzstrang finden.

Rückenmark und Nervenversorgung der weiblichen Geschlechtsorgane.

Die von den äußeren Genitalien kommenden sensiblen Fasern ziehen über die untersten Spinalganglien und die Cauda equina zu den untersten Segmenten des Rückenmarks. Dort, also im Konus, strahlen die hinteren Wurzeln in die Hinterstränge und die Hinterhörner ein. An der Stelle der Aufsplitterung in der grauen Substanz finden sich große Gruppen von Ganglienzellen, die in Form und Aussehen völlig verschieden sind von den Vorderhornganglienzellen. Sie liegen in der Intermediolateralsubstanz nicht ganz symmetrisch und zwar, wie die Abb. 38 auf Seite 42 bei Nießlfärbung zeigt, bald mehr am äußeren Rand der mittleren Partien der grauen Substanz, bald weiter medialwärts in der Übergangszone zwischen Vorderhorn und Hinterhorn. Die kleinen Zellen sind, wie oben schon geschildert, völlig verschieden von den großen Ganglienzellen, die sich noch vereinzelt in den Vordersäulen des Coccygealmarks und des untersten Sakralmarks wahrnehmen lassen. Bei stärkerer Vergrößerung erscheinen diese Zellen keulen- oder birnförmig, bi- oder tripolar, meist in einer Richtung angeordnet und so einer Gruppe ziehender Kaulquappen nicht unähnlich (vgl. Mikrophotogramm Abb. 39 auf Seite 43). Die Ausläufer dieser Zellen kann man vielfach nach den hinteren Seitensträngen verfolgen, und wiederholt konnten wir feststellen, daß von hier aus Fasern direkt in diejenigen Wurzelbündel einstrahlen, die aus den Seitensträngen entspringen. Die Möglichkeit eines Reflexes, der von den sensiblen Endorganen der äußeren Genitalien ausgeht und über die hinteren Wurzeln zu den Ganglienzellen der Intermediolateralsubstanz und von hier über zentrifugale vasodilatatorische Bahnen zu den Corpora cavernosa der weiblichen Schwellkörper zieht, ist also auch anatomisch bzw. histologisch wohl zu begründen. Wir dürfen nicht daran zweifeln, daß diese großen Zellgruppen der Intermediolateralsubstanz im Konus vegetativen Funktionen dienen und somit den Ganglienzellen des Seitenhorns in den oberen Partien des Rückenmarks entsprechen.

Dieser Zellplexus erstreckt sich vom 5. Sakralsegment bis herauf zum 2. Sakralsegment nach oben, dann verschwindet er; erst im oberen Lumbalmark tritt er wiederum auf, um, wie Jacobson betont, im 12. Dorsalsegment seine größte Stärke zu erreichen. Im Mikrophotogramm (Abb. 26, Seite 28) ist ein Schnitt durch das obere Lendenmark abgebildet. Dort zieht von der Spitze des Seitenhorns nach dem Winkel, der die Grenze zwischen der vorderen und der hinteren Partie der grauen Substanz darstellt, eine Gruppe von kleinen Ganglienzellen, die sich von den großen motorischen Zellen des Vorderhorns und den großen Zellen in den Clarkeschen Säulen prinzipiell unterscheiden. Auch hier handelt es sich zweifellos um Zellen, die vegetativen Funktionen vorstehen. Wir müssen annehmen, daß die Innervation der Ausstoßung des Drüsensekrets beim Weibe ähnlich wie beim Manne vom oberen Lumbalmark erfolgt; hier verlaufen die zentrifugalen Fasern wohl mit den vorderen Wurzeln und ziehen von dort über die Rami communicantes zu dem Plexus aorticus resp. hypogastricus.

So widersprechend all die Vermutungen über die Funktion der einzelnen Nervengeflechte, die zu den weiblichen Genitalien ziehen, sind, so glauben wir aus dem Studium der einschlägigen Literatur doch folgende Schlüsse ziehen zu dürfen.

Der Plexus hypogastricus sowie der Plexus ovaricus sind in der Hauptsache motorischer Natur und verursachen über den Frankenhäuserschen

Plexus eine Anregung zur Kontraktion; sie enthalten sicherlich sensible Fasern, daneben haben sie zweifellos vasokonstriktorischen Einfluß.

Der Nervus erigens seu pelvicus enthält motorisch hemmende und vasodilatatorische Fasern. Er ist der Hemmungsnerv für die Bewegungen in den weiblichen Genitalien und hat vasodilatatorische Funktionen. Er ist es also, der die Erektion der Klitoris auslöst.

Der Plexus Frankenhäuser, in welchem sich die beiden Nerven auflösen und vermischen, vereint natürlich die Eigenschaften der beiden Nerven miteinander.

Gegensätzlichkeit der Nervenversorgung der weiblichen Geschlechtsorgane.

In der Haupsache werden also die weiblichen Genitalien vom Plexus hypogastricus und dem Nervus erigens versorgt. Wie nun die männlichen Genitalien vom Grenzstrang des Sympathikus und dem sakral-autonomen System gegensätzliche Innervation erhalten, so läßt sich nachweisen, daß auch die weiblichen Genitalien von zwei Seiten, d. h. vom Grenzstrang und vom sakral-autonomen System innerviert werden, und daß diese Innervation gegensätzlicher Art ist. Der kontraktionserregende und vasokonstriktorische Nerv ist der Plexus hypogastricus, während vasodilatatorische und Kontraktionen hemmende Impulse vom Erigens übertragen werden. Mit dieser antagonistischen Innervation gleichen die Gesetze für die nervösen Vorgänge der weiblichen Genitalien jenen, welche für die Innervation der Pupillen, der Speicheldrüse, des Herzens und des Magendarmkanals gelten. Nur ist für die Genitalien nicht das kranial-autonome, sondern das sakral-autonome System von Einfluß.

Es muß noch die Frage erörtert werden, von welcher Stelle aus diese Bewegungen ausgelöst werden. Nach unseren Überzeugungen können für die spontanen Bewegungen der herausgeschnittenen Gebärmutter nur die der Uteruskante direkt anliegenden Ganglienzellengruppen des Frankenhäuserschen Plexus verantwortlich gemacht werden. In der Gebärmuttersubstanz selbst sahen wir bei eingehenden Untersuchungen niemals Ganglienzellen und wir glauben nicht, daß ohne Ganglienzellen spontane Bewegungen möglich sind.

Reflektorische Vorgänge in den weiblichen Geschlechtsorganen.

Im Lumbal- und im Sakralmark finden sich, wie schon oben dargelegt wurde, wichtige spinale Zentren für die Innervation der weiblichen Genitalien. Dort lassen sich histologisch beim Weibe im oberen Lumbal- und im unteren Sakralmark die gleichen Zellgruppenanhäufungen in der Übergangsgegend zwischen Vorderhorn und Hinterhorn, in der sog. Intermediolateralsubstanz auffinden, wie wir sie als spinale Zentren für die Ejakulation und Erektion beim Manne kennen gelernt haben.

Ebenso sind auch die peripherischen Innervationsverhältnisse beim Weibe ganz ähnlich angelegt wie beim Manne. Die Nervenversorgung der Klitoris gleicht durchaus der des Penis. Beim Weibe versorgen die Äste des Nervus pudendus als Nervi labiales posteriores den hinteren Teil der Schamlippen, beim Manne den hinteren Teil des Skrotums. Auch der Verlauf der marklosen Nerven im Plexus cavernosus clitoridis ist der gleiche wie der der Nerven im Plexus cavernosus penis beim Manne.

Bei der Ähnlichkeit der anatomischen Verhältnisse liegt die Annahme nahe, daß auch der physiologische Reflexvorgang, welcher zur Schwellung der Klitoris führt, derselbe sei, welcher der Erectio penis zugrunde liegt. So wird eine Erregung der sensiblen Endorgane des Nervus dorsalis clitoridis sich auf den Nervus pudendus fortsetzen, um von hier über das vierte sakrale Spinalganglion und die Cauda equina zum unteren Sakralmark zu gelangen. Dort springt der Reiz auf die große Gruppe der Ganglienzellen der Intermediolateralsubstanz über und geht nun zentrifugal über die Nervi erigentes und über peripherisch gelagerte, sympathische Ganglienzellen zum Plexus cavernosus clitoridis, um dort eine Vasodilatation und damit eine Erektion zu erzeugen.

Die Erektion der Klitoris wird nun nicht nur auf dem Wege dieses eben geschilderten Reflexbogens ausgelöst; auf die Spinalzentren im unteren Sakralmark können auch geschlechtliche Stimmungen einwirken und so vom Gehirn aus zur Erektion führen.

Durch Summation von sensiblen Reizen am Introitus vaginae wird schließlich auf reflektorischem Wege die Ausstoßung des Sekrets der Bartholinischen Drüsen erzielt. Es ist das ein nervöser Reflexvorgang, welcher der Ejakulation beim Manne durchaus gleichzusetzen ist. Wir dürfen wohl annehmen, daß die Erregung von den sensiblen Endorganen in den kleinen Labien und in der Klitoris durch den Nervus pudendus communis nach dem oberen Lumbalmark geleitet wird. Dort greift sie auf die Ganglienzellen der Intermediolateralsubstanz über, um von hier durch die Rami communicantes lumbales zum Plexus hypogastricus und schließlich über die multipolaren sympathischen Ganglienzellen des Frankenhäuserschen Geflechts zu den Drüsen zu gelangen.

Auf demselben Wege kommt es auch zu den peristaltischen Bewegungen der Gebärmutter, die sich beim Geschlechtsakt einstellen und die aus der Uterushöhle Schleim ausstoßen. Durch experimentelle Untersuchungen ist festgestellt, daß der Plexus hypogastricus einen anregenden Einfluß auf die Bewegungen der Gebärmutter ausübt.

Der Orgasmus beim Weibe

bedeutet beim Weibe wie beim Manne den Höhepunkt des Geschlechtsgenusses. Doch wissen wir noch gar nicht sicher, durch welche Vorgänge in dem Nervensystem und in den weiblichen Genitalien der Orgasmus ausgelöst wird.

Wiederholt schon wurde die Vermutung geäußert, der Orgasmus falle mit der Ausstoßung des Sekrets der Drüsen am Introitus vaginae zusammen. Eine solche Annahme ist aber wohl kaum zutreffend, denn schon zu Beginn des Geschlechtsaktes, ja schon mit dem Auftreten der Geschlechtslust kommt es zur Sekretion, zum Feuchtwerden der Vulva, also zu einer Zeit, in welcher noch kein Orgasmus besteht. Die Sekretion der Bartholinischen Drüsen scheint also nicht dem Orgasmus zugrunde zu liegen.

Auch beim Manne ist es ja nicht die Sekretion der Geschlechtsdrüsen als solche, welche den Orgasmus auslöst. Dieser kommt erst mit dem Momente zustande, in welchem die glatte Muskulatur der Vasa deferentes, der Vesiculae seminales und der Prostata das schon fertige Sekret in die Harnröhre ausstoßen.

Wir dürfen wohl annehmen, daß auch der Orgasmus beim Weibe auf die Kontraktion glatter Muskulatur zurückzuführen ist, und zwar auf die Zusammenziehungen der Gebärmutter.

Mit dem Höhepunkt der geschlechtlichen Erregung kommt es beim Weibe zu peristaltischen Kontraktionen der Tuben, die sich von dort aus auf den Uterus und auf die Portio vaginalis fortsetzen. Diese Kontraktionen stoßen Schleim aus dem Kavum der Gebärmutter aus. Bei der nachfolgenden Erschlaffung des Uterus wird der Inhalt der Vagina und damit das dorthin ejakulierte Sperma angesaugt.

Und ähnlich wie sich beim Orgasmus des Mannes an die Kontraktion der Vesiculae seminales und der Prostata rhythmische krampfhafte Zusammenziehungen des quergestreiften Musculus ischio- und bulbo-cavernosus und stoßende Bewegungen der Glutäalmuskulatur und damit des Beckens anschließen, so kommt es auch beim Weibe mit den Kontraktionen der Gebärmutter zur rhythmischen Zusammenziehung des Sphincter cunni, der ja dem Ischio- und Bulbocavernosus entspricht, und zur stoßweisen Hebung des Beckens.

Von Adler wurde darauf hingewiesen, daß der Orgasmus beim Weibe um kurze Zeit später einsetze als beim Manne und daß er auch langsamer abklinge als beim Manne. ,,Es kommt zu einem peristaltischen Nachkrampf'', dessen Aufgabe es ist, ,,das Ejakulat festzuhalten oder langsam gegen den Uterus zu drücken''.

Der Orgasmus kommt also beim Weibe wie beim Manne nach unserer Überzeugung erst mit dem Einsetzen der Kontraktionen von glatter Muskulatur, also mit den Kontraktionen der Gebärmutter bzw. der Prostata und der Vesiculae seminales zustande.

Die sensiblen Reize an der Klitoris bzw. am Penis lösen dann, wenn sie sich bis zu einem gewissen Höhepunkte summiert haben, auf reflektorischem Wege die Kontraktionen der Gebärmutter oder der Samenbläschen und der Vorsteherdrüse aus und führen so zum Orgasmus.

Wir gehen also wohl kaum fehl, wenn wir die Entstehung des Orgasmus beim Weibe wie beim Manne auf die Kontraktionen der glatten Muskeln des Genitalapparates zurückführen. Wie es freilich kommt, daß solche Kontraktionen der Gebärmutter in einem Falle Wollustempfindung, in anderen Fällen, wie bei den Uteruskoliken, heftige Schmerzempfindungen verursachen, das entzieht sich unserem Verständnis. Ähnlich wie bei der Darmmuskulatur und bei der Muskulatur der Ureteren und der Gallenblase verursachen augenscheinlich nur sehr heftige Kontraktionen Schmerzen. Zwischen Schmerz und Wollust bestehen aber, wie uns die Psychopathologia sexualis lehrt, nahe Beziehungen.

Von anderen inneren Organen, wie vom Herzen, vom Magen, vom Darm oder vom Ureter wissen wir, daß in ihnen Reflexe ausgelöst werden, die in den Wandungen der Organe selbst, d. h. also intramural, zustande kommen. Es führt dann ein spezifischer, freilich uns nicht zum Bewußtsein kommender Reiz auf die Schleimhaut über Ganglienzellen, die in den Organen eingelagert sind, zu einer entsprechenden peristaltischen Bewegung. Durch eine Reihe von Beobachtungen und durch die experimentellen Untersuchungen ist es nun festgestellt, daß die von allen Spinalnerven losgelöste Gebärmutter noch peristaltische Bewegungen ausführt, ja daß es danach sogar zum Partus aus der schwangeren Gebärmutter gekommen ist. Ja man will die Ausstoßung der

Frucht aus dem exstirpierten Uterus wahrgenommen haben. Wir haben keinen Grund und keine Berechtigung, diese Behauptungen zu bezweifeln, und so müssen wir annehmen, daß auch an den weiblichen Genitalien Reflexe, die nicht über das Rückenmark verlaufen, zustande kommen können und imstande sind, peristaltische Bewegungen der Gebärmutter auszulösen. Die dazu notwendigen Ganglienzellen sind zwar nach unseren Untersuchungen der Gebärmutterwand nicht ein-, aber ihr doch dicht angelagert, so daß man noch von einem juxtamuralen Reflexe sprechen könnte. Der Angriffspunkt und die Art der sensiblen Reize, welche zu solchen reflektorischen Bewegungen der Gebärmutter führen, sind uns aber so wenig bekannt wie der Angriffspunkt und die Art der Reize, welche den Kontraktionen des Herzens und den Kontraktionen der Darmmuskulatur zugrunde liegen. (Der Reflexweg ist im Schema blau punktiert vermerkt.)

Einfluß entfernter Körperstellen auf die Innervation der weiblichen Genitalien.

Schon Hippokrates erwähnt, daß durch Reizung der Mammae Uteruskontraktionen und Wehen zu erzielen seien. Die Erfahrungen in der geburtshilflichen Praxis bestätigen diese Tatsache. Beim ersten Anlegen der Kinder an die Brust stellen sich häufig schmerzhafte Kontraktionen der Gebärmutter (Nachwehen) ein.

Auch die Angaben von Koblank und Fließ, welche nach Reizung der unteren Nasenmuschel Kontraktionen der Gebärmutter gesehen haben, sind wohl zutreffend. Nur ist die Vermutung unrichtig, daß gerade nur von diesen Stellen aus ein Einfluß auf die Gebärmutter ausgeübt wird. Augenscheinlich können von jeder Stelle des Körpers aus durch kräftige taktile Reize oder durch Schmerzempfindung Kontraktionen der weiblichen Genitalien zur Auslösung gebracht werden. Der Weg, auf welchem diese Innervation geleitet wird, geht anscheinend über das Rückenmark bis zum oberen Lumbalmark. Von hier aus werden die Reize über die Rami communicantes zum Plexus hypogastricus und von hier aus zum Plexus uterinus geführt.

Daß von jeder Stelle des Körpers aus die Bewegung der weiblichen Genitalien beeinflußt werden kann, stimmt vollständig überein mit den Gesetzen, welchen sonst die vegetativen Funktionen unterworfen sind. Können wir doch durch schmerzhafte Eindrücke, wo sie auch gesetzt werden, die Pupillen erweitern, Speichel- und Schweißdrüsen zur Sekretion bringen, die Herztätigkeit verlangsamen und die Peristaltik des Darms und Magens lahmlegen. Auch wissen wir durch Erfahrungen an Kindern, daß die Blase durch schmerzhafte Eindrücke zur Kontraktion angeregt wird. Die Nasenmuschel ist nur insofern ein Prädilektionsort für die Auslösung der Bewegung der Gebärmutter, weil von dort aus ebenso wie von den Mammae leicht kitzelnde Empfindungen ausgelöst werden können, und weil solche erfahrungsgemäß, da sie wollüstigen Charakter haben, einen besonderen Einfluß auf die Innervation der Genitalien ausüben.

Wechselwirkungen zwischen den weiblichen Geschlechtsorganen und dem Gehirn.

Unter der Einwirkung der inneren Sekretion der Ovarien kommt es zur Libido sexualis. Individuen oder Tiere ohne Eierstöcke zeigen niemals Geschlechtslust. Bei solchen bleibt die Menstruation bzw. Brunst aus. Daß die Brunst mit einer Zunahme der Geschlechtslust einhergeht, sagt ja schon der Name.

Das Bedürfnis des geschlechtsreifen Weibes nach Liebkosungen und nach Geschlechtsverkehr, d. h. die Libido contrectationis et coeundi, entsteht also nicht auf Grund von „nervösen" Verbindungen zwischen den weiblichen Geschlechtsdrüsen und dem Gehirn, sondern infolge der inneren Sekretion der Ovarien. Das Sekret der Eierstöcke gelangt auf dem Blutwege ins Gehirn und löst dort den Trieb zur Geschlechtsbetätigung aus.

Freilich wissen wir noch nicht, welche Stelle des nervösen Zentralorgans wir für die Entstehung des Geschlechtstriebs verantwortlich machen müssen. In der Großhirnrinde, d. h. im Neenzephalon, dürfen wir eine solche Stelle nicht suchen. Die Tiere, die lediglich ein Paläenzephalon zur Verfügung haben, stehen den geistig höher entwickelten Tieren an Geschlechtslust nicht nach. Auch bei ihnen kommt es mit der periodischen Sekretion der Ovarien zum Bedürfnis nach Geschlechtsbetätigung.

Es liegt von vornherein nahe, die Stelle des Gehirns, von welcher aus der Geschlechtstrieb entsteht, in die phylogenetisch ältesten Partien des nervösen Zentralorgans zu verlegen und sie im Zwischenhirn dort zu suchen, wo auch die Innervierung der übrigen vegetativen Funktionen des Körpers, wie die Regulierung der Körperwärme, der Nahrungs- und Flüssigkeitsaufnahme, der Herztätigkeit und der Magenbewegungen, erfolgt.

Es ist einstweilen freilich noch nicht möglich, die Zentren für diese einzelnen Funktionen im Zwischenhirn genau zu lokalisieren und zu trennen.

Der Umstand, daß der Geschlechtstrieb beim Menschen mehr oder weniger bewußt „empfunden" wird, könnte einmal mit einer Irradiation von Erregungen vegetativer Zentren im Paläenzephalon auf das Neenzephalon, d. h. vom Zwischenhirn auf die Großhirnrinde erklärt werden.

Andererseits wäre auch noch mit der Möglichkeit zu rechnen, daß, ähnlich wie das Produkt der Schilddrüse, so auch das Produkt der Ovarien direkt die Erregungsverhältnisse der Großhirnrinde beeinflußt und so eine geschlechtslustige Stimmung erzeugt. Das innere Sekret der Ovarien kann zweifellos die Erregbarkeitsverhältnisse des Gehirns ändern; sind doch viele Frauen zur Zeit der Menstruation besonders empfindlich.

Aber auch bei der Annahme, es möchte das Sekret der Ovarien die Großhirnrinde direkt beeinflussen, braucht man nicht mit einer Lokalisation des Geschlechtstriebes in bestimmte Teile des Großhirns zu rechnen, so wenig es angängig ist, die Entstehung andersartiger Stimmungen, wie die der Trauer, der Freude, der Scham, einer umschriebenen Partie im Gehirn zuzuweisen.

Im Großhirn wird aber die Geschlechtslust nicht nur bewußt empfunden, es können vielmehr Vorgänge im Großhirn psychischer Art bei vorhandener innerer Sekretion der Keimdrüsen eine bestehende Geschlechtslust im fördernden oder hemmenden Sinn beeinflussen. Ekelhafte Eindrücke sowie Angst und Sorge beeinträchtigen die Libido ebenso stark, wie freudige Stimmung sie fördern kann. Auch Eindrücke von außen, mögen sie nun durch die Geruchsempfindungen oder durch den Optikus oder den Akustikus oder durch Berührungsempfindungen erfolgen, sind in der Lage, die Geschlechtslust sehr wesentlich in ihrer Stärke zu verändern. Dies geschieht wohl hauptsächlich auf Grund von Assoziationen, wenn auch vielfach auf unbewußtem Wege. So werden Geruchseindrücke oder Berührungsempfindungen, die von gleichgeschlechtlichen Individuen ausgehen, beim normal empfindenden Weibe keine Geschlechtslust erzeugen, wohl aber dann, wenn sie von Vertretern des anderen Geschlechts herstammen.

Auf dem Weg über die Geschlechtslust können psychische Vorgänge Einfluß auf die Funktion der Genitalien ausüben. Sinnliche Eindrücke, sinnliche Vorstellungen oder sinnliche Erinnerungen erzeugen Libido, und diese führt wiederum zur Turgeszenz der Schwellkörper und zur Sekretion der Schleimdrüsen am Introitus. Welche Bahnen im Rückenmark einer solchen Einwirkung der Libido auf die Tätigkeit der Geschlechtsorgane zur Verfügung stehen, wissen wir freilich noch nicht.

Nun aber haben auch Emotionen **nicht sinnlicher Art** einen Einfluß auf die Tätigkeit der Genitalien. So ist die Tatsache jedem Praktiker geläufig, daß bei stärkeren Gemütserregungen, bei schwerer Sorge, bei seelischen Spannungszuständen die **Menstruation** zur Unzeit auftreten kann, oder daß eine bestehende Menstruation durch solche emotionelle Erregungen plötzlich unterbrochen werden kann.

Infolge der geringen Rolle, welche die kleinen Drüsen am Introitus vaginae spielen, ist das „Entleerungsbedürfnis" beim Weibe kaum vorhanden. Im Gegenteil, die örtlichen Empfindungen entsprechen wohl vielmehr dem „**Bedürfnis nach Aufnahme**". Es tritt nicht wie beim Manne ein Drang nach aktiver Betätigung, sondern im Gegenteil ein Sehnen nach Duldung und nach Hingabe auf.

Dazu kommt schließlich noch die Sucht nach Stillung des Kitzelgefühls durch örtliche Reize.

So sehen wir, daß der Geschlechtstrieb sich aus mehreren Komponenten zusammensetzt, die zum Teil auf innerer Sekretion beruhen, zum Teil rein nervöser Art sind.

Einfluß des vegetativen Nervensystemes auf die Haut.

Von

Zierl-Regensburg.

Allgemeines.

Über die ganze Körperoberfläche verteilt liegen in der Haut verschieden artige Organe, die vom vegetativen Nervensystem innerviert werden und deren Verrichtungen hier als vegetative Funktionen der Haut zusammengefaßt und erörtert werden sollen: es sind das die Hautgefäße, die glatten Muskeln der Haarbälge, der Haut des Hodensackes, des Penis und des Warzenhofes, die Schweißdrüsen und die Pigmentzellen. Diese Innervation der Organe der Haut steht in erster Linie im Dienste des Wärmehaushaltes, und zwar fällt ihnen die Aufgabe der Wärmeabgabe zu, die ja zu 80 % durch die Haut erfolgt. Droht infolge äußerer Kälte oder verminderter Wärmebildung die Körpertemperatur zu sinken, so wird die Wärmeabgabe vermindert oder gesperrt; die Hautgefäße verengen sich, das Blut kann nicht mehr in die oberflächlichsten Schichten der Haut gelangen und seine Wärme an die Außenwelt abgeben. Bei Gefahr der Überhitzung des Körpers erweitern sich die Hautgefäße; die saftreiche und vom warmen Blut durchströmte Haut gibt durch Leitung und Strahlung viel Wärme ab. Genügen diese Maßnahmen nicht, so wird als stärkstes Hilfsmittel die Schweißsekretion in Anspruch genommen. Durch die Verdunstung des Schweißes werden der Haut und dem in ihr enthaltenen Blut große Wärmemengen entzogen.

Bei dem oben geschilderten Mechanismus der Wärmeabgabe werden die vegetativen Hautorgane von verschiedenen Stellen aus in Tätigkeit versetzt: Die Gefäße und Haarbalgmuskeln erschlaffen und kontrahieren sich durch direkte Einwirkung der äußeren Wärme bzw. der Kälte; gleichzeitig werden die thermischen Reize durch die sensiblen Hautnerven den vegetativen Rückenmarkszentren zugeleitet, die ihrerseits wieder durch zentrifugale Impulse die Kontraktionen oder Erschlaffungen der muskulären Hautorgane steigern bzw. die Schweißabsonderung anregen. Die Oberleitung der gesamten Wärmeabgabe liegt bei dem im Zwischenhirn gelegenen Temperaturzentrum, das auf eine bestimmte Blutwärme eingestellt ist. Von hier aus werden die segmentalen Rückenmarkszentren und damit die peripherischen Organe in demjenigen Tonus gehalten, der dem jeweiligen Bedürfnis des Körpers nach Wärmeabgabe entspricht.

In diesem Ineinandergreifen verschiedener Mechanismen sind schon die Möglichkeiten enthalten, die überhaupt zu einer Erregung der vegetativen Hautorgane führen können. Die kontraktilen Elemente der Haut, die Gefäße und die Haarbalgmuskeln und die übrige glatte Muskulatur der Haut (Tunica dartos) können direkt durch äußere Reize, die die Haut treffen, und durch Stoffe, die in der Blut- und Gewebsflüssigkeit enthalten sind, z. B. durch das Adrenalin, in Tätigkeit versetzt werden. Dieser unmittelbaren Reizung steht die Erregung vom Nervensystem, d. h. von Rückenmarks- und Gehirnzentren aus gegenüber. Diese Zentren selbst stehen wieder einerseits unter dem Einfluß der Blutwärme und der Blutqualität und andererseits unter dem Einfluß von Impulsen, die ihnen von höheren Stellen (Psyche) oder von der Peripherie zugetragen werden; so entstehen die vegetativen Hautreflexe im weiteren Sinne.

Die für das Verständnis der vegetativen Hautfunktion so wichtige Frage, ob eine unmittelbare Wirkung auf die Organe selbst, oder ob ein Reflex vorliegt, läßt sich nicht in jedem Falle eindeutig beantworten. Manche Beobachtungen lassen es als möglich erscheinen, daß bei vielen Reizerfolgen, die wir als direkte Wirkungen anzusehen gewöhnt sind, auch ein reflektorischer Anteil enthalten ist. Dieser selbst bleibt latent und äußert sich oft nur in einer erhöhten Ansprechbarkeit von Hautteilen, die dem ursprünglichen Reizort benachbart sind. Auch darin gibt sich bei vermeintlich unmittelbaren Reizerfolgen die reflektorische Komponente oft kund, daß derselbe Reiz, der auf engumschriebener Hautstelle refolglos bleibt, auf größere Hautflächen appliziert, wirksam wird; dies kann man vor allem bei thermischen Reizen oft beobachten.

Vegetative Hautreflexe

nennen wir diejenigen Reizerfolge, die ausschließlich durch Beanspruchung der Nervenbahnen und Zentren zustande kommen. Sie lassen sich zwanglos in zwei Gruppen scheiden: Die örtlich umschränkten und die auf weite Hautgebiete sich erstreckenden Reflexwirkungen. Bei der ersten Gruppe ist der Erfolg der Reizung an eine Zone gebunden, die den Reizort und dessen nähere Umgebung umfaßt. Der Reflexbogen wird für diese Gruppe im

Rückenmark ohne Beteiligung der höheren Zentren geschlossen. Zu ihr gehört die auf sensible Reize erfolgende Zusammenziehung der glatten Muskulatur des Warzenhofes und der Tunica dartos und der reflektorische Dermographismus, dessen Grenzen im allgemeinen, wenn auch im Abstand von mehreren Zentimetern, dem Reizstreifen parallel gehen. Die Reflexzone ist in diesem Falle ihrer Form nach ein vergrößertes Abbild der gereizten Hautstelle.

Geht der Reizerfolg über dieses örtlich beschränkte Gebiet hinaus, antworten weite Strecken der Körperoberfläche auf einen umschriebenen Reiz mit Erregung, so müssen Reflexvorgänge höherer Ordnung angenommen werden; man denke hier z. B. an vasokonstriktorische Fernwirkungen bei kalten Fußbädern oder an die vielgestaltigen pilomotorischen Reaktionen, die bald nur einige Quadratzentimeter, bald eine halbe Brustseite, eine Extremität oder eine ganze Körperhälfte überziehen können.

Diese letzgenannten Erscheinungen leiten zu jenen Reflexwirkungen über, die den größten Teil oder die Gesamtheit der Körperoberfläche in Mitleidenschaft ziehen und die mit lebhaften Reflexempfindungen (Frösteln, Gänsehautgefühl usw.) einhergehen; an ihrem Zustandekommen müssen Gehirnzentren mitbeteiligt sein. Sie zeigen einige Eigentümlichkeiten, die sie weitab von den gewöhnlichen Reflexen, etwa den Patellarreflexen des zerebrospinalen Systems stellen. Für gewöhnlich bedarf es ziemlich starker, ganz bestimmter Reize, um diese Allgemeinreflexe auszulösen. Bei gewissen Zuständen aber ist die Auslösung sehr erleichtert: irgendwelche, ganz leichte sensible Reize können von irgend einer Körperstelle aus sehr starke Allgemeinwirkungen hervorbringen. Hier also erfolgt die Auslösung des Reflexes ziemlich unabhängig von der Stärke des Reizes und von einer bestimmten reflexogenen Zone.

Diese wechselnden Eigenschaften weisen mit Bestimmtheit darauf hin, daß das Auftreten dieser Allgemeinreflexe in hohem Maße von gewissen inneren Bedingungen abhängig ist. Die über den ganzen Körper ausgedehnten Schweißausbrüche, die allgemeine Konstriktion der Hautgefäße und die Gänsehautwelle, die über den größten Teil der Körperoberfläche hinwegzieht, stellen Vorgänge dar, die auf äußere Reize nur dann anspringen, wenn etwa eine geeignete thermoregulatorische, psychische oder sonstige Konstellation vorhanden ist. Ihr Auftreten ist mit anderen Worten an einen bestimmten Erregungszustand des betreffenden Zentrums und vielleicht auch an eine Disposition der peripherischen vegetativen Organe in der Haut gebunden.

Am klarsten sind diese Verhältnisse bei dem allgemeinen Gänsehautreflex. So besteht z. B. beim fröstelnden Menschen eine starke Neigung zur Gänsehautbildung. Die geringsten taktilen, thermischen oder elektrischen Reize an irgend einer Körperstelle, die leichteste Muskelbewegung oder irgend ein vom Innern des Körpers kommender sensibler Reiz ruft immer wieder dieselbe Wirkung hervor, die allgemeine Piloarrektion. Ist jedoch eine derartige Disposition nicht vorhanden, ist z. B. die Haut gut durchwärmt, so müssen die Reize in stärkerer Intensität und auf größeren Körperflächen angewendet werden, um ausgedehnte pilomotorische Effekte zu erzielen.

Die vegetativen Allgemeinreflexe zeigen in ihrem Auftreten eine auffallende Abhängigkeit von affektiven Vorgängen. Hat sich in uns eine gewisse unlustbetonte affektive Spannung angesammelt, so kann auf irgend einen beliebigen geringen Reiz eine Entladung, ein Affektausbruch erfolgen, der in fast gesetzmäßiger Weise in den gewöhnten Bahnen abläuft und dann auch zu Änderung in der Innervierung der vegetativen Organe in der Haut führt.

Die durch psychische Einflüsse bedingten Veränderungen der vegetativen Hautinnervation können uns dadurch sehr peinlich werden, daß sie als Ausdrucksbewegungen, die der Herrschaft des Willens entzogen sind, der Umgebung Einblick in die geheimsten Gefühlsregungen und die ihnen zugrunde liegenden Gedanken geben.

Die vegetativen Organe in der Haut nehmen an allen Tonusschwankungen und Erschütterungen des vegetativen Nervensystems teil, die ja oft nur durch die Blutverschiebungen in der Haut, durch Schweißausbrüche und Gänsehaut sichtbar werden.

Alle vegetativen Hautreaktionen, mögen sie auf innere oder äußere Reize, auf direkte oder indirekte Erregung hin erfolgen, unterliegen außerordentlich großen **individuellen und zeitlichen Unterschieden**. Wir werden diese einigermaßen verständlich finden, wenn wir die große Reihe der Faktoren überblicken, unter deren Einfluß die Tätigkeit der Hautgefäße, der glatten Hautmuskeln und der Schweißdrüsen steht. Von diesen Faktoren sind die wichtigsten: der **anatomische und physiologische Zustand der Haut**: Ernährungszustand, Turgor, Durchblutung, Fettpolster, rauhe oder glatte Oberfläche, Trockenheit usw., die **nervöse Disposition**: Sensibilität, Tonus der vegetativen Zentralorgane, der jeweilige Stand der Wärmeregulation, der Zustand der Psyche und schließlich die **chemischen Einflüsse**: Stoffwechsel, innere Sekretion, Autointoxikationen. Viele dieser Bedingungen, deren Stärke und Wirkungsart wir oft nicht im entferntesten einschätzen können, sind vererbbar und angeboren, andere erworben und ein großer Teil der letzteren kann bei denselben Individuen häufigem, oft momentanem Wechsel unterworfen sein.

Aus all dem ergibt sich ohne weiteres, daß aus der individuell oder zeitlich verschiedenen Intensität der vegetativen Reaktionen allein vielfach keine bestimmten Schlüsse auf den Zustand des vegetativen Nervensystems oder des gesamten Nervensystems gezogen werden dürfen. Reaktionen, die in ihrer Schwäche oder Intensität bei dem einen krankhaft sind, können bei einem anderen noch durchaus innerhalb der physiologischen Grenzen liegen. Damit soll nicht bestritten werden, daß bestimmte Formen der Neurasthenie, der Hysterie und anderer Neurosen sehr häufig mit einer vermehrten Reaktionsfähigkeit der vegetativen Hautorgane verknüpft sind. Doch ist diese für jene Erkrankungen nicht eine unbedingte Voraussetzung. Auch besteht kein direktes Abhängigkeitsverhältnis zwischen Affekterregbarkeit und Labilität der vegetativen Hautinnervation. Eine Steigerung auf beiden Gebieten wird wohl oft gleichzeitig beobachtet.

Die Nervenbahnen.

Die Nervenelemente, die der Innervation der vegetativen Hautorgane dienen, gehören dem sympathischen oder dem parasympathischen System an. Da die einzelnen vegetativen Hautfunktionen, die Gefäßerweiterung und Verengerung, die Piloarrektion, die Schweißsekretion völlig **unabhängig** voneinander auftreten können, und da sie sich bezüglich ihrer Erregbarkeit, ihrer Ausbreitungsfähigkeit auf weitere Hautgebiete **ganz verschieden** verhalten, so müssen wir für die einzelnen Funktionen **gesonderte Bahnen und gesonderte Zentren** annehmen, die ja wohl räumlich nahe beieinander liegen können, aber in ihrer Empfänglichkeit für verschiedene Reize und in ihrer gegenseitigen Verknüpfung große Unterschiede aufweisen. Wir sind daher berechtigt, neben das vasomotorische ein pilomotorisches und ein Schweißnervensystem zu stellen und ein solches für die in der Haut gelegenen glatten Muskeln der Tunica dartos und des Warzenhofes anzunehmen.

Die physiologische Aufgabe der Hautgefäße und der Schweißdrüsen erfordert eine ungemein fein abstufbare Erregbarkeit; zwischen hochgradiger Hyperämie und vollständiger Anämie der Haut, zwischen profusem Schweißausbruch und völliger Trockenheit der Hautoberfläche liegt eine große Zahl von Übergangszuständen, von denen jeder zu erreichen und festzuhalten sein muß, wenn eine völlige Anpassung der Wärmeabgabe an die jeweiligen Bedürfnisse des Wärmehaushaltes zustande kommen soll. Diese feine Abstufbarkeit ist nur bei **antagonistischer Innervation** denkbar. Während eine solche bei den Gefäßen schon längst bekannt ist, können schweißhemmende Fasern unter den schweißfördernden Bahnen erst seit den experimentellen Untersuchungen Diedens mit Sicherheit angenommen werden. Von einer gegensätzlichen Innervation der Haarbalgmuskeln ist noch nichts bekannt. Doch ist an einer solchen nicht zu zweifeln.

Die **sympathischen Rückenmarkszentren** drängen sich auf dem Raum vom 1. Dorsal- bis 3. Lumbalsegment zusammen. Da die präganglionären Fasern nach Langley auf gleicher Höhe, in der die Zentren liegen, das Rückenmark verlassen, so enthalten die Dorsal- und die drei oberen Lumbalwurzeln die Fasern für die Vasokonstriktion, Piloarrektion und Schweißsekretion der **gesamten Körperoberfläche**. Daraus ergibt sich ein bemerkenswerter Gegensatz zwischen sensibler und vegetativer Hautinnervation. Die sympathischen Wurzelversorgungsgebiete fallen mit den sensiblen Segmentbezirken **nicht** zusammen, sondern sie weichen von diesen um so mehr ab, je näher die betreffende Hautzone dem oberen oder dem unteren Körperende liegt.

Die präganglionären Fasern enden in dem Ganglion des sympathischen Grenzstrangs, und zwar ziehen die Fasern aus den oberen Dorsalsegmenten zu höher gelegenen, die Fasern aus den unteren Dorsal- und den oberen Lumbalsegmenten zu tiefer gelegenen sympathischen Ganglien, während die Fasern aus dem mittleren Brustmark teils auf-, teils abwärts ziehen. Der Halssympathikus enthält die präganglionären vasokonstriktorischen, pilomotorischen und schweißsekretorischen Bahnen für das Gesicht. In den Ganglien beginnt das letzte Neuron mit der postganglionären marklosen Faser, die sich dem peripheren Nerven anschließt und so zur Haut gelangt.

Die **vasodilatatorischen** und die **schweißhemmenden** Bahnen für das Gesicht und für die Genitalien entstammen dem **kranial-** bzw. dem **sakralautonomen** System.

Die vasodilatatorischen und die schweißhemmenden Fasern für den Rumpf und für die Extremitäten kommen aber auch aus dem Dorsalmark und aus dem oberen Lumbalmark, nur verlassen sie wohl das Rückenmark **nicht** durch die **vorderen**, sondern durch die **hinteren** Wurzeln. Im peripheren sensiblen Hautnerven sind die Fasern für alle Qualitäten der vegetativen Hautinnervation **zusammen** enthalten.

Der **Reflexbogen** für die vegetativen Hautreflexe gestaltet sich demgemäß folgendermaßen: Der afferente Schenkel besteht aus den sensiblen

Bahnen, die von der Haut durch die Hautnerven, das Spinalganglion und die hintere Wurzel ins Rückenmark gelangen, um mit den vegetativen Zentren des Seitenhorns in Verbindung zu treten. Der efferente Schenkel führt für die vasokonstriktorischen, pilomotorischen und schweißsekretorischen Fasern über die vorderen Wurzeln, den Ramus communicans albus, das sympathische Ganglion zum Spinalnerv, für die dilatatorischen und schweißhemmenden Fasern durch die hinteren Wurzeln zum peripherischen Nerven. Für die vegetativen Hautreflexe höherer Ordnung muß die Beteiligung höherer, wahrscheinlich der im Zwischenhirn gelegenen Zentren angenommen werden.

Die vasomotorischen Erscheinungen der Haut.

Allgemeines.

Unter den vasomotorischen Erscheinungen der Haut sollen hier alle jene Veränderungen in der Blutfülle der Haut verstanden werden, die auf einer aktiven Verengerung und aktiven Erweiterung der kleinen und kleinsten Hautgefäße beruhen.

Für die kleinsten Arterien und Venen, sowie für die Kapillaren der menschlichen Haut sind Muskulatur und kontraktile Zellen anatomisch noch nicht sicher nachgewiesen. Vom klinischen Standpunkt aus muß eine Kontraktilität und eine aktive Erweiterungsfähigkeit auf direkt wirkende Reize wie auch auf Nervenreize angenommen werden. Die Kontraktion und die Erweiterung kann die ganze Kapillarschlinge betreffen. Jedenfalls kann sowohl vom Nerven aus (z. B. bei gewissen Affekten) und auch auf unmittelbar wirkende Reize (z. B. Kälte) die ganze Gefäßschlinge zur aktiven Verengerung gebracht werden. Die Verengerung und Erweiterung kann aber auch bloß einzelne Teile der Gefäßschlinge betreffen. Die größte Selbständigkeit besitzt der arterielle Schenkel, dessen selbständiger Spasmus nicht bloß klinisch gefordert, sondern durch die optische Methode von Weiß nachgewiesen wurde. Eine Erweiterung des arteriellen Schenkels wird wohl stets eine wahrscheinlich passive Dilatation der übrigen Teile der Schlinge nach sich ziehen. Eine Eigentätigkeit des kapillären Teils und des venösen Schenkels ist insofern anzunehmen als beide beim Spasmus des arteriellen Teils dilatiert sein können. So entstehen manche Formen der Kältelivido. Ob sie auch eine vom arteriellen Teil unabhängige spastische Tätigkeit entfalten können, scheint zweifelhaft; von manchen Autoren (Unna) wird mit einem isolierten Venenspasmus gerechnet. Auf jeden Fall muß eine besondere Empfindlichkeit und eine gesonderte Innervation für den arteriellen Schenkel gefordert werden; nur so sind viele klinische Erfahrungen zu erklären.

Die Farbe der Haut ist, abgesehen von der Pigmentierung, hauptsächlich von ihrem Blutgehalt abhängig. Unter gewöhnlichen Umständen ist nur ein Teil der Kapillaren gefüllt; das arterielle Blut fließt meist auf tiefer gelegenen, kürzeren Verbindungswegen den venösen Gefäßen zu.

Helle Röte deutet auf eine starke Füllung der oberflächlichen Gefäßschichten mit hellrotem arteriellen Blut hin; ab- und zuführende Gefäße sind weit geöffnet; der Blutstrom ist beschleunigt, die Haut fühlt sich warm an. Ob dabei alle Teile der Gefäßschlinge aktiv erweitert sind oder ob nur die aktive Dilatation des arteriellen Schenkels allein eine (passive) Dehnung des kapillären und venösen Teils zur Folge hat (wie dies Unna für die „Wallungshyperämie" annimmt), ist wohl nach der Entstehungsursache verschieden und läßt sich nicht immer entscheiden.

Zu den arteriellen Hyperämien der Haut gehört die sog. „reaktive Hyperämie", nach vielen Anlässen, die eine vorübergehende Behinderung der Blutzirkulation bewirken, wie nach der Esmarchschen Blutleere, nach starker Bierscher Stauung, nach Kälte- oder Druckanämie pflegt sich bei gesunden Individuen eine intensive arterielle Rötung einzustellen, die um so beträchtlicher ist, je mehr die Zirkulation behindert und je besser die Haut vorher durchblutet war. Die alte Frage, ob die reaktive Hyperämie durch Ermüdung resp. Lähmungzustande kommt, oder ob sie die Folge einer aktiven Erweiterung der

Hautgefäße darstellt, ist noch nicht gelöst und wahrscheinlich auch nicht einheitlich zu beantworten. Manche Autoren, vor allem Bier, sehen in der reaktiven Hyperämie einen ausgesprochen aktiven Vorgang, der auf dem Sauerstoffhunger und der Stoffwechselstörung des Hautgebietes beruhe, die unter der behinderten Zirkulation gelitten hatte. Für manche Fälle muß meines Erachtens ein reflektorischer Einfluß angenommen werden, wie bei dem Zustandekommen der reaktiven arteriellen Hyperämie nach örtlichen Kältereizen.

Blaurote zyanotische Verfärbung der Haut kommt zustande, wenn in den erweiterten Hautgefäßen das Blut langsam fließt oder stockt; es wird allmählich stärker venös werden, d. h. eine dunkelrote Farbe annehmen. Bei lange andauernder Stauung gleicht sich die Blutwärme ganz der Temperatur des umgebenden Mediums an; die Haut kann sich dann kühl und kalt anfühlen. Blutstauung in der Haut kommt, abgesehen von allgemeinen Kreislaufstörungen, hauptsächlich durch Spasmus der kleinsten Arterien oder infolge des fehlenden oder verminderten arteriellen Drucks zustande.

Völlige Blässe der Haut ist nur dann möglich, wenn beide Gefäßschichten, die oberflächliche und die tiefe, in allen ihren Teilen blutleer sind, d. h. aktiv kontrahiert sind. Dies ist besonders bei gewissen psychischen Erregungen, bei Ohnmachten und bei sonstigen starken inneren Reizen der Fall, die auf dem Wege über das Nervensystem wirken. Blässe ist vor allem an Körperteilen gut zu sehen, deren Hautgefäße sich gewöhnlich in einem Zustand der Erweiterung befinden: so im Gesicht und an den Händen. Auf der übrigen Körperhaut ruft eine Konstriktion der Gefäße nur eine undeutliche Farbveränderung hervor.

Als „marmorierte Haut" ist eine fleckige oder mehr netzartige livide oder rote Verfärbung bekannt, die sich an Brust, Bauch, Oberschenkel und Armen, seltener am Rücken zeigt. Wir finden die livide Form der Hautmarmorierung hauptsächlich dann, wenn der Rumpf der Kälte ausgesetzt ist. Inwieweit dann die direkte Einwirkung der Kälte auf die Hautgefäße und wie weit nervös reflektorische Momente für die Cutis marmorata verantwortlich zu machen sind, läßt sich schwer beurteilen. Eigenartige fleckige Erscheinungen hat Bier bei seinen Stauungsversuchen beobachtet. Er sah in den gestauten zyanotischen Gebieten weiße, gelbe und zinnoberrote Flecken aufschießen. Wenn bei einem gleichmäßig blauroten, mäßig gestauten Arme die Stauungsbinde kräftig angezogen und dann plötzlich losgelassen wurde, so zeigt sich eine weiß-livide Fleckung über dem ganzen gestauten Gebiet. Diese aktive Eigentätigkeit der kleinsten Arterien und Venen und der Kapillaren ist wohl nicht allein auf den Reiz der Kohlensäureüberladung des Blutes zurückzuführen; ich halte es nicht für ausgeschlossen, daß dabei eine Nervenreizung (etwa durch die Kohlensäure oder durch den Druck der Stauungsbinde auf die Nervenstämme) mit im Spiele ist, zumal diese Fleckung große Ähnlichkeit mit jenen fleckigen Phänomenen zeigt, die beim reflektorischen Dermographismus auf livider Haut entstehen (irritatives Reflexerythem).

Regionäre Verschiedenheiten.

Die Haut des Gesichts zeigt gewöhnlich eine von der übrigen Körperhaut verschiedene Blutdurchströmung. Die Hautkapillaren der Wange befinden sich beim Gesunden in einem Zustand habitueller Erweiterung. Die Farbänderungen der Gesichtshaut gehen nicht denen des übrigen Körpers parallel; außerdem zeigen verschiedene Bezirke des Gesichts untereinander charakteristische Gegensätze. Die Gefäße des Wangenrots beteiligen sich auffallend lebhaft an allen allgemein dilatatorischen Vorgängen (bei psychischen Erregungen, Muskelanstrengungen beim Fieber), während die der Nase und dem Mund anliegenden Hautgebiete, manchmal auch das Kinn sich dabei passiv verhalten oder sogar abblassen können. Ein völliger Spasmus der Kapillaren der Wange tritt nur bei stark wirkenden inneren Anlässen ein: bei Affekten des Schreckens und der Angst, bei Nausea, bei schweren akuten inneren Krankheiten, bei Moribunden.

Mit diesen gröberen Farbänderungen ist jedoch die vegetative Physiognomik keineswegs erschöpft. Oft beobachtet man Änderungen des Hautturgors, feinfleckige, livide rötliche oder anämische Verfärbung des Gesichts, die im einzelnen schwer zu schildern sind, in ihrer jeweiligen Zusammenstellung dem Gesicht, dem Ausdruck, dem Blick eine nicht zu verkennende Eigenart verleihen; solche Alterationen finden wir bei körperlichen und geistigen Ermüdungszuständen, bei Affektausbrüchen (Zorn, Freude, Trauer, Scham). Die vasomotorischen Erscheinungen zusammen mit der mimischen Gestaltung der vom

Fazialis versorgten Muskulatur lassen das Gesicht als das Spiegelbild des körperlichen und geistigen Befindens erscheinen.

Hände und Füße: Die kleinsten Gefäße der Hände sind wie das Gesicht ständig der Luft und den Temperatureinflüssen ausgesetzt. Manche Menschen neigen zur dauernden Gefäßerweiterung an den Händen („rote Hände"), wieder andere zu Angiospasmen an den spitzen Körperenden, also an Fingern und Händen, Zehen und Füßen. Der „Leichenfinger" ist ein reflektorischer Krampf der kleinsten Hautgefäße, der bei disponierten Personen auf Kälte und vor allem auf innere zentrale Reize anspringt. Solche sind es auch, die bei der Raynaudschen Krankheit zu einem langdauernden Spasmus der Gefäße der Hände oder der Füße führen, der dann Gangrän der Endphalangen zur Folge haben kann.

Von den äußeren Einflüssen, die auf die Blutverteilung im Körper und speziell auf die Blutfülle der Haut einwirken können, sind die wichtigsten das Licht, die Kälte und Wärme und die mechanischen Reize.

Wirkung des Lichtes auf die Gefäße der Haut.

Die verschiedenen Arten der Lichtstrahlen entfalten je nach ihrer Wellenlänge bei ihrer Absorption in der Haut verschiedene Wirkungen: die langwelligen Strahlen wandeln sich in Wärmeenergie um und wirken als leichter Wärmereiz; die kurzwelligen lösen bei ihrer Absorption chemische Umsetzungen aus. Wird die Haut der Sonnenbestrahlung ausgesetzt, so verspürt man bald eine angenehme behagliche Wärme in den bestrahlten Hautpartien und es kommt so zu einer gleichmäßigen Hyperämie mittleren Grades, die eine Wirkung der Wärmestrahlen ist. Auf intensive, länger andauernde Sonnenbestrahlung entsteht nach einigen Stunden eine lebhafte schmerzhafte Rötung und leichte Schwellung der Haut, das Erythema solare; dieses stellt eine Entzündungshyperämie dar, und ist durch eine Schädigung hauptsächlich der Epidermiszellen hervorgerufen, die sie durch die chemische Energie der blauen, violetten und besonders der ultravioletten Strahlen erlitten haben.

Schließlich ist das Licht im Gegensatz zur Wärme und Kälte imstande, bei anhaltender Einwirkung eine dauernde Erweiterung der Kapillaren hervorzurufen; die dem Licht dauernd ausgesetzten Körperteile sind nicht nur gebräunt, sondern auch mehr gerötet als die übrige Haut (Hyperämie des Gesichts und der Hände von Landarbeitern und von Kutschern).

Wirkung thermischer Reize auf die Gefäße der Haut.

Wärme und mäßige Hitze erweitern die Blutgefäße der Haut hauptsächlich durch direkte Einwirkung auf die kontraktile Substanz der Kapillarendothelien und auf die Muskulatur der kleinsten Gefäße. Daß der reflektorische Anteil der Wärmewirkung nur gering sein kann, beweist der bekannte Biersche Versuch: das vollständig neurotomierte Bein eines Schweines zeigte im Heißluftkasten dieselbe Röte wie die gesunde Extremität. Starke Hitzereize wirken zunächst wie Kältereize: sie verengern die Hautgefäße, besonders die kleinen Arterien; wirkt starke Hitze längere Zeit auf die Haut ein, so entsteht dieselbe Stauungshyperämie wie bei der Kälte: enge Arterien, weite Kapillaren und Venen. Beim Einsteigen in ein sehr heißes Bad stellt sich Blässe und Gänsehaut mit Frostschauer ein, der bei längerer Ausdehnung des Bades eine livide Rötung folgt.

Wärme allein kann ebensowenig wie Kälte dauernde Erweiterung der Kapillaren hervorrufen. Kesselheizer, Feuerarbeiter, Bäcker, Tropenreisende, die sich vor intensiver Lichtbestrahlung geschützt haben, zeigen sogar ein auffallend blasses Aussehen.

Ein kurzer und hinreichend starker Kältereiz hat auf die gut durchblutete Haut wohl durch direkte Wirkung eine Kontraktion der Arterien und Kapillaren zur Folge; nach Aussetzen des Reizes erweitern sich die Gefäße, es tritt die „Reaktion", die hellrote Hyperämie mit behaglichem Wärmegefühl ein.

Wirkt die Kälte lange ein, so kommt es zur lividen Hyperämie des venösen Teiles der Kapillaren (Lähmung der Vasokonstriktoren). Nach einem lange einwirkenden sehr kalten Bade färbt sich die Haut krebsrot; ein lange aufliegender Eisbeutel führt auch zu starker, etwas livid gefärbter Hyperämie.

Vegetatives Nervensystem und Haut.

Die durch Kälte hervorgebrachten Tonusveränderungen der Gefäße sind zum Teil reflektorischen Ursprungs. Eng umschriebene Kältereize haben nur bei großer Intensität (Eisbeutel) lokale Wirkung. Die Kälte ist viel mehr als die Wärme geeignet, Fernwirkungen hervorzurufen; es mag das mit dem Umstande zusammenhängen, daß die menschliche Haut etwa achtmal mehr Kälte- als Wärmepunkte besitzt. Taucht man einen Arm in kaltes Wasser, so verengern sich auch die Hautgefäße des anderen Armes und in schwächerem Grade die Hautgefäße der übrigen Körperoberfläche.

Wirkung mechanischer Reize auf die Gefäße der Haut.

Dermographismus[1]).

Die Hautgefäße reagieren auf Druck mit Änderungen ihrer Weite, die einige Zeit bestehen bleiben und die Form, in welcher der Druck eingewirkt hat, gleichsam in Schriftzügen festhalten. Man versteht unter Dermographismus alle sichtbaren Änderungen der Blut- und Saftdurchströmung der Haut, welche infolge äußerer mechanischer Reize zustande kommen.

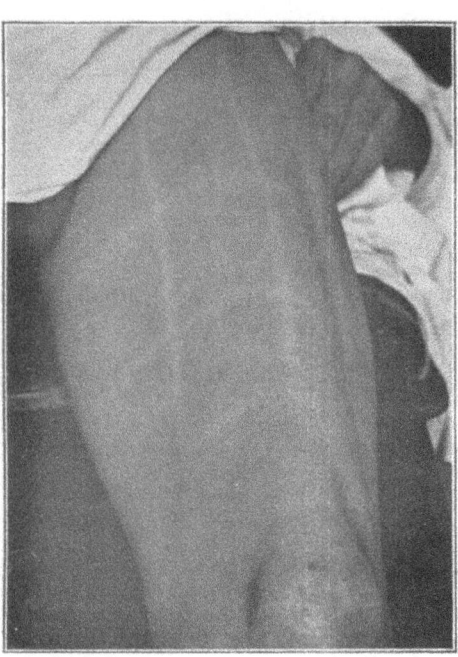

Abb. 142. Dermographia alba. Oberschenkel eines hoch fieberhaften Kranken nach leichtem Bestreichen mit dem Hammerstiel.

Die unmittelbare Druckanämie verschwindet in gut durchbluteter warmer Haut fast momentan wieder; auf kühler, blasser Haut kann sie bis zu 10 Sekunden lang sichtbar bleiben. Nach einer kurzen Latenzzeit treten nun die eigentlichen dermographischen Erscheinungen zutage. Diese zerfallen, je nach ihrer Entstehungsweise in zwei große natürliche Gruppen, in die durch direkte Einwirkung auf die Hautgefäße verursachten und in die reflektorisch bedingten Phänomene.

Bei allen dermographischen Erscheinungen machen sich starke individuelle Unterschiede geltend; sicher ist nur, daß sich der Dermographismus auf saftreicher, glatter, zarter und junger Haut besser auslösen läßt als auf rauher, trockener und alter Haut.

Der lokale Dermographismus

entsteht durch direkte Reizung der Hautkapillaren und kleinsten Hautgefäße und ist daher auf den Reizort oder dessen allernächste Umgebung beschränkt. Bei einem Strichreiz mit dem Hammerstiel werden die Farbänderungen also

---

[1]) Vgl. L. R. Müller: Studien über den Dermographismus und dessen diagnostische Bedeutung. Deutsche Zeitschr. f. Nervenheilk. 47 und 48 und
W. Glaser, Wesen und klinische Bedeutung des Dermographismus. Zeitschr. f. d. ges. Neurol. u. Psych. 50. 1919.

ein strich- oder streifenförmiges Hautfeld einnehmen. Gute Durchblutung und höhere Temperatur der Haut können Latenzzeit und Dauer der lokalen Reaktionen ganz erheblich verkürzen.

a) Die weiße, lokale Reaktion (Dermographia alba). Bei leichten oder mittelstarken Hautreizen entsteht nach einer Latenzzeit, die zwischen 10 und 20 Sekunden schwankt, eine sehr deutliche Abblassung, eine fast rein weiße, manchmal gelblich getönte Verfärbung der Haut, die gewöhnlich um 1—2 mm nach jeder Seite den Reizort an Ausdehnung übertrifft. Die Abgrenzung gegen die Umgebung ist nicht ganz scharf. Die Abblassung bleibt etwa 2—3 Minuten lang bestehen und klingt dann allmählich wieder ab. Die Reizschwelle ist individuell sehr verschieden; manchmal genügt eine ganz leichte einmalige Berührung oder ein mehrmaliges, kaum spürbares Stricheln, um deutliche Dermographia alba hervorzurufen. Je kleiner die Reizschwelle, desto länger hält die Reaktion an. Nach den exakten Untersuchungen von Günther[1]) hängen Latenz und Dauer bei demselben Individuum und von der gleichen Körperstelle, nicht von der Reizstärke ab, sondern stellen konstante Größen dar. Die weiße lokale Reaktion ist bei fast allen Menschen auslösbar; außer am Rumpf ist sie oft an den Extremitäten sehr deutlich ausgeprägt, z. B. an der Streckseite der Oberschenkel; hier zeigt sie, wie Abb. 142 u. 143 dartut, oft eine auffallende Breite (1 cm Reizbreite). Natürlich wird die weiße Hautschrift in hyperämischen Bezirken (im Wangenrot, im Scharlachexanthem oder auf erysipelatöser Haut) oder bei brünetter Hautfarbe besser sichtbar sein als bei anämischer Haut.

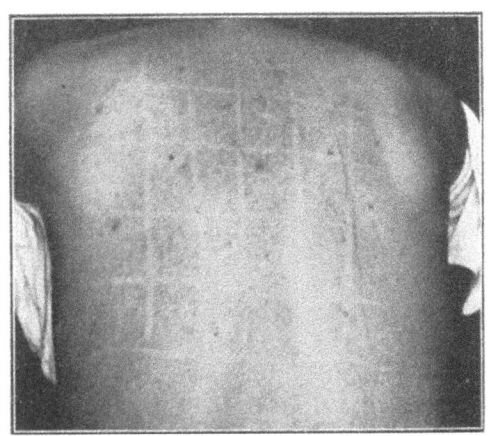

Abb. 143. Dermographia alba. Rücken eines Tabikers im ataktischen Stadium nach leichtem Bestreichen mit dem Hammerstiel. Die anämischen Streifen wurden nach 3 Minuten leicht rot. Infolge der Jodbehandlung entwickelten sich zahlreiche Aknepusteln, die auf dem Bild schwarz wurden.

b) Die rote lokale Reaktion (Dermographia rubra, „Nachröten"). Bei stärkerem Druck tritt nach einer Latenzzeit von ca. 15 Sekunden ein scharf begrenzter hell- oder dunkelroter Strich auf, der in seiner Ausdehnung meist genau der gereizten Stelle entspricht. Wenn gleichzeitig die weiße Reaktion auftritt, so liegt der rote Strich inmitten des anämischen Bandes; er ist dann also von einem 1—2 mm breiten hellen Saum eingefaßt (vgl. Abb. 144 und 145). Die Reaktionsdauer ist meistens bedeutend länger als bei der weißen Dermographie; sie kann bis zu einer Stunde betragen. Äußere Wärme erhöht die Reaktionsstärke und beschleunigt den Ablauf der Reaktion. Gleichzeitige Kältereize

---

[1]) Die mechanische Erregbarkeit der Hautmuskeln und Hautgefäße. Ergebn. d. inn. Med. u. Kinderheilk. 15. 1917. Dort ist die Literatur über den Dermographismus und die Cutis anserina und vor allem auch historische Bemerkungen über die Reactio pilomotorica zusammengestellt.

228   Vegetatives Nervensystem und Haut.

und Frostgefühl verlängern Latenz und Dauer. Das lokale Nachröten ist wohl die konstanteste dermographische Erscheinung; es läßt sich bei genügend kräftigem Reiz bei allen Menschen auslösen, doch scheint es bei zyanotischer Haut zu fehlen. Natürlich ist die Dermographia rubra an schon vorher hyperämischer Haut, z. B. im Rot der Wangen, nicht zu erzielen.

c) Die ödematöse Form (Dermographia elevata, Urticaria factitia), siehe Abb. 146, 147, 148 und 149. Manche Leute beantworten mechanische Hautreize mit einer zirkumskripten urtikariaähnlichen Schwellung der Haut. Nach einer Latenzzeit von 1—2 Minuten erhebt sich die gereizte Gegend langsam zu einer deutlichen Leiste; in ausgeprägten Fällen verbreitet sich diese zu einem 5—8 mm breiten und 1—2 mm hohen Quaddelwall, dessen Ränder steil zur umgebenden

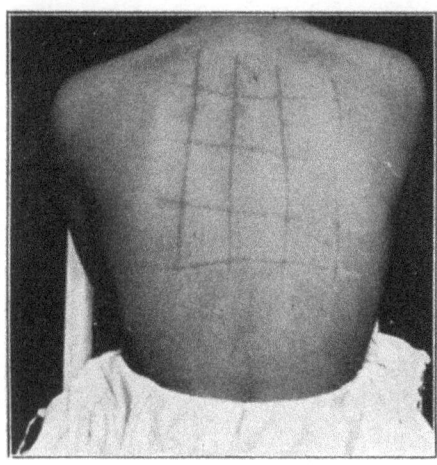 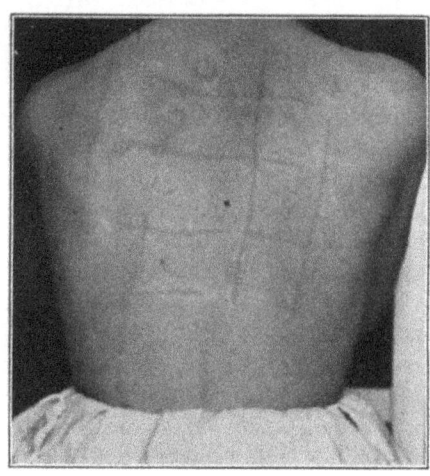

Abb. 144. Dermographia rubra. Die roten Streifen wurden durch Streichen mit dem Hammerstiel erzeugt. Die roten Striche gehen rechts außen in anämische Streifen über.

Abb. 145. Dermographia rubra, durch Hammerstielstriche erzeugt; der untere rote Strich ist von anämischen Streifen eingefaßt.

Haut abfallen. Es sind Fälle mit einer Quaddelhöhe von 15 mm beschrieben worden. Die leichtesten Grade sind nur bei seitlicher Beleuchtung sichtbar und oft nur durch Betasten mit der Fingerbeere festzustellen. Der Entstehung der Leiste scheint fast immer der rote lokale Reizstreifen und meistens auch lebhafte reflektorische Röte voranzugehen, die den Wall noch mehrere Minuten hindurch umsäumt (vgl. Abb. 146, 147, 148 und 149). Die Reizschwelle schwankt innerhalb weiter Grenzen, ebenso die Dauer der Reaktion, die bis zu 12 und mehr Stunden betragen kann. Je geringer die zur Auslösung nötige Reizstärke, desto größer ist der Grad der Ödembildung und die Reaktionsdauer bei einer bestimmten Reizstärke (Günther). Der Quaddelstreifen ist meistens blaß, manchmal von rosaroter Färbung.

Die Urticaria factitia ist in ihrer ausgeprägten Form ein ziemlich seltener, in ihrem leichteren Grade ein relativ häufiger Befund. Sie ist bei disponierten Personen hauptsächlich vom Rumpf auszulösen; bei den stärkeren Formen kann sie jedoch an allen Körperstellen, mit Ausnahme der Handteller und Fuß-

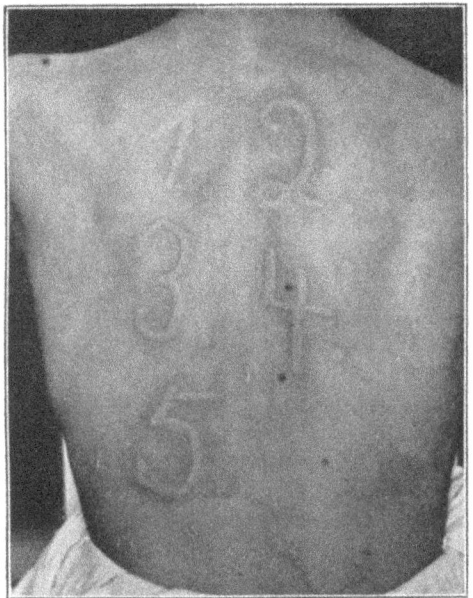

Abb. 146. Dermographia elevata (Urticaria factitia) auf Schreiben mit dem Hammerstiel. Die Zahlen sind in Zeitabschnitten von 5 Minuten auf den Rücken aufgezeichnet. Die Ziffer 6 wurde unmittelbar vor Aufnahme der Photographie geschrieben. Sie zeichnet sich durch leichte Anämie andeutungsweise ab.

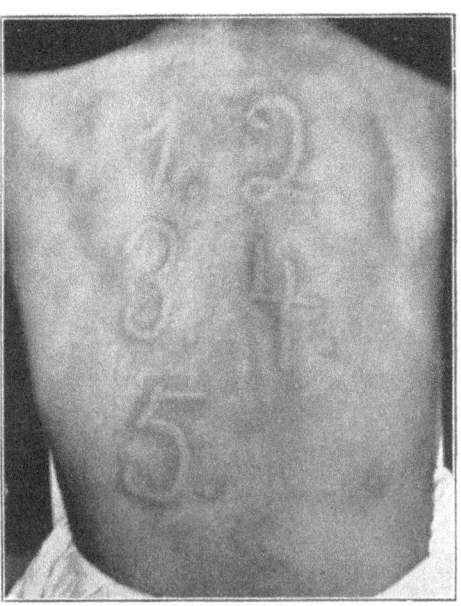

Abb. 147. Dermographia elevata, 1 Minute später als Abb. 146 aufgenommen. Das Erythem, welches die Ziffer 5 umgibt, ist etwas zurückgegangen. In der Umgebung der Ziffer 6 entwickelt sich ein diffuses Erythem.

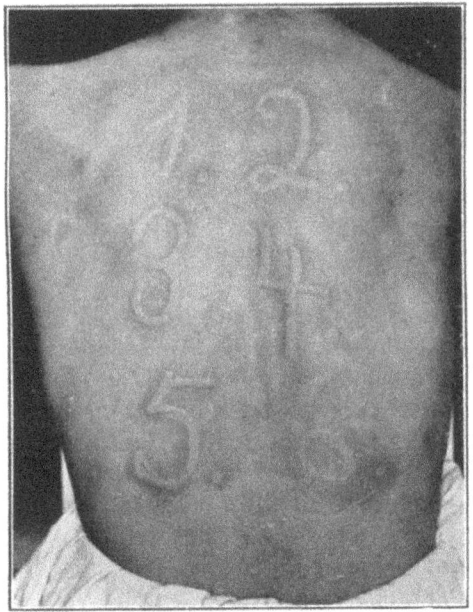

Abb. 148, 2 Minuten später aufgenommen als Abb. 147. Ziffer 6 erhebt sich aus dem umgebenden Erythem als Quaddelleiste.

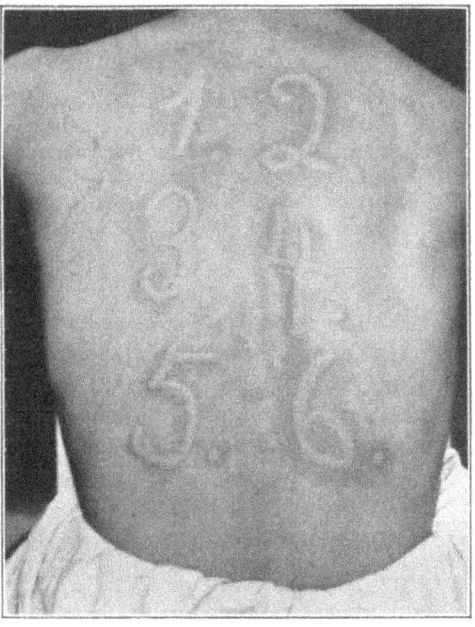

Abb. 149, 3 Minuten später aufgenommen als Abb. 148. Die Urticaria factitia hat sich jetzt auch bei Ziffer 6 voll ausgebildet. Das umgebende Erythem bildet sich allmählich zurück.

sohlen, hervorgebracht werden. In manchen Fällen ist die ödematöse Reizfähigkeit der Haut erworben und kann auch wieder verloren gehen.

Die Entstehungsweise der einzelnen lokalen Reaktionsformen der Haut ist noch keineswegs völlig geklärt. Am leichtesten ist die weiße Dermographie verständlich; sie wird allgemein als eine aktive Verengerung der Kapillaren gedeutet, die durch direkte Reizung der in ihrer Wand enthaltenen hypothetischen kontraktilen Substanz zustande kommt; die auffallend lange Latenz wird dem Umstand zugeschrieben, daß die kontraktile Substanz der Kapillaren weniger differenziert sein soll als die glatte Muskulatur.

Erheblichen Schwierigkeiten begegnet die Erklärung des roten Reizstreifens. Die Hyperämie betrifft hier wahrscheinlich die Kapillaren allein, da sie genau auf das Reizgebiet beschränkt ist; demgemäß wird eine aktive Dilatation angenommen, die jedoch in den sonstigen physiologischen Erfahrungen kein Analogon hat; denn bei allen Versuchen an ausgeschnittenen Gefäßen ergaben schwache und starke Reize stets Kontraktion, nie Erschlaffung.

Ebenso schwierig ist die Erklärung der ödematösen Dermographie. Anatomisch

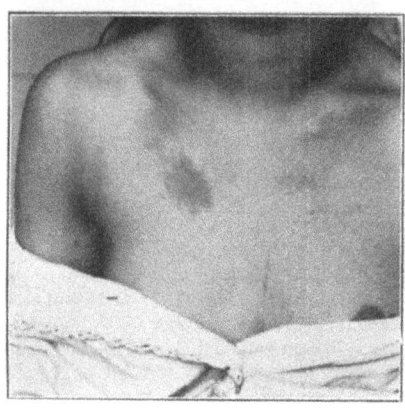
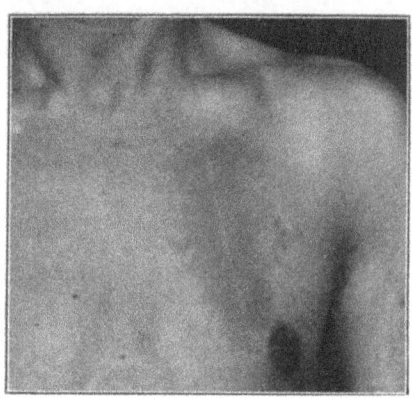

Abb. 150. Irritatives Reflexerythem auf Nadelstich (rechts oben davon kleine, inselförmige Rötung.)

Abb. 151. Irritatives Reflexerythem mit kleinen inselförmigen Hyperämien links außen.

gleicht sie der spontanen Urtikariaquaddel: Ödem der Epidermis und der obersten Schichten des Papillarkörpers mit geringer zelliger Exsudation. Vor allem bleibt die Frage zu lösen, warum die Resorption oder die Abfuhr der offenbar unter hohem Druck stehenden Ödemflüssigkeit so lange Zeit gesperrt ist. Das Nervensystem, auch das vegetative, hat auf die Entstehung der künstlichen Nesselsucht augenscheinlich keinen wesentlichen Einfluß, denn sie kann auch in Gebieten durchschnittener Hautnerven ausgelöst werden.

Der reflektorische Dermographismus

ist im Gegensatz zum lokalen nicht an den Reizort oder dessen nächste Umgebung gebunden; seine Erscheinungen bedecken ein Hautfeld, dessen äußerste Grenzen vom Reizort bis zu 6 cm entfernt liegen können; in solchen Fällen beträgt also die Gesamtbreite der reflektorischen Erscheinungen 10—12 cm. Oft dehnt sich diese vasomotorische Reflexzone nicht nach allen Richtungen gleich weit aus, so daß also der Reizort dann exzentrisch gelegen ist; nach Ebbeckes[1]) Beobachtungen bildet sie bei punktförmiger Reizung ein Oval, dessen Längsachse der Segmentgliederung der Haut folgt, am Rumpf also mehr quer, an den Extremitäten längs gerichtet ist (siehe Abb. 150).

---

[1]) Die lokale vasomotorische Reaktion der Haut usw. Arch. f. d. ges. Physiol. **169**. 1917.

Ein weiterer wesentlicher Unterschied gegenüber den lokalen Reaktionen besteht darin, daß die reflektorischen Veränderungen der Hautgefäße konstriktorischer und dilatatorischer Art sind und in Form von Flecken auftreten. Die einzelnen Flecken besitzen eine Ausdehnung von einigen Quadratmillimetern bis zu Pfennigstückgröße, sie sind unregelmäßig zackig begrenzt. Die anämischen Felder zeigen eine hellgelbliche bis weiße, die hyperämischen eine lebhaft rote Farbe, die sehr deutlich, besonders bei bestehender Zyanose, von der umgebenden Haut absticht.

Die weißen und roten Flecken können räumlich getrennt oder gemischt auftreten, sie fließen manchmal zu roten oder weißen Höfen zusammen, sie können zeitlich verschieden entstehen und während derselben Reaktion ihre Farbe ändern. Daraus ergibt sich eine außerordentliche Mannigfaltigkeit und Buntheit

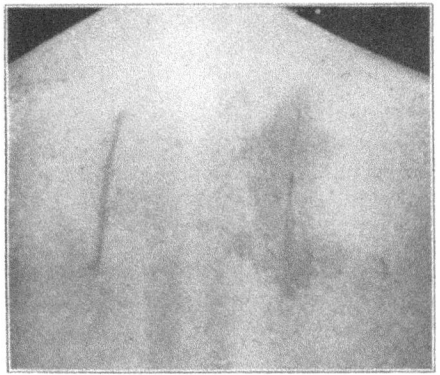 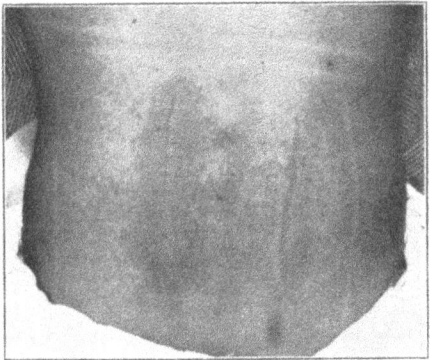

Abb. 152. Links: Dermographia rubra auf Hammerstielstrich. Rechts: Irritatives Reflexerythem auf Nadelstrich.

Abb. 153. Außen und oben 4 Striche von Dermographia alba nach leichtem Bestreichen mit dem Hammerstiel. Rechts von der Lumbalwirbelsäule Dermographia rubra nach kräftigem Strich, der rote Streifen ist von anämischen Streifen flankiert. Links von der Medianlinie irritatives Reflexerythem durch Nadelstrich erzeugt. Das Bild verliert dadurch an Deutlichkeit, daß die untere Rückengegend stark mit Haaren bewachsen ist.

der Bilder. Nach rein äußerlichen Gesichtspunkten lassen sich die dermographischen Gefäßreflexe in drei Gruppen teilen: die vorwiegend hyperämischen Formen sind ziemlich häufig und scheinen vor allem bei intensiven Reizen, besonders bei Schmerzreizen, aufzutreten. Sie bestehen in einer roten Fleckung, die in der näheren Umgebung des Reizstriches oft zu einem roten, flammig begrenzten Hof konfluieren kann; nach außen liegen dann noch einige kleine oder große rote Inseln (das irritative Reflexerythem nach L. R. Müller). Sehr häufig sind die gemischten Formen mit ungefähr gleicher Beteiligung roter und weißer Felder; ziemlich oft sieht man die Farben räumlich getrennt; so ist z. B. der rote Hof häufig von einem großen weißen, unscharf begrenzten Saum von 1—2 cm Breite umgeben. Wenn man die anämischen Flecken zu sehen gelernt hat, vermißt man sehr selten die Beimengung von weißen anämischen Flecken auch bei ausgesprochenen hyperämischen Reizerfolgen.

Die reflektorische Röte oder Blässe ist nicht imstande, das gleichzeitig vorhandene lokale Nachröten oder Nachblassen zu beeinträchtigen, so daß bei gleichzeitigem Auftreten deutlich der zentrale rote Reizstrich, der anämische lokale Saum und die reflektorische Fleckung nebeneinander und deutlich voneinander geschieden beobachtet werden können. Fehlt oder verschwindet der lokale weiße Saum, so verschmilzt die reflektorische Röte mit dem lokalen roten Strich, wobei aber meist dessen etwas dunklere Farbentönung sichtbar bleibt; andererseits wird die reflektorische Blässe unmerklich in den weißen Saum übergehen.

Die Latenzzeit des reflektorischen Dermographismus (5—30''), seine Dauer ($1/2$ bis 5 bis 10 Minuten), sowie seine Intensität und Ausbreitung hängen vom Ort der Reizung, dem Zustand der Haut und der Reizstärke ab. Am meisten geeignet scheint die Haut der Brust, dann die des Rückens zu sein. Der Einfluß der äußeren Temperatur ist im Gegensatz zu den lokalen Reaktionen innerhalb weiter Grenzen (5—35°) ziemlich gering (Schwartz)[1]. Psychische Erregungen können jedoch von deutlich hemmender und fördernder Wirkung sein. Bei manchen Personen genügt ein ganz leichter Strichreiz; im allgemeinen sind natürlich besonders solche Reize wirksam, die stark auf die sensiblen Nervenendigungen der Haut einwirken. Schmerzreize haben starken Erfolg, da sie intensive sensible Hautreize darstellen, und vielleicht auch deshalb, weil sie auf psychogenem Wege eine dilatatorische Disposition des Reizfeldes und seiner Umgebung schaffen.

Die dermographischen Hautreflexe sind bei fast allen Menschen durch geeignete Reizung auszulösen.

Entstehungsweise.

Die besprochenen vasomotorischen Vorgänge beruhen auf einem über sensible spinale Fasern und über Rückenmark und Sympathikus ziehenden Reflex. Warum von den Rückenmarkszentren durch denselben Reiz bald die Konstriktoren, bald die Dilatatoren oder beide eng nebeneinander in Tätigkeit versetzt werden, bleibt vorläufig unklar.

Während das lokale Nachröten hauptsächlich die Kapillaren betrifft, müssen wir für die hyperämischen Flecken wegen ihrer auffallend hellen Röte vor allem eine Erweiterung der zu- und ableitenden Gefäße annehmen, die arterielles Blut rasch und reichlich das Kapillarnetz durchfluten läßt. Die Kapillaren verhalten sich dabei vielleicht passiv. Diese reflektorischen Dilatationsimpulse vermögen den bei manchen Formen von Zyanose vorhandenen Arterienspasmus zu überwinden und auch bei Stauungshyperämie die kleinen Arterien derart zu erweitern, daß in den zugehörigen Kapillargebieten der Blutstrom wieder beschleunigt wird und lebhaft hellrote Flecken auf lividem Grunde erscheinen. Insbesondere tritt das irritative Reflexerythem an zyanotischen blauen Händen sehr lebhaft in Erscheinung. Ob bei der Entstehung der weißen Flecken neben der Kontraktion der Kapillaren auch eine Verengerung der kleinen Arterien beteiligt ist, läßt sich nicht direkt erweisen, ist jedoch wahrscheinlich.

Klinisch-diagnostische Bedeutung des Dermographismus.

Jeder Arzt, der die dermographischen Erscheinungen am Krankenbett beurteilen und aus ihnen diagnostische Schlüsse ziehen will, muß sich vor allem darüber Klarheit verschaffen, welcher Teil des Reizerfolges auf direkter Gefäßreizung und welcher auf Reflexvorgängen beruht. Die Unterscheidung bereitet im allgemeinen keine besonderen Schwierigkeiten. Beide Reaktionsformen sind nach ihrem Wesen und damit auch nach ihrer diagnostischen Bedeutung so verschieden, daß eine Vermengung, wie sie bis jetzt vielfach üblich war, eine praktische Verwertbarkeit der Resultate vollkommen ausschließt.

1. Die lokalen Reaktionen erfolgen unabhängig vom Nervensystem; sie können daher mit einigen quantitativen Unterschieden auch im Gebiete durchtrennter Hautnerven hervorgerufen werden. Sie fehlen dagegen stets in narbig veränderten Hautgebieten.

---

[1] Dermographismus als Untersuchungsmethode. Korrespondenzblatt f. Schweiz. Ärzte. 1917. Nr. 26.

Das örtliche Nachblassen (Dermographia alba) wurde besonders lebhaft gefunden bei krankhaften Zuständen, die mit einem Überwiegen der Vasokonstriktoren einhergehen, wie bei Prurigo und bei manchen Fieberzuständen. Sehr deutlich pflegt die weiße Dermographie beim Scharlach und bei der Meningitis zu sein; auch einige Fälle von Rückenmarkskrankheiten zeigen lebhaftes Nachblassen. Eine bestimmte diagnostische Bedeutung kommt der weißen Reaktion nicht zu.

Das lokale Nachröten (Dermographia rubra) scheint bei Gesunden regelmäßig, wenn auch in sehr verschiedener Intensität, beobachtet zu werden. Ein besonders lebhaftes Auftreten hat keine diagnostische Bedeutung. Sehr schwaches Nachröten, ja manchmal ein Versagen der Reaktion, kann man bei peripherischer Gefäßsklerose, bei schweren infektiös toxischen Zuständen und bei Moribunden feststellen (Glaser). Eine recht geringe diagnostische Verwendbarkeit besitzt auch die ödematöse Reaktion, da bei ihr ein unbekannter chemischer oder histologischer Faktor mit im Spiele ist. Von vielen Autoren wird angenommen, daß Urticaria factitia stets auf eine krankhaft erhöhte nervöse Erregbarkeit hinweise und nur bei Neurasthenie, traumatischer Neurose und bei Hysterie vorkomme. Diese Anschauung ist irrig; viele mit Urticaria factitia behafteten Leute sind völlig nervengesund. Auch für die Neigung zur Nesselsuchterkrankung ist die Reaktion nicht kennzeichnend, sie findet sich bei Leuten, die nie an Urtikaria gelitten haben.

2. Die reflektorischen Reaktionen weisen bei ganz gesundem Menschen so weitgehende individuelle Unterschiede der Intensität und Qualität auf, daß eine diagnostische Vermerkung „lebhafter" oder „schwacher" Reaktionen wertlos erscheint. Immerhin scheint der rote Hof nach leichten schmerzhaften Reizen bei Meningitis tuberculosa und epidemica konstant sehr lebhaft aufzutreten, so daß diesem Zeichen eine gewisse pathognostische Bedeutung zukommen kann. Von mehr theoretischem Interesse ist die Tatsache, daß bei Morbus Basedow der reflektorische Dermographismus, besonders in seinen dilatatorischen Erscheinungen, sehr intensiv, bei Myxödem sehr schwach auszulösen ist.

Aus der Intensität der vasomotorischen Reflexe läßt sich ebensowenig ein bestimmter Schluß auf einen krankhaften Zustand des Nervensystems ziehen als aus lebhaften Patellarreflexen oder aus größeren Schwankungen der Pupillenweite. Sicher ist nur die Tatsache, daß bei Neurasthenikern und bei Labilität des Affektlebens auffallend häufig ein intensiver, meist überwiegend dilatatorischer Reflexdermographismus sich vorfindet.

Größere Bedeutung hat das Fehlen der reflektorischen Farbänderungen der Haut. Nach den Erfahrungen, die Glaser an diphtheriekranken Kindern und bei Veronalvergiftungen machte, scheint das Verschwinden der dermographischen Gefäßreflexe bei gewissen Intoxikationen die Prognose quoad vitam sehr zu trüben. Bei einem Fall von schwerster Alkoholvergiftung, der sich jedoch wieder erholte, war die reflektorische Reaktion ebenfalls erloschen.

Eine ganz bestimmte Bedeutung kommt dem Fehlen des reflektorischen Dermographismus bei organischen Läsionen des Rückenmarks und der peripheren Nerven zu. Ist an irgend einer Stelle des Reflexbogens die Nervenleitung unterbrochen oder ist das Zentrum zerstört, so bleiben in dem betreffenden Hautgebiet die reflektorischen Erscheinungen vollkommen aus.

L. R. Müller hat in seinen Untersuchungen diesen Zusammenhang zuerst klargelegt und damit die klinischen Beweise für die Reflexnatur der hier in Betracht kommenden vasomotorischen Phänomen geliefert. Seine Darlegungen wurden von allen neueren Untersuchern bestätigt.

Zieht man bei einer Querschnittsmyelitis des Brustmarks einen starken Reizstrich von der Brust bis zu den Oberschenkeln, so wird in der vasomotorischen Reflexzone ein Abschnitt ausgespart bleiben, der dem von den erkrankten Rückenmarkssegmenten versorgten Hautgebiet entspricht. Dadurch ist ein objektiver Anhaltspunkt für die Höhenbestimmung bei Myelitiden gewonnen. Voraussetzung ist, daß der gesamte Rückenmarksquerschnitt durch mindestens zwei Segmente ergriffen ist. Ebenso fehlt dieser Reflex der Vasomotoren auch bei völliger Durchtrennung eines peripheren Nerven im anästhetischen Gebiet. Es kann dadurch unabhängig von den Angaben des Kranken eine organische Läsion eines peripherischen Nerven festgestellt und bei günstig gelagerten Fällen auch der Umfang des anästhischen Feldes objektiv bestimmt werden. Ist in dem anästhetischen Gebiet noch reflektorische Hyperämie oder Ischämie, wenn auch geringen Grades, auszulösen, so kann mit Sicherheit angenommen werden, daß der Nerv nicht völlig durchtrennt, sondern nur geschädigt ist (etwa durch Quetschung, Einbettung in Narbengewebe usw.). Freilich sind die vasomotorischen Reflexe oft an der rauhen, gebräunten und behaarten Haut der Extremitäten nicht ganz leicht zu erkennen.

Innervation der Haarbalgmuskeln [1].

Anatomie und Physiologie.

Fast an jedem Haarbalg entspringt ein Bündel glatter Muskelfasern, das schräg über den stumpfen Winkel, den Haarbalg und Hautoberfläche bilden, zum Papillarkörper zieht und sich hier in das elastische Fasernetz fortsetzt.

Die Kontraktion der Haarbalgmuskeln bewirkt eine Hebung und Aufrichtung des schief in der Haut steckenden Haarbalgs; dabei werden die dem Haartrichter zunächst gelegenen Hautteilchen mit in die Höhe gezogen und es erheben sich die sog. Haarpapillen über das Niveau der Haut. Je nachdem diese Follikelwärzchen mehr oder weniger dicht stehen und je nach ihrer Höhe wechselt das Bild, das die „Gänsehaut" in den verschiedenen Hautregionen bietet. Im Bereich des Kopfes erheben sie sich auch bei den stärksten Reizen kaum merklich; am Oberschenkel dagegen lassen sich oft recht hohe und „steilgeböschte" Knötchen feststellen. Hautpartien ohne Haarbälge, wie Handteller und Fußsohlen, bleiben natürlich von der Gänsehautbildung ausgeschlossen. Der eigentliche pilomotorische Effekt, das Sträuben der Haare, ist beim Menschen nur gering; am besten ist an der Streckseite der Oberarme, Oberschenkel und Unterschenkel zu beobachten, wie sich die flachliegenden Haare bei starker Gänsehaut etwas erheben; die schweren Kopfhaare dagegen pflegen ganz unbeweglich zu bleiben.

Die Ischämie der Haut bildet keine notwendige Vorbedingung für das Zustandekommen der Cutis anserina. Läßt man einen Eisbeutel oder einen Thermophor längere Zeit auf die Haut einwirken, so kann man beim Abheben nebeneinander Hyperämie und starke Piloarrektion beobachten, die oft stundenlang, solange der Kälte- oder Wärmereiz einwirkt, bestehen bleiben, ohne sich gegenseitig zu beeinträchtigen. Nach den Erfahrungen beim Dermographismus entsteht die durch den Druck hervorgerufene Gänsehaut völlig unabhängig von den vasomotorischen Erscheinungen und ist oft schon vor deren Eintreten wieder verschwunden. **Die Piloarrektion ist somit an keinen bestimmten Füllungszustand der Hautgefäße gebunden.**

---

[1] Nach Untersuchungen, die am Augsburger Krankenhaus von Zierl und Königsfeld angestellt wurden und deren Ergebnisse im Deutsch. Arch. f. klin. Med. **106** niedergelegt wurden. Dort ist auch die einschlägige Literatur angeführt.

Durch Anämie und vor allem durch die Frostanämie der Haut wird jedoch, wie die alltägliche Erfahrung lehrt, das Auftreten der Gänsehaut begünstigt.

Arrektionswelle und Gänsehautgefühl.

Entkleidet man sich in einem kühlen Raum, so entsteht fast regelmäßig eine ausgebreitete Gänsehaut, die wie eine „Welle" den Körper übergießt. Dieses flächenhafte Anspringen der Follikel ist sehr oft von einem charakteristischen Gemeingefühl begleitet, das als „Schauderempfindung", „Gänsehautgefühl" bekannt ist und von Günther „Sensatio pilomotorica" genannt wird.

Die Arrektionswelle kann von irgendeiner behaarten Hautstelle ausgehen. Soweit man das sehr rasche Aufschießen der Gänsehaut mit dem Auge verfolgen kann, überzieht die Welle bald nur eine Extremität, bald eine Rumpfseite, oft auch nur kleinere Bezirke, oft aber auch den ganzen Körper. Manchmal, wenn es einem „kalt den Rücken hinunterläuft", beschränkt sie sich nur auf einen schmalen Streifen des Rückens entlang der Wirbelsäule. Häufig ist die Gänsehaut außerordentlich flüchtig. Bisweilen hinterläßt aber die Welle Dauerkontraktionen, die mehrere Minuten, in außergewöhnlichen Fällen stundenlang anhalten können.

Vor zwei Linien macht die kontinuierliche Ausbreitung der Arrektionswelle sehr oft Halt. Sie überschreitet nur selten eine Linie, die etwa zwei Querfinger wagrecht unterhalb des Schlüsselbeins verläuft. Die zweite wichtigere Sperrlinie ist die vordere und hintere Mittellinie des Körpers. Die Piloarrektion geht von der Körperseite, auf der sie entstanden ist, nicht kontinuierlich auf die Gegenseite über, sondern schneidet in der Mitte mit einer welligen Linie scharf ab. Die Mitbeteiligung der anderen Seite kommt dadurch zustande, daß hier oft von der Mittellinie durch glatte Hautstrecken getrennt, eine neue, selbständige Welle entsteht, die an Intensität und Dauer oft hinter der ursprünglichen der anderen Seite zurückbleibt.

Die Sensatio pilomotorica besteht hauptsächlich in einem Gefühl des Kribbelns und Prickelns, dem je nach der Körpergegend und nach der Stärke verschiedene andere Gefühlsqualitäten beigemischt sein können: sie wird bald mehr als Spannung, bald als Starre, in manchen Fällen als stechender Schmerz (z. B. am behaarten Kopf bei starken Affekten) empfunden; vor allem aber fehlt fast nie ein mehr oder weniger ausgesprochenes Frostgefühl, das wohl auf der Erregung sensibler Gefäßnerven der Haut beruht. Frostgefühl und Sensatio pilomotorica sind nicht identisch, wie vielfach angenommen wird. Ersteres kommt allein vor. Es begünstigt jedoch das Auftreten der Gänsehautwelle und der pilomotorischen Sensation in hohem Maße und scheint die letztere stets zu begleiten. Man kann sich unbekleidet längere Zeit in einem kühlen Raum fröstelnd aufhalten, ohne daß Schaudergefühl aufzutreten braucht; beim Schüttelfrost lassen sich beide Gemeingefühle gut isolieren: das Frostgefühl wird dauernd empfunden, die Sensatio pilomotorica strömt jedoch in kürzeren oder längeren Intervallen über den Körper.

Das Gänsehautgefühl ist keine Dauerempfindung, sondern kommt uns in einzelnen Paroxysmen von höchstens 5—6 Sekundendauer zum Bewußtsein. Es beginnt meist leise, häufig an der Streckseite der Arme, der Oberschenkel, an den Flanken des Rumpfes oder am Rücken, es schwillt in 2—3 Sekunden zum Maximum an, das meistens beim Überströmen der mittleren Rückenpartie oder des behaarten Kopfes erreicht wird und verliert sich nach 2—3 Sekunden wieder. Zwischen diesen voll ausgebildeten Paroxysmen, bei denen weite Hautstrecken, oft der ganze Körper, von der Sensation überzogen werden, und zwischen angedeuteten, rudimentären, auf kleine Hautgebiete beschränkten Sensationen gibt es alle möglichen Übergänge.

Nur die mit einer gewissen Geschwindigkeit über den Körper hinziehende Arrektionswelle ist gewöhnlich mit einem gleichlaufenden Gänsehautgefühl verknüpft: Arrektionswelle und Sensation gehören offenbar zusammen und bilden einen einheitlichen motorisch-sensorischen Mechanismus. Die Piloarrektion muß eine Mindestausdehnung von ungefähr 2—3 Handtellergrößen besitzen, um ein Gänsehautgefühl auslösen zu können. Alle übrigen Piloarrektionen, wie z. B. die oft weit ausgebreiteten Dauerkontraktionen oder das experimentell hervorgerufene, gleichzeitige Anspringen der Haarfollikel nur einer Körperhälfte, entbehren der Sensatio pilomotorica. Umgekehrt gibt es nach meinen Selbstbeobachtungen kein Gänsehautgefühl ohne Gänsehaut.

Die Piloarrektionswelle entsteht nicht etwa durch Übergreifen der Erregung von Muskel zu Muskel, sondern sie stellt einen eigenartigen nervösen Vorgang dar, der sich in den pilomotorischen Rückenmarkzentren oder in höher gelegenen Stellen abspielt und der durch peripherische wie durch vom Großhirn kommende Reize in Tätigkeit gesetzt wird; sein Zustandekommen ist an einen bestimmten Erregungszustand der Zentren gebunden. In der Sensatio pilomotorica wird uns nicht die Kontraktion der einzelnen Haarbalgmuskeln bewußt, sondern wir müssen sie als eine sensible Summationsreizung der Hautnerven betrachten, die uns eine ganz bestimmte Art reflektorischer Piloarrektion zur Empfindung bringt.

Physiologie der Piloarrektion.

Vor allem ist es die Kälte, welche Gänsehaut hervorruft. In den allermeisten Fällen handelt es sich um ein Zusammenwirken von Kälteeinwirkung und von mechanischen Reizen der Haut. In diesem Sinne wirken: Abziehen der Bettdecke, Entkleiden, Einsteigen in ein kaltes Bad, kalte Duschen und Abreibungen oder kühler Luftzug usw. Schalten wir die mechanische Komponente aus, so vermissen wir zumeist den pilomotorischen Effekt: sehr langsames Einsteigen in ein kaltes Bad bewirkt meist keine Gänsehaut; in einem kühlen Raum kann man sich eine Viertelstunde und länger unbekleidet (nach Ablauf der Entkleidungsreaktion) aufhalten, ohne daß Piloarrektion eintritt, wenn man sich vollkommen ruhig hält; die geringste Bewegung, die leiseste Berührung, das Ankleiden und vor allem das Denken an Frost lassen dann allerdings starke Arrektionswellen entstehen.

Auch Wärme kann im Verein mit mechanischer Reizung Gänsehaut hervorrufen; beim Einsteigen in ein sehr heißes Bad kann man regelmäßig ausgebreitete Cutis anserina der benetzten und der unbenetzten Körperteile, eventuell auch in Begleitung von Kälteschauer und Gänsehautgefühl, feststellen.

Alle diese äußeren thermischen und mechanischen Reize wirken zum größten Teil auf **reflektorischem** Wege. Es kann aber auch zu einer **direkten Erregung** der Haarbalgmuskeln kommen, so durch derbes Streichen der Haut (Dermographia pilomotorica!) oder durch direkte umschriebene Kälteeinwirkung auf die Haut.

Den Übergang zu den **inneren Reizen** bildet die pilomotorische Wirkung kalter und heißer Getränke, diese bringen oft auf reflektorischem Wege Piloarrektion auf der Bauchhaut hervor. Verschiedene vegetative Verrichtungen und die ihnen vorausgehenden, zum Ablauf drängenden Organempfindungen sind auffallend oft von Piloarrektion und Gänsehautgefühl begleitet: Stuhl- und Harndrang, Stuhl- und Harnentleerung, der Geburtsakt, das Geschlechtsgefühl, der Orgasmus, manchmal auch das Niesen und Gähnen.

Eine wichtige Gruppe unter den arrektionsauslösenden Vorgängen bilden die **psychischen Reize.** Die Gänsehaut, die durch psychische Vorgänge ausgelöst wird, ist stets mit einer lebhaften Sensatio pilomotorica verknüpft. Es gibt gewisse Sinneseindrücke, die oft starke pilomotorische Wirkungen im Gefolge haben: unangenehme Gehörsempfindungen, schrille Dissonanzen, Kratzen auf einer Schiefertafel, das „durch Mark und Bein geht", sodann unangenehme Tastempfindungen, ekelerregende Geruch- und Geschmackseindrücke. Natürlich sind es auch hier wieder Affektschwankungen, besonders die plötzlich einsetzenden Gemütserregungen, die neben anderen stürmischen vegetativen Erscheinungen auch starke Paroxysmen der Sensatio pilomotorica hervorrufen: der freudige oder ängstliche Schreck, maßloser Zorn, Wut, der Freudentaumel. Besonders charakteristisch scheint das Auftreten des Gänsehautschauders bei zwei Affektgruppen zu sein, einerseits bei der Angst, bei der schleichenden Furcht, vor allem bei der Erwartung ungewissen drohenden Unheils, den Gefühlen des „Grauens und des Gruselns"; andererseits bei aufs höchste gesteigerten positiven Affekten: wenn wir unter dem Eindruck gewaltiger innerer Erlebnisse oder äußerer Ereignisse stehen, bei ergreifender Musik, bei religiösen oder politischen Massenkundgebungen; bei solchen Gelegenheiten fühlen wir den „Schauer" der Andacht, der Bewunderung und hinreißenden Begeisterung. Ebenso wie diese Gefühlsschwankungen selbst wirkt auch die Erinnerung an sie. Neuropathische Kranke mit Erkältungsphobie neigen sehr zu ausgedehnten Piloarrektionen. Einzelne Leute können durch lebhafte Vorstellungen von Frösteln und Frieren Gänsehautwellen an sich hervorrufen.

Bei all diesen inneren Reizen tritt die Gänsehaut in Form der sensorischpilomotorischen Welle auf; es handelt sich also ausschließlich um ausgedehnte reflektorische Vorgänge.

Die Haarbalgmuskeln sind auch der **Totenstarre** unterworfen; man beobachtet fast bei allen Leichen Gänsehaut, die, einige Stunden nach dem Tode beginnend, bis zu 12 Stunden lang anhalten kann. Konstant soll sich Cutis anserina an Leichen Ertrunkener vorfinden.

Experimentelle Untersuchungen über die Piloarrektion.

Durch die systematischen Untersuchungen von Sobotta[1]), Königsfeld und Zierl[2]) und von Günther[3]) wurde festgestellt, daß mechanische, thermische und elektrische Hautreize bei fast allen Menschen Piloarrektion hervorrufen können. Am wirksamsten hat sich der Strich mit einem stumpfen Instrument, der Äther- oder Kältespray und der faradische Strom gezeigt. Umschriebene Wärmereize hatten keinen pilomotorischen Erfolg.

Die experimentellen Ergebnisse scheiden sich je nach ihrer Entstehung in zwei Gruppen; beschränkt sich die entstandene Gänsehaut auf den Ort der Reizung oder überschreitet sie denselben bei mechanischer Irritation nicht um mehr als einen halben Zentimeter, so handelt es sich um eine **lokale Reaktion**, die auf unmittelbarer Erregung der Haarbalgmuskeln oder der in ihnen

---

[1]) Zur Physiologie der pilomotorischen und der ihnen verwandten Erscheinung beim Menschen. Arch. f. Derm. und Syphilis. **105.**
[2]) l. c.
[3]) Die mechanische Erregbarkeit der Hautmuskeln usw. Ergebn. d. inn. Med. u. Kinderheilk. **15.** 1917.

gelegenen Nervenendigungen beruht. Alle das Reizgebiet weiter überschreitenden Effekte sind pilomotorische Reflexe, die über Rückenmark und Sympathikus ziehen. Zu dieser Gruppe gehören auch die „Fernwirkungen", bei denen das Reizgebiet selbst nicht reagiert, aber mehr oder minder ausgedehnte Cutis anserina in benachbarten oder entfernten Hautbezirken erzielt wird.

Die lokale, d. h. auf den örtlichen Hautreiz sich beschränkende Piloarrektion erscheint manchmal sehr rasch, fast unmittelbar nach der Reizung, oft 2—3 Sekunden hernach, bei Reizung mit dem Ätherspray noch später. Die Dauer beträgt bis zu 20—30 Sekunden; dann verschwindet die Reaktion, indem sie langsam abklingt.

Die reflektorischen Reaktionen bestehen meist in einer sehr flüchtigen ausgedehnten Piloarrektion, die sehr oft die Mittellinie erreicht, also z. B. je nach dem Reizort die eine Brust- oder Rückenhälfte einnimmt; sie entsteht gleichzeitig oder ein bis zwei

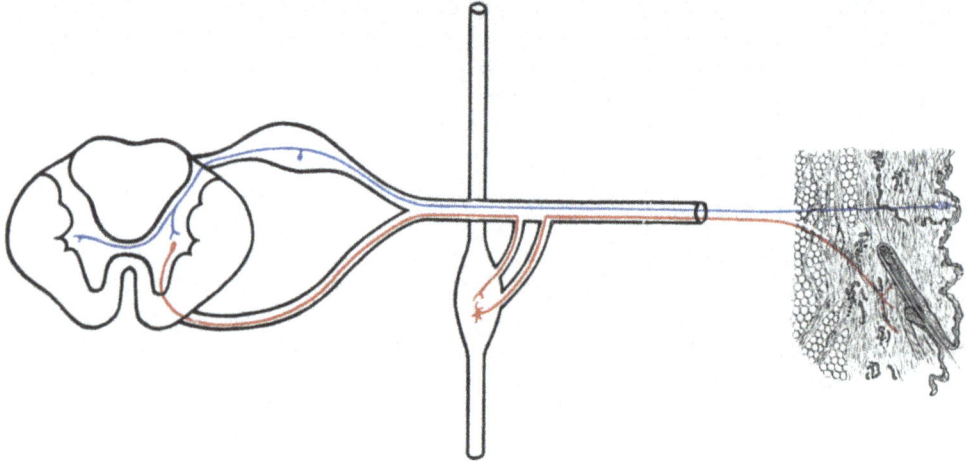

Abb. 154. Schema der Innervation der Haarbalgmuskeln.
Blau = sensible zentripetale Bahn. Rot = viszeromotorische, zentrifugale Piloarrektionsbahn.

Sekunden nach der lokalen Reaktion sehr rasch, dauert nur sehr kurze Zeit (oft nur den Bruchteil einer Sekunde) und verschwindet sehr rasch wieder. Ihre Begrenzung ist stets scharf, ohne Übergang zur glatten umgebenden Haut.

Für die hier in Betracht kommenden Reflexbahnen verdanken wir die anatomische Grundlage hauptsächlich den Tierexperimenten Langleys und seiner Mitarbeiter, die mittels der Nikotinmethode an Katzen die zentralen Ursprünge und die peripherischen Ausbreitungsbezirke der vertebralen Sympathikusganglien speziell für die Pilomotoren geklärt haben. Das beigefügte Schema soll zeigen, wie man sich den Verlauf der Reflexbahnen vorzustellen hat.

Zur Erläuterung des Schemas der Abbildung 154 möge folgendes dienen:

Von einem sensiblen Endkörperchen in der Haut geht ein Reiz durch den zugehörigen sensiblen Nerven zum Nervus spinalis und zum zugehörigen Spinalganglion von dort durch die hintere Wurzel in die graue Substanz des Rückenmarks, wo sie nach allgemeiner, doch nicht sicher bewiesener Ansicht in einer Ganglienzellengruppe des Seitenhorns endigt. Von diesen Ganglien entspringen markhaltige Fasern, die in der vorderen Wurzel zum Nervus spinalis und von da durch den Ramus communicans albus in das nächstgelegene sympathische Ganglion eintreten, wo sie nur teilweise endigen und durch den Grenzstrang weiterlaufend noch eine Reihe anderer Ganglien erreichen. Die sympathischen Ganglien senden dann durch den Ramus griseus marklose Fasern zum Nervus spinalis, von wo sie zur Haut ziehen und hier als Pilomotoren die Mm. arrectores pilorum versorgen.

Während die lokale Reaktion fast bei allen Menschen konstant auszulösen ist, sind die reflektorischen Erscheinungen verhältnismäßig selten. Für beide Reaktionsformen gibt es regionäre Unterschiede. Die unmittelbare Erregung der Piloarrektionen scheint auf Brust und Rücken am besten zu gelingen. Für die reflektorischen Reaktionen gibt es eine Anzahl von Prädilektionsstellen, von denen aus oft sehr starke, weit ausgebreitete Arrektionen erzielt werden können; diese sind die seitlichen und die hinteren Halspartien, die

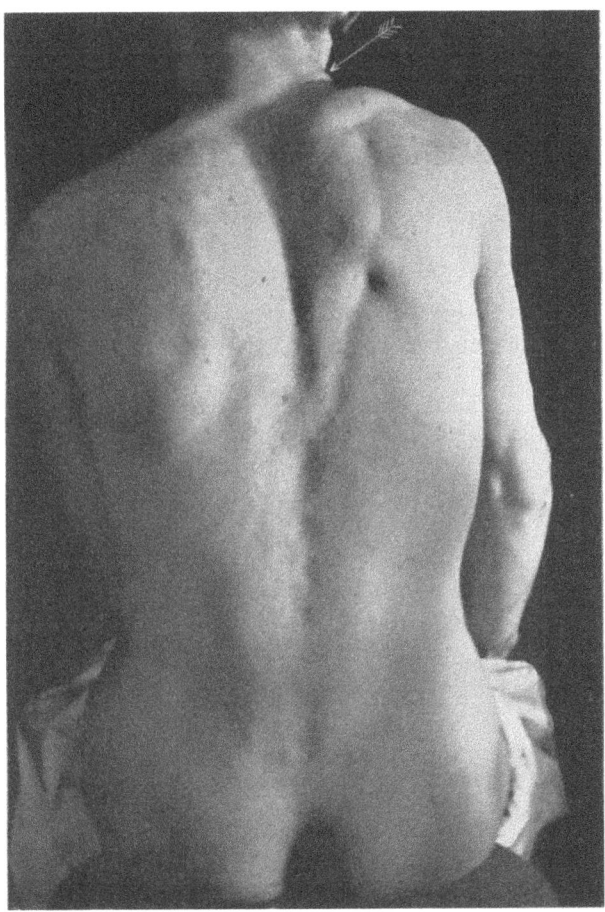

Abb. 155. Durch faradische Reizung des Nackenfeldes unterhalb des rechten Ohres wurde Kontraktion der oberen Rückenmuskulatur und sämtlicher glatten Piloarrektionsmuskeln des Rückens erzielt.

Schultergegenden, die Hinterfläche der Ohrmuschel, der äußere Gehörgang, die Streckseite der Oberarme und schließlich die After- und Urethralschleimhaut (Schüttelfröste und Arrektionen bei Gonorrhöe!). Von diesen Schleimhäuten aus werden manchmal inselförmige Piloarrektionen am Unterleib oder auf dem Oberschenkel ausgelöst, besonders häufig beim Katheterisieren, bei Analuntersuchungen.

Die Intensität der Reizerfolge hängt, abgesehen von der Reizstärke, von einer Anzahl innerer und äußerer Faktoren ab, die für beide Reaktionsformen von Bedeutung sind, und die wir nur zum Teil kennen: kühle Außentemperatur, Anämie der Haut, Frösteln, vorausgegangene Hautreize (Eisbeutel, Einreibungen) begünstigen das Auftreten starker Lokalreaktionen und fördern die reflektorische Ausbreitung. Nach rasch hintereinander an derselben Stelle ausgelösten Reaktionen tritt eine deutliche Ermüdung der Haarbalgmuskeln ein; dagegen können sie bei starken thermisch-mechanischen Reizen (Eisblase, Thermophor) stundenlang im Rigor verharren.

Eine besondere pilomotorische Wirksamkeit haben die Reizungen des sog. **Nackenfeldes**. Durch Faradisation der seitlichen oder hinteren Halsgegend läßt sich eine starke, über Rumpf und Extremitäten ausgebreitete, **genau halbseitige** Piloarrektion hervorrufen (vgl. Abb. 155). Die Begrenzung in der Mittellinie ist wellig, bald übergreifend, bald aussparend, jedoch stets sehr scharf. In einzelnen Fällen wird auch die andere Seite ergriffen, doch ist hier die Reaktion weniger intensiv und von kürzerer Dauer, so daß die Abgrenzung in der Mittellinie auch bei Beteiligung der Gegenseite stets sichtbar bleibt. Diese Halbseitenreaktion läßt sich nach den bisherigen Untersuchungsergebnissen bei allen gesunden Menschen konstant auslösen; sie scheint ausschließlich von der Unversehrtheit der Nervenbahnen und Zentren abhängig zu sein. Die Ausdehnung des reflexogenen Hautgebietes am Halse und am Nacken ist individuell sehr verschieden. Das Wesen der Nackenfeldreaktion ist uns unbekannt; über den afferenten Teil des Reflexbogens und die Lage der beteiligten Zentren können nur Vermutungen angestellt werden.

Pharmakologie der Piloarrektion.

Den wirksamsten pharmakologischen Reiz bildet das Adrenalin. In die Haut eingerieben oder subkutan appliziert, ruft es eine äußerst starke örtliche, unregelmäßig begrenzte Gänsehaut hervor. Gelangt es in genügender Menge in die Blutbahn, so tritt eine deutliche langanhaltende Piloarrektion des ganzen Körpers auf. Etwa eine Stunde nach der Einspritzung soll sich in dem lokalen Bezirk eine völlige, mehrere Tage anhaltende Lähmung der Haarbalgmuskeln einstellen. Pilokarpinvergiftungen rufen bei Tieren starkes Sträuben der Haare hervor. Diese Wirkung kann durch Atropin verhindert oder aufgehoben werden. Auch bei Kamphervergiftungen wurden an Tieren allgemeine Piloarrektionen beobachtet.

Gänsehaut unter pathologischen Bedingungen.

Die pilomotorischen Reaktionen bei Läsionen des Nervensytems

Die **periphere Nervendurchtrennung** läßt die lokalen pilomotorischen Reaktionen im allgemeinen unverändert. Schon vor vielen Jahrzehnten hatte Kölliker nachgewiesen, daß durch elektrische Reizung an frischen, ausgeschnittenen Hautstückchen einer Leiche Gänsehaut hervorgerufen werden kann. Ebenso lassen sich auch an amputierten Gliedmaßen die lokalen pilomotorischen Effekte erzielen. Die reflektorischen Erscheinungen werden durch periphere Nervenläsionen ausnahmslos aufgehoben. Die Arrektionswelle und auch die durch Nackenfeldreizung hervorgerufene Gänsehaut läßt organisch anästhetische Hautgebiete unberührt; so können durch die faradische Nackenfeldreizung die peripheren Hautnerven auf ihre Funktionsfähigkeit geprüft und anästhetische Zonen objektiv festgestellt werden: die von einem lädierten Nerven versorgten Hautgebiete bleiben völlig glatt, während im übrigen auf der ganzen Körperhälfte die Haarfollikel deutlich anspringen.

Schwer verständlich sind die pilomotorischen Untersuchungsergebnisse an **Querschnitterkrankungen des Rückenmarks**. Sobotta konnte bei paraplegischer Aufhebung oder Abstumpfung der Sensibilität an den Beinen gerade in den gelähmten Gebieten starke Arrektionen vom Nackenfeld aus hervorrufen. Die lokalen Reaktionen waren erhalten. L. R. Müller sah bei einem Fall von Quetschung des Rückenmarks in der Hautzone, die den geschädigten Rückenmarkssegmenten entsprach, bei Applikation verschiedener Kältereize keine Piloarrektion hervortreten.

Viele Tabeskranke geben auffallend lebhafte lokale und reflektorische Reaktionen. Mit tabischen Krisen sind oft mehr oder weniger ausgebreitete paroxysmale Arrektionen verknüpft, ja es wurden sogar selbständige „Trichopilarmuskelkrisen" beschrieben.

Daß sich von hyperästhetischen Zonen aus stärkere reflektorische Wirkung erzielen läßt, ist wohl verständlich; zumeist ist aber auch die lokale Ansprechbarkeit der Haarbalgmuskeln in überempfindlichen Hautgebieten (z. B. beim Herpes zoster) bedeutend erhöht.

Den Anlaß zu sehr intensiven Gänsehauteruptionen bildet regelmäßig der Fieberanstieg, der mit Fröstelempfindung oder ausgesprochenem Schüttelfrost einhergeht. Dabei besteht eine außerordentliche allgemeine pilomotorische Übererregbarkeit für ausgebreitete reflektorische Reaktionen.

Die Innervation der glatten Muskulatur der Haut des Hodensackes, des Gliedes und des Warzenhofes[1]).

Zwischen Kutis und Subkutis des Skrotums liegt eine zusammenhängende Schicht glatter Muskelfasern, die Muskelhaut des Hodensacks, die **Tunica dartos**. Die beiden Hälften der Muskelhaut sind durch eine Raphe getrennt, die aus kollagenem und elastischem Gewebe sowie aus querziehenden Muskelfasern besteht. Die Tunica dartos wird vom vegetativen System aus innerviert; die Bahnen verlassen das Rückenmark durch die erste und zweite Sakralwurzel, durchziehen den Grenzstrang und gelangen von hier ohne nochmaligen Faseraustausch in je eine Skrotalhälfte.

Die Kontraktionen der Tunica dartos beginnen gewöhnlich seitlich und breiten sich wie eine träge Welle allmählich über den ganzen Umfang der Skrotalhälfte aus; die Bewegungen der Muskelhaut, die an eine wurmartige Peristaltik erinnern, haben deutliche Runzelung der Skrotaloberfläche im Gefolge; sehr oft gehen die Kontraktionen auf die Gegenseite über. Die Kontraktion der Muskelhaut unterscheidet sich also schon in ihrer äußeren Erscheinung deutlich von der Wirkung des Kremasterreflexes; beide Reflexe haben ganz verschiedene Bedeutung und treten auch meist ganz unabhängig voneinander auf.

Die Tunica dartos ist in der warmen Kleidung und in der gleichmäßigen Temperatur der Bettwärme gewöhnlich völlig erschlafft (Scrotum pendulum). Zuweilen treten Spontankontraktionen auf, die meistens auf beiden Seiten zugleich beginnen.

Die glatte Muskulatur des Hodensacks kann sowohl direkt als reflektorisch zur Kontraktion angeregt werden. Als direkte Reize sind wirksam das Kneifen der Hodenhaut, das Auflegen von Eisstückchen, die Berührung mit

---

[1]) Nach einer aus dem Augsburger Krankenhaus stammenden Studie von Eugen Ohl: Klinische Beobachtungen über den Skrotalreflex. Dissert. Basel. 1912.

Äther, die Anwendung kurzer Hitzereize, sowie die Faradisation der Skrotalhaut. Die Bewegungen der Tunica dartos beginnen dabei an der gereizten Stelle und können bei genügender Stärke auf die andere Seite überspringen. Durch mechanische Reize können sogar bis zu einer Stunde nach dem Tode wurmförmige Kontraktionen erzielt werden (Ohl).

Reflektorische Runzelung der Skrotalhaut kann bei manchen Personen von fast allen Körpergegenden aus bewirkt werden. Besonders geeignet sind hierfür die Skrotalhaut, die Analgegend, die Innenseite der Oberschenkel, die Fußsohle, die Achselhöhle und vor allem das Nackenfeld, d. h. die vom Musculus sternocleidomastoideus nach vorn begrenzten seitlichen und hinteren Halspartien. Vom Nackenfeld aus läßt sich fast immer durch Faradisation eine einseitige oder doppelseitige Kontraktion der Tunica dartos auslösen. Von den übrigen Prädilektionsstellen ist der Reizerfolg viel weniger leicht zu erzielen, er bleibt zunächst auf die gleichnamige Seite beschränkt und geht erst bei starker Reizung auf die andere Skrotalhälfte über. Von den mechanischen Reizen ist vor allem das wiederholte leise Stricheln wirksam, und zwar besonders dann, wenn dabei eine Kitzelempfindung hervorgerufen wird (Ohl). Kälte ist ein sehr geeigneter Reflexreiz; beim Abheben der Bettdecke, beim Entkleiden stellen sich sehr oft wurmartige Zusammenziehungen der Hodenhaut ein. Der Aufenthalt im kühlen Raum und das kalte Bad bewirken, oft gleichzeitig mit der Frostempfindung, Dauerkontraktionen. Umschriebene Kältereize, wie ein Eisstückchen in die Hand der Versuchsperson gelegt, oder ein kaltes Fußbad führen einseitige Runzelung des Hodensacks herbei (Ohl). Ebenso wirken kurze, umschriebene, lebhafte Hitzereize; dagegen haben Anwendungen von Wärme mittleren Grades, besonders wenn sie größere Hautflächen angreifen, keinen Erfolg und können sogar Dauerkontraktionen reflektorisch zum Verschwinden bringen. In einem warmen Vollbad von 36° tritt teils infolge reflektorischer, teils direkter Wirkung eine völlige Erschlaffung des Hodensacks ein; seine glatte Muskulatur ist dann weder direkt noch reflektorisch zu reizen.

Körperlich schwer kranke, besonders fiebernde Patienten zeigen meist ein Scrotum pendulum, dessen unmittelbare und indirekte Erregbarkeit stark herabgesetzt ist.

Die Auslösbarkeit von allen möglichen Körperstellen aus, die Beziehungen zum Nackenfeld und der Zusammenhang mit gewissen Gemeingefühlen (Frösteln und Kitzeln) stellen den Skrotalreflex für viele Fälle in eine Reihe mit den vegetativen Hautreflexen höherer Ordnung und bekunden seine nahe Verwandtschaft vor allem mit dem halbseitigen oder allgemeinen Piloarrektionsreflex.

Die glatten Muskelfasern, die in zirkulärer und longitudinaler Richtung die Haut des **Penis** durchziehen, verkürzen und verschmälern bei ihrer Kontraktion das männliche Glied. Die Bedingungen, die zu ihrer Zusammenziehung und jene, die zur Erschlaffung führen, sind ähnlich denen, die Kontraktionen der Tunica dartos auslösen, und oft sieht man, sowohl bei lokal wie bei reflektorisch bedingten Skrotalbewegungen den Penis sich verkürzen und die Penishaut sich kontrahieren. Namentlich sind die bei Frostgefühl und bei direkter Kälteeinwirkung auftretenden skrotalen Dauerkontraktionen mit sehr erheblicher

Volumabnahme des Gliedes verknüpft. Auf direkte faradische Reizung reagieren die Muskelfasern des Penis gewöhnlich nicht. Durch die Runzelung der Penishaut sind die Kontraktionszustände der glatten Muskelfasern im Penis von der Detumeszenz des Gliedes, welche lediglich durch geringere Blutfüllung der Corpora cavernosa verursacht ist, leicht zu unterscheiden.

Im Hof der weiblichen und auch der männlichen **Brustwarze** liegen **glatte Muskelfasern,** die bei ihrer Verkürzung die Warze heben und eine Verkleinerung und Runzelung der Areola herbeiführen. Diese Muskelbündel können sowohl durch Streichen als auch durch Faradisieren des Hofes und dessen nächste Umgebung zur Kontraktion gebracht werden, während die Wirkung von Kälte nicht konstant ist. Ebenso ist durch mechanische und besonders faradische Reizung des Nackenfeldes manchmal beim Manne, immer aber bei der stillenden Frau, eine Hebung der Warze und Runzelung der Areola zu erzielen; die Wirkung ist meistens doppelseitig, tritt viel später und langsamer ein als die Piloarrektion und bleibt einige Minuten bestehen, um dann sehr langsam wieder zu verschwinden. Physiologisch werden diese Muskeln durch das Saugen der Säuglinge erregt, durch Erektion der Warze wird diesem das Trinken erleichtert.

Neben den Haarbalgmuskeln finden sich **in der Kutis fast überall frei eingelagerte glatte Muskelfasern.** Auf ihrer Kontraktion beruht wahrscheinlich das von Pfaundler entdeckte „Chagrin-Lederhautphänomen", das bei einzelnen abgemagerten Säuglingen mit schlaffer Haut beobachtet wird; es besteht darin, daß nach mechanischer Reizung, besonders nach Reiben, innerhalb einer Sekunde an der gesamten Haut des Beines feine Runzeln und Grübchen sich bilden, die einige Sekunden bestehen bleiben. Durch Kälte und Faradisation ist die Runzelung nicht hervorzubringen. Auf die Kontraktion dieser freien Muskelbündel ist wahrscheinlich auch jene feine halbseitige Fältelung der Haut zurückzuführen, die Königsfeld und ich an mehreren männlichen Individuen bei Reizung des Nackenfeldes vor allem am Rücken beobachten konnten; sie ging dem Anspringen der Haarfollikel voraus und dauerte meistens nur 1 Sekunde.

Die Schweißsekretion[1]).

Die Schweißdrüsen sind tubulöse Schläuche, deren Ende einen Knäuel bildet; dieser liegt in den unteren Teilen des Koriums oder im subkutanen Gewebe und enthält die sezernierenden Zellen. Das Drüsenepithel sitzt auf einer Lage glatter Muskelfasern, deren Kontraktion das Sekret durch den Ausführungsgang auf die Oberfläche der Haut drückt; dieser Umstand erklärt das manchmal fast momentane Auftreten von Schweiß, z. B. nach psychischen Reizen.

---

[1]) Nach Arbeiten, welche Herr Dr. Dieden an der med. Poliklinik in Würzburg abgefaßt und im Deutsch. Arch. f. klin. Med. **117**, in der Zeitschr. f. Biol. **66** und in der Deutsch. med. Wochenschr. 1918. Nr. 28 veröffentlicht hat.

Physiologie der Schweißsekretion.

Die Schweißabsonderung nimmt unter den vegetativen Funktionen der Haut insofern eine Sonderstellung ein, als zu ihrem Zustandekommen ein Nervenreiz **unbedingt erforderlich** ist. Die Schweißdrüsen selbst sind durch **direkte Einwirkung nicht erregbar**. Ist also durch anatomische Schädigung oder vorübergehende Lähmung der Schweißnerven eine Reizzuleitung nicht mehr möglich, so kann keine Schweißsekretion erfolgen.

Wichtige, aber nicht unbedingt erforderliche Hilfsmomente für die Tätigkeit der Schweißdrüsen sind eine gute Blutdurchströmung der Haut und ein gewisser Wassergehalt des Blutes. Die Schweißabsonderung kann aber völlig unabhängig vom Blutgehalt der Haut und vom Blutdruck erfolgen; dies beweisen die sog. „kalten Schweiße" bei völliger Anämie der Haut und der Umstand, daß an frisch amputierten, ausgebluteten Tierextremitäten durch Nervenreizungen noch Schweiß hervorgerufen werden kann. Glieder, die unter Esmarchscher Blutleere stehen, reagieren im Schwitzkasten ebenso stark wie die übrigen Extremitäten mit Schweißbildung (Dieden). Im Schwitzkasten kann man auch beobachten, daß Schweißsekretion und Hyperämie ein ganz verschiedenes „Temperaturoptimum" haben: für den Schweiß liegt es zwischen 50 und 70°; bei höheren Temperaturen läßt die Schweißabsonderung nach, während die Hyperämie bis zu den höchsten, aber noch erträglichen Hitzegraden (ca. 115°) ständig zunimmt. Weder arterielle, noch venöse Hyperämie allein ist imstande, die Knäueldrüsen zur Tätigkeit anzuregen; Katzenextremitäten, an denen hochgradige Blutstauung durch Unterbindung der großen Venen hervorgerufen ist, schwitzen in heißer Luft nicht, wenn der Nerv durchschnitten wurde.

Wir schwitzen an verschiedenen Körpergegenden verschieden stark; die Prädilektionsstellen für starkes Schwitzen sind der behaarte Kopf, die Stirne, die Nase, die Achselhöhlen, die Genital- und Aftergegend, die Handteller und die Fußsohlen. An diesen Stellen sind die Schweißdrüsen besonders groß und sehr dicht angeordnet.

Die Prüfung auf Schweißfähigkeit der Haut erfolgt im Schwitzkasten oder durch innere oder subkutane Einverleibung schweißtreibender Mittel (Tee, Pilokarpin). Die feinsten Schwankungen der Schweißsekretion zeigt uns das Galvanometer, wenn der menschliche Körper nach Veraguth in einen galvanischen Stromkreis eingeschaltet wird; dadurch lassen sich auf ganz trocken scheinender Haut noch subtile Schwankungen der Oberflächenfeuchtigkeit der Haut nachweisen, die mit der Schweißabsonderung parallel gehen.

Unter physiologischen Bedingungen kommt die Schweißsekretion fast ausschließlich durch Erregung der zerebralen und spinalen Schweißzentren zustande. Vergleiche schematische Darstellung des Schweißrefelexes auf Abbildung 156. Der adäquate Reiz ist die Wärme. Die äußere Wärme wirkt, wie auf der schematischen Abbildung dargestellt ist, durch die Wärmeempfindungsnerven auf die Rückenmarkszentren ein; das Schwitzen bei hoher Außentemperatur stellt also einen über das Rückenmark ziehenden Reflexvorgang dar. **Sind die peripherischen Hautnerven durchschnitten, so bleibt im Schwitzkasten das von den gelähmten Nerven versorgte Hautgebiet völlig trocken.** Transplantierte Hautstücke schwitzen erst wieder, wenn die Sensibilität wieder zurückgekehrt ist. Das Schwitzen auf äußere Wärme beschränkt sich im allgemeinen auf das der Wärme ausgesetzte Hautgebiet (Dieden); jedoch gibt es viele Leute, besonders Fettsüchtige oder schwächliche Kranke, die bei partieller Heißluftbehandlung, z. B. eines Armes, am ganzen Körper stark schwitzen, dann hat eben die lokale Wärmeapplikation zu einer Überhitzung des Blutes geführt.

Auch durch elektrische Reize gelingt es manchmal im Gesicht meist doppelseitiges reflektorisches Schwitzen hervorzurufen; doch ist ein solcher Schweiß vielleicht als Schmerzreaktion aufzufassen. Reizt man beim Tier periphere Nerven, z. B. den Plexus brachialis, so tritt an beiden vorderen

Extremitäten Schweißabsonderung ein. Bei Faradisation des Ischiadikus der Katze kommt es zur Schweißsekretion an den Fußballen der entsprechenden Seite, und das ist auch noch einige Zeit nach dem Tode der Fall. Bei manchen Leuten entsteht lebhafte Schweißsekretion im Gesicht, wenn ihre Geschmacksnerven durch scharfe Speisen gereizt werden.

Kommt es bei starker äußerer Wärmeeinwirkung, bei verhinderter Wärmeabgabe oder infolge innerer wärmebildender Vorgänge (Muskelarbeit, Tätigkeit der großen Bauchdrüsen nach reichlicher Nahrungsaufnahme) zu einer Erhöhung der Blutwärme, so wird die Schweißproduktion vom Zwischenhirn aus angeregt, und durch allgemeinen Schweißerguß eine weitere Erhitzung des Körpers hintangehalten. Auch die spinalen Schweißzentren reagieren auf

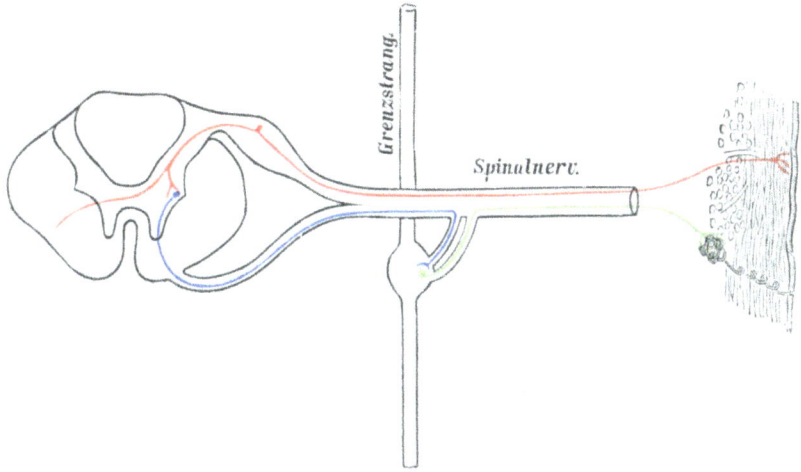

Abb. 156. Schematische Darstellung des Reflexes, der zur Schweißabsonderung führt. Rot = sensibler, zentripetaler Schenkel. Blau = präganglionäre Bahn. Grün = postganglionäre Bahn des zentrifugalen Schenkels.

erhöhte Blutwärme. Bei Durchleitung eines auf 45° erhitzten Blutes durch das vom Gehirn abgetrennte Rückenmark erfolgt Schweißausbruch auch in den von dem abgetrennten Rückenmark versorgten Hautbezirken. Ebenso werden spinale und zerebrale Schweißzentren durch vermehrten Kohlensäuregehalt des Blutes zur Tätigkeit angeregt.

Eindickung des Blutes kann die Schweißsekretion nicht völlig unterdrücken; bei starken Diarrhöen und bei Erschöpfungszuständen können immer wieder Schweißergüsse erfolgen, auch wenn starkes Durstgefühl ein Wasserbedürfnis des Blutes und der Gewebe meldet. Wasserreichtum des Blutes oder des gesamten Körpers scheint keinen erheblichen Einfluß auf die Schweißabsonderung zu haben. Beim Genuß heißer Getränke ist die Temperatur aufgenommener Flüssigkeiten und ihr rascher Übertritt ins Blut ausschlaggebend; wir schwitzen nicht, wenn wir auch noch so große Mengen kalten Wassers zu uns nehmen.

Pharmakologie der Schweißsekretion.

Eine pharmakologische Beeinflussung der Schweißabsonderung ist nur auf dem Wege über das Schweißnervensystem möglich; eine direkte chemische

Einwirkung auf die Schweißdrüsen ist bis jetzt nicht bekannt. Die Fiebermittel, die starkes Schwitzen hervorrufen, wie die Präparate der Salizylsäure, haben ihren Angriffspunkt wahrscheinlich im Gehirn (Zwischenhirn); auf die spinalen Schweißzentren ist die Wirkung des Strychnins, des Kampfers und der Ammoniakverbindungen gerichtet; wahrscheinlich entfalten auch die schweißtreibenden Stoffe verschiedener Teesorten ihre Wirksamkeit im Rückenmark. Das Nikotin, das jedem Anfänger im Rauchen als schweißtreibend bekannt ist, unterbricht nach anfänglicher Erregung der Ganglienzellen des Grenzstranges die Überleitung des Reizes vom prä- zum postganglionären Neuron. An den peripheren Endigungen des Schweißnerven greift das Muskarin, das Physostigmin und das wirksamste aller schweißtreibenden Mittel, das Pilokarpin an. Die Pilokarpinwirkung verzögert sich nach Nervendurchschneidung in der ersten Woche; nach längstens drei Wochen erlischt sie vollkommen, da nach dieser Zeit der Nerv in seiner ganzen Länge der Degeneration anheimgefallen ist. Atropin lähmt die Nervenendigungen, es hebt die Wirkung des Pilokarpins auf; ähnlich wirkt die Agarizinsäure.

Das Adrenalin, das für alle vom Sympathikus innervierten Organe ein sehr starkes Reizmittel darstellt, hatte gerade bei den Schweißdrüsen bis vor kurzem völlig versagt. Dieden hat nun durch seine Versuche an Katzen gezeigt, daß nach Ausschaltung zentraler Nerveneinflüsse, die er durch tiefste Narkose, durch Durchschneidung der hinteren Wurzeln der unteren Lumbalsegmente oder des N. ischiadicus herbeiführte, Adrenalin stets einen profusen Schweißerguß an den Pfoten des betreffenden Tieres hervorrief. Dieser Adrenalinschweiß versiegte, wenn die hinteren Lumbalwurzeln gereizt wurden. Ebenso setzte die Pilokarpineinwirkung aus, solange der Nervus ischiadicus faradisch gereizt wurde. Mit diesen Versuchsergebnissen hat Dieden den Nachweis geliefert, daß im peripherischen Nerven neben den schweißfördernden Impulsen auch schweißhemmende Einflüsse vom Zentralnervensystem zu den Knäueldrüsen geleitet werden, daß also diese wie alle übrigen vegetativen Organe, antagonistisch innerviert werden.

Pathologie der Schweißabsonderung.

Die krankhaften Störungen der Schweißsekretion scheiden sich in idiopathische und symptomatische. Es gibt Leute, die auf einer Gesichts- oder Körperhälfte, an den Händen oder Füßen sehr stark schwitzen, andere, bei denen die Schweißsekretion an halbseitig, symmetrisch lokalisierten Hautbezirken herabgesetzt oder gänzlich versiegt ist, ohne daß andere Krankheitszeichen oder anatomische Veränderungen nachgewiesen werden könnten. Bei diesen „idiopathischen" Fällen ist also das Schweißnervensystem allein funktionell erkrankt. Solche Fälle von Hyphidrosis oder Anhidrosis können familiär auftreten.

Die überwiegende Mehrzahl der Schweißabsonderungsanomalien ist dagegen eine Folgeerscheinung mannigfacher Krankheitsprozesse, die das Schweißnervensystem in Mitleidenschaft ziehen.

Vom Gehirn aus werden sehr starke Schweißergüsse bei vorübergehenden Zuständen ausgelöst, die mit einer starken Erregung des vegetativen Zentralapparates einhergehen: beim epileptischen Anfall, bei krankhaft gesteigerten Affekten, besonders der Angst („Todesangst"), beim Schmerz, vor allem bei schmerzhaften oder peinlichen Organgefühlen, wie Tenesmen, Koliken, stenokardischen Anfällen, Übelkeiten. Bei unvollkommener Ausbildung solcher Zustände kann der Schweißerguß das einzige Zeichen für derartige Erregungen sein, z. B. die Schweiße als Äquivalente des epileptischen Anfalls („epileptoide" Schweiße) und des neurasthenischen Angstaffekts. Auf einem ähnlichen zerebralen Reflexvorgang beruht wahrscheinlich auch der Schweißausbruch bei Kollapszuständen. Das Schwitzen bei dyspnoischen Zuständen ist wohl hauptsächlich ein Folgezustand des vermehrten Kohlensäuregehaltes des Blutes.

Eine dauernde Übererregbarkeit der Schweißzentren ist eine häufige Begleiterscheinung der Neurasthenie oder der Nervosität. Außerdem kommen bei diesen Störungen die verschiedensten Formen lokaler, aber symmetrischer Hyperhydrosis vor, die außerordentlich lästig und peinlich werden können.

Besonders störend sind die nervösen Hand- und Fußschweiße. Oft genügt bei solchen Kranken die ängstliche Befürchtung, durch Schweiß unangenehm aufzufallen oder überhaupt der Gedanke an die Hand, um profuse Schweißergüsse an den Händen auszulösen. Auch die hysterischen sowie die durch Autosuggestion hervorgerufenen Schweißausbrüche gehören hierher. Ein Kriegshysteriker konnte Tag für Tag zu einer bestimmten vorausgesagten Stunde mit einem mächtigen Schweißausbruch aufwarten.

Sehr widersprechend sind die Beobachtungen verschiedener Autoren über den Einfluß organischer Hirnläsionen auf die Schweißsekretion. Während Dieden im Gegensatz zu älteren Anschauungen eine Hyperhidrosis bei Hemiplegien in Abrede stellt, sind in der jüngsten Zeit an gehirnverletzten Soldaten von verschiedenen Seiten bedeutende Steigerung der Schweißabsonderung an den gelähmten Gliedern festgestellt worden, gleichviel, ob gleichzeitig Spasmen vorhanden waren oder nicht.

Die Schweißergüsse bei fieberhaften Zuständen werden wohl auch vom Gehirn aus ausgelöst. Vor allem wird der Fieberabfall beim kritischen Temperatursturz und bei manchen Fällen lytischer Entfieberung durch Schweißausbruch und damit durch vermehrte Wärmeabgabe hervorgerufen. Solange das Wärmezentrum im Gehirn unter dem Einfluß der fiebererregenden Schädlichkeiten steht, reagiert es auf die erhöhte Blutwärme nicht mit Schweißerguß; wir schwitzen auf der Höhe des Fiebers nicht oder nur wenig.

Bei manchen Infektionskrankheiten stehen profuse Schweißausbrüche ohne Zusammenhang mit dem Verlauf des Fiebers, sie sind dann wohl auf eine toxische Schädigung der im Rückenmark gelegenen Schweißzentren zurückzuführen; beim Tetanus können wir eine solche bestimmt annehmen; bei der Phthise vermuten wir eine Schädigung einzelner Rückenmarksteile, da die Schweiße hier oft in segmentaler Anordnung erscheinen.

Weiter kommt segmentäre Hyperhidrosis bei Herpes zoster und bei manchen Fällen von Tabes vor als Folgezustand von Reizungen der spinalen Zentren, die vom Spinalganglion resp. den hinteren Wurzeln ausgehen. Mehr oder weniger ausgedehnte Anhidrosis dagegen findet sich bei der Poliomyelitis acuta, bei welcher Krankheit die Zerstörungsprozesse auch auf die Seitenhörner übergreifen können. Auch bei Tabeskranken kann es zur Anhidrosis kommen, freilich ist das Verlieren des Fußschweißes nicht, wie oft beschuldigt, die Ursache, sondern die Folge des tabischen Prozesses. Segmentäre Aufhebung oder Steigerung der Schweißabsonderung wird auch bei Syringomyelie beobachtet.

Auf die Rami communicantes und die sympathischen Ganglien können Schädlichkeiten einwirken, die zu Störungen der Schweißsekretion führen. Krankheiten und Verletzungen der Wirbelsäule, Schußverletzungen und vor allem der Druck von Tumoren auf den sympathischen Grenzstrang und den Halssympathikus spielen hier eine Rolle. Es sind Fälle von beweglichen Tumoren der Bauchhöhle beschrieben worden, bei denen die Kranken durch bestimmte Körperhaltung beliebig rechts- oder linksseitigen Schweißausbruch hervorrufen konnten.

Von den Erkrankungen der peripherischen Nerven sind oft die Neuralgien, besonders die des Trigeminus und des Ischiadikus mit lokaler anfallsweiser Hyperhidrosis verbunden. Diese muß entweder als eine dem Schmerz koordinierte oder vom Schmerz reflektorisch ausgelöste Erscheinung aufgefaßt werden; so wird ja auch bei schmerzhaftem Plattfuß Fußschweiß beobachtet. Alle destruktiven Prozesse, wie Neuritiden, Verletzungen, Durchschneidungen der peripherischen Nerven führen, oft nach einem anfänglichen Reizstadium mit Hyperhidrosis schließlich zur Aufhebung der Schweißsekretion in dem betreffenden Hautbezirk. Sie kann sich aber wieder ausgleichen, wenn die Sensibilität sich wieder herstellt. Auch die Hemiatrophia facialis, die, wenigstens in einem Teil der Fälle, auf einer Neuritis des Trigeminus beruht, ist regelmäßig mit einer Anhidrosis verbunden. Die Lähmung rein motorischer Nerven führt nie zu Störungen des Schwitzens. Bei reiner Fazialislähmung kommt es nie zu Schweißanomalien.

Nur unsicher können wir die Schädigung im Schweißnervensystem bei manchen Krankheiten der inneren Sekretion und des Stoffwechsels lokalisieren. Die Basedowsche Krankheit führt fast regelmäßig zu Hyperhidrosis. Die an Myxödem leidenden Patienten schwitzen auffallend wenig, ebenso wie die Addisonkranken. Bei der Akromegalie wird die Haut bald sehr feucht, bald recht trocken gefunden. Die verringerte Schweißsekretion beim Diabetes mellitus und insipidus dürfte zum Teil mit dem qualitativ veränderten Stoffwechsel zusammenhängen. Auf Störungen des Stoffwechsels resp. der inneren Sekretion muß die Steigerung der Schweißsekretion bei klimakterischen Kranken, bei Fettsucht und bei verschiedenen kachektischen und anämischen Zuständen zurückgeführt werden. Die Schweiße der Phthisiker sind wohl toxischer Natur.

Die trophischen Störungen der Haut.

Unter trophischen Störungen im weiteren Sinne verstehen wir alle jene regressiven, hypertrophischen und entzündlichen Veränderungen, an deren Zustandekommen das Nervensystem beteiligt ist.

Physiologische Beziehungen zwischen Haut und Nervensystem.

Der unmittelbare Zusammenhang zwischen Haut und Nervensystem wird ausschließlich durch die sensiblen Hautnerven unterhalten, in welchen Fasern des zerebrospinalen und des vegetativen Systemes enthalten sind.

Die eigentlich sensiblen Fasern, welche die Eindrücke der Hautsinnesorgane dem Zentralnervensystem zuleiten, haben wohl keinen direkten Einfluß auf die vitalen Funktionen der Haut. Ist die Empfindungsleitung gestört, besteht natürlich eine erhöhte Gefahr, daß äußere Schädlichkeiten unbemerkt die Haut lädieren und zu schweren Verletzungen, Verbrennungen usw. und deren Folgeerscheinungen führen; dies ist besonders bei Analgesien und thermischen Anästhesien der Fall, wie sie z. B. bei der Syringomyelie und bei Nervendurchtrennungen vorkommen. Damit sind die ursächlichen Beziehungen zwischen Sensibilität und trophischen Störungen der Haut erschöpft; denn die vielfachen Hauterscheinungen, die sich oft zusammen mit Sensibilitätsstörungen zeigen, beruhen ausschließlich auf einer Läsion oder Reizung des vegetativen Nervensystems, dessen Bahnen und Zentren mit den sensiblen Fasern oft sehr nahe zusammenliegen oder neben ihnen verlaufen.

Durch die vasomotorischen Bahnen steht die Blutversorgung und damit auch die Ernährung der Haut unter dem Einfluß des Nervensystems. Länger dauernde Spasmen der Vasokonstriktoren und neurogene Stauungen können sicher die vitalen Funktionen der Haut empfindlich schädigen.

Wird der Zusammenhang zwischen Haut und zentralem Nervensystem, etwa durch Verletzung des peripherischen Nerven, aufgehoben, so zeigt sich, daß die Hautgefäße unabhängig vom Nervensystem eine Zirkulation unterhalten, welche für die Ernährung der Haut zunächst ausreicht; in späteren Monaten treten dagegen regelmäßig deutliche Störungen der Blutversorgung (Anämie oder Zyanose) ein und mit ihnen zeigen sich oft Veränderungen der Hautoberfläche (Blaufärbung, Glanzhaut, Verdickungen, Nagelveränderungen usw.), die mit Sicherheit auf dystrophische Vorgänge im Hautgewebe schließen lassen.

Trophische Störungen der Haut. 249

Die Reaktionsfähigkeit der Gefäße auf äußere Einflüsse hat sehr gelitten. Die des vasomotorischen Schutzes entbehrende Haut erleidet bei verhältnismäßig geringen Insulten schwere regressive Veränderungen und ist zu rasch fort-

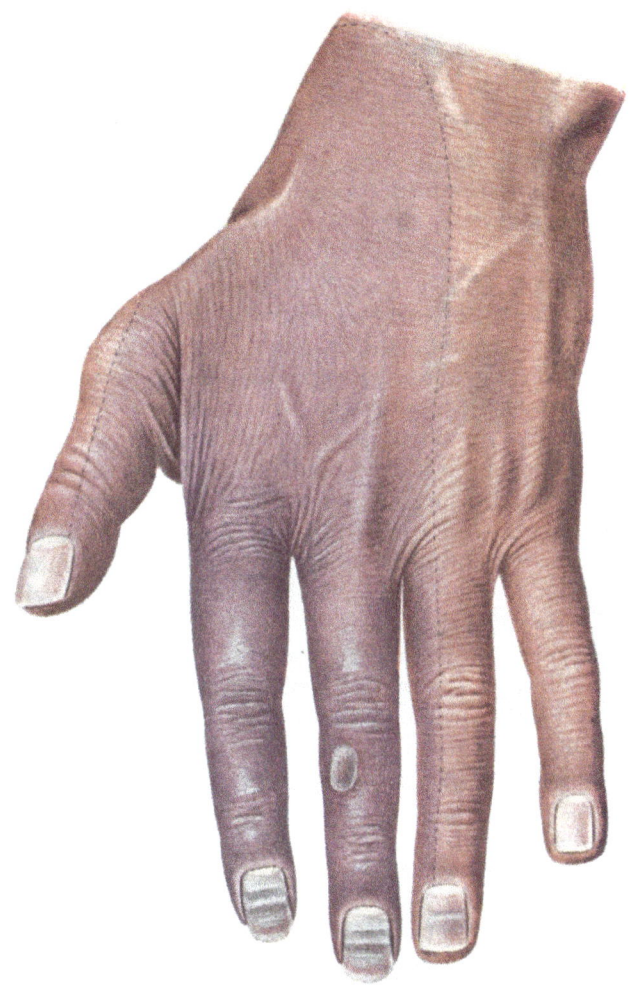

Abb. 157. Zyanose der Haut und Nageldystrophien bei Radialislähmung im Bereiche der vom Nerv. radialis versorgten Hautpartien des Handrückens. Die Blase an der radialen Seite des 3. Fingers ist infolge der Anästhesie dort beim Zigarettenrauchen entstanden. Die Unempfindlichkeit der Haut erstreckte sich bis zu der punktierten Linie.

schreitenden Entzündungsprozessen disponiert, die eine sehr geringe Heilungstendenz zeigen. Breslauer[1]) hat gefunden, daß die auf gewisse äußere Reize, z. B. Senföl, peripher entstehende Schutzhyperämie unmittelbar nach der Nervendurchschneidung im anästhetischen Gebiet noch in normaler Weise aus-

---

[1]) Die Pathogenese der trophischen Gewebsschäden nach Nervenverletzung. Deutsch. Zeitschr. f. Chir. 150. 1919.

lösbar ist, daß sie erst im Verlauf der nächsten Wochen allmählich verschwindet; er schließt daraus, daß beim Auftreten der Entzündungsröte nach gewissen Reizen die Endigungen der Vasodilatatoren die wesentliche Rolle spielen, daß also erst nach deren Degeneration die Hyperämie ausbleiben muß. Der Eintritt dieser vasomotorisch-trophischen Schwäche der Haut erfolgt also völlig unabhängig von den Änderungen der Sensibilitätsverhältnisse.

Die viel diskutierte Frage, ob durch gefäßinnervatorische, reflektorisch bedingte Impulse echte Entzündungen hervorgerufen werden können, wird von den meisten Autoren verneint; jedenfalls kommt man dabei, wie Kreibich selbst zugibt, ohne eine Schädigung der Gefäßwand nicht aus.

Neben den vasokonstriktorischen und dilatatorischen Bahnen verlaufen im peripherischen Hautnerven auch vasosensible Fasern. Man wird ihnen schon deshalb Bedeutung für die Ernährung der Haut zuschreiben, da eine geordnete nervöse Regulation der Blutversorgung nur bei einem harmonischen Zusammenwirken der vasomotorischen und vasosensiblen Bahnen denkbar ist.

Gegen die Existenz eines eigenen trophischen Nervensystems spricht vor allem die Inkonstanz und die große Variabilität, sowie die überaus lange Latenz der „trophischen Ausfallserscheinungen", die sich viel ungezwungener durch vasomotorische Veränderungen erklären läßt. In einzelnen Fällen von Hautnervendurchtrennungen fehlen trophische Störungen durch Jahre hindurch vollkommen. Hier ist also die Haut in ihrer Lebensfähigkeit vom Nervensystem gänzlich unabhängig. Daß die Haut, aller Nervenverbindungen entblößt, noch aktive, vitale Eigenschaften entfalten kann, sieht man bei den Transplantationen; von der Haut einer Leiche können Stücke noch mehrere Stunden nach dem Tode mit Erfolg überpflanzt werden.

Von den regressiven Veränderungen auf neurogener Basis sei die sog. Glanzhaut erwähnt, wie sie oft bei Verletzungen der peripherischen Nerven beobachtet wird. Ihre Entstehung wird wohl am besten auf die chronisch veränderten vasomotorischen Verhältnisse zurückzuführen sein. Als Gegenstück sei die verdickte spröde Haut mit Hyperkeratose angefügt, die ebenfalls bei peripheren Nervenläsionen und bei lokalisierten Spinalerkrankungen (Syringomyelie!) vorkommt.

Wie bei der Gangrän wird auch bei den neurogenen Ödemen eine Erklärung, die sich ausschließlich auf vasomotorische Vorgänge stützt, nur in wenigen Fällen befriedigen. Bei manchen Formen zentraler und peripherer Lähmungen werden die Schwellungen wohl auf die veränderten Zirkulationsverhältnisse und vielleicht auch auf Veränderungen der Kapillardurchlässigkeit zurückzuführen sein, vor allem sind sie aber wohl meist durch den Mangel an Bewegung verursacht.

Es gibt eine ganze Reihe von entzündlichen Veränderungen der Haut, bei denen wir eine ätiologische Beteiligung des Nervensystems annehmen müssen.

Der typische Vertreter der neurogenen Hautentzündung ist der Herpes zoster. Die ursprüngliche anatomische Veränderung der Haut besteht in nekrobiotischen Vorgängen im Bereich der Retezellen. Die Gürtelrose ist die einzige trophische Störung, die man mit einer ganz bestimmten anatomischen Veränderung im Nervensystem, mit einer hämorrhagischen Entzündung des Spinalganglions in Beziehung bringen kann. Über den Zusammenhang zwischen anatomischer Läsion im Nervensystem und Hautaffektion beim Herpes zoster sind die verschiedensten Theorien aufgestellt worden, die nur teilweise befriedigen. Bei vielen Herpesformen sind sicher infektiöse und toxische Momente im Spiele, für die dann eine besondere Affinität zu den Spinalganglien angenommen werden muß. Dazu stimmen jedoch jene Fälle nicht, bei denen Druck von einer Geschwulst oder einer Fraktur auf das Spinalganglion einen Herpes im Gefolge hat. Auf jeden Fall muß es ein ganz besonders gearteter Reiz sein, der, vom Ganglion der Haut zugeleitet, eine herpetiforme Entzündung hervorruft. Die Mitbeteiligung des vegetativen Nervensystems ergibt sich besonders klar bei jenen Fällen, bei welchen in entsprechender Höhe ein sympathisches Ganglion hämorrhagisch entzündet oder auch die Rami communicantes verändert gefunden wurden.

Eine weitere große Gruppe von neurogenen Entzündungen bilden die sog. Reizödeme; je nachdem das Exsudat in der Subkutis oder Kutis oder in den obersten Schichten des Papillarkörpers und zwischen den Epidermiszellen lokalisiert ist, unterscheidet man umschriebenes Ödem und Urtikariaquaddel. Beide Formen sind nicht zu trennen, sie gleichen sich vollkommen in ihren Entstehungsbedingungen und unterscheiden sich nur durch ihre Lokalisation in den oberflächlichen oder tieferen Schichten der Haut.

Es gibt von der Urtikaria und vom Quinckeschen Ödem verschiedene Formen, die rein toxisch verursacht sind und völlig unabhängig vom Nervensystem entstehen; so lassen sich durch geeignete chemische Reizmittel auch auf nervenloser Haut Quaddeln hervorrufen; auch die Urticaria factitia ist, wie oben erwähnt, nicht an die Unversehrtheit der Hautnerven gebunden.

In manchen Fällen ist dagegen sicher eine ätiologische Mitwirkung des Nervensystems vorhanden. Am klarsten offenbart sich der Nerveneinfluß bei der psychogenen Urtikaria. Daneben gibt es aber auch eine reflektorische Entstehungsweise der Quaddeln; beim Bougieren der Harnröhre wurden in seltenen Fällen solche in der Genitalgegend gesehen und Glaser konnte in einem Falle von allgemeiner Urtikaria bei Dementia praecox bei der Prüfung des Dermographismus ein Aufschießen von Quaddeln 1—2 cm neben dem Reizstrich beobachten.

Auch hier wird man wieder mit dem Zusammentreffen mehrerer disponierender Momente zu rechnen haben. Eine solche Disposition wird von den einen in das Nervensystem selbst verlegt, von den meisten Autoren aber in einem besonderen Chemismus des allgemeinen Stoffwechsels oder speziell der Haut gesucht.

Auch für manche pemphigusähnliche Ausschläge muß ein Nerveneinfluß angenommen werden.

Unter gewissen Umständen können also Nervenreize zu echten Hautentzündungen führen. Alle echten Entzündungen stellen Reaktionen auf irgendwelche Schädigungen des Gewebes dar und es liegt nahe, für die neurogenen Hautentzündungen auch einen primären, destruktiven Prozeß anzunehmen und damit zu einer mehr einheitlichen Auffassung der unter Nerveneinfluß entstehenden regressiven und entzündlichen Vorgänge der Haut zu gelangen: der Nervenreiz schafft eine Alteration des Gewebes, auf welche die Haut je nach der Art und dem Sitz der Schädigung und je nach ihrer Reaktionsfähigkeit mit verschiedenartigen Entzündungsprozessen antwortet. Warum in dem einen Falle die regressiven Veränderungen so sehr im Vordergrund stehen und eine entzündliche Reaktion fast ganz ausbleibt, warum ferner bei einer neurogenen epidermalen Schädigung einmal eine Blase, ein andermal eine Quaddel und dann wieder eine herpetiforme Entzündung zustande kommt, wissen wir nicht. Der „dystrophische" Nervenreiz wird damit in eine Reihe mit den übrigen chemischen, mechanischen, toxischen und infektiösen Entzündungserregern gestellt; auch diese bringen je nach der Disposition der Haut ganz verschiedene Reaktionen hervor: ein Flohstich erzeugt bei dem einen Menschen eine kaum sichtbare punktförmige Blutung, bei einem anderen eine große Quaddel mit mehr oder weniger ausgedehnten Infiltrationserscheinungen; ein ganz leichter mechanischer Reiz hat bei disponierten Menschen eine Quaddel, bei anderen eine Pemphigusblase im Gefolge (Epidermiolysis bullosa), meist aber führt der mechanische Reiz nur zu einer vorübergehenden Hyperämie.

Bei psychischen Insulten und bei den verschiedensten Affektionen des Nervensystems kommen bei manchen Individuen dystrophische Veränderungen an den Hautgebilden vor. Das Wachstum der Haare kann vermehrt sein, die Haare werden dann dicker und länger als die der Umgebung; oder sie bleiben im Wachstum zurück und fallen schließlich aus; die neurotrophischen Alopezien gehen meist unscharf in die normal behaarte Haut über. Eine weitere trophische Störung der Haare ist das Ergrauen, das in seltenen Fällen auf einen Nerveneinfluß zurückgeführt werden kann (siehe den Abschnitt über den Einfluß des vegetativen Nervensystems auf die Pigmentierung der Haut).

Wie das Nervensystem das Haarwachstum und den Pigmentgehalt der Haare beeinflußt, ist noch nicht geklärt. Vasomotorische Veränderungen werden dabei eine große Rolle spielen; sie genügen aber nicht, um alle Störungen zu erklären. Theoretisch ist es von Interesse, daß bei derselben anatomischen Läsion des Nervensystems bald vermehrtes Wachstum, bald Haarausfall beobachtet wird.

Die trophischen Störungen an den Nägeln zeigen sich in einer Art ungeregelten Wachstums; sie werden plump, brüchig, rissig, bekommen Furchen und können ganz oder teilweise abbröckeln. Die neurogene Entstehung dieser Dystrophien ist noch ebensowenig geklärt wie bei den trophischen Störungen der Haare, z. T. sind sie sicher auf vasomotorische Störungen zurückzuführen (siehe Abb. 157).

Alle bis jetzt erörterten trophischen Störungen können ohne jede Mitbeteiligung von äußeren Schädlichkeiten vorkommen; bei manchen ist dies ausschließlich der Fall, wie beim Herpes zoster. Häufig treten aber an Stellen innerer auslösender Faktoren äußere Insulte, die infolge der besonderen inneren Disposition andere Erscheinungen an der Haut bewirken als bei gesunden Individuen. Eine solche innere Bereitschaft zu trophischen Störungen stellt jene Schwäche der Haut dar, die sich infolge des Ausfalls der normalen Gefäßinnervation bei manchen Nervenkrankheiten, z. B. Myelitis und bei Nervendurchtrennungen, einstellt. Diese Schwäche der Haut zeigt sich gegenüber allen äußeren Schädlichkeiten, einerlei ob diese in mechanischen, chemischen, thermischen und infektiösen Einwirkungen bestehen. Von ihnen sind der Druck und die Infektion von besonderer praktischer Wichtigkeit.

Der **Dekubitus** entsteht durch Zusammenwirken von Druck, vasomotorischer Schwäche der Haut und Infektion. Die zwischen äußerer Unterlage und Knochen eingepreßten Weichteile zeigen geringere Widerstandskraft: in der Regel beginnt die Gewebsschädigung im Unterhautzellgewebe, in der Muskulatur oder am Periost. Ehe nach außen hin eine Veränderung sichtbar ist, können in der Tiefe schon weitgehende Nekrosen, Knochen und Muskelsequestrierungen vorhanden sein; bei gleichzeitiger Infektion, bei Neigung zur Furunkulose usw. lösen oft die initialen regressiven Erscheinungen schwere, rasch verlaufende Eiterungen aus und man ist dann überrascht, unter der intakten Haut ausgedehnte Muskel- und Knochenteile vernichtet zu sehen (Wieting). Die Lederhaut erweist sich von den Weichteilen am widerstandsfähigsten. Abgesehen von den oberflächlichen epidermalen Erosionen verläuft der destruktive Prozeß nur äußerst selten von außen nach innen.

Eine ähnliche Genese wird dem Malum perforans zugeschrieben werden müssen. Auch hier ist die vasomotorische Schwäche der Haut die Disposition und die mechanische Beanspruchung das auslösende Moment. In manchen Fällen scheint auch eine örtliche Endarteriitis syphilitica als Hilfsursache in Betracht zu kommen. Meist liegt dem Malum perforans eine Hyperkeratose zugrunde.

Auch die vielfachen **schweren regressiven und entzündlichen Veränderungen der Haut im Gefolge von Läsionen peripherer Nerven** werden von vielen Autoren ausschließlich der Mithilfe äußerer Schädlichkeiten zugeschrieben, die infolge der Anästhesie der Haut nicht empfunden werden. Es wird als sehr unwahrscheinlich betrachtet, daß echte destruktive Prozesse durch Abtrennung der Haut vom Nervensystem allein entstehen könnten. Es gilt jetzt als sicher erwiesen, daß sich beim Fehlen äußerer Insulte die Keratitis neuroparalytica unbedingt vermeiden läßt. Demgegenüber stehen die Experimente anderer Autoren, die an sich selbst einzelne Hautnerven resezierten und trotz Vermeidung aller äußeren Schädlichkeiten trophische Störungen beobachteten.

Die trophischen Störungen bei den einzelnen Erkrankungen des Nervensystems.

Vom Gehirn aus können unter mannigfachen pathologischen Verhältnissen trophische Störungen hervorgerufen werden.

Nach heftigsten Affekterlebnissen offenbart sich bei einzelnen Menschen die Erschütterung des vegetativen Nervensystems in dem Auftreten von Pruritus oder in einer Eruption von Urtikaria. Bekannt und wiederholt einwandfrei nachgewiesen ist das Ergrauen und der teilweise oder totale Ausfall der Körperhaare nach schockartigen, psychischen Insulten.

Das Auftreten von echten, entzündlichen Dermatosen (z. B. Pemphigus) bei Hemiplegien ist äußerst selten. Dauernde oder anfallsweise auftretende Hautschwellungen auf der gelähmten Seite, die bei Gehirnverletzten hier und da zu sehen sind (Goldstein), müssen auf vasomotorische Vorgänge zurückgeführt werden. Daneben werden auch vereinzelt Nageldystrophien und Haaranomalien beobachtet.

Durch Rückenmarkserkrankungen können fast alle Formen der trophischen Störungen veranlaßt werden. Bei der Myelitis treten gelegentlich bullöse Eruptionen und Herpes zoster auf. Interessant sind die vereinzelten Beobachtungen, wo sich an Paroxysmen der Tabes, an Krisen Eruptionen von Herpes, Urtikaria oder Purpura anschlossen. Die größte Mannigfaltigkeit in den trophischen Störungen entfaltet die Syringomyelie. Hier kommen neben den verschiedenartigsten Hautefforeszenzen neurogene, destruktive Prozesse, vor allem Nekrosen in reinster Form vor, so daß der Schluß naheliegt, es möchte bei der Entstehung dieser neurogenen Hautschäden ein gewisser Reizzustand der grauen Substanz (vielleicht der Seitenhörner) des Rückenmarks mit im Spiele sein.

Die für die Erkrankung des Spinalganglions charakteristische Hauterscheinung ist der Herpes zoster. Er darf als der Ausdruck eines enorm gesteigerten Reizzustandes des peripherischen sensiblen Neurons oder wahrscheinlicher der peripherischen vasosensiblen-motorischen Neuronen bezeichnet werden. Auch bei Erkrankung von sympathischen Grenzstrangganglien ist Herpes zoster beobachtet worden.

Von den Erkrankungen der peripherischen Nerven sind langanhaltende Neuralgien mit verschiedenartigen Hautaffektionen, wie Herpes und Urtikaria oder mit atrophischen und hypertrophischen Anomalien der Haut und ihrer Gebilde verbunden.

Trotz des ungeheuren Materials, das der Krieg an peripherischen Nervenverletzungen gebracht hat, ist man über das Wesen der dabei beobachteten trophischen Störungen der Haut nicht klar geworden. Es kommen bei Läsionen sensibler Nerven die verschiedensten Formen geschwächter Trophik, von regressiven, hypertrophischen und entzündlichen Veränderungen, Verdickungen, Hyperkeratosen, Glanzhaut, Hypertrichosis und Nageldystrophien vor; primäre Gangrän, Spontanulzerationen usw. gehören zu den größten Seltenheiten.

Die Häufigkeit der trophischen Störungen bei Nervenläsionen wird verschieden hoch, von einzelnen Autoren bis zu 100% angegeben. Die Verletzungen des Medianus und des Ulnaris sind am häufigsten von Hautveränderungen begleitet. Es konnte kein Zusammenhang zwischen der Art der Nervenverletzung und der Intensität oder Qualität der Hauterkrankung gefunden werden. Partielle Nervenläsionen führten manchmal zu schwereren Schädigungen der Haut als totale.

Die vasomotorisch-trophischen Neurosen.

Unter diesem Namen werden die Raynaudsche Krankheit, die Erythromelalgie, das Quinckesche Ödem, die Sklerodermie und die Hemiatrophia facialis zusammengefaßt.

Im Mittelpunkt dieser Neurosen steht die Raynaudsche Krankheit, die sich in äußerst schmerzhaften Ahfällen von vasokonstriktorischen Gefäßkrämpfen mit allmählicher Ausbildung einer Gangrän an den befallenen distalen Teilen kundgibt. Die Sklerodermie besteht in einer eigenartigen indurativen Schwellung und nachfolgenden Atrophie der Haut, Muskeln und Knochen. Sie beschränkt sich manchmal scharf auf einzelne Dermatomyome. An ihrer neurogenen Entstehungsursache kann deshalb nicht gezweifelt werden. Die Erythromelalgie ist eine vasodilatatorische Akroneurose und geht mit Rötung und Schwellung, heftigen Parästhesien und neurotischen Ödemen einher. Etwas abseits davon steht die Hemiatrophia facialis. Die Trophoneurosen treten meistens ohne nachweislichen anatomischen Befund am Nervensystem auf, ihre trophischen Störungen sind vielfach ausgesprochen symmetrisch lokalisiert. Für ihr Verständnis ist wichtig, daß dieselben Anfälle und Hautveränderungen auch symptomatisch und vor allem aber auch bei organischen Rückenmarksaffektionen vorkommen können.

Dieser Umstand sowie die Erfahrung, daß die Grenzen zwischen den einzelnen Trophoneurosen nicht scharf sind, drängt zu einer mehr einheitlichen Auffassung ihrer Pathogenese. Man ist sich darüber einig, daß es sich bei all diesen Erkrankungen — soweit man ihnen überhaupt eine neurogene Entstehung zuschreiben kann — im wesentlichen um Reizzustände von Gefäßnervenbahnen und Zentren handelt, und daß solche nur auf Grund einer besonderen Disposition zustande kommen, die im vasomotorischen System selbst, im Stoffwechsel oder in einem besonderen Chemismus der Haut begründet liegt. Die große Rolle, welche die begleitenden, manchmal äußerst heftigen Gemeingefühle — allerdings nicht bei allen Fällen — im klinischen Bilde spielen, deuten auf eine wesentliche Beteiligung des vasosensiblen Systems hin.

Die Abhängigkeit des Pigmentgehaltes der Haut vom vegetativen Nervensystem[1]).

Die Abhängigkeit der Hautpigmentation vom vegetativen Nervensystem läßt sich bei manchen niederen Tieren sehr viel besser nachweisen als beim Menschen. Der Pigmentwechsel gehört bei ihnen zu den lebenswichtigen Funktionen. Durch Anpassung ihrer Färbung an die der Umgebung können sich manche Tiere ihren Feinden und der Beute gegenüber unkenntlich machen. Doch handelt es sich auch hier um gesetzmäßige Reflexe, nicht um eine der Willkür überlassene Funktion. Zum Zustandekommen dieser Reflexe sind Nervenbahnen notwendig. So ist bei den Cephalopoden der sichere Beweis von einer Nervenverbindung der Chromatophoren erbracht. Bei Fischen treten Nervenfasern direkt an die Chromatophoren heran und endigen dort mit Endplättchen. Es konnte festgestellt werden, daß die koloratorischen Fasern aus dem Sympathikus stammen und daß die einzelnen sympathischen Grenzstrangganglien je ein segmentär angeordnetes Hautgebiet versorgen.

Der anatomische Nachweis einer besonderen Innervation der Pigmentzellen ist natürlich der sicherste Beweis für die Abhängigkeit der Pigmentierung von nervösen Einflüssen. Er ist jedoch schon bei Amphibien nicht mehr gelungen, geschweige denn beim Menschen.

Bei der Ergründung des Einflusses des Nervensystems auf die Pigmentverschiebungen in der Haut des Menschen stehen uns also weder anatomische noch experimentelle Tatsachen zur Verfügung. Wir sind hier lediglich auf klinische Beobachtungen angewiesen, die um so vorsichtiger beurteilt werden müssen, als sich gerade auf diesem Gebiete mancher Mythus herangebildet hat. Dahin gehören wohl alle Mitteilungen über das plötzliche Ergrauen der Haare. Können wir uns doch keine Vorstellung machen von dem Zustandekommen dieses Phänomens, nachdem ernsthafte Dermatologen den vielfach angenommenen Lufteintritt in den Haarschaft ablehnen.

---
[1]) Nach einer aus dem Augsburger städt. Krankenhause stammenden Studie von Dr. Fritz Nehl „Über den Einfluß des Nervensystems auf den Pigmentgehalt der Haut". Zeitschr. f. klin. Med. 81. Heft 1 und 2.

Darüber aber, daß im Laufe von wenigen Wochen und Monaten schwere Sorge und tiefer Kummer das Haar bleichen können, kann kein Zweifel bestehen. Solche Feststellungen werden zu häufig gemacht, als daß man hier erst Beispiele dafür anzuführen brauchte. Es erscheint nun durchaus möglich, daß ernste Sorge und großer Kummer und quälende Angstzustände, die längere Zeit hindurch die Psyche in gedrückter Stimmung halten, auf dem Wege über das Nervensystem zu einem vorzeitigen Pigmentschwunde der Haare führen können.

Beweiskräftiger aber als alle solche Fälle sind diejenigen Beobachtungen, bei denen nur ein **bestimmter** Bezirk des Kapillitiums, der von **einem bestimmten Nerven** versorgt wird, ergriffen wurde und Graufärbung zeigt.

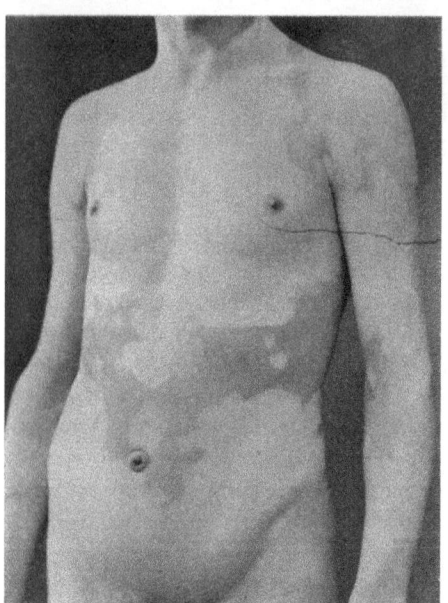 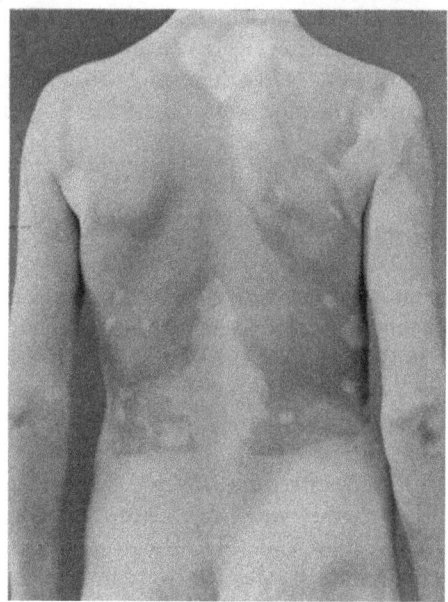

Abb. 158. Abb. 159.
Symmetrische Verteilung der Vitiligoflecken.

Auch lassen sich Beispiele aus der Literatur dafür anführen, daß im Verbreitungsgebiet eines Nerven, der von einer Neuralgie betroffen ist, Pigmentschwund zustande gekommen ist.

Eine Pigmentanomalie, die im späteren Leben erworben wird, und deren Entstehung häufig mit nervösen Einflüssen in Zusammenhang gebracht wird, ist die Vitiligo. Das häufige Zusammentreffen von Vitiligo mit nervösen Affektionen lenkte die Aufmerksamkeit auf die nervöse Ätiologie der Vitiligo. Bei Störungen im Nervensystem, nach Geisteskrankheiten, bei Neuritiden ist Vitiligo oft beobachtet worden. Bei Tabes findet sich manchmal völliger Pigmentschwund einer hypalgetischen Zone. Auch das symmetrische Auftreten der Vitiligo (vgl. Abb. 158 und 159), das meist unverkennbar ist, weist auf nervöse Einflüsse hin.

Eine wesentliche Stütze für die Vermutung, daß die vitiliginösen Flecken auf nervöse Störungen zurückzuführen seien, bilden Beobachtungen aus den letzten Jahren, die über Sensibilitätsstörungen in den vitiliginösen Partien berichten. An den pigmentfreien weißen Flecken wird „Spitz" und „Warm" und „Kalt" weniger lebhaft empfunden als an der normal pigmentierten Haut. Kreibich stellte fest, daß auf chemische Reize und Wärmereize die pigmentierten Stellen der übrigen gesunden Haut weit eher reagieren, als die depigmentierten Partien. An den pigmentfreien Stellen kommt es auch nicht zum Erythema solare und nicht zur Sonnenbräunung!

Wohl am besten läßt sich bei der Nervenlepra ein Zusammenhang zwischen Pigmentanomalien und nervösen Einflüssen nachweisen, da hier die Veränderungen an den Nerven eine anatomisch sichergestellte Grundlage bilden. Daß wirklich die Erkrankung der Nerven bei der Lepra maculosa für die abnorme Färbung und Entfärbung der Haut verantwortlich zu machen ist, dafür sprechen die An- und Hypästhesien in den verfärbten Gebieten und dafür sprechen Störungen der Schweißsekretion in den ergriffenen Hautpartien.

An der Abhängigkeit der Pigmentation der menschlichen Haut von nervösen Einflüssen dürfen und können wir nach diesen klinischen Beobachtungen nicht mehr zweifeln.

Bisher ist nur von Nerveneinflüssen im allgemeinen die Rede gewesen. Von welchem System diese Nerveneinflüsse ausgehen, darüber haben uns erst Beobachtungen und Forschungen der letzten Jahre belehrt. Es ist wohl zweifellos das vegetative Nervensystem, dem wir diese Beeinflussung der Pigmentverschiebungen zuschreiben müssen. Schon die Addisonsche Krankheit macht den Zusammenhang zwischen vegetativem Nervensystem und Pigmentierung höchst wahrscheinlich. Das Nebennierenmark steht, wie alles chromaffine Gewebe, dem Sympathikus sehr nahe, beide Gewebsarten entwickeln sich ja aus der sympathischen Bildungszelle. Die Funktion des Nebennierenmarks, unter der wir die Produktion des Adrenalin verstehen, steht noch dazu unter dem Einfluß zahlreicher sympathischer Ganglienzellen, wie an anderer Stelle schon ausgeführt wurde (vgl. Innervation der Nebenniere). Freilich ist noch nicht klargestellt, auf welche Weise die Nebenniere die Pigmentation der Haut beeinflußt. Jedenfalls scheint die Nebenniere eine Hemmung auf die Pigmentbildung auszuüben. Ob dieser Einfluß nun direkt durch die Nebenniere auf das vegetative Nervensystem erfolgt oder ob, was mehr Wahrscheinlichkeit hat, dieser Einfluß durch das Adrenalin ausgeübt wird, ist noch eine ungelöste Frage.

Eine den Nebennierenfunktionen entgegengesetzte Wirkung soll der Thymus auf die Pigmentation ausüben. Nach Exstirpation des Thymus bei Fröschen tritt angeblich Depigmentierung auf. Nach Injektion von Thymusextrakten soll sich sowohl bei normalen wie bei thymuslosen Fröschen Verstärkung der Pigmentierung einstellen. Während die Nebennieren und ihr Produkt, das Adrenalin, erregend auf das sympathische Nervensystem wirken, sollen Thymus und Thymusextrakt eine depressorische Wirkung ausüben.

Die Pigmentationen, welche bei Schwangerschaft, bei Ovarialtumoren, bei manchen Unterleibsgeschwülsten, beim malignen Deziduom, bei der Acanthosis nigricans vorkommen, sind zweifellos auch durch Einwirkung auf das vegetative Nervensystem verursacht. Bei manchen Abdominaltumoren mag direkter Druck auf die Nebennieren oder auf die großen Ganglienknoten der Bauchaorta die Ursache der Pigmentation sein, meist aber handelt es sich wohl um Vorgänge der inneren Sekretion, welche das vegetative Nervensystem beeinflussen.

Besonders interessant sind die Pigmentverschiebungen, die so häufig (in etwa 50%) mit der Sklerodermie einhergehen. Sie sind deshalb so interessant, weil sie nicht selten auf den **Verlauf einzelner Hautnerven oder einzelner Wurzelzonen lokalisiert bleiben** und weil in ihrem Bereiche manchmal auch die Schweiß- und die Talgsekretion beeinträchtigt ist.

Auch bei der **Hemiatrophia facialis**, die sicherlich auf Störungen im Gebiete des Trigeminus zurückzuführen ist und die sich manchmal auf einzelne Äste dieses Nerven beschränkt, kann es zur Hyperpigmentation oder zum Pigmentschwund der Gesichtshaut und zur Entfärbung der Wimpern kommen.

Für die Entstehung der Sklerodermie und des Gesichtsschwundes und damit für die mit diesen Krankheiten einhergehenden Pigmentverschiebungen werden von namhaften Autoren Störungen im Grenzstrang des Sympathikus verantwortlich gemacht.

Den sicheren und bindenden Beweis, daß es sympathische Nervenfasern sind, welche die Pigmentierung beeinflussen, liefern uns Beobachtungen von Kurt Mendel, von Bistis und von Köster.

Mendel sah bei einer durch ossifizierende Struma verursachten Druckatrophie des rechten Halssympathikus neben der Pupillenverengerung und dem Einsinken des Augapfels ein Ergrauen der Haare auf der rechten Kopfseite und eine hellere Farbe der Iris. Bistis-Athen konstatierte in mehreren Fällen von Heterochromie der Iris, daß das betroffene Auge auch die Symptome der Sympathikuslähmung (Ptosis, Verengerung der Pupillen und Enophthalmus) bot. Einmal bestand gleichzeitig Gesichtsatrophie der betroffenen Seite. Es ist Bistis gelungen, durch Exstirpation des obersten Ganglions des Halssympathikus experimentell eine Entfärbung der Iris auf der betreffenden Seite zu erzielen. Freilich kam es nur ganz langsam zum Pigmentschwund. Nach zwei Monaten war er noch nicht festzustellen, wohl aber nach einem halben Jahre.

Köster exstirpierte einer schwarzen Katze das obere Zervikalganglion des Sympathikus. Die ausfallenden Haare an der Rückseite des linken Ohres wurden durch weiße ersetzt, bei anderen dunklen Tieren wuchsen nach derselben Operation hellgraue Haare nach.

Allerdings sind die Beobachtungen vereinzelt und stehen in keinem Verhältnis zu der großen Anzahl von Beobachtungen von Halssympathikuslähmung, bei welchen nichts von Pigmentschwund erwähnt wird. Vielleicht trifft aber die Vermutung zu, daß bei der Entstehung nervös trophischer Störungen die Durchtrennung und völlige Ausschaltung eines Nerven weit weniger zu Veränderungen führt als ein dauernder Reizzustand, wie er bei Erkrankungen des Nerven (in Mendels Fall Druck durch eine ossifizierende Struma auf den Halssympathikus) gesetzt wird.

Bei den Pigmentverschiebungen, die mit der Sklerodermie und mit der halbseitigen Gesichtsatrophie und mit manchen Formen der segmentalen Hautverfärbung einhergehen, scheint es sich eben dann um eine **isolierte Erkrankung der im peripherischen Nerven verlaufenden sympathischen Bahnen** zu handeln. Jedenfalls lassen sich sensible oder motorische Störungen bei diesen umschriebenen Entfärbungen und Verfärbungen der Haut, die sich häufig auf das Gebiet eines Hautnerven oder einer Wurzelzone beschränken, vielfach nicht nachweisen.

Nach all diesen Beobachtungen dürfen wir nicht daran zweifeln, daß das vegetative Nervensystem einen Einfluß auf die Pigmentation unserer Körperoberfläche ausübt.

Vegetatives Nervensystem und quergestreifte Muskulatur.

Die Lehre, daß die glatte Muskulatur vom vegetativen Nervensystem, die quergestreifte aber ausschließlich vom zerebrospinalen System versorgt werde, kannte nur eine Ausnahme und diese betraf die Innervation des Herzens. Obgleich aus quergestreiften Muskelfasern bestehend, wird das Herz doch von Ganglienzellen innerviert, die zweifellos dem vegetativen System zuzurechnen sind. Diese stehen unter dem anregenden Einfluß der Nervi accelerantes des Sympathikus und unter dem hemmenden Einfluß des Vagus, der dem parasympathischen System angehört. Das zerebrospinale System hat auf die Herztätigkeit keinerlei willkürlichen Einfluß.

Mit der Möglichkeit, daß die der Willkür unterworfene quergestreifte Muskulatur des Rumpfes und der Extremitäten neben den Anregungen der spinalen Innervation auch solche vom vegetativen System bekomme, wurde früher gar nicht gerechnet.

Im Jahre 1904 hat Mosso die Vermutung ausgesprochen, daß zwar die raschen Zuckungen der quergestreiften Muskeln durch spinale Nerven ausgelöst werden, daß aber die langsamen tonischen Kontraktionen vom Sympathikus angeregt würden.

Für solche Vermutungen wurden nun von J. Boeke[1]) in Leiden die histologischen Grundlagen geschafft. Dieser Autor wies nach, daß neben dem markhaltigen Nerven, der zur motorischen Endplatte des Muskels zieht, jedesmal eine feine marklose „akzessorische" Faser zum Muskel gelangt und daß deren Endorgan von dem des markhaltigen Nerven unabhängig ist und meist nur eine einfache „Endöse" darstellt. Damit gleicht die Endigung der marklosen Faser durchaus den Formen, welche die Nervenendorgane in den glatten Muskeln darstellen. Nach Durchschneidung eines markhaltigen Nerven entartete das Nervengeflecht der Endplatte dieses markhaltigen Nerven, die dem marklosen Nerven zugehörigen Endorgane blieben aber erhalten. Aus der hypolemnalen Lage dieser Endorgane schließt Boeke, daß diese akzessorischen marklosen Nervenfasern von den motorischen und sensiblen Systemen **unabhängig sind** und daß sie „wohl nichts anderes als sympathischer oder besser gesagt autonomer Natur sein können".

Diese anatomischen Untersuchungen und diese Vermutungen wurden nun neuerdings von physiologischer Seite, und zwar auch durch einen Holländer, gestützt.

S. de Boer[2]) will sowohl für den Frosch wie für die Katze festgestellt haben, daß der Tonus der quergestreiften Muskulatur nach Durchschneidung oder nach Ausreißung des zugehörigen Teiles des Grenzstranges nachläßt. Hatte er die sympathische Innervation einer hinteren Extremität ausgeschaltet, so sah er beim aufrecht hängenden Tier die Hinterpfote jener Seite tiefer herabhängen und schloß daraus auf eine stärkere Erschlaffung der Muskulatur. Bei

---

[1]) Die doppelte (motorische und sympathische) efferente Innervation der quergestreiften Muskelfasern. Anat. Anzeiger Bd. 35. 1909 und Bd. 44. 1913.

[2]) Die Bedeutung der tonischen Innervation für die Funktion der quergestreiften Muskeln. Zeitschr. f. Biol. Bd. 65.

Fröschen trat auch die Leichenstarre an jener Extremität später auf, deren sympathische Innervation durch Abtrennen der betreffenden Rami communicantes ausgeschaltet war.

Auch von anderer Seite wurde behauptet, daß z. B. der Tonus des Zwerchfells nicht von den Nervi phrenici, sondern von den N. splanchnici abhänge. de Boer glaubt, daß die schnellen Kontraktionen der quergestreiften Muskulatur von spinalen Nerven ausgelöst würden, daß aber der Tonus dieser Muskulatur von dem vegetativen Nervensystem unterhalten würde. Tatsächlich scheinen die Verbrennungsprozesse in den tonisch kontrahierten Muskeln andersartig zu sein als in den tetanisch zusammengezogenen. In dem tonisch kontrahierten Muskel kommt es nach A. Pekelharing und van Hoogenhuyse[1]) zu einer Vermehrung des Kreatins, beim tetanisch zusammengezogenen zum starken Verbrauch von Glykogen.

O. Riesser[2]) fand nach Erregung der vegetativen Zentren im Zwischenhirn eine erhebliche Zunahme des Kreatingehaltes der quergestreiften Muskeln und glaubt diesen auf den Reizzustand des Sympathikus zurückführen zu müssen.

In jüngster Zeit hat nun E. Frank[3]) die Vermutung ausgesprochen, daß der Tremor nach Adrenalininjektionen ebenso wie der Tremor bei der Basedowschen Krankheit und wie das Kältezittern der quergestreiften Muskulatur auch durch eine Innervation vom vegetativen Nervensystem ausgelöst werde. Und zwar ist Frank auf Grund von theoretischen Überlegungen „geneigt, eine parasympathisch-motorische Innervation der quergestreiften Muskeln zu konstruieren".

All diese Vermutungen, daß die quergestreifte Muskulatur nicht nur vom spinalen, sondern auch vom vegetativen Nervensystem innerviert werde, sind aber doch noch nicht genügend begründet. Die Behauptung, daß Herausnahme des Grenzstranges oder Durchschneidung der Rami communicantes jedesmal eine dauernde Abnahme des Tonus der gleichseitigen Extremitäten- und Schwanzmuskulatur verursache, konnte von anderer Seite, so von Beritoff[4]), nicht bestätigt werden. Und wenn ein vorübergehender Nachlaß der Muskelspannung auftritt, so kann dieser auch durch vasomotorische Lähmungserscheinungen verursacht werden. Und daß der Grenzstrang und die Verbindungsäste vasomotorische Bahnen führen, braucht nicht erörtert zu werden.

Auch der Adrenalintremor und das Zittern der Basedowkranken können ebensowenig wie das Kältezittern als bindender Beweis für die Innervierung der quergestreiften Muskulatur durch vegetative Bahnen gelten. Ähnlich wie die Stimmungen (Freude oder Trauer) auf den Tonus der Vorderhornganglienzellen und damit auf den der Muskulatur wirken, so können sehr wohl auch das Adrenalin, das Sekret der Schilddrüse und die Innervationen, welche der Wärmeregulierung gelten, einen Einfluß auf die Vorderhornganglienzellen ausüben.

---

[1]) Zeitschr. f. phys. Chem. Bd. 64. 1910 und Nederl. Tijdschr. voor Geneeskunde, Bd. 2. 1913.
[2]) Arch. f. exper. Path. u. Pharm. Bd. 80. 1916.
[3]) Berl. klin. Wochenschr. 1919. Nr. 45 u. 46.
[4]) Die tonische Innervation der Skelettmuskulatur und Sympathikus. Fol. neurobiol. Bd. 8. Nr. 4. 1919.

Wenn der Linsenkern eine Einwirkung auf den Tonus der quergestreiften Muskulatur hat, so braucht dieser ja noch nicht, wie das Frank vermutet, über das sympathische oder gar das parasympathische System zu erfolgen; für eine solche Annahme fehlen alle histologischen Beweise. Der Linsenkern liegt ja unmittelbar der inneren Kapsel mit ihren motorischen Bahnen an und kann auf direktem Wege mit diesen in Beziehungen treten.

Sollte wirklich der Tonus der quergestreiften Muskulatur vom vegetativen Nervensystem unterhalten werden, dann müßte auch das Kleinhirn mit diesem Nervensystem in Verbindung stehen, denn daß dieses den Muskeltonus beeinflußt, steht fest. Für die Annahme einer solchen Verbindung fehlen aber einstweilen alle Anhaltspunkte.

Ein sicherer Beweis für eine Innervation der quergestreiften Skelettmuskulatur durch das vegetative Nervensystem scheint mir demnach noch nicht vorzuliegen.

Der Einfluß des vegetativen Nervensystems auf die Zusammensetzung des Blutes und der Einfluß des Blutes auf das vegetative Nervensystem.

Es ist nicht erwiesen, daß das vegetative Nervensystem einen direkten Einfluß auf das Blut hat. Wenn bei dem Asthma bronchiale eine Vermehrung der eosinophilen Blutzellen gefunden wird, so ist damit noch nicht festgestellt, daß diese Vermehrung der eosinophilen Zellen, ähnlich wie die Zusammenziehung der Bronchialmuskulatur, direkt auf nervöse Einflüsse zurückzuführen ist.

Bertelli, Falta und Schweger[1]) behaupten, daß der Sympathikustonus durch neutrophile Hyperleukozytose mit Hyp- bzw. Aneosinophilie charakterisiert sei und daß das Überwiegen des Tonus im parasympathischen Nervensystem, und dazu wäre ja das Asthma bronchiale zu rechnen, mit Vermehrung der mononukleären Zellen und ausgesprochener Hypereosinophilie einhergehe. Diese freilich soll später in ein neutrophiles aneosinophiles Blutbild umschlagen. Von der Tatsache, daß es nach Adrenalininjektionen zu einer Verminderung, ja zu einem völligen Verschwinden der eosinophilen Zellen kommt, kann man sich beim Menschen und im Tierexperiment leicht überzeugen. Ob die Verminderung der eosinophilen Zellen nach Adrenalininjektion auf dem Wege über das sympathische Nervensystem zustande kommt, ist freilich nicht erwiesen.

Port und Brunow[2]) haben neuerdings den Einfluß von Adrenalin und Pilokarpininjektionen auf das Blutbild studiert. Aus ihren Versuchen ging hervor, daß ein Verschwinden der Eosinophilen sowohl nach Injektion von parasympathikotropen Giften (Pilokarpin, Cholin, Veratrin, Atropin), als von sympathikotropen Stoffen (Adrenalin), aber auch nach Injektion von Giften (Arsen) eintreten kann, denen eine Einwirkung auf das vegetative Nerven-

---

[1]) Zeitschr. f. klin. Med. 71. 1910.
[2]) Arch. f. exper. Pathol. u. Pharm. Bd. 76.

system nicht zukommt. Ein Antagonismus zwischen dem sympathischen und dem parasympathischen Nervensystem war in Beziehung auf die Wirkung dieser Stoffe nicht nachzuweisen. Port und Brunow rechnen mit der Möglichkeit, daß es sich bei der Beeinflussung des Blutbildes durch diese Stoffe überhaupt nicht um eine direkte Wirkung der genannten Substanzen auf das Blut handelt. Sie vermuten vielmehr, daß die unter dem Einfluß der Giftwirkung sich bildenden Eiweißabbauprodukte eine Verminderung der eosinophilen Zellen bedingen. Jedenfalls ließ sich durch Histamin eine solche Wirkung hervorrufen.

Indirekt über die Reizung der sekretorischen Fasern der endokrinen Drüsen kann das vegetative Nervensystem sehr wohl eine Änderung in der Zusammensetzung des Blutes verursachen.

So wird eine Erregung der sekretorischen Nerven der Schilddrüse zu einer vermehrten Bildung des Sekretes dieser Drüsen und zu einer vermehrten Ausstoßung des Schilddrüsensaftes in die Blutbahn führen. Der erhöhte Gehalt des Blutes an diesem Sekret (Thyreojodin?) hat dann wiederum eine Beschleunigung der Herztätigkeit, eine Erhöhung der Tätigkeit der Schweißdrüsen, eine lebhaftere Erregbarkeit der Vasomotoren und eine Reihe von anderen Symptomen im Gefolge. So sind beim Morbus Basedowii die Lymphozyten im Blute stets vermehrt.

Auch die Anregung zur Bildung des Adrenalins und zur Ausstoßung dieses Sekretes aus der Nebenniere, welche dieses Organ vom sympathischen Nervensystem, und zwar vom Splanchnikus bekommt, bedingt eine Änderung der Säftemischung des Blutes. Der Adrenalingehalt des Blutes führt seinerseits zu Tonusänderungen im vegetativen Nervensystem, zur Zusammenziehung der Vasokonstriktoren und damit zur Erhöhung des Blutdrucks, zur Erweiterung der Pupille und übt fast auf alle inneren Organe eine Wirkung aus.

Die sekretionsanregenden Fasern der Nebenniere bedingen aber durch die Ausschwemmung des Adrenalins ins Blut noch andersartige Änderungen der Blutbeimischung. So kommt es bei höherem Gehalt des Blutes an Adrenalin zu einer Erhöhung des Blutzuckerspiegels (Adrenalin-Hyperglykämie und Glykosurie) und vor allem auch zu einer Vermehrung der Lymphozyten im Blute.

Walter Frey[1]) wies nach, daß bei Injektion von Adrenalin eine Lymphozytose auftritt. Er führt diese Adrenalinlymphozytose auf eine mechanische Mobilisation lymphozytärer Elemente durch das Zusammenziehen der glatten Muskeln der Milzkapsel und der Milzbälkchen zurück. Bei Fibroadenie der Milz oder nach Herausnahme der Milz bleibt nicht nur beim Tiere, sondern auch beim Menschen der Anstieg der Lymphozyten im Blute nach Injektion von Adrenalin aus. Die Adrenalinlymphozytose kommt also über die Milz zustande. Die Zusammenziehung der glatten Muskulatur der Milzkapsel und der Milztrabekeln und damit die Ausschwemmung der Lymphozyten aus der Milz können aber auch durch eine andersartig erzielte Splanchnikusreizung verursacht werden. So läßt sich tatsächlich nachweisen, daß die Zahl der Lymphozyten im Blut durch Vorgänge im vegetativen Nervensystem beeinflußt wird.

---

[1]) Zur Frage der funktionellen Milzdiagnostik mittels Adrenalin. Zeitschr. f. d. ges. exper. Med. Bd. 3. 1914.

Dafür, daß die Blutkörperchenbildung im Knochenmark durch das vegetative Nervensystem angeregt oder gehemmt wird, liegen einstweilen keine Anhaltspunkte vor.

Haben wir bisher den Einfluß des vegetativen Nervensystems auf das Blut besprochen, so müssen wir umgekehrt noch den Einfluß des Blutes und der in ihm enthaltenen Stoffe auf das viszerale Nervensystem erörtern. Daß die Ganglienzellen dieses Systems so notwendig als alle übrigen Zellen des Körpers der Zufuhr von Sauerstoff und von Nähr- und Reizstoffen durch das Blut bedürfen, braucht nicht erwähnt zu werden. Kohlensäureüberladung des Blutes führt zur Reizung, später zur Lähmung des viszeralen Nervensystems. Die Empfindlichkeit der einzelnen Gruppen der Ganglienzellen gegenüber der CO_2-Intoxikation ist verschieden. Zuerst wird auf nervösem Wege der venöse Teil der Vasodilatatoren gereizt.

Darauf, daß der in das Blut entleerte Saft der Schilddrüse und der Saft der Nebenniere auf die nervösen Zentren der inneren Organe einwirkt, wurde oben schon hingewiesen, aber auch die Sekrete der Hypophyse, der Epiphyse, die inneren Sekrete des Hodens und des Eierstocks üben — jedes in seiner Art — vom Blut aus auf das vegetative Nervensystem einen Einfluß aus und lösen dort bald anregende, bald hemmende Innervationen aus. Es bestehen also Wechselwirkungen zwischen dem vegetativen Nervensystem und den endokrinen Drüsen, und andererseits wirken deren Sekrete wiederum auf das vegetative Nervensystem ein.

So wird die Schilddrüse als ein Organ angesprochen, das als Reizverstärkungsmittel in das vegetative Nervensystem eingeschaltet ist.

Die Sekrete der Thymusdrüse scheinen blutdruckerniedrigend zu wirken.

Das Hypophysensekret wirkt vom Blut aus ebenso wie das Sekret der Nebenniere sympathikotonisch, es steigert den Blutdruck, auf die distalen Teile der Nierenarterien wirkt es aber gefäßerweiternd und dadurch diuretisch. Einen erschlaffenden Einfluß üben beide auch vom Blut aus auf die glatte Muskulatur der Bronchien.

Wie notwendig für die Gesundheit und für die Leistungsfähigkeit des Körpers die Ausscheidung der Organsäfte in das Blut und die Einwirkung ihrer Stoffe vom Blut aus auf das viszerale Nervensystem ist, das zeigen uns Fälle, bei denen es, wie beim Hyperthyreoidismus zur krankhaften Vermehrung oder wie beim Myxödem oder bei der Addisonschen Krankheit zum Ausfall von innerer Sekretion gekommen ist.

Aber nicht nur über chemische, auch über physikalische Wege wirkt das Blut auf das vegetative Nervensystem. Kommt es infolge von äußerer Wärmeeinwirkung oder infolge Stoffwechselvorgängen oder von Muskelarbeit zur Überwärmung des Blutes, so übt das überhitzte Blut auf die Zentren des vegetativen Systems im Zwischenhirn und wahrscheinlich auch auf die im Seitenhorn des Rückenmarks befindlichen Ganglienzellen einen Einfluß dahin aus, daß von dort aus Vorgänge innerviert werden, die eine Übererwärmung des Körpers hintanhalten.

Die Vermehrung der kristalloiden Stoffe im Blute löst auch über das Zwischenhirn Kontraktionen der Ösophagusmuskulatur aus und führt so zu den Durstempfindungen. Ist es zum Mangel von rasch abbaufähigen Stoffen im Blute gekommen, so werden auch über das Zwischenhirn Magenkontraktionen angeregt und damit kommen Hungerempfindungen zustande.

All diese Vorgänge können als Beweise dafür gelten, welch lebhafte Beziehungen zwischen dem vegetativen Nervensystem und dem Blute und umgekehrt zwischen der Blutmischung und den Funktionen des viszeralen Nervensystem bestehen.

Die Empfindungen in unseren inneren Organen[1]).

Nach den Erfahrungen der Chirurgen ist es wahrscheinlich, daß Magen, Darm, Leber, Milz, Lungen und Gehirn gegen äußere Einwirkungen, wie gegen die Schärfe des Messers, die Spitze der Nadel, die Hitze des Thermokauters und das Quetschen der Pinzette unempfindlich sind. Auf Grund dieser Beobachtungen glauben aber einige Autoren noch weitergehen und die Möglichkeit leugnen zu müssen, daß von den inneren Organen, soweit sie vom vegetativen System innerviert werden, überhaupt eine Schmerzempfindung ausgelöst werden könne, es sei denn, daß die dort vorliegende Störung in irgend einer Weise auf die nach dem Rückenmark ziehenden peripherischen spinalen Nerven einwirke. Zuerst wurde diese Auffassung von Lennander[2]) vertreten, neuerdings schlossen sich ihm auch noch andere Forscher an. Der schwedische Chirurg stellte die Hypothese auf, ,,daß jedem inneren Organe, welches nur vom Nervus sympathicus oder Nervus vagus nach dem Abgang des Nervus recurrens inferior versorgt wird, die Schmerznerven fehlen."

Bei den Operationen am

Gehirn

kann man sich tatsächlich jedesmal davon überzeugen, daß sowohl die graue Rinde wie die weiße Marksubstanz gegen äußere Einwirkungen, wie gegen Punktionen, gegen Abtragungen mit dem Messer oder mit dem Löffel und gegen die Behandlung mit dem Glühstift unempfindlich sind. Aus dieser Tatsache wurde der Schluß gezogen, die Kopfschmerzen seien keine Gehirnschmerzen, sie seien vielmehr auf Reizzustände der Dura mater zurückzuführen. Daß Steigerung des Druckes in der Schädelhöhle bei Hirntumoren durch eine Erhöhung der Spannung der harten Hirnhaut zu Schmerzen führen kann, daß eine eiterige Entzündung an der Dura mater, wie sie bei der Meningitis zustande kommt, heftige Kopfschmerzen auslösen kann, ist wohl zuzugeben. Bei der Erklärung der Cephalaea nach geistiger Überanstrengung, nach übermäßigem Alkohol- oder Nikotingenuß befriedigt die Auffassung: ,,Kopfschmerz ist ein Duraschmerz" nicht. Es ist auch wahrlich nicht zu verstehen, wieso die Kopfschmerzen, die sich bei manchen Individuen nach heftigem Ärger oder lebhaften Auseinandersetzungen einstellen, durch Vorgänge in der Dura mater ausgelöst werden könnten. Ebensowenig ist es zu begreifen, daß die Cephalgie, wie sie bei Infektionskrankheiten (Typhus, Influenza) und bei Nephrosen auftritt, lediglich auf Reizzustände in der harten

---

[1]) Nach einer Studie von L. R. Müller, Über die Empfindungen in unseren inneren Organen. Mitt. aus d. Grenzgeb. d. Med. u. Chir. 18. H. 4.

[2]) Beobachtungen über die Sensibilität der Bauchhöhle. Mitt. aus d. Grenzgeb. d. Med. u. Chir. 15 und Leibschmerzen, ein Versuch, einige von ihnen zu erklären. Mitt. aus d. Grenzgeb. d. Med. u. Chir. 16.

Hirnhaut zurückzuführen sein soll. Überzeugend ist die intrazerebrale Entstehungsursache von Schmerzen bei der Migräne darzulegen. Der Ausfall des Gesichtsfeldes weist mit Sicherheit darauf hin, daß bei dieser Neurose gewisse Gehirnpartien für kurze Zeit ausgeschaltet werden. Es wäre nun wahrlich gesucht, die dem Flimmerskotom folgenden Kopfschmerzen durch extrazerebrale Störungen zu erklären. Freilich ist es nicht ganz leicht zu verstehen, daß dieselben Ganglienzellen, die zur Aufnahme unserer optischen Eindrücke dienen, dann, wenn sie für einige Zeit der Ischämie ausgesetzt waren, heftige Schmerzen erzeugen können. Doch finden wir die Tatsache, daß Organe, von denen wir unter normalen Verhältnissen keine Empfindung haben, auf Verminderung der Blutzufuhr mit heftigen Schmerzen reagieren, in unserem Organismus häufig bestätigt (Herzschmerzen bei Erkrankung der Koronararterien, Leibschmerzen bei Sklerose der Arteria meseraica, Muskelschmerzen bei Dysbasia angiosclerotica).

Schließlich sind auch die Kopfschmerzen nach einem epileptischen Anfall als Hinweis auf die Entstehung des Schmerzes innerhalb der Gehirnsubstanz aufzufassen.

Nun wurde von Edinger ein Fall beschrieben, bei welchem ein leichter apoplektischer Insult zu rechtsseitiger Lähmung und zu äußerst lebhaften Schmerzen und Hyperästhesie der gelähmten Glieder führte. Die Schmerzen steigerten sich zu einer solchen Lebhaftigkeit, daß der Kranke Selbstmord beging. Bei der Sektion fand sich ein linksseitiger kleiner Erweichungsherd, welcher den dorsalen Teil des Thalamus opticus und einen Teil des Pulvinar einnahm und sich in den hintersten Teil der inneren Kapsel erstreckte. Es existieren auch noch andere Fälle, welche zu beweisen scheinen, daß die sensorischen Bahnen des Gehirns schmerzempfindlich sind.

Die Hypothese, daß der Kopfschmerz jedesmal auf einen Reizzustand der Dura mater zurückzuführen sei, erleidet einen schweren Schlag vor allem durch die Feststellung, daß auch die harte Hirnhaut gegen mechanische Einflüsse sich unempfindlich erweist. Obgleich dieses Gebilde durch Äste des Trigeminus und des Vagus versorgt wird, fand Lennander bei Operationen oberhalb des Gehörganges und hinter diesem die freigelegte Dura völlig unempfindlich. Weder durch Stiche mit der Messerspitze noch durch Kratzen mit dem scharfen Löffel konnte irgend eine Empfindung von Berührung oder Schmerz ausgelöst werden.

Es ist somit der Nachweis zu erbringen, daß das nervöse Zentralorgan, welches gegen äußere Reize ganz unempfindlich ist, und dessen Häute nach dem Urteil von maßgebenden Chirurgen zum größten Teil unempfindlich zu sein scheinen, auf chemische Noxen (Alkohol, Kohlenoxyd, Nikotin, Bakteriengifte), auf Störungen der Blutzirkulation (Angiospasmus, Embolie), auf geistige Überanstrengung und unangenehme seelische Erregungen hin mit heftigen Schmerzen reagieren kann. Der Umstand, daß ein Organ gegen mechanische und thermische Reize nicht empfindlich ist, darf also noch nicht als ein Beweis dafür angesehen werden, daß in ihm überhaupt keine Schmerzempfindungen zustande kommen.

Auf welche Weise freilich krankhafte Veränderungen im Gehirn eine schmerzhafte Empfindung auslösen, davon können wir uns keine Vorstellung machen. Wir können einstweilen nicht verstehen, daß ein Schmerz auf eine andere Weise zustande kommt, als durch Reizung eines sensiblen Nerven, der über ein Spinalganglion zum Zentralorgan zieht.

Daß das
Lungengewebe
als solches gegen schädigende und zerstörende Einflüsse unempfindlich ist, sagen uns nicht nur die Erfahrungen der Operateure, das ist längst durch die tagtäglichen Beobachtungen am Krankenbett erwiesen. Sowohl bei der Lungentuberkulose als beim Lungenabszeß und bei der Lungengangrän gehen Einschmelzungsprozesse im Lungenparenchym vor sich, ohne dem Patienten Schmerzen oder auch nur Beschwerden zu verursachen. Nur das auszuhustende Sekret gibt ihm kund, daß er krank ist. Auch die frische Entzündung des Lungengewebes verursacht keine lokale Empfindung, es sei denn, daß sie sich auf die Pleura erstrecke.

Das Rippenfell
ist im Gegensatz zur Lunge lebhaft empfindlich. Jeder Arzt ist sich darüber klar, daß die anfänglichen stechenden Schmerzen bei einer Pneumonie durch Übergreifen des entzündlichen Prozesses auf das Rippenfell, und daß die gelegentlichen Brustschmerzen der Phthisiker durch Pleurabeteiligung bedingt sind. Wir wissen nicht, ob das Rippenfell imstande ist, Druck- und Temperaturunterschiede zu empfinden. Fest steht nur, daß die Pleura auf Entzündungsreize mit lebhaften Schmerzen reagiert. Dies tut sie allerdings nur in den ersten Tagen einer Entzündung. Späterhin kann man oft noch die deutlichen Zeichen einer Erkrankung des Rippenfells (pleuritisches Reiben) nachweisen, ohne daß der Kranke dort schmerzhafte Empfindung hat. Ebenso verschwindet der pleuritische Schmerz rasch mit dem Auftreten eines Exsudates.

Darüber herrscht also völlige Einigkeit, daß dem Rippenfell lebhafte Empfindungsfähigkeit zukomme. Nirgends konnte ich aber einen Hinweis darauf finden, ob die Pleura costalis und die Pleura pulmonalis in gleicher Weise sensibel sind.

Diese Frage läßt sich meines Erachtens nun bei Punktionen leicht und sicher entscheiden. Sticht man am Rücken mit Benutzung einer längeren Troikartkanüle im 8. oder 9. Interkostalraum ein, so wird man gegen Schluß der Punktion, wenn die Flüssigkeit zum größten Teil abgelaufen ist, mit der den Troikart haltenden Hand fühlen, daß das Lungengewebe nun der Hülse anliegt; der Kranke selbst hat davon, auch wenn mit der Kanüle noch leichte streifende Bewegungen gemacht werden, niemals eine Empfindung; eine solche stellt sich aber sofort und lebhaft ein, wenn man den intrathorakalen Teil der Hülse senkt und die Zwerchfellkuppe berührt. Das Ergebnis der Palpation mit der Troikartkanüle war stets dasselbe, einerlei ob es sich um die Punktion eines entzündlichen Ergusses oder eines Stauungstranssudates handelte.

Ich glaube demnach zu der Annahme berechtigt zu sein, daß lediglich der Pleura costalis und diaphragmatica Empfindlichkeit zukommt, und daß die Pleura pulmonalis anästhetisch ist[1]). Die Tatsache, daß oberflächliche Entzündungsprozesse, welche auf die Pleura pulmonalis übergreifen, stets Schmerzen verursachen, spricht durchaus nicht gegen meine Behauptung, denn es wird keinen Reizzustand des Lungenüberzuges geben, welcher nicht durch Fibrinausscheidung und durch die Weiterleitung der Entzündung per contiguitatem die anliegende Pleura costalis oder diaphragmatica

---
[1]) Diese Annahme wurde in jüngster Zeit durch Untersuchungen von Hoffmann, Heidelberg bestätigt. Deutsche med. Wochenschr. 1920, S. 223.

in Mitleidenschaft zieht. Und nur diese werden vom zerebrospinalen Nerven sensibel gemacht!

Von der

Herztätigkeit

wird unter normalen Verhältnissen keine Empfindung ausgelöst, obgleich — bei einem mageren Thorax wenigstens — die aufgelegte Hand den Herzspitzenstoß jedesmal fühlen kann. Es ist wohl anzunehmen, daß die linke untere Brustpartie zu sehr an den regelmäßigen Reiz des anschlagenden Herzens gewöhnt ist, um noch eine zum Bewußtsein gelangende Empfindung auszulösen. Anders ist es bei einer erregten Herzaktion, wie sie nach körperlicher Anstrengung, nach seelischer Erregung und manchmal auch spontan sich einstellt. Schwer ist es, zu entscheiden, ob die Empfindung des Herzklopfens vom Herzen selbst ausgeht, oder ob sie durch die heftigere, beschleunigtere und dadurch ungewohnte Erschütterung der Brustwand und des Zwerchfells zustande kommt. Bei der Extrasystole, wie sich eine solche bei Leuten mit nervösen Herzbeschwerden nicht selten einstellt, wird nicht nur die grobe und verstärkte zweite Kontraktion, sondern auch die schwache „Extra"-Zusammenziehung des Herzmuskels empfunden. Manchmal geben Kranke auch an, das Gefühl einer verminderten und ungenügenden Herztätigkeit, die Empfindung des „Herzflatterns" zu haben. Nach eigenen Erfahrungen bei der paroxysmalen Tachykardie möchte ich glauben, daß beim Herzklopfen die Herzkontraktionen selbst und nicht die Erschütterung der Brustwand empfunden werden. Hervorzuheben ist allerdings, daß eine beschleunigte und unregelmäßige Tätigkeit des Herzens durchaus nicht immer zum Bewußtsein kommt. Insbesondere wenn dieser Zustand chronisch wird, haben die betreffenden Kranken über ihre Herztätigkeit meist kein Urteil mehr. Und so glaube ich die Empfindung des Herzklopfens auf besonders kräftige Kontraktionen des Herzmuskels zurückführen zu dürfen.

Das eine scheint sicherzustehen, daß Verletzungen und entzündliche Erkrankungen des Herzmuskels keine Empfindungen auslösen.

Anders ist es mit den Störungen der Blutzufuhr. Solche bedingen nicht nur Herzschmerzen, sondern sie rufen qualvolle Zustände hervor, die mit furchtbarer Beengung der Brust und auch mit schweren Angstzuständen einhergehen. Wird ein solches Herz mit Erkrankung der Koronargefäße stärker in Anspruch genommen, wie es bei größeren Muskelanstrengungen oder heftigen psychischen Erregungen der Fall ist, so genügt die zugeführte Blutmenge nicht mehr und es stellen sich schmerzhafte Empfindungen auf der Brust und in der Herzgegend ein.

Die nervöse Versorgung des Herzens erfolgt, wie in dem Abschnitt über die Herzinnervation ausführlich dargelegt wurde, von einem oberflächlichen und einem tiefergelegenen Nervengeflecht, zu denen einerseits Fasern des Vagus, andererseits Äste aus dem sympathischen Nervensystem ziehen. Da gar keine Anhaltspunkte dafür beizubringen sind, daß sensible Eindrücke vom Herzen nach dem Gehirn durch den Vagus geleitet werden, so müssen wohl die sympathischen Bahnen dafür in Anspruch genommen werden. Head wies schon vor Jahren darauf hin, daß bei Erkrankungen innerer Organe unter Umständen lebhafte Schmerzen in einer Hautzone auftreten, welche von demselben Rückenmarkssegment versorgt wird, in das auch die sympathischen Fasern des ergriffenen Organs einziehen. Diese Behauptung läßt sich nun bei Erkrankungen der Koronararterien und damit des Myokards sehr häufig bestätigen. Wie schon der Name sagt, werden die Schmerzen bei der Angina pectoris meist nicht so sehr in die Herzgegend als in die Brust verlegt, und zwar gewöhnlich in die vorderen und oberen Teile des Brustkorbs. Ganz besonders heftig strahlen sie nicht selten nach den ulnaren Partien des linken Armes aus. Nimmt man nun eine genaue Sensibilitätsprüfung vor, so läßt sich gewöhnlich feststellen, daß in den Hautzonen, welche von dem 1.—4. Dorsalsegment versorgt werden, eine **Überempfindlichkeit gegen Schmerzeindrücke** besteht. Leichter Druck auf eine aufgehobene Hautfalte wird ebenso wie leichter Stich mit einer stumpfen Nadel schon als lebhafter Schmerz empfunden. In Abb. 160 ist schematisch dargestellt, wie eine zentripetale Erregung, welche von den Koronargefäßen ausgeht, Irradiation auf spinale Bahnen ausübt, die von der Haut des Armes

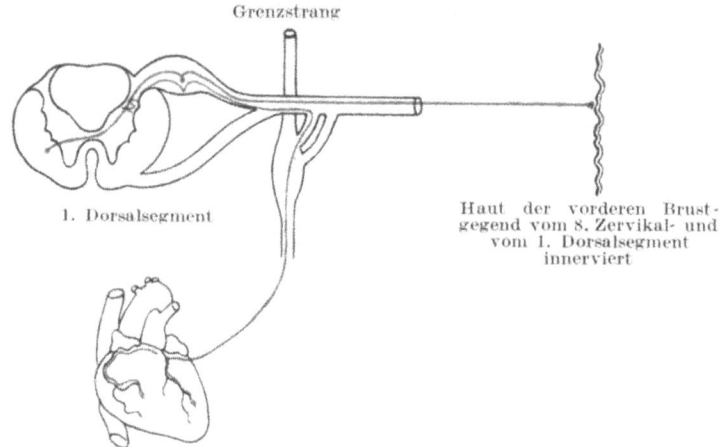

Abb. 160. Schematische Erklärung für die Projektion der Herzschmerzen bei Angina pectoris in das Hautgebiet des 8. Zervikal- und 1. Dorsalsegmentes.
Blau: sympathische Bahn, rot: sensible spinale Bahn.

und der Brust in das 1. Dorsalsegment gelangen. So kommt es, daß die Schmerzen in die vordere Brustgegend und in den Arm verlegt werden. Von Head wurde schon darauf hingewiesen, daß die Erkrankungen der Aortenklappen viel häufiger zu reflektierten Schmerzen auf der Brust und zu Hyperalgesien führen, als dies bei Erkrankungen des Mitralostiums oder der Klappen der rechten Herzkammer der Fall ist. Diese Tatsache wird wohl darin ihren Grund haben, daß Erkrankungen der Aortenklappen häufig auch Verengerung des Lumens der Koronararterien und Endarteriitis der Kranzarterien selbst im Gefolge haben. Doch treten auch bei ausschließlicher Erkrankung der Aorta, wie bei dem Aortenaneurysma, nicht selten spontane Schmerzen in der Brust und in der medialen Seite der Arme auf. Sensibilitätsuntersuchungen stellen dann fast jedesmal Hautzonen mit erhöhter Schmerzempfindlichkeit fest. Die Ursache für diese sensiblen Reizerscheinungen ist aber wohl nicht, wie dies früher allgemein angenommen wurde, in einem Druck des sich ausstülpenden Aneurysmasackes auf die peripherischen spinalen Nerven zu suchen. Sie finden vielmehr ihre Erklärung in einer Reizung der die Aorta so reichlich versorgenden sympathischen Fasern.

Das **Endokard** scheint ganz unempfindlich zu sein; Entzündungsvorgänge und Ulzerationen rufen dort nicht die geringste Schmerzempfindung hervor. Werden doch häufig schwere ulzeröse Formen von Endokarditis übersehen, da die Kranken keine Herzbeschwerden vorbringen. Bisweilen geht allerdings die Endokarditis mit leichten Beschwerden, wie Druck in der Herzgegend, Herzklopfen, Atemnot einher; diese sind aber dann nicht als Reizerscheinungen von seiten des Endokards, sondern als Insuffizienzerscheinungen aufzufassen.

Auch dem **Perikardium,** und zwar sowohl dem viszeralen wie dem parietalen Blatte, ist meiner Überzeugung nach eine eigentliche Schmerzempfindlichkeit abzusprechen. Es wird doch nicht selten durch die klinische Untersuchung oder noch häufiger bei der Sektion erst eine Perikarditis gefunden, ohne daß der betreffende Kranke die geringsten Beschwerden von seiten seines Herzens empfunden hätte. Bei schwereren Fällen freilich treten subjektive Störungen auf, die sich durch Druck in der Herzgegend, Beklemmungs- und Angstgefühl, ferner in dem Gefühl von Kurzatmigkeit äußern. Da weder das viszerale noch das parietale Blatt des Perikardiums von Nerven aus dem zerebrospinalen System versorgt werden, so kann es uns nicht wundernehmen, daß diese serösen Häute keine eigentliche Schmerzempfindlichkeit besitzen. Die ziemlich unbestimmten Beschwerden, welche bei stärkeren Graden von Herzbeutelentzündung auftreten, können ihre Ursache sehr wohl in der Störung der Herztätigkeit (Hemmung der Diastole) oder in Druckerscheinungen auf die anliegende Pleura parietalis und auf das Zwerchfell haben.

Die vorliegenden Auseinandersetzungen über die Empfindlichkeit des Herzens glaube ich dahin zusammenfassen zu dürfen, daß **dem Herzmuskel sowohl als auch seinem serösen Überzug jede Empfindlichkeit für mechanische und für Entzündungsreize abgeht, daß dagegen das Myokard gegen ischämische Störungen ungemein sensibel ist.**

Durch die Störung der Blutversorgung des Herzmukels werden sympathische Nervenfasern gereizt, die nach dem Plexus cardiacus und von da nach dem Rückenmark ziehen. Durch Irradiation erregen sie dort die in dieselben Rückenmarkssegmente einstrahlenden sensiblen Fasern aus den oberen Brustpartien und aus den medialen Teilen des Armes. Dadurch kommt es zu Schmerzen, die an Heftigkeit solchen, welche direkt durch Reizung zerebrospinaler Fasern entstehen, mindestens gleichkommen, die aber noch dazu mit Angstzuständen, mit Vasokonstriktion der oberflächlichen Arterien des Gesichts und mit Schweißausbruch einhergehen können.

Über die Beziehungen von seelischen Vorgängen zu Empfindungen am Herzen[1]).

Von jeher bringen wir Menschen unsere Freude, unseren Schmerz und unsere Sorgen mit dem Zentralorgan der Blutbewegung, mit dem Herzen in Verbindung. Wir freuen uns „herzlich", der Liebe wird beteuernd beigefügt, daß sie „von Herzen" komme, der Schmerz und auch die Sorge werden am Herzen empfunden, sie können so stark sein, daß sie „das Herz be-

---

[1]) Nach einem Aufsatz in der Münch. med. Wochenschr. 1906, Nr. 1.

drücken", ja daß jemand „an gebrochenem Herzen stirbt." Das Herz gilt von alters her als Sitz der Seele und als das Symbol der edlen seelischen Empfindungen, kurz die Beziehungen, welche die Menschen zwischen den seelischen Stimmungen und dem Herzen annehmen, sind zu allgemein, als daß sie lediglich als der Phantasie entsprungen dargestellt und von den Naturforschern als nicht zutreffend abgelehnt werden können.

Unangenehme Gefühle in der Herzgegend im Gefolge von unerquicklichen seelischen Empfindungen sind sicher nichts Seltenes, sie stellen sich zweifellos bei recht vielen Menschen ein. Das beweisen die allgemein gebräuchlichen Redewendungen, wie „Herzensangst", ausstehen, die Sorgen machen „das Herz schwer", der Kummer „nagt am Herzen", der Gram „bricht das Herz", die Furcht „schnürt das Herz zusammen" usw.

Einen wichtigen Hinweis für die Erklärung der Beziehungen, welche zwischen der Angst, dem Ärger, der Furcht und den geschilderten Herzstörungen bestehen, gibt uns das Abblassen des Gesichts bei diesen Gemeinempfindungen. Die psychischen Vorgänge, welche diese Affekte auslösen, wirken auf die vasomotorischen Zentren, und zwar in konstriktorischem Sinne. Vor Angst erblassen, d. h. verengern sich aber nicht nur die Gefäße des Gesichts, sondern, wie ich vermuten möchte, auch die des Herzens. Diese Herzschmerzen sind also wohl als ischämische aufzufassen, sie sind den Muskelschmerzen, welche beim intermittierenden Hinken, bei der Dysbasia angiospastica auftreten, zu vergleichen.

Haben wir vermutet, daß die bei Angstzuständen auftretenden Herzstörungen auf eine Vasokonstriktion, auf einen Krampf der Koronargefäße zurückzuführen sind, so liegt es nahe, bei den freudigen Herzerregungen **eine Erweiterung der Blutbahnen des Herzens** anzunehmen. Der Volksmund spricht nicht nur davon, daß das Herz sich bei der Angst zusammenkrampft und von Sorgen schwer wird; Redewendungen, wie „es wird einem vor Freude leicht oder warm ums Herz", oder „weß das Herz voll ist, geht der Mund über", oder „es schwillt das Herz vor Freude" weisen deutlich darauf hin, daß wir Menschen bei frohen Empfindungen ein angenehmes Gefühl der Völle und der Wärme in der Herzgegend haben. Eine Hyperämie der Herzwände hätte ihr Analogon in dem vor Freude geröteten hyperämischen Gesicht; und es ist durchaus wahrscheinlich, daß bei den erfreulichen seelischen Eindrücken die Vasomotoren des Gesichts und des Herzens gleichsinnig arbeiten.

Die Reaktion des Herzens auf psychische Eindrücke ist je nach der Veranlagung des Individuums sehr verschieden. Der eine, der „kaltblütiger" Natur ist, kennt keine Angst und keine Furcht, er benimmt sich in schreckenerregenden Situationen „herzhaft", vielleicht läßt auch das Unglück anderer sein „verhärtetes" Herz kalt. Dem anderen, „warm- und weichherzigen" Menschen gehen nicht nur die ihn selbst betreffenden unangenehmen Ereignisse sehr „zu Herzen", er hat auch ein „mitfühlendes Herz" für das Schwere, was seine Mitmenschen betrifft, und nimmt „herzlich" daran Anteil. Die vasomotorisch leicht erregbaren Persönlichkeiten, welche auf Freude mit lebhafter diffuser Röte des Gesichts, auf Scham und Verlegenheit mit fleckiger Rötung und auf Schrecken und Angst mit Abblassen reagieren, sind diejenigen, deren Herz bei den genannten Gemeinempfindungen sich auch beteiligt, indem es vor Freude „hüpft", vor Angst „fast stillsteht" und beim seelischen Schmerz sich „zusammenkrampft". Die Leute mit „ruhigerem" oder mit „kaltem" Blute, d. h. Menschen, deren Vasomotoren nicht so lebhaft spielen, sind solchen Herzstörungen nicht so sehr ausgesetzt; dafür sind aber auch ihre Empfindungen, mögen sie freudiger, schmerzlicher, ängstlicher Natur sein, wohl auch nicht so lebhaft.

Ein Verständnis für

das Zustandekommen der Magenschmerzen[1])

setzt eine Lösung der Frage über die Magensensibilität voraus. Von den Chirurgen hören wir, daß der Magen gegen mechanische Einflüsse, wie Brennen, Schneiden und Stechen unempfindlich sei. Auch die eigene Erfahrung sagt uns dies. Ein großer Bissen, ein kantiges Knochenstück, eine spitze Gräte verursachen uns vielleicht im Schlundkopf einen stechenden Schmerz und im Ösophagus durch die erschwerte Peristaltik ein unangenehmes Gefühl, im Magen selbst lösen sie keinerlei Empfindungen aus. Das Aufstoßen der Magensonde an den Magenwänden wird auch dann, wenn man steifere Sonden verwendet, niemals empfunden. Kranke mit Magenfistel haben keinerlei Empfindung für mechanische Reize oder für Temperaturreize an den Magenwänden. Also auch nach den Erfahrungen der Internisten ist die Magenschleimhaut für Berührungen, für Stiche, für „heiß" und „kalt" und für den elektrischen Strom unempfindlich. Und doch klagen manche Kranke über unerträgliche Magenschmerzen im Anschluß an grobe Kost. Es liegt nahe, anzunehmen, daß eine „wunde Stelle" im Magen, „ein Magengeschwür" Schmerzen verursachen könne, ebenso wie ein Geschwür irgendwo auf der Haut oder in der Mundschleimhaut solche auslöst. Sektionsbefunde und die klinischen Erfahrungen an Kranken, die bis zur Perforation eines Magengeschwürs keine Schmerzen hatten, lehrten uns, daß es zweifellos Geschwüre gibt, die keinerlei Schmerzen hervorrufen.

Schwierigkeiten macht vor allem die Erklärung der Tatsache, daß die Magenschmerzen vielfach nicht unmittelbar nach der Nahrungsaufnahme auftreten. Vielmehr geben die meisten Kranken einen Zeitpunkt für den Beginn der Schmerzen an, in welchem der Mageninhalt schon fein verteilt und mit Magensaft durchsetzt ist und schon anfängt, in den Darm abgestoßen zu werden. Stellen wir einen solchen Kranken während dieser Periode vor den Röntgenschirm, so können wir die tiefen peristaltischen Wellen sehen, welche gegen den kontrahierten Pylorus andrängen. Ich glaube also, nicht fehlzugehen, wenn ich als Ursache der Magenschmerzen, die sich so spät nach der Nahrungsaufnahme erst einstellen, die übermäßig starken Kontraktionen der Pars pylorica ansehe.

Nun gibt es aber Kranke, die über Schmerzen klagen, die bei leerem Magen auftreten; wie sind diese „Hungerschmerzen" zu deuten?

Die Erfahrung lehrt uns zunächst, daß sich solche Schmerzen in den meisten Fällen durch Zuführung von säurebindenden Mitteln beheben lassen. Eine direkte schmerzauslösende Einwirkung der Säure auf die affizierte Magenwandung ist aber nicht wahrscheinlich. Vielmehr scheint es sich auch bei dieser Art von Schmerzen um Empfindungen zu handeln, deren Ursache in heftigen

---

[1]) Vergleiche L. R. Müller, Über Magenschmerzen und über deren Zustandekommen. Münch. med. Wochenschr. 1919, Nr. 21.

Kontraktionen des betreffenden Magensegments liegt, ausgelöst durch die chemische Reizung des Geschwürsgrundes. Diese Auffassung des Hungerschmerzes als Muskelkontraktionsschmerz, als Kolikschmerz läßt sich durch Röntgendurchleuchtungen, manchmal mit der Sicherheit eines Experiments, belegen. Einfacher zu erklären sind die Magenbeschwerden, die bei solchen Ulkuskranken auftreten, deren Geschwür durchgebrochen ist und mit der hinteren oder vorderen Fläche der Bauchhöhle verwachsen oder verklebt ist. Die dadurch hervorgerufene entzündliche Reizung des parietalen Peritoneums verursacht an und für sich schon Schmerzen, aber auch durch direkte Reizwirkung der Magensäure auf die im Geschwürsgrund bloßliegenden spinalen Nerven können Schmerzen erregt werden, und endlich kann es zur Zeit der starken peristaltischen Bewegungen zu Zerrungen an der entzündlich fixierten Stelle

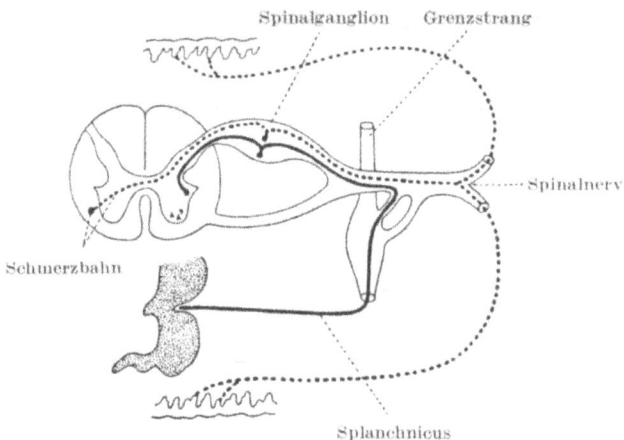

Abb. 161. Schematische Darstellung der Headschen Hyperalgesie der Haut bei Ulcus penetrans.
Ausgezogene Linie: sympathische Bahn. Punktierte Linie: Sensible, spinale Bahn.

des Magens kommen, die die sensiblen Nerven des parietalen Peritoneums zur Erregung von Schmerzempfindungen veranlassen.

Für manche Fälle von Magengeschwür kommt noch eine dritte Entstehungsweise des Schmerzes in Betracht, das ist die schon anderweitig erwähnte Überempfindlichkeit der Hautzone, welche dem Rückenmarksegment entspricht, in das die viszerosensiblen Nerven einstrahlen (Headsche Hyperalgesie). In Wirklichkeit empfinden manche Kranke mit Magenleiden schon den geringsten Druck im Epigastrium oder links neben dem 12. Wirbel als schmerzhaft. Die Überleitung der Erregung von den Fasern des Splanchnikus auf die sensiblen Bahnen des spinalen Systems, welche durch das Ausstrahlen der Schmerzen in die Haut zum Ausdruck kommt, könnte nun schon im Spinalganglion erfolgen. Wäre dies der Fall, so würde wohl eine allgemeine Hauthyperästhesie die Folge sein. Nun kommt es aber lediglich zu einer Hyperalgesie. Die betroffenen Hautpartien sind nicht für alle Hautreize, sondern nur für schmerzhafte Hautreize, wie für Nadelstiche und für Kneifen der Haut überempfindlich. Dieser Umstand gibt uns einen wichtigen Hinweis auf den Ort, wo die Irradiation zustande kommt. Wir müssen wohl annehmen, daß das Überspringen der

Reize an einer Stelle erfolgt, an welcher eine Trennung zwischen den Fasern, die den taktilen Empfindungen dienen, und denjenigen, welche die Schmerzempfindung leiten, schon erfolgt ist. Die letzteren Bahnen ziehen durch das

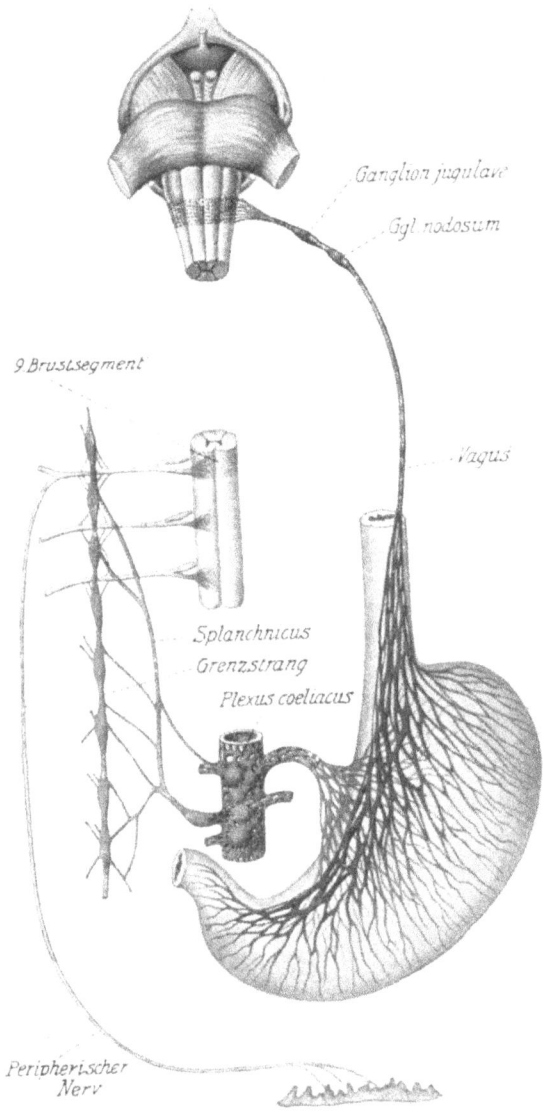

Abb. 162. Schematische Abbildung der Irradiation des Magenschmerzes in die spinalen Bahnen und der Irradiation des Brechreflexes auf die Zentren der Medulla oblongata.

Hinterhorn der betreffenden Seite und durch die Kommissur nach den Vorderseitensträngen der gegenüberliegenden Rückenmarkshälfte (vgl. Abb. 161). Da nun starke Reize der im Splanchnikus verlaufenden Bahnen auch zur Erregung der Vorderhornganglienzellen und damit zur reflektorischen Anspannung der quergestreiften Bauchdeckenmuskulatur, zur „Défense musculaire", führen, so muß wohl angenommen werden, daß diese Reize auf dem Wege dorthin in den Hinterhörnern durch Irradiation die Erregung auf die spinalen Schmerzbahnen übertragen (vgl. Abb. 161).

In den Hintersäulen sind ja auch histologische Gebilde, vermutlich die Substantia gelatinosa Rolandi, welche für das Zustandekommen des Schmerzes augenscheinlich notwendig sind. Bei Zerstörung der Hinterhörner durch Blutung oder durch Gliose oder durch Höhlenbildung kommt es auf der betreffenden Seite und in den entsprechenden Hautpartien zur Analgesie. Mit der Substantia gelatinosa des Hinterhorns hängt die Substantia gelatinosa des Seitenhorns zusammen und in das Seitenhorn werden von Jacobsohn und von Takahaski die sensiblen Sympathikuskerne lokalisiert.

Man darf sich den Schmerz, der vom Magen und von den übrigen inneren Organen ausgeht, nicht einfach als eine stärkere Erregung der isolierten, aufsteigenden spinalen Bahnen vorstellen. Beim heftigen Schmerz kommt es zu einer Änderung des Tonus in der grauen Substanz und damit im gesamten zerebrospinalen und im vegetativen Nervensystem. So ist beim heftigen Schmerz die Innervation der quergestreiften, der Willkür unterworfenen Muskulatur beeinträchtigt! Die Muskeln des Rumpfes und der Extremitäten sind weniger energisch innerviert, so daß Mensch und Tier im Schmerze die Haltung verändern, ja wenn möglich Ruhe aufsuchen und sich legen. Vor allem aber wird der Apparat des vegetativen Nervensystems aus dem Gleichgewicht gebracht. Es kommt zu extremen Schwankungen der Vasomotoren, die Pupille weitet sich, und aus physiologischen Experimenten wissen wir, daß es mit dem Schmerz zum Stillstand des Darms, zu Kontraktionen des Uterus und vor allem zu Zusammenziehungen der Blase kommt. Daß das Ulcus ventriculi fast jedesmal mit einer hartnäckigen Stuhlverstopfung einhergeht, ist wohl mit dem hemmenden Einfluß des Magenschmerzes auf die Dickdarmperistaltik zu erklären.

Durch das Seitenstranggrundbündel, durch den Tractus spinothalamicus gelangen die schmerzhaften Erregungen in den Thalamus opticus, und zwar in dessen ventromediales Kernlager. Dort wird der Schmerz augenscheinlich schon „empfunden". Niedere Tiere mit kaum entwickeltem Großhirn, Hunde, denen das Großhirn exstirpiert wurde, anenzephale Kinder, die ohne Großhirn geboren wurden, reagieren auf schmerzhafte Reize mit ausgesprochenen Unlustäußerungen!

Ob die schmerzhaften Empfindungen aus den inneren Organen und damit auch aus dem Magen dann vom Sehhügel aus noch weiter durch isolierte Bahnen der Hirnrinde zugeleitet werden, scheint sehr fraglich zu sein. Ja, es ist sogar recht unwahrscheinlich, daß in der Hirnrinde eigene Projektionsfelder für den Magen und für die übrigen inneren Organe bestehen. Eine Lokalisation von Schmerzen im Leib auf eine bestimmte Stelle ist wohl nur durch das „Mitklingen" von peripherischen spinalen Nerven möglich. Diese Bahnen dringen ja bis zur Hirnrinde. Es fehlt dem anatomisch nicht geschulten Menschen jede Raumvorstellung für die Organe in der Bauchhöhle. Ja selbst derjenige, welcher über den Bauchsitus Bescheid weiß, hat Schwierigkeiten, bei Schmerzen im Leib richtig anzugeben, welches Organ erkrankt ist. Wie oft werden Gallensteinkoliken als „Magenkrämpfe" angesprochen und auch der erkrankte Arzt kann bei Schmerzen im Epigastrium schwer entscheiden, ob sie vom Dickdarm oder von den Gallenwegen ausgehen, ob ihnen eine Erkrankung des Magens oder eine solche des Zwölffingerdarms zugrunde liegt.

Die Schwierigkeiten, welche in der Deutung des Gegensatzes zwischen der **Schmerzunempfindlichkeit** des gesunden Magens gegen äußere Reize und den lebhaften Schmerzempfindungen von seiten eines **kranken Magens** bestehen, suchen manche Autoren, wie **Goldscheider**, durch die Annahme einer „**Nervenumstimmung**" zu lösen. Sie vermuten, daß ein vorher unempfindliches Organ im Zustand der Entzündung oder der krankhaften Störung empfindlich werden könne. Ist doch auch die entzündete Haut viel empfindlicher als die nicht entzündete. Tatsächlich ist der Wechsel in der Intensität der Beschwerden bei sicher nachweisbarem Magengeschwür manchmal ganz erstaunlich, er legt die Annahme von „Stimmungen" recht nahe. Wissen wir doch alle aus eigener Erfahrung, daß kein Organ so leicht „verstimmt" ist wie eben der Magen. Mir scheint es allerdings richtiger zu sein, nicht von „Umstimmungen" zu sprechen, sondern offen zuzugeben, daß wir eben noch nicht wissen, warum die Schmerzen beim Magengeschwür in ihrer Heftigkeit so außerordentlich wechseln und offen zuzugeben, daß hier manche Umstände in Betracht kommen, die uns noch unbekannt sind.

Schließlich spielen vielleicht auch die **Gefäßschmerzen** beim Ulcus pepticum eine Rolle. Die Chirurgen berichten, daß das Zerren und das Abbinden der Mesenterialgefäße jedesmal Schmerz verursache, und so könnte wohl auch der Reiz, welchen die Verdauungsgeschäfte des Magens auf die Gefäße im Geschwürsgrund ausüben, Schmerzen auslösen, die je nach dem Grade des Bloßliegens der Gefäßnerven verschieden sind.

Bisher wurden nur die Magenschmerzen besprochen, die sich im Anschluß an ein **Magengeschwür** einstellen. Nun kann es aber auch im Anschluß an **andere Formen** von Erkrankungen zu Magenbeschwerden kommen.

So stellen sich manchmal bei der **Tabes** heftige **Magenschmerzen**, „**gastrische Krisen**" ein. Auch diese scheinen auf sehr starke peristaltische und antiperistaltische Kontraktionen der Magenmuskulatur (häufiges Erbrechen und Würgen auch bei leerem Magen) und auf einen **Gastrospasmus** zurückzuführen zu sein.

Beim **Magenkarzinom** fehlen die Schmerzen oft durch lange Zeit. Erst dann, wenn eine Verengerung des Pylorus oder sonstwie eine Behinderung der Entleerungsfähigkeit des Magens entsteht, kommt es zu Schmerzen. Bei der diffusen Infiltration der Magenwände durch Geschwulstzellen, beim Scirrhus verursacht die rasche Aufnahme größerer Mengen von Speisen durch Dehnung der starren Magenwände Druckschmerzen, sonst verläuft diese Erkrankung ziemlich schmerzlos.

Im Krankheitsbild der **akuten Gastritis** macht sicherlich die Erkrankung der **Schleimhaut**, mag sie durch entzündliche Schwellung oder durch Verätzung des Magens bedingt sein, **keine Schmerzen**. Solche entstehen erst, wenn der Magen Schwierigkeiten mit der Entleerung hat oder wenn es zu starker Auftreibung des Magens kommt. Auch ein sonst gesunder Magen reagiert auf Überfüllung mit wenig gut verdaulicher Kost durch unangenehmen Druck oder sogar durch Schmerzen.

Die Schilderung der Kranken, welche von einem „verdorbenen Magen", von einer „Magenverstimmung" betroffen werden und welche über „Druck im

Magen", über "Vollsein", über "Spannen" im Epigastrium, über "Magenblähung" klagen und welche angeben, daß mit dem Aufstoßen, mit der Entleerung von Gasen eine Erleichterung eintrete, gibt uns einen Hinweis für die Entstehung der Beschwerden. Auch diese Beschwerden sind wohl meist auf einen **krankhaften Spannungszustand der Magenmuskulatur** zurückzuführen.

Was die Leitung der sensiblen Erregungen von der Magenmuskulatur aus nach dem Gehirn anbetrifft, so scheint der Vagus hierfür nicht in Betracht zu kommen. Nur das Gefühl der Übelkeit und des Brechreizes wird wohl über den Vagus zentralwärts geleitet werden; die gleichzeitig mit dem Übelsein sich einstellenden Störungen, wie Speichelfluß, die Verfärbung des Gesichts oder der Schweißausbruch auf der Stirn, der Singultus, die Störung der Herztätigkeit und der Atmung und Neigung zur Ohnmacht sprechen wohl alle für eine **Irradiation der Reize von seiten des viszeralen Vaguskerns am Boden des 4. Ventrikels auf die übrige Medulla oblongata und auf die übrigen Kerne des bulbären autonomen Systems** (vgl. Abb. 162).

Für die **Übermittlung von Schmerzreizen aus dem Magen** dient, wie dies neuere Untersuchungen von A. Neumann und von anderen ergeben haben, lediglich der Splanchnikus. Einmal verursacht die experimentelle Reizung des bloßgelegten Nervus splanchnicus Schmerzen und auch die Ganglien des Splanchnicus coeliacus sind um so schmerzhafter, je länger sie der Luft ausgesetzt waren. Und dann gelingt es, wie dies Kappis-Kiel festgestellt hat und wie dies viele Chirurgen bestätigen konnten, durch Anästhesierung, durch "Blockierung" des Splanchnikus Operationen am Magen in völliger Unempfindlichkeit auszuführen, auch dann, wenn die Vagi intakt gelassen werden.

Über die Art des Zustandekommens der

Darmschmerzen

sind die Meinungen noch sehr geteilt. Lennander sucht den Gegensatz, der zwischen dem häufigen Auftreten von Leibschmerzen und der notorischen Unempfindlichkeit des Darms gegen äußere Reize besteht, dadurch zu überbrücken, daß er den Schmerz durch den Druck und durch das Anpressen der sich steifenden Darmschlingen an das parietale Bauchfell erklärte. Wilms machte den Zug der sich streckenden Schlingen am Mesenterialansatz für die Kolikschmerzen verantwortlich.

Einen Beweis gegen die Richtigkeit der von Lennander und Wilms vertretenen Hypothesen bilden die Schmerzen, welche bei der Colica saturnina auftreten. Bei diesen sind niemals Darmsteifungen durch die Bauchdecken durch festzustellen. Es kommt zu starken Zusammenziehungen der Darmschlingen. Ebenso mögen die tabischen Darmkrisen, die doch wahrlich mit sensiblen Reizerscheinungen einhergehen, ein Beispiel dafür sein, daß Darmschmerzen ohne Druck auf das parietale Peritoneum und ohne Zug am Mesenterium entstehen können.

Es scheint ein für alle muskulären Organe (Ösophagus, Magen, Ureter, Harnblase, Uterus, Gallenblase) geltendes Gesetz zu sein, daß **übermäßig starke Kontraktionen Schmerzen verursachen**. Außerdem können Leibschmerzen bzw. Darmschmerzen auch durch **ungenügende Blutzufuhr zum Darm** zustande kommen. Wissen wir doch, daß bei hochgradiger Arteriosklerose der Bauchaorta dann, wenn der Zugang zu den Mesenterialarterien verengt ist, auf der Höhe der Verdauung heftige Schmerzen entstehen können (Dyspraxia intestinalis).

Ulzerationen im Darm, wie sie beim Typhus und bei der Tuberkulose vorkommen, verursachen als solche keine Empfindungen. Wohl aber können sie durch Reizung des Auerbachschen Plexus vermehrte und verstärkte Peristaltik auslösen und auf diese Weise Schmerzen bedingen. Dasselbe ist der Fall, wenn ein Ulkus, wie das beim Darmkarzinom oft vorkommt, zu Stenosierung führt. Nur durch sehr starke und deshalb schmerzhafte Kontraktionen des Darms kann die Stenose überwunden werden. Die Leitung der Schmerzempfindung erfolgt zweifellos über den Splanchnikus und nicht über den Vagus. Die mit Erkrankungen des Darms und mit Darmschmerzen so häufig einhergehende Bauchmuskelspannung spricht dafür, daß die sensiblen Erregungen über das Rückenmark gehen und dort zu reflektorischen Vorgängen führen („visceromotorischer Reflex").

Auch insofern kann die Sensibilität des Darms nicht mit der der äußeren Haut verglichen werden, als jedes Orientierungsgefühl fehlt. Bei Bestehen von Schmerzen läßt sich nicht annähernd angeben, ob diese in dem oberen oder unteren Teile des Darms ausgelöst werden. Wenn dem Darm also auch alle die Empfindungsqualitäten abgehen, mit welchen unsere Hautdecke ausgerüstet ist, so halte ich es doch für unrichtig, dem Darme überhaupt jedes Empfindungsvermögen abzusprechen.

Die

Empfindungen im Enddarm

bedürfen einer gesonderten Besprechung. Die Tätigkeit der Flexura sigmoidea und des Mastdarms muß uns bis zu einem gewissen Grade zum Bewußtsein kommen, wenn verhütet werden soll, daß wir uns mit den auszustoßenden Exkrementen beschmutzen.

Während Dünndarm und Dickdarm gegen jeden äußeren Reiz, welcher Art er auch immer sein möge, völlig anästhetisch sind, ist es am Enddarm möglich, durch hohe Temperaturen (heißen Glasstab), durch den faradischen Strom eine entsprechende Empfindung auszulösen. Vor allem werden aber dort, wie Zimmermann[1]) nachgewiesen hat, schon geringe Druckunterschiede wahrgenommen. Bei manometrischer Prüfung konnte er feststellen, daß schon bei einem Drucke von 20 mm Hg jedesmal lebhafter Stuhldrang mit starkem Druckgefühl sich einstelle. Druckdifferenzen von nur 2—3 mm Hg wurden deutlich unterschieden. Verursachen doch auch die Darmgase dann, wenn sie aus dem Dickdarm in die Ampulla recti eintreten und dort zu einer Änderung der Spannung führen, eine Empfindung. Das Auftreten von leichtem Stuhldrang beweist, daß am Enddarm schon geringfügige peristaltische Bewegungen wahrgenommen werden, während in den übrigen Darmabschnitten nur gewaltsame Kontraktionen zum Bewußtsein kommen. Wir sehen also, daß dort, wo es für die vitalen Interessen notwendig ist, der Darm sehr wohl Empfindungen

---

[1]) Zimmermann, Experimentelle Untersuchungen über die Empfindungen in der Schlundröhre und in der Blase und im Enddarm. Mitt. aus d. Grenzgeb. d. Med. u. Chir. **20**. H. 3.

auslösen kann. Natürlich werden die Empfindungen anderer Art sein als die, welche von der äußeren Bedeckung ausgehen.

Das Parenchym der

Leber

scheint unempfindlich zu sein. In dem Gewebe dieser Organe können entzündliche Prozesse und Geschwulstbildungen vor sich gehen, ohne nur die geringsten Beschwerden zu verursachen. Auch der seröse Überzug der Leber und der Milz ist anästhetisch. Also auch äußere Verletzungen der Leber und der Milz haben keinen Schmerz im Gefolge. Vielfache Erfahrungen der Chirurgen bestätigen diese Behauptung. Dagegen löst die Entzündung des Peritonealüberzuges dort, wo er dem parietalen Peritoneum anliegt, sensible Reizerscheinungen aus. Die Entzündung greift dann auf das äußere, durch spinale Nerven empfindliche Blatt des Bauchfells über und erschwert durch Fibrinbeläge, durch Verklebungen oder Verwachsungen die Verschieblichkeit. Rasche Vergrößerungen der Leber, wie sie sich bei Kompensationsstörungen des Herzens ausbilden, verursachen häufig spontane Schmerzen und Druckempfindlichkeit im Epigastrium. Ob dafür die erhöhte Spannung der Leberkapsel verantwortlich zu machen ist oder der Zug des schwer gewordenen Organs und damit die Dehnung und Zerrung der Aufhängebänder an der Diaphragmaserosa, das kann noch nicht entschieden werden.

Auch die

Gallenblase

ist gegen mechanische Eingriffe durchaus unempfindlich. Lennander schreibt: „Von der Gallenblase sie mag gesund oder krank sein, gehen während Operationen keine Empfindungen aus." Lennander nimmt zur Erklärung der Gallensteinkolikschmerzen wieder die spinalen Nerven der hinteren Bauchwand zu Hilfe. „Das Bindegewebe, das den retroperitonealen Teil des Ductus choledochus umgibt, hat sicher sensitive Nerven." Konkremente im Ductus cysticus, die bekanntlich auch sehr heftige Koliken erzeugen, können aber kaum eine so lebhafte Reizung des retroperitonealen Teils des Choledochus bedingen.

Wilms erklärt die Gallensteinkoliken kurzweg „durch Zug und Zerrung der gedehnten Gallengänge an ihrer Fixationsstelle, womit eine Zerrung der dort verlaufenden sensiblen Nerven verbunden ist". Die Fixationsstellen der Gallenblase, des Ductus cysticus und des Ductus hepaticus sind aber an der Leber und dorthin ziehen keine sensiblen Fasern des spinalen Systems.

Mit den großen Gefäßen zieht ein weitverzweigtes Nervengeflecht, der Plexus hepaticus, nach der Leberpforte und sendet von dort zahlreiche, vielfach miteinander verflochtene Nervenfasern nach der Gallenblase und nach den Gallengängen (Plexus ductus cystici, hepatici und choledochi). Bei einer so reichen Innervierung der Gallenwege ist doch die Annahme, daß Störungen in ihrer Funktion nicht durch die sie umgebenden sympathischen Nerven, sondern durch indirekte Reizung der entfernt an der hinteren Bauchwand liegenden spinalen Fasern zum Bewußtsein geleitet werden sollen, recht wenig wahrscheinlich. Die Schmerzen bei der Gallensteinkolik haben ebenso wie die bei der Nierenkolik noch eine Reihe von anderen Erscheinungen, wie Erbrechen, Blässe des Gesichts, Schweißausbruch im Gefolge, die notwendigerweise auf Störungen im vegetativen System zurückzuführen sind, und die niemals in dieser

Art bei rein spinal bedingten Schmerzen zustande kommen. Mit einer Gallensteinkolik gehen sehr häufig Schmerzen am Rücken einher, die bis zu der rechten Schulter ausstrahlen. Prüft man dann die Sensibilität der Rückenhaut genau, so läßt sich meist eine Überempfindlichkeit für Schmerz in der 8. Dorsalzone feststellen.

Neuerdings hat Thies[1]) noch auf einige weitere Symptome bei Gallensteinkoliken, die auf die Mitbeteiligung des vegetativen Nervensystems hinweisen, aufmerksam gemacht. Das sind Pupillendifferenz, starker Urindrang und regionäres Hautjucken, welches auf Pilokarpingaben verschwinden soll.

Auch diese Tatsachen bestärken die Annahme, daß es sympathische Fasern sind, welche für die Schmerzleitung in Betracht kommen. Bei rein spinal bedingten Beschwerden ist die Irradiation des Schmerzes und die Hyperalgesie bestimmter Hautzonen nie so ausgesprochen, wie dies bei Erregungen von sympathischen Nervenbahnen der Fall ist.

Über die Schmerzen, welche von der **Milz** ausgehen, sind wir wenig gut unterrichtet. Vorgänge im Innern der Milz, wie Infarkte, verlaufen wohl schmerzlos. Entzündungen der Serosa können durch Übergreifen auf das parietale Bauchfell Seitenschmerzen auslösen, ebenso wird eine sehr starke Schwellung der Milz durch die Schwere des Zuges Empfindungen verursachen.

Wenn

Pankreas-

apoplexien mit unerträglichen Schmerzen und schweren Kollapserscheinungen einhergehen, so liegen dort die Verhältnisse zu kompliziert, um die Störung in der Blutversorgung dieses Organs mit Sicherheit als schmerzauslösend anschuldigen zu können. Kommen doch dabei die Einwirkungen der Selbstverdauung, die Beeinträchtigung großer sympathischer Geflechte und spinaler Nervenfasern an der hinteren Bauchwand und das Auftreten von Fettgewebsnekrosen in Betracht!

Die chirurgischen Erfahrungen stimmen darin überein, daß auch die

Niere

und ihr bindegeweblicher Überzug äußeren Eingriffen gegenüber unempfindlich sind. So schreibt Lennander: „Von einer Niere, deren Fettkapsel von der fibrösen Kapsel völlig abgelöst ist, gehen bei operativen Eingriffen keine Schmerzempfindungen aus, es mag das Nierenparenchym gesund oder krank sein." Bei akuten Nierenerkrankungen, bei der echten **Nephritis** wird von vielen Autoren die Spannung der Nierenkapsel für die bei dieser Krankheit auftretenden Nierenschmerzen verantwortlich gemacht. Von dem Bestehen eines erhöhten Drucks in der entzündlich erkrankten Niere kann man sich ja durch das Überquellen des Parenchyms beim Einschneiden in die Kapsel überzeugen. Wie aber spinale Nerven durch die Zunahme des intrakapsulären Drucks gereizt werden sollen, ist unverständlich, nachdem nicht zu erweisen ist, daß der bindegewebliche Überzug der Niere von Rückenmarksnerven versorgt wird. Nun kommen jedoch Nierenschmerzen nicht nur bei der akuten Nierenent-

---

[1]) Über die Differentialdiagnose abdomineller Erkrankungen auf Grund von Symptomen des vegetativen Nervensystems, insbesondere mit Rücksicht auf die Erkrankung der Gallenwege. Mitt. aus d. Grenzgeb. d. Med. u. Chir. **27.** H. 3.

zündung, die mit Quellung und mit seröser Durchtränkung des Gewebes einhergeht, vor, auch die Schrumpfniere kann zu schmerzhaften Empfindungen in der Lendengegend führen.

Nimmt man bei Nierenkranken genaue Anamnese auf und läßt man sich eingehend ihre Beschwerden schildern, so ist man erstaunt, wie häufig solche Kranke über Schmerzen in der Nierengegend zu klagen haben. In diesen Fällen ist dann fast jedesmal eine Hyperalgesie in der Lumbalgegend festzustellen. Es handelt sich aber nur um eine Überempfindlichkeit gegen leichte Schmerzeindrücke, während die übrigen Empfindungsqualitäten nicht verändert sind. Ein Urologe, Adrian[1]) hat in neuester Zeit sich dahin geäußert, daß man Hauthyperalgesien bei schmerzhaften Nierenaffektionen nur selten vermisse.

Der Feststellung der Chirurgen, daß die Niere sich bei Operationen unempfindlich erweist, steht also die unumstößliche Tatsache gegenüber, daß Erkrankungen der Nieren, einerlei ob sie entzündlicher, degenerativer oder ischämischer Natur sind, Schmerzen auslösen können. Lageveränderungen des Organs und damit Zug oder Druck auf die umgebenden spinalen Nerven können hier wahrlich nicht für die schmerzhaften Empfindungen verantwortlich gemacht werden. Da die Beschwerden ganz ebenso bei der akuten Nierenentzündung wie bei der chronischen Schrumpfniere zustande kommen, so kann auch die Spannung der Kapsel nicht beschuldigt werden, ganz abgesehen davon, daß der bindegewebliche Überzug nicht von spinalen Fasern innerviert wird. So bleibt nur die Annahme übrig, daß das vegetative System für die Schmerzleitung in Betracht kommt. Aus dem die Aorta abdominalis umgebenden Nervenplexus ziehen mit den Nierengefäßen zahlreiche Fasern nach dem Hilus der Niere (vgl. das Kapitel über die Niereninnervation). Die bei Nierenkranken so häufig festzustellende Hyperalgesie der Haut in der Lumbalgegend weist darauf hin, daß Reize aus dem sympathischen System in das zerebrospinale irradiieren.

Ähnliche Widersprüche wie bei der Deutung der Darmkolikschmerzen durch Chirurgen und interne Mediziner finden wir auch bei der Erklärung der Nierensteinkoliken. Wer aber einmal einen Kranken während eines schweren Nierenkolikanfalls gesehen hat, der trägt die Überzeugung davon, daß das Krankheitsbild unmöglich lediglich infolge einer Reizung der schmerzempfindlichen Schleimhaut durch einen „kantigen" Stein oder durch Zerrung des Ureters an seiner bindegeweblichen Umgebung verursacht werden kann. Das Erbrechen, die Vasokonstriktion der oberflächlichen Gefäße, insbesondere des Gesichts, der Schweißausbruch, die heftigen Blasenkontraktionen und damit der quälende Harndrang, all das weist darauf hin, daß es sich bei Nieren- und Harnleiterkolik um einen Sturm in den Innervationsverhältnissen des sympathischen Systems handeln muß und daß diese Störungen nicht nur durch die Reizung der das Nierenbecken und die Ureteren umgebenden spinalen Fasern der hinteren Bauchwand verursacht sein können. Bei keiner schmerzhaften Affektion sind auch die Irradiationen so ausgedehnt und so ausgesprochen wie bei der Nierenkolik. Ist es doch für diese typisch, daß die Schmerzen nicht nur nach der

---

[1]) C. Adrian-Straßburg: Hyperalgetische Zonen und Herpes zoster bei Nierenerkrankungen. Zeitschr. f. Urol. 8. 1914.

unteren Hälfte des Rückens und den seitlichen Partien des Leibes, sondern auch nach der Blase, nach der Glans penis und dem Hoden zu ausstrahlen. Bei keiner Organerkrankung findet sich eine solche Hyperalgesie der Haut wie eben bei der Nierenkolik.

Besonders charakteristisch ist die Hyperalgesie des Hodens gegen Druck. Aber nicht nur zu Schmerzen und überempfindlichen Zonen können diese Irradiationen sympathischer Nerven auf spinale Bahnen führen, sondern es kann auch zu anderen stärkeren Reizerscheinungen kommen. In den letzten Jahren ist von verschiedenen Autoren das Zusammentreffen von Nierenkoliken mit Herpes zoster der unteren Bauchhaut beschrieben worden.

Die Schmerzen bei den Nierenerkrankungen und bei den Nierensteinkoliken werden durch sympathische Fasern geleitet. Sie können sowohl im vegetativen System als auch in den spinalen Nerven, welche nach denselben Rückenmarkssegmenten ziehen, zu äußerst heftigen Irradiationen führen.

Daß der

Harnblase

Sensibilität zukommt, ist meines Wissens von niemand bestritten worden. Ohne Schmerz und ohne Unbehagen tritt die Empfindung der sich füllenden Blase auf. Nach und nach wird dieses Gefühl immer lästiger, es kommt zum Harndrang. Kann auch nun dem Bedürfnis nach Entleerung nicht stattgegeben werden, so stellen sich Schmerzen ein, die sich bis ins Unerträgliche steigern.

Vor allem ist die Frage zu beantworten, ob der Blasenschleimhaut als solcher Sensibilität zukommt.

Sergius Michailow beschreibt in einer Arbeit „Über die sensiblen Nervenendigungen in der Harnblase der Säugetiere" verschiedene Arten von Nervenendapparaten. Die im Bindegewebe der Schleimhaut, also in der Submukosa gelegenen Nervenendigungen sollen zum Teil eingekapselt sein und dann den Vater-Paccinischen Körperchen ähneln, zum Teil sollen sie aber uneingekapselte Nervenknäuel mit baumförmigen Endigungen darstellen. Die Enden der dünnen Zweige seien mit besonderen blattähnlichen Gebilden versehen. Ähnliche Befunde wollen Retzius, Axel Lehndorf und auch Grünstein erhoben haben.

Mit diesen histologischen Befunden stimmt die bisher allgemein gültige Annahme überein, welche der Blasenschleimhaut Sensibilität für Berührung und für Temperaturunterschiede zuschreibt. Wurden ja aus dem Fehlen dieser Empfindungsvermögen vielfach schon Schlüsse auf Störungen in der Innervation der Blase gezogen.

Nun hat R. Zimmermann, der am Augsburger Krankenhaus Untersuchungen an sich selbst über die Sensibilität der unteren Harnwege vornahm, festgestellt, daß er Berührungen mit dem Schnabel eines Metallkatheters, den er in die Blase einführte, nur am Sphincter vesicae, sonst aber nirgends in der Blase empfand. Ließ er sich durch einen Gummikatheter verschieden warmes Wasser in die Blase eingießen, so hatte er niemals in der Blase eine Empfindung für die Temperatur des eingegossenen Wassers. Der Blasenschmerz, der bei stärkerer elektrischer Reizung der Blasenschleimhaut mittels einer Katheterelektrode auftritt, wird wohl durch Kontraktionen der Muskulatur bedingt. Auch die Blasenschmerzen, die bei Zystitis und bei ulzerösen Prozessen in der Blase, insbesondere bei Blasentuberkulose, sich einstellen, werden meines Erachtens nicht durch Läsion der Schleimhaut, sondern durch reflektorische Muskelspasmen, durch den Tenesmus, ausgelöst.

Trotz der vorliegenden histologischen Befunde halte ich es also für ganz unwahrscheinlich, daß die Blasenschleimhaut mit sensiblen Nervenendorganen ausgestattet ist, welche Berührung oder Temperatur- oder Schmerzreize empfinden können.

Solche Endorgane würden unter normalen Verhältnissen niemals einen Reiz erhalten, da die Blasenschleimhaut mit nichts anderem als dem körperwarmen Harn in Berührung kommt.

Wenn nun die Blasenschleimhaut unempfindlich ist, wie kommt uns dann die Füllung der Blase als Harndrang zum Bewußtsein?

Da der Harndrang unter normalen Bedingungen immer erst bei stärkerer Füllung der Blase sich einstellt, so könnte die Dehnung der Wand, die Spannung der Blase diese Empfindung auslösen. Wenn dies der Fall wäre, so würde der Harndrang von einem gewissen Füllungsgrade der Blase an dauernd bestehen, denn die Spannung der Blase nimmt mit der weiteren Füllung der Blase von seiten der Niere her dauernd zu. Der Harndrang kann aber, wenn wir nicht Gelegenheit haben, ihm nachzugehen, bald wieder verschwinden, um freilich nach mehr oder wenig langer Zeit in verstärktem Maße wieder aufzutreten.

Aber auch schon bei mittlerer, ja schon bei geringer Füllung der Blase, also auch dann, wenn die Blasenwandung noch gar nicht stark gedehnt ist, kann es zu heftigem Harndrang kommen, wenn wir unsere Aufmerksamkeit auf den Miktionsakt lenken oder wenn durch heftige Schmerzempfindungen oder durch Angstvorstellungen Blasenkontraktionen reflektorisch ausgelöst werden.

Also nicht die Füllung der Blase und nicht die Spannung der Blasenwand als solche wird empfunden, vielmehr sind es nur die Kontraktionen der Blasenmuskulatur, die uns die Empfindung der Blasenfüllung übermitteln. Diese Kontraktionen freilich werden auch durch die Füllung der Blase und durch die Dehnung der Wand ausgelöst. Je stärker die Kontraktionen der Blase sind, desto schmerzhafter werden sie empfunden, und schließlich kann es, wie bei allen Organen mit glatter Ringmuskulatur, wie beim Darm, beim Ureter und wie bei der Gallenblase mit stärksten Kontraktionen zur schmerzhaften Kolik kommen.

Die Deutung, daß es einzig und allein die Muskelkontraktionen sind, die uns den Harndrang übermitteln, schafft auch für die Pathologie des Harndrangs Verständnis. Bei der Pollakisurie, mag sie nervöser Natur sein oder durch Zystitis oder durch Blasentuberkulose verursacht werden, verursachen die häufigen starken Kontraktionen den Harndrang. Die Oligakurie bei der großen Blase der Tabiker ist auf das Fehlen von schmerzhaften Blasenkontraktionen zurückzuführen.

Wie kommen nun diese Empfindungen zustande und auf welchem Wege werden sie zum Rückenmarke geleitet?

Über sensible Endorgane in der glatten Muskulatur ist meines Wissens noch nichts bekannt. Für die Leitung zentripetaler Erregung von der Blase zum Rückenmark stehen drei Wege zur Verfügung: einmal über den Plexus hypogastricus, dann über die Nervi pelvici und schließlich von der Pars prostatica aus über den spinalen Nervus pudendus.

Langley und seine Schule, ebenso wie Stewart nehmen an, daß die zentripetalen Erregungen von der Blase nur über die Nervi pelvici geleitet werden, und zwar vermuten sie dies deshalb, weil diese Nerven des sakral-autonomen Systems sich aus markhaltigen Fasern zusammensetzen. Auch die Versuche von Mosso und Pellacini und von Griffith sprechen dafür, daß die sensiblen Eindrücke nicht über die Nervi hypogastrici ziehen.

A. Fröhlich und H. H. Meyer wollen auf experimentellem Wege den Nachweis erbracht haben, daß für die Leitung der Empfindung der Blase nur die Nervi pelvici in Betracht kommen. Hatten sie bei Hunden die afferenten und efferenten Verbindungen der Nervi hypogastrici intakt gelassen, aber die hinteren Wurzeln des Sakralmarks durchschnitten, so erwies sich die Blase auch starken faradischen Reizen gegenüber als unempfindlich. Trennten sie die Nervi hypogastrici und die Nervi pelvici im Becken alle ab, so war die Blase im Fundus völlig insensibel, die Gegend des Sphinkters war aber für den faradischen Strom noch sehr empfindlich. Ein Beweis dafür, daß die Sensibilität von dort durch den spinalen Nervus pudendus nach dem Rückenmark geleitet wird.

Andere Autoren, die freilich nicht so exakte Experimente anstellten, nehmen an, daß auch im Plexus hypogastricus sensible Fasern der Blase verlaufen.

Der Entscheid, auf welchem Wege die Empfindung von lebhaften Kontraktionen der Blasenmuskulatur zum Rückenmark geleitet werden, scheint noch nicht endgültig gelöst zu sein. Die schon von Budge' geäußerte Vermutung, es möchten sensible Eindrücke zum Teil auch im Stamm des Grenzstrangs zentripetalwärts ziehen, möchte ich nicht völlig ablehnen, berichteten mir doch mehrere Patienten, bei denen es anscheinend zu einer völligen Querschnittsläsion im Sakralmark mit Unterbrechung aller spinalen Bahnen und zu völliger Anästhesie der unteren Körperhälfte gekommen war, daß sie jedesmal kurz vor der automatischen Blasenentleerung ein unbestimmtes Gefühl in der Blase hatten, das ihnen eben noch Zeit ließ, zur rechten Zeit das Uringlas zu ergreifen.

Über die Bahnen im Rückenmark, durch welche die Empfindungen von den Blasenkontraktionen zentralwärts geleitet werden, und über die Stelle im Gehirn, wohin diese projiziert werden, sind wir noch völlig im unklaren. Ein Trost in dieser Unkenntnis mag es uns sein, daß wir auch über das Zustandekommen, über die Leitung und über den Projektionsort der Kolikschmerzen der übrigen Organe mit glatter Muskulatur, wie des Darms, der Gallenblase und des Magens nicht besser unterrichtet sind. Mit dem völligen Schwinden des Bewußtseins werden auch die schmerzhaften Blasenkontraktionen nicht mehr empfunden. In den Fieberdelirien und in leichteren komatösen Zuständen haben die Kranken, wie wir aus ihrem Greifen nach den Genitalien schließen können, doch unangenehme und qualvolle Empfindungen von einer großen Blase. Der gesunde Erwachsene wird durch solche Empfindungen aus dem Schlafe geweckt.

Die

Vagina

ist von einer Linie, die etwa 1—2 cm hinter dem Introitus liegt, sowohl für mechanische Reize als auch für den faradischen Strom und für Hitze und Kälte durchaus anästhetisch. Ebensowenig erzeugt an der Portio der

Glühstift oder das Einhaken mit der Kugelzange eine Empfindung. Nach den Erfahrungen Lennanders sind die inneren weiblichen Genitalien, **der Uterus, die Ovarien, die Tuben** und die unmittelbar angrenzenden Teile der Mutterbänder für Operationen unempfindlich, falls die Eingriffe ohne Zerrung des Bindegewebes, durch welches diese Organe an der Beckenwand und am Peritoneum parietale befestigt sind, ausgeführt werden. Lennander erklärt alle Schmerzvorgänge an den inneren Genitalien, vor allem den Wehenschmerz durch Zerrung der spinalen Nerven des Bindegewebes. Es ist aber wohl viel wahrscheinlicher, daß übermäßig starke Zusammenziehungen der glatten Muskulatur der Gebärmutter als solche ebenso lebhaft als Wehen empfunden werden wie heftige Kontraktionen der Magen-, der Darm- oder der Gallenblasenmuskulatur als Koliken Schmerzen auszulösen imstande sind. Nach Pal[1]) (Wien) führen heftige Zusammenziehungen der glatten Muskelfasern der Hohlorgane zur Zusammenpressung der dort gelegenen Nerven und dadurch zur Krampfempfindung.

Wir haben gesehen, daß die Bedingungen, unter welchen Empfindungen und Schmerzen von den einzelnen Organen zustande kommen, ganz verschieden sind; stets sind sie für das betreffende Organ eigenartig und zweckdienlich.

So entstehen Kopfschmerzen nach geistiger Überanstrengung, nach Vergiftung mit Alkohol, Nikotin und anderen Stoffen; sie werden den Betroffenen warnen, sich wieder diesen Schädigungen auszusetzen.

Die Empfindung starken Herzklopfens mahnt zum Nachlaß von körperlicher Anstrengung; die heftigen Schmerzen, welche durch die mangelnde Blutzufuhr zum Herzmuskel verursacht werden, zwingen zu völliger Ruhe.

Im Magen bedingen ungeeignete, allzu reichliche oder verdorbene Speisen das Gefühl des Unbehagens und der Übelkeit und führen schließlich zum Erbrechen. Magenschmerzen lassen den Kranken in der Auswahl seiner Nahrung sehr vorsichtig sein. Und ebenso wie im Magen, so erzeugen auch im Darm ungewöhnlich starke peristaltische Bewegungen kneifende Empfindungen, sie geben kund, daß die Verdauung und die Beförderung der Ingesta auf Schwierigkeiten stoßen. Je weiter die erhöhte Peristaltik nach dem Enddarm sich erstreckt, desto mehr wird der Drang nach Entleerung des Darminhalts sich geltend machen. Auch Gallenstein- und Nierenkoliken veranlassen die betroffenen Kranken, jede Beschäftigung aufzugeben, sich ruhig zu verhalten und alle Kräfte zur Überwindung der Störung zur Verfügung zu stellen.

Die Sensibilität richtet sich also ganz nach der Art der Schädigung, die an dem betroffenen Orte einwirken kann. Da die inneren Organe vor Hitze und Kälte und vor mechanischen Einwirkungen geschützt im Innern des Körpers geborgen liegen, so bedürfen sie auch nicht der Sinne, welche der äußeren Hülle des menschlichen Körpers zur Abwehr dieser Schädigungen zur Verfügung stehen. Dort, wo eine Beeinträchtigung der Organe nicht abgewendet werden kann, verursacht sie meist auch keine Empfindung. So geht weder die Infiltration noch die Ulzeration der Lungen, weder ein Geschwür an den Herzklappen, noch eine Geschwulstbildung in der Leber mit Schmerzen einher. Auch die Darmgeschwüre verursachen keine sensiblen Reize. Dort aber, wo die

---

[1]) Krampf in den Hohlorganen. Wiener med. Wochenschr. 1920, Nr. 1.

Möglichkeit einer Abwehr der Schädigung vorliegt, dort, wo die beeinträchtigenden Substanzen, wie das Sputum in den Bronchien, die verdorbene oder ungeeignete Nahrung im Magen, die entzündlichen Produkte im Mastdarm und in der Blase ausgeschieden werden können, dort besteht Sensibilität. Ebenso tritt dann eine schmerzhafte Empfindung auf, wenn eine Störung, wie sie die Ischämie oder die Kolik darstellen, durch Schonung und durch Ruhe überwunden werden kann.

Aus der Unempfindlichkeit der inneren Organe für äußere Reize darf also nicht geschlossen werden, daß von diesen Organen aus überhaupt keine Schmerzen zustande kommen können. Das vegetative Nervensystem mit seinen Verbindungsästen nach dem Rückenmark ist nicht nur dazu da, seelische Erregungen welche im Zentralnervensystem vor sich gehen, auf die Vasomotoren, auf die Schweißdrüsen, auf den Magen, Darm und auf die Geschlechtsorgane überzuleiten, der **Sympathikus vermittelt auch, getreu seinem Namen, Empfindungen aus den inneren Organen nach dem Gehirne zu.**

Bei der Erörterung über die Empfindungen in den Organen müssen wir auch auf die Empfindungen in unserem Innern eingehen, die uns zur Aufnahme von Nahrung und von Flüssigkeit veranlassen.

Über die Hungerempfindung[1]).

Wird nach einem Frühstück in den Morgenstunden keine weitere Nahrung mehr aufgenommen, so stellt sich meist um die Mittagsstunde, also etwa um 12 Uhr, unter kollernden und gurrenden Geräuschen im Epigastrium ein leichtes **Druckgefühl** in der Magengegend ein. Dieses wird vielfach als ein Gefühl der „**Leere**", der „**Öde**" oder des „**Nagens**" bezeichnet. Zu gleicher Zeit kommt es auch zu vermehrter **Speichelabsonderung**, zum **Schluckreiz** und zum **Schluckbedürfnis** und manchmal auch zum **Gähnen**.

Unterläßt man trotz dieser Mahnungen es nun, Nahrung aufzunehmen, so gesellt sich bald ein Gefühl der körperlichen Schwäche („Magenschwäche") und der geistigen Ermüdung dazu. Es besteht ein ausgesprochenes Unlustgefühl. Schließlich kann es bei längerer Nahrungsenthaltung zum Schwindel, zu Flimmern vor den Augen, zum Ohrensausen und endlich zur wirklichen Erschöpfung kommen.

All diese angeführten Empfindungen sind in der Ruhe, und je mehr man Gelegenheit hat, sie zu beachten, stärker. Ist man dagegen durch irgendwelche anstrengende, geistige oder körperliche Tätigkeit in Anspruch genommen, so kommen diese Hungerempfindungen viel weniger zum Bewußtsein.

Die geschilderten Hungerempfindungen treten aber auch entschieden zurück, wenn die Zeit der gewohnten Nahrungsaufnahme überschritten ist, sie stellen sich erst gegen Abend, zur Stunde des Abendbrotes, erneut und nun um so heftiger wieder ein.

Auf Grund von Selbstversuchen sind wir zu der Überzeugung gekommen, daß die Füllung des vorher leeren Magens mit unresorbierbarer Kost ($^1/_2$ Liter Bariumbrei) nur den Teil der Hungerempfindung stillt, welchen wir in die

---

[1]) Nach Versuchen, die Herr Dr. Thoma in der medizinischen Poliklinik zu Würzburg vorgenommen und in seiner Dissertation „Eine Studie über die Hungerempfindung", Würzburg 1915 mitgeteilt hat.

Magengegend verlegen. Und auch diesen nur vorübergehend. Die Füllung des Magens mit Wasser oder mit leerer Suppe nimmt uns wohl den örtlichen Druck in der Magengrube, aber nicht den Hunger. Davon, daß eine Füllung des Magens als solche die „Sättigung" bedingt, kann wohl keine Rede sein. Sind wir doch nach längerem Fasten oder nach anstrengender körperlicher Leistung trotz Füllung des Magens noch nicht satt.

Verabreicht man andererseits unter Umgehung des Magens durch ein Nährklysma oder durch subkutane Injektion einer Traubenzuckerlösung eine reichlichere Menge rasch resorbierbarer Nährsubstanz, so schwinden sowohl das örtliche Gefühl in der Magengegend, als auch die allgemeine körperliche und geistige Hinfälligkeit!

Freilich stellte sich in all diesen Versuchen bald wieder Hunger ein, denn die Nahrungsmengen, welche durch ein Klysma oder auf parenteralem Weg zugeführt werden können, sind für einen gesunden, körperlich und geistig arbeitenden Menschen immer ungenügend.

Gegen die allgemein gültige Annahme, daß die Leere des Magens es sei, welche der Hungerempfindung zugrunde liege, lassen sich nun auch eine Reihe von klinischen Beobachtungen ins Feld führen.

So können Kranke, bei denen die Entleerungsfähigkeit des Magens durch eine Pförtnerverengerung beeinträchtigt ist, trotz gefüllten Magens lebhaften Hunger empfinden.

Andererseits bedingt die Leere des Magens durchaus nicht immer Hunger. Ist doch erwiesenermaßen 2—3 Stunden nach der Aufnahme des Frühstücks der Magen wieder leer, die Hungerempfindung stellt sich aber erst 4—5 Stunden nach dem Frühstück wieder ein. Auch morgens beim Aufstehen ist der Magen des Gesunden sicher leer, trotzdem besteht kein Hunger, zum Nahrungsbedürfnis kommt es erst etwa eine halbe bis eine Stunde danach.

Die Leere des Magens als solche kann also nicht die Ursache sein, durch welche das Bedürfnis nach Nahrungsaufnahme ausgelöst wird. Das mag auch daraus geschlossen werden, daß Leute, denen der Magen wegen ausgebreiteter Geschwulstbildung zum größten Teile oder fast ganz herausgenommen wurde, bei Nahrungsenthaltung gerade so Hunger empfinden wie vordem in gesunden Tagen.

Als Beweis für die Behauptung, daß der Magen der Ort sei, von dem der Hunger ausgelöst wird, führen nun manche Autoren die Tatsache an, daß das Hungergefühl durch Einnahme von Kokain per os gestillt werden könne.

Auf Grund von Selbstversuchen mit Kokainisierung des Pharynx und der Magenschleimhaut dürfen wir wohl annehmen, daß nicht die Anästhesierung der Magenschleimhaut die Ursache für die hungerstillende Wirkung des Kokains ist. Das Bestehen von sensiblen Endorganen in der Magenschleimhaut, auf welche das Kokain anästhesierend wirken könnte, ist bisher weder auf anatomischem noch auf physiologischem oder klinischem Wege festgestellt worden. Wir müssen vielmehr vermuten, es möchte der erregende Einfluß des Kokains auf das Zentralnervensytem es sein, welcher die durch den Mangel an Nahrungsaufnahme entstehenden unangenehmen Empfindungen zurückdrängt. Schließlich gibt es auch andere Stoffe, welche den Hunger vertreiben können, wie das Nikotin oder wie starker Tee. Auch hier kommt nicht Be täubung sensibler Nerven in der Magenschleimhaut als vielmehr Beeinflussung des Gehirns in Betracht.

Die Theorie, es sei die ausgeschiedene Salzsäure, welche die Hungerempfindung in der Magengegend auslöse, konnten wir dadurch leicht widerlegen, daß wir in den Vormittagsstunden zu einer Zeit, in welcher das Frühstück den Magen schon verlassen hatte, in der aber noch kein Hunger bestand, Salzsäure einnahmen. Es gelang uns aber durchaus nicht, Hungerempfindung auszulösen.

Einen Hinweis für die Erklärung der Entstehung des Hungers liefert uns vielleicht die Physiologie der Lufthungerempfindung.

Der Lufthunger wird erwiesenermaßen nicht dort ausgelöst, wo er empfunden wird. Nicht die mangelnde Ventilation der Lungen liegt der in den Brustkorb lokalisierten Atemnot und der Beengung dort zugrunde; die erhöhte Venosität des Blutes ist es vielmehr, welche das im oberen Kopfmarke befindliche Atemzentrum reizt und von dort aus die stürmischen Atembewegungen verursacht.

Solange dem Kind im Mutterleib durch die Nabelschnur sauerstoffreiches und nährstoffhaltiges Blut zugeführt wird, kommt es trotz luftleerer Lungen und trotz leeren Magens weder zur Atemnot noch zum Hunger. Ist diese Zufuhr aber unterbunden, so stellt sich nach Aufzehrung des Sauerstoffs Atemnot und nach Verbrauch der vom mütterlichen Organismus noch mitgebrachten Nährstoffe Hunger ein. Dieser geht mit sichtlichen Unlustgefühlen einher, die sich durch klägliches Schreien und durch Saugbewegungen kundgeben und die nur durch Nahrungsaufnahme gestillt werden.

Wir vermuten nun, daß, ähnlich wie der Mangel des Blutes an Sauerstoff an einer bestimmten Stelle des Zentralnervensystems die Atembewegungen und die unlustbetonte Empfindung der Atemnot auslöst, so auch der **Mangel des Blutes an abbaufähigen Substanzen von einer umschriebenen Partie des Gehirns die Leerkontraktionen des Magens und damit die Hungerempfindung verursacht.**

Bei vermehrter körperlicher Arbeit stellt sich nicht nur stärkerer Lufthunger, der sich in vertiefter und rascher Atmung äußert, ein, im Anschluß an sie tritt auch der Nahrungshunger in erhöhtem Grade auf. Der Magen kann nun nicht leerer als leer werden, und so deutet der Umstand, daß nach körperlicher Arbeit der Hunger zunimmt, darauf hin, daß es der Mangel an Nahrungsstoffen im Blute ist, der die Hungerempfindung auslöst.

Die Vermutung, es möchte die Stelle des Zentralnervensystems, welche durch den Mangel an Nahrungsstoffen im Blute gereizt wird, nahe dem Atemzentrum und nahe dem Übergang des Gehirns in das verlängerte Mark gelegen sein, können wir nun durch verschiedene Tatsachen begründen. Die alltäglich zu machende Beobachtung, daß mit dem Fieber eine Beeinträchtigung der Hungerempfindung, ein Nachlassen des Appetits einhergeht, deutet auf eine nahe Beziehung des Regulationszentrums für die Körperwärme und für die Nahrungsaufnahme hin. Und wir gehen wohl nicht irre, wenn wir vermuten, es möchte auch die Stelle, von der die Nahrungsaufnahme reguliert wird, im Zwischenhirn und nahe den Wandungen des 3. Ventrikels gelegen sein. Tiere, bei denen der Wärmestich einwandfrei gelungen ist, verlieren auch regelmäßig jede Freßlust.

Alle die körperlichen Erscheinungen, die mit der Hungerempfindung einhergehen, werden vom Zwischenhirn und von den nahegelegenen Teilen der Medulla oblongata ausgelöst und innerviert; so liegen im Anfangsteile des verlängerten Marks die Kerne für den Vagus (Nucleus visceralis vagi am Boden des 4. Ventrikels), und von dort aus werden die Magenkontraktionen und die Magendrüsen zur Tätigkeit angeregt. Unweit davon sind die Nuclei salivatorii, die Ganglienzellengruppen lokalisiert, von welchen die Speicheldrüsen innerviert werden. In nächster Nähe sind auch die Ganglienzellengruppen gelagert, welche den Schluckreflexen vorstehen!

Es ist wohl anzunehmen, daß die Zentren für alle vegetativen Funktionen nahe beisammen liegen, haben sie doch vielfach Wechselbeziehungen zueinander. Sie müssen in dem entwicklungsgeschichtlich ältesten Teile des Gehirns, im Paläenezephalon, lokalisiert sein, denn sie sind bei allen Tieren, ob hoch oder tief stehend, gleichmäßig ausgebildet. Mit unserem bewußten Handeln und unserem bewußten Fühlen und gar mit der Intelligenz haben sie ja wenig zu tun. Deshalb ist es auch von vornherein auszuschließen, daß das nervöse Zentrum, von welchem die Aufnahme der flüssigen und der festen Nahrung reguliert wird, im Großhirn zu suchen ist.

Auch ein Fisch oder ein Wurm hat Hunger. Sie fressen so lange, bis das Nahrungsbedürfnis gedeckt ist. Auch bei diesen Tieren müssen gewisse Zellgruppen des Zentralnervensystems durch den Nahrungsmangel gereizt werden, die dann die Sucht nach Nahrungsaufnahme und die Freßreflexe auslösen.

Freilich sind wir nicht in der Lage, genauer die Stelle bestimmen zu können, von welcher aus die Regulierung der Aufnahme der Flüssigkeit und der Aufnahme der festeren Nahrungsstoffe erfolgt. Wissen wir doch auch das Atemzentrum und den Ort, von dem die Gefäße und die Schweißdrüsen innerviert werden, nicht genau zu lokalisieren. Wahrscheinlich handelt es sich gar nicht um scharf umschriebene Zentren. Kurz, wir sind noch weit entfernt, uns über die zentrale, d. h. zerebrale Beeinflussung der vegetativen Funktionen eine Vorstellung machen zu können.

Mit Bestimmtheit glauben wir aber doch annehmen zu dürfen, daß im Zentralnervensystem eine Stelle ist, deren Ganglienzellen durch den Mangel an rasch abbaufähigen Stoffen im Blute gereizt werden, und daß diese Reizung dann über den Vagus Leerkontraktionen des Magens und Saftsekretion dort auslöst.

Nach unserer Überzeugung ist es also nicht die Leere des Magens, sondern der Mangel des Blutes an Nahrungsstoffen, welcher das Gurren und das Druckgefühl in der Magengegend verursacht. Das Druckgefühl ist durch die Muskelspannungen des leeren Magens bedingt. Diese werden von uns ebenso empfunden, wie auch die Muskelspannungen des Enddarms, welche die Defäkation einleiten, empfunden werden.

Über diese Leerkontraktionen des Magens sind in den letzten Jahren von amerikanischen Autoren, so von Cannon und Washburn und von Carlson, eine Reihe von Arbeiten veröffentlicht worden, die sich zum Teil auf Selbstversuche gründen. Diese Forscher konnten durch Gummiblasen, die sie mit einer Schlucksonde in den Magen einführten, feststellen, daß sich jedesmal mit dem Auftreten von Hungerempfindungen Kontraktionen des Magens einstellten, und daß sich diese Kontraktionen nicht nur auf den Magen beschränkten, sondern daß sie auch auf den Endteil des Ösophagus und den Anfangsteil des Darmes übergingen.

Durch die Leerkontraktionen des Magens bzw. durch die **Muskelempfindungen**, welche von diesen ausgehen, wird auch das **Großhirn** von dem Bestehen eines Mangels an Nahrungsstoffen unterrichtet, ähnlich wie uns erst die erhöhte Atemfrequenz und ein Druck auf der Brust von dem Mangel an Sauerstoff im Blute Kenntnis geben.

Daneben verursacht aber der Hunger ein Unlustgefühl, das, wie jede Art der Stimmung, schwer zu beschreiben ist, das aber schon den Säugling zu lebhaften Äußerungen der Unlust veranlaßt und das den großhirnlosen Hund unruhig werden läßt. Daß die Leerkontraktionen des Magens es sind, welche so anhaltendes Schreien beim hungernden Säugling verursachen, ist nicht wahrscheinlich, beim älteren Individuum wenigstens verursachen solche doch niemals wirklich schmerzhafte Empfindungen. Auch schreit der Säugling noch weiter, wenn er, bevor er gesättigt, „gestillt" ist, von der Brust wieder abgesetzt wird, obgleich nun der Magen nicht mehr leer ist.

Schließlich führt die **mangelnde Ernährung des Großhirns selbst auch zu gewissen Störungen**. Das Nachlassen der geistigen Spannkraft, die Arbeitsunlust, das Gefühl der Schwäche und des Schwindels, das Flimmern, das Ohrensausen und endlich die Ohnmacht, all diese Erscheinungen sind zweifellos auf Nachlaß der Nahrungszufuhr zu den **Großhirnganglienzellen** zurückzuführen.

Charakteristisch für den Hunger sind diese Empfindungen, wie das Schwindel- und Schwächegefühl, nicht. Das Großhirn spricht ja auch auf andere Schäden, wie auf Ermüdung oder auf Blutarmut, selbst wenn die Nahrungszufuhr genügend ist, mit Schwäche und Schwindel an.

Die Unterscheidung zwischen dem Begriff „Hunger" und dem Begriff „Appetit" wird nicht scharf durchzuführen sein. Leichtere Grade des Hungers, aber insbesondere **das Bedürfnis nach einer bestimmten Art der Nahrung, nennen wir Appetit**.

Nach einer reichlichen Mahlzeit und nach Stillung des Hungers kann noch Appetit auf eine Tasse Kaffee bestehen.

Der Appetit verhält sich zum Hunger ähnlich wie die auf eine Persönlichkeit beschränkte Liebe zu dem rohen Geschlechtstriebe, dem es nur auf die Betätigung des Geschlechtsaktes ankommt. Appetit und Liebe sind die auf **ein bestimmtes Objekt gerichteten** Äußerungen des Hungers und der Geschlechtslust.

Ähnlich wie die inneren Sekretionsprodukte, welche die Geschlechtsdrüsen in das Blut abgeben, das Gehirn „erotisieren" und so die Sucht nach Geschlechtsbetätigung auslösen, so verursacht der Mangel an rasch abbaufähigen Stoffen im Gehirn die Sucht nach Nahrungsaufnahme. Und ähnlich wie die im Gehirn entstehende Geschlechtslust zu gewissen körperlichen Veränderungen, so zur Erectio membri beim Mann oder zur Sekretion der Introitusdrüsen beim Weibe führt, so verursacht der im Gehirn zustandekommende Hunger von dort aus, auch über das vegetative Nervensystem, Sekretion der Speichel- und Magendrüsen und peristaltische Kontraktionen des leeren Magens und der oberen Dünndarmschlingen.

Durch **angestrengte geistige Tätigkeit, durch lebhafte Stimmungen** (z. B. durch Angst und Kummer oder durch Zorn) kann sowohl der

Hunger wie die Geschlechtslust für einige Zeit verdrängt werden. Andererseits sind äußere Eindrücke, wie der Anblick oder der Geruch von leckeren Speisen, imstande, den Hunger auszulösen. Sie tun dies aber nur dann, wenn das Gehirn unter dem Einfluß ungenügender Nahrung steht. Verursachen ja auch sinnliche Eindrücke nur in dem durch die inneren Sekrete der Geschlechtsdrüsen erotisierten Gehirne die Geschlechtslust.

Ist das Blut mit Nahrungsstoffen gesättigt, so werden Speisen, auch wenn sie noch so „appetitlich" zubereitet sind, keinen Appetit auslösen. Im Gegenteil! Versucht man nun trotzdem Nahrung zuzuführen, so wird man auf Widerwillen stoßen, ja man wird Ekelgefühl erzeugen. Der Widerwille gegen weitere Nahrungsaufnahme besteht aber nicht nur bei vollem Magen. Ekelerregende Eindrücke sind imstande, auch bei leerem Magen jede Eßlust sofort zu unterdrücken. Der Hunger wird eben nicht vom Magen, sondern vom Gehirn ausgelöst.

Diese unsere Überzeugung wird schließlich auch durch die Erfolge bzw. durch die Mißerfolge unserer Therapie bekräftigt. Nie noch ist es uns gelungen, einen Mangel an Appetit durch Medikamente, die auf den Magen einwirken, wie durch Amara oder durch Salzsäureverabreichung oder durch so vielgepriesene Mittel wie durch das Tropon, das Sanatogen oder die Somatose zu beheben. Wohl aber ist es möglich, durch Einwirkung auf das Gehirn, wie durch appetitreizende Zubereitung der Speisen, durch den Geruch und den Geschmack einer Fleischbrühe — „l'appétit vient en mangeant" — die daniederliegende Eßlust wieder zu erwecken. Das beste Mittel zur Erzeugung des Appetits scheint uns freilich möglichst lange Nahrungsenthaltung. Erst dann, wenn alle resorbierbaren Stoffe des Blutes vom Körper aufgesaugt und verbraucht sind, wird der Mangel an Nahrung im Blute vom Zentralnervensystem aus diejenigen Erscheinungen auslösen, die uns den Hunger empfinden lassen. Freilich werden pathologische Vorgänge, wie der Übergang von Einschmelzungs- und Abbauprodukten des eigenen Körpereiweißes ins Blut bei der Kachexie oder bei den Infektionskrankheiten oder wie die starke Beeinträchtigung der wärmeregulatorischen Zentren im Zwischenhirn beim Fieber, ein Bedürfnis nach Nahrungsaufnahme nicht aufkommen lassen. So kommt es, daß gerade die Störungen, welche mit starkem Kräfteverlust einhergehen, oft zu einer so hartnäckigen Appetitlosigkeit, ja zu einem Widerwillen gegen Fleisch führen. Wenn im höheren Alter die Lebhaftigkeit der Hungerempfindungen nachläßt, so müssen wir eben bedenken, daß das Bedürfnis nach Nahrungsaufnahme geradeso wie das Bedürfnis nach Fortpflanzung ein Ausdruck der Vitalität ist. Mit dem Nachlaß der Lebenskraft, mit dem Alter leiden beide Triebe.

Die Stillung des Hungers geht mit dem Nachlaß der Unlustgefühle, ja mit ausgesprochenen Lustempfindungen einher. Daß die Stillung des Hungers dem Menschen einen bewußten Genuß verschafft, das ist ein Vorzug, den er vor dem Tiere hat.

Den hier gegebenen Darlegungen mag entnommen werden, daß das Hungergefühl keine einheitliche Empfindung ist. Es setzt sich vielmehr aus mehreren Organempfindungen zusammen. Die Vorgänge, die diesen Organempfindungen zugrunde liegen, wie der Speichelfluß, die Hungerkontraktionen des Magens scheinen vom Paläenzephalon ausgelöst zu werden. Die Verarmung des Blutes an abbaufähigen Stoffen ist es wohl, die diese Innervationen verursacht. Aber auch im Neenzephalon, im Großhirn bedingt der Mangel des Blutes an Nährstoffen gewisse Organempfindungen, die sich in Beeinträchtigung der geistigen Leistungsfähigkeit, im Schwindel oder im Flimmern vor den Augen und in Schwächezuständen äußern können.

Über den Durst und über die Durstempfindung.

In dem Abschnitt über die Blaseninnervation wurden die Innervationsverhältnisse dargelegt, durch welche die Ausstoßung des Abwassers aus dem Körper, die Entleerung des Harns, gewährleistet wird; in diesem letzten Kapitel sei besprochen, über welche Mittel der Körper verfügt, um die Aufnahme der zum Leben notwendigen Flüssigkeitsmengen zu sichern.

In Laienkreisen wird vielfach angenommen, daß es die „trockene Kehle" ist, welche der Durstempfindung zugrunde liegt. Auch von mancher wissenschaftlichen Seite [1]) wird die Austrocknung der Mundschleimhaut für die Durstempfindung verantwortlich gemacht.

Es soll und es kann nicht geleugnet werden, daß es bei starkem Durste zu einer Trockenempfindung in der Mundschleimhaut kommt. Diese kann aber nicht die einzige Ursache, nicht das Wesen des eigentlichen Durstes sein. So tritt bei behinderter Nasenatmung häufig Eintrocknung der Zunge und der Mundschleimhaut auf, ohne daß eine Durstempfindung damit verbunden wäre. Nach toxischen Dosen von Atropin kommt es zur Trockenheit des Mundes, aber nicht zum Durste. Andererseits kann eine ausgesprochene Durstempfindung bei gut durchfeuchteter Mundschleimhaut zustande kommen. Haben wir doch häufig nach Aufnahme von flüssiger Kost noch lebhaften Durst. Spülungen des Mundes und des Rachens können wohl die Trockenheit der Schleimhaut, nicht aber die Durstempfindung beseitigen.

Also die „trockene Kehle" können wir für das Zustandekommen der Durstempfindung nicht verantwortlich machen.

Von anderer Seite wird der Durst als eine Allgemeinempfindung aufgefaßt, die auf eine Wasserverarmung des Körpers zurückzuführen wäre. Und wirklich sprechen manche Autoren von einem Gewebsdurst, von einem histogenen Durste. Es scheint nun sehr fraglich, ob der mangelnde Wassergehalt der Gewebszellen auch wirklich dort eine Durstempfindung auslösen kann. Dazu wäre wohl notwendig, daß die Zellen alle durch Nervenbahnen leitend mit dem Gehirn verbunden wären. Wenn der Durst eine Allgemeinempfindung wäre, so würden wir ihn ähnlich wie die Müdigkeit allgemein im Körper, in den Extremitäten ebenso fühlen wie im Rumpfe. Nun aber wird die Durstempfindung ganz ausgesprochen in die Tiefe des Schlundkopfes lokalisiert. Freilich muß zugestanden werden, daß schwere Durstzustände infolge der Wasserverarmung des Gewebes auch zu Störung des Allgemeinempfindens, zu Müdigkeit und Schlaffheit und zu körperlicher Schwäche führen können. Doch haben solche Beeinträchtigungen des Allgemeinempfindens nichts mit der eigentlichen „bewußten" Durstempfindung zu tun.

---

[1]) Erich Meyer, Zur Pathologie und Physiologie des Durstes. Schriften der wissenschaftl. Gesellsch. in Straßburg. Heft 33. Straßburg 1918. Karl J. Trübner schreibt auf S. 16: Die Trockenheit des Mundes mit seinen Organen, der Zunge, der Wangenschleimhaut, dem Schlund und den Rachenorganen ist es, die der Träger als Durst deutet und die er durch Befeuchten zu beseitigen strebt.

Nun könnte die Durstempfindung durch eine **Wasserverarmung des Blutes** vermittelt werden. Bei Wasserverlusten des Körpers, wie bei solchen durch die Niere, durch den Schweiß oder durch den Darm muß das Blut in erster Linie Wasser abgeben. Ähnlich wie sich nun die Sauerstoffverarmung des Blutes in Atemnot äußert, so könnte die Wasserverarmung des Blutes uns als Durstempfindung zum Bewußtsein kommen. So wäre es möglich, daß infolge der Wasserverarmung des Blutes die sehr empfindlichen Schleimhäute des Mundes und des Rachens leichter austrocknen, oder daß die Speicheldrüsen spärlicheres, zäheres Sekret liefern, oder daß der Spannungszustand der Pharynxmuskulatur sich ändert und daß auf diese Weise **bewußte** Durstempfindungen ausgelöst werden. Daß es tatsächlich bei längerem Dursten infolge von Wasserentzug zu einer Abnahme des Wassergehaltes im Blute und zu einer Bluteindickung kommt, das konnte Herr cand. med. **Hack** durch Selbstversuche feststellen. Der Eiweißgehalt des Blutserums nahm, wie im Laboratorium der medizinischen Klinik Würzburg von Herrn Privatdozent Dr. **Nonnenbruch** bestimmt wurde, von $6,5\%$ auf $7,8$, auf $9,0$, ja auf $9,27\%$ am 1., 2. und 3. Dursttage zu, und die Zahl der Erythrozyten stieg von $5,04$ auf $6,62$ Millionen. Es kam also zu einer ausgesprochenen Eindickung des Blutes. Das Körpergewicht fiel infolge des Wasserverlustes um 7 Pfund.

Nun kennen wir aber Zustände, bei denen der Körper abnorm **wasserreich** ist und bei denen es trotzdem manchmal zu qualvollem, unerträglichem Durste kommt. Erst kürzlich hat A. **Heinecke**[1]) darauf hingewiesen, daß bei Herz- und Nierenkranken der Nachlaß der Diurese und der Anstieg der Ödeme, also das Zurückhalten von Wasser im Körper mit qualvollem Durste einhergeht, und daß dieser erst mit der Ödemausschwemmung wieder vergeht. Tatsächlich klagen vielfach Nierenkranke gerade dann, wenn die Ödeme sich entwickeln, über heftigen Durst. Aber freilich, es ist fraglich, ob bei allgemeinem Hydrops auch ein Hydrops des Blutes, eine **Hydrämie** bestehen muß. Diese Frage scheint sogar für die meisten Fälle zu verneinen zu sein.

Auf Grund von neueren Untersuchungen über die Genese des Hydrops müssen wir im Gegenteil vermuten, daß die Gewebe infolge vermehrten Salzgehaltes, hauptsächlich infolge Vermehrung der Chloride Wasser **aus dem Blute** an sich reißen können und daß somit trotz des allgemeinen Hydrops keine Hydrämie, ja sogar eine **Wasserverarmung des Blutes** besteht. Unter solchen Umständen ist es dann wohl zu verstehen, daß auch bei krankhaftem Wasserreichtum der Gewebe heftige Durstempfindung zustande kommen kann.

Durch die Arbeiten von W. H. **Veil**[2]) und anderer haben wir nun erfahren, daß bei schweren Durstzuständen weniger der Eiweißgehalt und der Wassergehalt des Blutes als vielmehr der Gehalt des Blutserums an kristalloiden Stoffen verändert ist. Der Gefrierpunkt (δ) kann dann von $-0,56$ auf $-0,6$, ja auf $-0,7$ heruntergehen. Auch an der medizinischen Poliklinik wurde durch Dr. **Heiß** bei zwei Nierenkranken, bei denen qualvoller unstillbarer Durst und leichte urämische Störungen bestanden, eine wesentliche Senkung des Gefrierpunkts

---

[1]) Theoretisches und Klinisches zur extrarenalen Ausscheidung kardialer Ödeme. Deutsch. Arch. f. klin. Med. **130**.

[2]) Über intermediäre Vorgänge beim Diabetes insipidus und ihre Bedeutung für die Kenntnis vom Wesen dieses Leidens. Biochem. Zeitschr. **91**.

des Blutserums (auf —0,64) festgestellt. Mit der Zunahme der Diurese und mit dem Nachlaß des Durstes waren wieder normale Werte gefunden worden. Einen direkten Beweis für die Abhängigkeit der Durstempfindung von dem Salzgehalt des Blutes lieferte Leschke[1]). Unmittelbar nach der intravenösen Einspritzung von einigen Kubikzentimeter einer 10—20%igen Kochsalzlösung klagten die Patienten regelmäßig über ein plötzlich einsetzendes und derart heftiges Durstgefühl, daß man ihnen sogleich größere Mengen von Wasser zu trinken geben mußte. Das gleiche Verhalten zeigte sich bei der Injektion von Kalziumchlorid, das gleichfalls zur Blutstillung bei Hämoptoe angewendet wurde, und von Harnstoff.

Daran also, daß eine Vermehrung der osmotisch wirksamen Stoffe im Blute das Bedürfnis nach Flüssigkeitsaufnahme steigert, dürfen wir nach den vorliegenden Beobachtungen kaum mehr zweifeln. Schwierig ist nur die Beantwortung der Frage, auf welche Weise denn diese Veränderung der Konzentration der Blutsalze die Durstempfindung auslöst.

Da wir im Blute keine Empfindung haben, muß wohl eine Stelle im Zentralnervensystem auf die Erhöhung der molekularen Konzentration ähnlich reagieren, wie das Atemzentrum in der Medulla oblongata durch die Vermehrung des Kohlensäuregehaltes des Blutes in Reizzustand versetzt wird.

Erfahrungsgemäß können krankhafte Prozesse an der Basis des Gehirns, die in der Nähe des Infundibulums sitzen, zu Störungen des Wasserhaushalts, und zwar hauptsächlich zu vermehrter Wasserausscheidung und erhöhter Durstempfindung führen.

Bei Hypophysenerkrankungen, hauptsächlich bei Hypophysentumoren, wurde manchmal Polydipsie und Polyurie festgestellt. Da nun bei bestehender Polyurie durch Einspritzen von Extrakt aus dem hinteren Teil der Hypophyse die Wasserausscheidung und die Durstempfindung in manchen Fällen vermindert werden kann, lag es nahe, dem Hirnanhang eine Bedeutung bei der Regelung des Wasserhaushalts zuzuschreiben. Eine solche steht ihm wohl auch zu. Doch ist die Hypophyse sicher nicht das nervöse Zentralorgan, von dem aus die Wasseraufnahme in den Körper und die Wasserabgabe aus dem Körper reguliert wird und von dem die Durstempfindung ausgelöst wird. Dazu arbeitet eine Drüse mit innerer Sekretion viel zu langsam. Durch fleißiges Studium der hier einschlägigen Literatur und durch eigene Tierversuche konnte Leschke[2]) feststellen, daß die Zerstörung und die Herausnahme der Hypophyse keine Änderung in der Harnabsonderung, also auch keine Polyurie und keine Polydipsie verursacht.

Da nun aber einwandfrei erwiesen ist, daß bei Hypophysentumoren, die sich nach dem Infundibulum vorwölben, vermehrte Harnabgabe und damit auch vermehrter Durst auftreten kann, so liegt es nahe, einen Reizzustand der dem Infundibulum angrenzenden Partien des Zentralnervensystems (Tuber cinereum, Corpora mamillaria, Wandungen des III. Ventrikels, Regio subthalamica) für die Polyurie und für die Polydipsie verantwortlich zu machen.

Durch Einstich in das Tuber cinereum, dicht am Infundibulum, gelang es Leschke beim Tiere „eine Vermehrung der Wasserausscheidung unter gleich-

---

[1]) Über die Durstempfindung. Arch. f. Psych. u. Nervenkrankh. **59** und Beiräge zur klinischen Pathologie des Zwischenhirns. Zeitschr. f. klin. Med. **87**.
[2]) l. c.

zeitiger Verminderung der molaren Harnkonzentration zu erzeugen". Und wenn bei der Basisfraktur, bei Geschwülsten in der Nähe der Sella turcica oder bei umschriebenen luetischen oder tuberkulösen Prozessen in jener Gegend oder bei Erweichungsherden im Zwischenhirn die Symptome des Diabetes insipidus auftreten, so ist — darin ist Erich Leschke zweifellos recht zu geben — stets ein Reizzustand der im Zwischenhirn gelegenen Ganglien- und

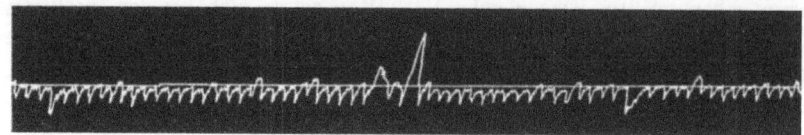

Abb. 163. Kurve des Innendruckes der Schlundröhre in der Höhe der Bifurkation bei gesättigtem Flüssigkeitsbedürfnis. (Die kleinsten, eben sichtbaren Wellenlinien entsprechen den Herzkontraktionen, die mittleren der Atmung und die zwei größeren Spitzen Spontankontraktionen des Ösophagus.)

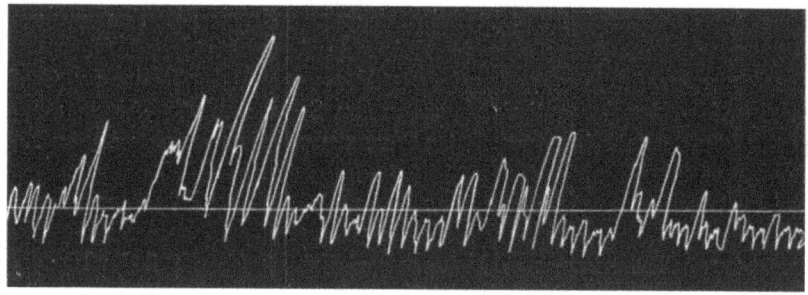

Abb. 164. Kurve des Innendruckes der Speiseröhre bei 48 stündigem Durst. Die größeren Ausschläge entsprechen spontanen Kontraktionen der Schlundröhre.

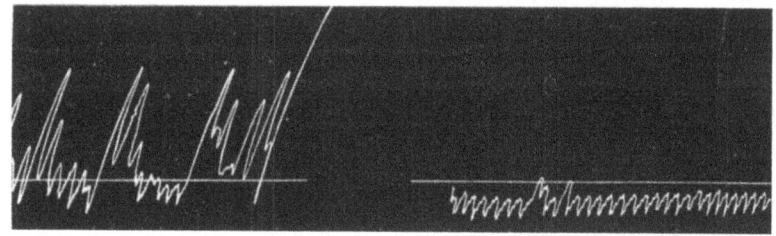

Abb. 165. Links: Kurve des Innendruckes der Speiseröhre nach 18 stündigem Durste und Rechts: unmittelbar danach nach Aufnahme von reichlich Flüssigkeit.

Faserkomplexe dafür verantwortlich zu machen Da Durchschneidung der Nervi splanchnici den Erfolg des Wasserstichs stark beeinträchtigt, darf mit Leschke geschlossen werden, daß die vom Zwischenhirn aus erfolgte Anregung zur vermehrten Wasserausscheidung über sympathische Bahnen zu den Nieren geleitet wird.

Dort im Hypothalamus ist auch die Stelle des Zentralnervensystems zu suchen, welche gegen die Vermehrung der kristalloiden Stoffe, gegen die Erhöhung des osmotischen Druckes im Blute empfindlich ist, und von der aus dann Polyurie und Polydipsie ausgelöst wird.

Da die Durstempfindung nun sicherlich nicht direkt vom Zwischenhirn aus zu unserem Bewußtsein kommt, so wäre die Frage zu erörtern, wie und wo denn die Durstempfindung zustande kommt.

Um nun die Durstempfindung genauer zu studieren, habe ich mehrere Kollegen[1]), die an der medizinischen Poliklinik in Würzburg tätig waren, veranlaßt, sich mit mir Durstversuchen zu unterziehen.

Es würde zu weit führen, all die Protokolle der einzelnen Durstversuche

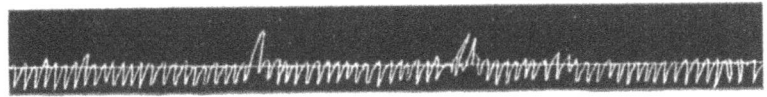

Abb. 166. Kurve des Innendruckes der Schlundröhre bei gesättigtem Flüssigkeitsbedürfnis.

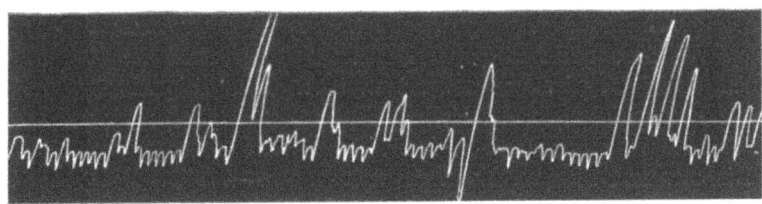

Abb. 167. Kurve bei 24stündigem Durst.

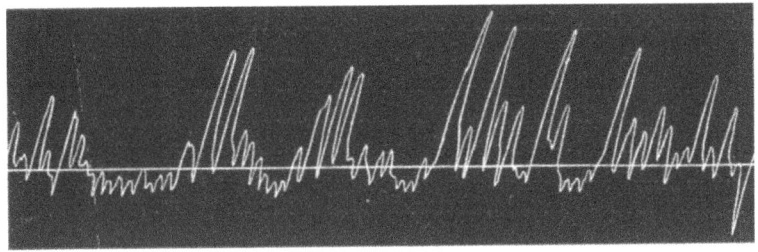

Abb. 168. Kurve bei 48stündigem Durst.

wiederzugeben. Es mag nur darauf hingewiesen werden, daß wir versuchten, die Durstempfindungen durch verschiedene Medikamente, wie durch Nikotin, durch Morphium, durch Kokain, durch Atropin zu beeinflussen. Doch gelang es nicht, den Durst für längere Zeit zum Schwinden zu bringen. Auch durch äußere Maßnahmen, wie durch Mundspülungen, Schlucken von kleinen Mengen Wassers, durch große Rektaleinläufe und durch intravenöse Infusionen suchten wir den Durst zu beeinflussen. Doch sind die zugeführten Flüssigkeitsmengen zu gering, als daß sie einen wesentlichen Erfolg gehabt hätten.

Ganz kurz muß ich aber doch auf die Empfindungen eingehen, die sich physiologischerweise bei längerem Flüssigkeitsentzug einstellen.

---

[1]) Der eine von ihnen, E. W. Heiß, hat die Ergebnisse seiner Selbstbeobachtungen in einer Dissertation: Studien über die Durstempfindung, Würzburg 1919, niedergelegt.

Zuerst kommt es immer zu einer schwer zu schildernden Empfindung in der Tiefe des Schlundkopfes. Bei Kindern scheint die Durstempfindung noch tiefer unten lokalisiert zu werden. Sie deuteten wenigstens beim Befragen, wo sie den „Durst" hätten, meist auf das Brustbein mit der Äußerung „da ganz hinten". Ich selbst habe am Schlusse von Mahlzeiten, wenn ich diese ohne Flüssigkeit zu mir nehme, eine Durstempfindung in einer Gegend, die ich zwischen Kardia und Bifurkation lokalisieren möchte. Fast gleichzeitig mit diesen Empfindungen in der Schlundröhre kommt es dann zum leichten Speichelfluß und zum Schluckbedürfnis. Diese leichteren Grade des Durstes gehen unter Ablenkung, so während der Arbeit, rasch vorüber. Sie stellen sich aber in erhöhtem Maße zu Beginn einer Mahlzeit oder zur Zeit der gewohnten Flüssigkeitsaufnahme wieder ein, hauptsächlich aber dann, wenn man andere Leute trinken sieht. Aber auch in der Zwischenzeit tritt die Durstempfindung bei der Erinnerung an Trinken oder an Wasser wieder lebhaft auf. Die stärkeren Grade von Durst gehen mit ausgesprochen „zusammenziehenden" Empfindungen hinter der Kehle einher: Während anfangs beim Durste Speichelfluß besteht, stellt sich später Trockengefühl im Munde ein. Die weiteren Stadien des Durstes äußern sich, abgesehen von stärkeren örtlichen Empfindungen in der Schlundröhre, vor allem durch Störungen des Allgemeinbefindens. Zur Müdigkeit, zur Schaffensunlust gesellt sich Appetitlosigkeit, Benommenheit des Kopfes und Hitzegefühl im Gesicht.

Nun wäre vor allem die Frage zu erörtern, wie denn die Empfindungen in der Tiefe des Schlundkopfes und in der Schlundröhre zustande kommen?

Durch die Austrocknung der Schleimhaut können diese Empfindungen, wie oben erwähnt, nicht verursacht werden. Das Schlucken von Speichel oder von kleinen Mengen Flüssigkeit, die genügen würden, die Schleimhaut der Schlundröhre anzufeuchten, kann die Durstempfindung nicht beheben. Beim Diabetes insipidus wird viel getrunken, ohne daß der Durst nachläßt.

Eine andersartige Empfindungsstörung als die Trockenempfindung, wie eine abnorme Warm- oder Kaltempfindung oder eine Schmerzempfindung kommt auch nicht in Betracht, ja Prüfungen der Sensibilität der Schleimhaut der Schlundröhre ergeben, daß diese wenig gut ausgebildet ist. Empfindungen und Schmerzen kommen dort nur bei übermäßig starken Kontraktionen, wie sie zur Beförderung eines sehr großen Bissens notwendig sind, zustande. Ähnlich wie bei der Blase, beim Magen und beim Darm, so scheinen auch beim Ösophagus die Empfindungen nicht von der Schleimhaut, sondern alle von der Muskulatur auszugehen. Diese brauchen aber durchaus nicht immer, wie bei Ösophagusspasmus, schmerzhaft zu sein, sie können auch in geringeren Graden empfunden werden.

Um die Zusammenziehungen der Schlundröhre zu studieren, nahmen die Herren cand. med. Falke, cand. med. Auer und Frl. cand. med. Franz unter der Leitung von Herrn Prof. Hoffmann am physiologischen Institut in Würzburg graphische Darstellungen der Ösophaguskontraktionen auf. Sie konnten die Behauptung amerikanischer Autoren, daß der Ösophagus auch dann, wenn nicht geschluckt wird, Kontraktionen ausführt, bestätigen. Beim Durstzustande sind nun diese Kontraktionen entschieden sehr viel lebhafter und sehr viel häufiger (vgl. Abb. 163 bis 168). Daß der Spannungszustand der Ösophagusmuskulatur beim Durstzustande ein sehr viel lebhafterer ist, das war auch aus den subjektiven Empfindungen der Versuchspersonen zu entnehmen. Am zweiten und dritten Dursttage war das Einführen der mit dem Gummiballon versehenen Schlundröhre viel schmerzhafter und vor allem löste das Herausziehen der vom Ösophagus förmlich festgehaltenen Sonde lebhafte Schmerzen aus.

Wir müssen also die Durstempfindung, die in die Gegend der Schlundröhre verlegt wird, als eine „Kontraktionsempfindung" oder eine Spannungsempfindung auffassen. Daß uns diese Kontraktionen nicht als solche klar zum Bewußtsein kommen und daß wir sie nicht scharf lokalisieren können, spricht noch nicht gegen die Richtigkeit unserer Deutung. Weiß doch der Laie auch nicht, daß die in das Epigastrium verlegte Hungerempfindung durch Kontraktionen der Magenmuskulatur ausgelöst wird.

Eine Trennung zwischen dem Bedürfnis nach konsistenter Nahrung und nach flüssiger Nahrung, also eine Trennung zwischen Hunger und Durst, wird dann, wenn nur flüssige Nahrung aufgenommen wird, nicht gemacht werden. Tatsächlich kann der schreiende Säugling durch leeren Tee „gestillt" werden, um freilich bald wieder seinen Unlustempfindungen Ausdruck zu geben. Unter Umständen können die Empfindungen in der Schlundröhre beim Durste sehr schmerzhaft sein. Wecken einen doch die Qualen des „Brandes" [1]) nachts aus dem Schlafe.

Wenn nun die Durstempfindung tief unten im Rachen und in der Schlundröhre durch Spannungen der Muskulatur dort verursacht sein soll, wodurch werden solche Kontraktionen denn dann ausgelöst? Sind es die oben besprochenen Veränderungen des Blutes, wie die Zunahme der kristalloiden Stoffe im Blute, auf welche die Muskulatur infolge direkter Reizung mit Zusammenziehungen der Schlundröhre reagiert? Das ist wenig wahrscheinlich, denn der Durst wird, wie oben erwähnt, durch psychische Momente verstärkt. Der Lyssakranke bekommt beim Anblick des Wassers schmerzhafte Schlundkrämpfe! Es kann also kein Zweifel darüber bestehen, daß die Durstkontraktionen der Schlundröhre vom zentralen Nervensystem verursacht werden. Und nachdem dies erwiesen ist, kann als auslösender Ort nur diejenige Stelle im Zwischenhirn in Betracht kommen, deren Erkrankung und Reizung die Durstkrankheit katexochen, den Diabetes insipidus verursacht. Dort im Zwischenhirn ist auch die Stelle des Zentralnervensystems, die durch Vermehrung der kristalloiden Stoffe im Blute gereizt wird. Von dieser Stelle aus werden Vorgänge im Körper ausgelöst, welche körperliche Empfindungen des „Durstes" verursachen und uns auf diese Weise zur notwendigen Flüssigkeitsaufnahme ermahnen.

Da liegt wieder ein Vergleich mit dem Atemzentrum nahe. Auch das Sauerstoffbedürfnis wird nicht an der Stelle empfunden, wo der Mangel an Sauerstoff das Atemzentrum in der Medulla oblongata reizt. Der Lufthunger äußert sich vielmehr in starken Kontraktionen der Atemmuskulatur und kommt uns erst über diese zum Bewußtsein.

Über die nervösen Bahnen, die vom Zwischenhirn zum Ösophagus ziehen, wurde in dem Kapitel über die Innervation der Schlundröhre Aufschluß gegeben.

Die viszeralen Fasern des Vagus sind es, durch welche bei den Durstzuständen vom Zwischenhirn aus die Anregungen zu den Muskelspannungen im Ösophagus geleitet werden. Und die zentripetalen Bahnen in den sympathischen Nerven des Grenzstranges sind es auch, durch welche die Empfindungen von diesen Spannungszuständen wieder nach dem Gehirn gelangen und damit zum Bewußtsein kommen.

Der Durst geht aber nicht nur mit örtlichen Empfindungen in der Schlundröhre einher. Bei stärkeren Durstzuständen ist die Unternehmungslust, die körperliche und geistige Arbeitskraft entschieden beeinträchtigt, die Eßlust

---

[1]) Der Name „Brand" ist den schmerzhaften Ösophaguskontraktionen wohl deshalb beigelegt worden, weil diese peinlichen Durstempfindungen nur durch reichliche Flüssigkeitsmengen „gelöscht" werden können.

läßt nach und es kommt zu ausgesprochenen Unlustempfindungen. Diese Unlust ist nur zum Teil durch die unangenehmen Sensationen, die vom Ösophagus ausgehen, verursacht. Zweifellos leiden auch die Ganglienzellen des Großhirns unter der Wasserverarmung und unter der Salzkonzentration des Blutes. Und so kommt es zu Allgemeinempfindungen der Abspannung, der Leistungsunfähigkeit und der Verstimmung.

Wenn H. Lähr[1]) die Unlust auf Vorgänge zurückführt, die das Dasein des einzelnen oder der Gattung zu benachteiligen geeignet sind, so trifft eine solche Annahme ja für die bei der Wasserverarmung des Körpers auftretende Unlustempfindung durchaus zu.

Das Bestreben, aus den unlustbetonten Empfindungen herauszukommen und lustbetonte Empfindungen zu erzeugen, läßt die beim Durste immer lebhafter und zwingender auftretende Sucht, auf irgend eine Weise Flüssigkeit aufzunehmen, verstehen. Nach längerem Dursten verursacht das Trinken eine ausgesprochene Lustempfindung [2]).

So weiß der Organismus teils durch die Erzeugung von Unlustempfindungen beim Flüssigkeitsmangel, teils durch Lustempfindung bei der Flüssigkeitsaufnahme für die Zufuhr der zum Leben notwendigen Wassermengen zu sorgen.

Pathologische Durstzustände können durch dauernde chemisch-physikalische Erregungen des Zwischenhirns, durch Retention von harnfähigen kristalloiden Stoffen (Nierenkrankheiten) oder durch Erhöhung des Blutzuckergehaltes (Diabetes mellitus) verursacht werden.

Die qualvollen Durstzustände der an Wasserharnruhr leidenden Kranken werden, wie Leschke das nachwies, vielfach durch pathologisch-anatomische Reizzustände der Umgebung des III. Ventrikels bedingt.

Wenn gewohnheitsmäßige Vieltrinker so sehr an Durst leiden, so ist dafür nach den Untersuchungen von Regnier und von Veil die Ausschwemmung von gewissen Mineralbestandteilen aus dem Gewebe nach dem Blute und die Erhöhung der molekularen Konzentration dort verantwortlich zu machen.

---

[1]) Die physiologischen Korrelate der Lust und Unlust. Zeitschr. f. Psych. 75.

[2]) Es liegt ein gewisser Gegensatz darin, daß Spannungszustände in der Ösophagusmuskulatur einmal unangenehme Durstempfindungen auslösen sollen und daß andererseits das Schlucken von Flüssigkeit mit Wollust einhergeht. Ähnliche Verhältnisse liegen aber auch an anderen Organen mit glatter Muskulatur vor. So kommt es an der Blase oder am Dickdarm bei starker Füllung zu recht unangenehmen Schmerzen. Mit der Möglichkeit der Entleerung tritt ein Gefühl der Erleichterung, ja fast eine Lustempfindung ein. Für solche Empfindungen sind nicht nur bewußte Reflexionen über die Nützlichkeit des Tuns verantwortlich zu machen. Die Zusammenziehungen der glatten Muskulatur können dann, wenn sie das Dasein des Individuums oder der Gattung sichern, mit ausgesprochener Lustempfindung einhergehen. Verursachen doch die Kontraktionen der glatten Muskulatur der Ductus ejaculatorii, der Vesiculae seminales und der Prostata Orgasmus und damit den höchsten Grad der körperlichen Lustempfindung.

Schlußwort.

Notwendigerweise müßte sich der Schilderung von der Anatomie und von der Physiologie des vegetativen Nervensystems auch ein Abschnitt über dessen Pathologie anschließen. So lange aber unsere Kenntnisse von dem normalen Aufbau und von den normalen Funktionen dieses Systems so mangelhaft sind, kann von einer einheitlichen Darstellung der Pathologie nicht die Rede sein. Mit unbewiesenen Hypothesen und mit klingenden Schlagworten kommt man nicht vorwärts. Auch hier muß eine strenge, kritische Forschung einsetzen, um schrittweise eine Lösung von so schwierigen Fragen zu ermöglichen. Auch in der Lehre des vegetativen Nervensystems setzt ein Verständnis für die pathologischen Vorgänge eine gute Kenntnis der Physiologie und der Histologie voraus. Und in dieser Hinsicht ist erst ein Anfang gemacht. Weit ist der Weg, der noch vor uns liegt.

Aber auch bei weiteren Fortschritten der Erkenntnis werden wir doch immer damit rechnen müssen, daß uns das Wesen der Vorgänge in jenem Nervensystem, in dem sich das eigentliche Leben abspielt, unerforschlich bleibt.

Die letzten Geheimnisse des Lebens zu ergründen, ist uns kurzsichtigen Menschen für immer versagt.

GPSR Compliance
The European Union's (EU) General Product Safety Regulation (GPSR) is a set of rules that requires consumer products to be safe and our obligations to ensure this.

If you have any concerns about our products, you can contact us on

ProductSafety@springernature.com

In case Publisher is established outside the EU, the EU authorized representative is:

Springer Nature Customer Service Center GmbH
Europaplatz 3
69115 Heidelberg, Germany

www.ingramcontent.com/pod-product-compliance
Ingram Content Group UK Ltd.
Pitfield, Milton Keynes, MK11 3LW, UK
UKHW051238180426
11947UKWH00013B/831